GRADE在系统评价和实践指南中的应用

（第二版）

杨克虎　主　审
陈耀龙　主　编

中国协和医科大学出版社
北　京

图书在版编目（CIP）数据

GRADE在系统评价和实践指南中的应用 / 陈耀龙主编. —2版.
—北京：中国协和医科大学出版社，2021.3
ISBN 978-7-5679-1723-1

Ⅰ．①G… Ⅱ．①陈… Ⅲ．①循证医学－证据－质量评
价－系统评价－研究 Ⅳ．①R499

中国版本图书馆CIP数据核字（2021）第049093号

GRADE在系统评价和实践指南中的应用（第二版）

主 编：陈耀龙
责任编辑：雷 南

出版发行 **中国协和医科大学出版社**
　　　　（北京市东城区东单三条9号 邮编100730 电话010－65260431）
网 址：www.pumcp.com
经 销：新华书店总店北京发行所
印 刷：中煤（北京）印务有限公司

开 本：889×1194 1/32
印 张：19.75
字 数：492千字
版 次：2021年3月第2版
印 次：2021年3月第1次印刷
定 价：65.00元

ISBN 978-7-5679-1723-1

编　者（以章为序）

第一章

陈耀龙　杨克虎　杜　亮

第二章

陈耀龙　杜　亮　孙　凤

第三章

王健健　荀杨芹　陈耀龙

第四章

邢　丹　吴守媛　王建成

第五章

姚　亮　卢姝亚　陈耀龙

第六章

杨　楠　王子君　杜沛沛

第七章

王小琴　王建成　陈耀龙

第八章

靳英辉　刘云兰　王梦书

第九章

姚　亮　任梦娟　王　琪

第十章

姚　亮　孙　凤　周英凤

第十一章

马艳芳　王建成　王梦书

第十二章

史乾灵　王梦书　雷军强

第十三章

杨　楠　王建成　杜　亮

第十四章

拜争刚　张先卓　罗旭飞

第十五章

葛　龙　张海荣　王建成

第十六章

葛　龙　张　渊　王建成

第十七章

马　彬　韦　当　王建成

第十八章

罗旭飞　王梦书　雷军强

第十九章

刘雅莉　周　奇　王建成

第二十章

马　彬　王建成　孙　凤

第二十一章

李秀霞　王　琪　罗旭飞

第二十二章

李秀霞　王建成　孙　凤

第二十三章

罗旭飞　田金徽　王建成

第二十四章

田金徽　陈耀龙　王梦书

序　一

　　临床实践指南是临床医务工作者诊疗行为的准则，对提高医疗质量、减少医疗差错和降低医疗成本等方面可起到至关重要的作用。我国每年制订上百部指南，但它们的制订流程各异，质量参差不齐。中华医学会于2016年初发布了《制订/修订<临床诊疗指南>的基本方法及程序》，对于规范中华医学会的指南制订与修订，以及提升指南的质量，起到了重要的作用。人民卫生出版社也于2016年4月出版了《循证临床实践指南的制订与实施》的教材，更为全面和详细地介绍了指南制订的原则、方法与流程。

　　对证据质量和推荐强度进行分级，是指南制订中最为核心和关键的环节。过去数十年间，不同国家和组织曾研发了不同的方法，但因为其表示符号和分级标准严重不一致，给临床医务工作者阅读和使用推荐意见带来很大困惑和问题。作为一套科学、系统、透明和实用的国际证据质量与推荐强度分级标准，推荐分级的评价、制订与评估（Grading of Recommendations Assessment，Development and Evaluation，GRADE）方法的创建和发展，是循证医学与指南制订发展史上的里程碑事件。

　　GRADE方法已经被世界卫生组织（World Health Organization，WHO）、美国疾病控制与预防中心（Centers for Disease Control and Prevention，CDC）、英国国立健康与临床优化研究所（The National Institute for Health and Care Excellence，NICE）等超过100个国际指南制订机构和组织认可与使用。这其中也包括美国胸科医师学院（American College of Chest

Physicians，ACCP）。ACCP 于 1985 年召开了第一次抗血栓治疗（Antithrombotic Therapy，AT）大会，并在 1986 年制订发表了第一版的抗血栓会议共识。2004 年第七版发布的时候，将共识意见（Consensus Statement）变成了循证指南（Evidence-Based Guidelines）。2008 年第八版指南正式引入 GRADE 方法。截至 2016 年，在临床专家和 GRADE 方法学家的共同努力下，ACCP 血栓指南已经更新到了第 10 版，不仅成为全世界血栓诊疗指南的典范，同时也为循证指南的制订树立了楷模。

与此同时，临床医生和循证医学专家在指南制订方面的合作越来越广泛和深入。2009 年，血栓防治领域的临床专家 Jack Hirsh 教授和循证医学创建人 Gordon Guyatt 教授共同执笔，在《柳叶刀》杂志发表了一篇题为《临床医生还是方法学家应该撰写临床指南？》的评论，深入讨论了作为临床医生和方法学家的任何一方单独制订指南的局限性——临床医生熟悉临床情况但可能缺乏检索与评价证据的时间和技能，同时相对于方法学家，更可能存在潜在的商业利益冲突；方法学家则可以有效协助临床医生收集和分析证据，并避免商业利益对指南的潜在影响。双方互相协作与配合，可以制订出更高质量的临床实践指南。

借鉴国际成熟经验，于 2015 年启动，由多个学科专家参与的《中国血栓性疾病防治指南》，在制订之初就确定引入 GRADE 方法作为本指南的分级标准，同时邀请兰州大学循证医学中心/GRADE 中国中心的方法学家为该指南提供支持与协助。作为我国第一部血栓性疾病防治指南，从提出临床问题、管理利益冲突，到文献的检索、评价，再到应用 GRADE 进行证据分级，最后形成推荐意见，临床专家与方法学家通力配合，精诚合作，力争将指南做到既满足国际规范与要求，又切合中国临床实践。2016 至 2017 年，中华医学会呼吸病学分会再次与GRADE中国中心合作制订《中国肺血栓栓塞症诊断与治疗指南》，进一步探索了如何将GRADE恰当地应用于我国指南的制订。我们也在本书中对中抗血栓指南方法学进行了介绍。

我相信由兰州大学循证医学中心/GRADE中国中心主编的这本GRADE方法学专著，不仅对于指南的制订者和方法学研究者大有裨益，对于广大临床医务工作者，其意义也不言而喻，因为它不仅可以帮助他们正确理解指南的推荐意见，知晓推荐意见背后的研究证据和文献的质量，同时也可以借助GRADE方法，在临床上更加正确、高效地遵循与实施指南，最终将好的循证指南转化为广大患者的福祉。

中国工程院院士
中国医学科学院院长
北京协和医学院校长

序　二

兰州大学循证医学中心自2005年成立以来，除了循证医学的教学和研究工作，一直非常重视编写和翻译循证医学领域的相关教材和专著。目前已经出版的主编和副主编教材包括《循证医学》《生物医学信息检索与利用》《卫生信息检索与利用》《循证临床实践指南的制定与实施》《中西医结合诊疗指南制定手册》《循证医学证据检索与评价》等，主译专著包括《世界卫生组织指南制订手册》及《治疗的真相》等。同时，中心策划编写了"循证研究方法与实践系列丛书"，目前已出版了《系统评价指导手册》《诊断试验系统评价/Meta分析指导手册》以及《网状Meta分析方法与实践》，受到读者的欢迎和好评。《GRADE在系统评价和实践指南中的应用》是本丛书的第四本。主要目的是系统梳理国内外循证医学分级标准的现状和发展，详述阐释GRADE分级的方法、原理、作用和意义，并遴选国内外不同学科领域GRADE应用的典型案例，条分缕析的介绍如何在系统评价和实践指南中正确应用GRADE。我们期望该书能够对GRADE的教学、研究人员，以及实践应用者有所裨益。

GRADE工作组于2000年正式成立，迄今其成员已达300余人，遍布十几个国家和地区。目前，GRADE工作组已经在全世界建立了11个国家级分中心或协作网，旨在推广、传播和普及GRADE方法，同时，在《柳叶刀》《英国医学杂志》《临床流行病学杂志》等期刊发表了上百篇有关方法学的研究论文。兰州大学循证医学中心从2010年开始，连续派出3位青年教师赴循证医学发源地——加拿大麦克马斯特大学临床流行病学与生物医学统计学系，师从Gordon Guyatt教授和Holger Schünemann教授系统学习和研究GRADE方法。2011年3月，兰州大学循证医学中心向GRADE工作组提交了筹建GRADE中国中心的申请。2011年9月24日，经GRADE工作组考察后批准正式成立。GRADE工作组联合主席Holger Schünemann教授亲临兰州大学，为GRADE中国中心授牌，正式揭开了GRADE在中国传播和发展的新篇章。

GRADE中国中心成立以来，组织团队深入学习研究GRADE方法，全面翻译和解读GRADE系列论文，广泛宣传普及GRADE方法，在全国20多个省、市、自治区举办讲座和培训班，并积极参与和协助不同领域（西医、中医、中西医结合、公共卫生）的指南制订，通过正确应用GRADE系统，促进指南质量的提升。与此同时，GRADE中国中心也积极参与了世界卫生组织编写的《抗病毒药物治疗流感指南》《宫颈上皮内瘤变Ⅱ-Ⅲ级和原位腺癌治疗指南》以及《慢性乙型肝炎病毒感染预防、关怀和治疗指南》等多部指南的证据检索、评价与分级工作，获得国际同行的认可。

本书主编陈耀龙博士是国内较早系统学习和研究GRADE方法的学者，迄今已在包括《柳叶刀》《内科学年鉴》《世界卫生组织公报》等国内外期刊发表循证医学与指南方法学论文100余篇，参与制订和评审国内外指南50余部。值得一提的是，在他的组织协调和积极推动下，首部由中国人牵头制订的国际实践指南报告规范——"RIGHT标准"于2017年1月完成并发布，在国内外指南领域引起广泛关注。

2017年2月16日，《柳叶刀》杂志刊发了由循证医学创始人Gordon Guyatt教授作为主笔之一的述评：《循证医学走过四分之一世纪》。文中将GRADE系统视为循证医学诞生25年来方法学研究中重要的突破之一，也是循证指南制订过程中最关键的要素之一。陈耀龙博士曾赴加拿大麦克马斯特大学、世界卫生组织专门研修GRADE与指南方法学，是GRADE工作组的骨干，作为GRADE中国中心主任，他带领团队在GRADE与指南方法学的研究、教学培训和实践应用方面积累了大量经验，《GRADE在系统评价和实践指南中的应用》就是他们学习研究、普及推广、实践应用GRADE的成果之一。相信本书的出版，必将有力推动GRADE在我国的进一步传播与发展，进而提升我国循证指南制订的质量。

杨克虎

兰州大学循证医学中心

甘肃省循证医学与临床转化重点实验室

GRADE中国中心

再版前言

中国协和医科大学出版社再版这本《GRADE在系统评价和实践指南中的应用》之日，仍是新型冠状病毒（severe acute respiratory syndrome coronavirus 2，SARS-CoV-2）持续影响全球之时。面对突如其来的疫情，在医学界对其知之甚少、民众普遍恐慌的现状下，我们应该如何积极有效的应对？公共卫生专家、临床医师和科学研究人员从不同的角度给出了多种解决方案。同时，包括世界卫生组织在内的多个国际组织与国家，目前也已达成了"应该通过科学的研究证据和指南战胜疫情"的普遍共识。

据不完全统计，从2020年1月至12月，全球不同机构和组织制订和发布的新冠肺炎相关指南超过100部。然而，这些指南或内容相互重叠，或推荐意见彼此冲突，大部分缺乏对制订方法和流程的阐述，有些甚至连参考文献和制订者姓名都未报告，正确应用推荐分级的评价、制定与评估体系——GRADE（Grading of Recommendations Assessment，Development and Evaluation）的更是凤毛麟角。面对这种现象，有些专家认为，对此前未知的疾病，无法在短时间内进行循证，因此应该靠专家经验快速给出共识建议。然而，无法循证和无证可循是两个概念，没有新冠肺炎的直接证据，并不等于没有如何应对类似突发传染病的可借鉴方法。事实上，人类此前经历过的SARS、MERS、埃博拉和寨卡病毒，都从不同层面为我们提供了证据来源和应对经验，遗憾的是这些证据并未在大部分新冠肺炎相关指南中得到足够的重视。

过去30年间，指南制订的核心方法学主要经历了以下三个阶段：第一阶段是从1990到1999年。英国临床药理学家Jim Petrie教授将其总结为GOBSAT（Good Old Boys Sat Around the Table）方法，即大部分指南主要依靠专家讨论和共识来完成。第二阶段是从2000到2010年，循证方法开始在指南制订中发挥作用，越来越多的指南制订机构开始有目的、有意识地使用证据来支持指南中的推荐意见，但由于证据的使用不够系统和全面，证据的评价标准也不一致，导致最终形成的推荐意见存在较大分歧。无论是GOBSAT方法还是片面利用证据的方法，若将其推荐应用到医疗实践，都可能产生与治疗初衷相悖的结果。从公元前500年开始出现的所谓能包治百病的放血疗法，到近年来仍被推荐的卧床休息治疗急性腰痛，不断地验证了这一点。第三阶段则是从2011年至今，随着指南新定义的推出及循证指南方法体系的日趋成熟，指南制订机构开始采用系统评价总结证据，并对证据质量和推荐强度进行规范化分级，形成了以GRADE为基础的指南制订2.0体系。

与此同时，临床实践指南制订也逐渐发展成为一门相对独立的方法学科。主要表现在：①成立了指南自己的行业学会——国际指南联盟（Guideline International Network，GIN），并每年在全球举办学术年会和培训；②有专门进行指南研究的工作组，持续就指南方法学进行深入研究，譬如围绕证据质量和推荐强度分级的GRADE工作组，围绕指南质量评价的AGREE（Appraisal of Guidelines for Research and Evaluation）工作组，围绕指南报告规范的RIGHT（Reporting Items for Practice Guidelines in Healthcare）工作组等；③指南相关的教材和专著陆续出版，国内外高校也逐渐开设了针对指南制订和实施的课程；④开设专门的项目或基金以支持指南的制订与实施；⑤指南的发展催生了一个新的职业——以指南的制订、传播、实施和评价为主要研究方向的指南方法学家（guideline methodologist）。早在2009年，《柳叶刀》杂志就倡议指南应由临床专家和方法学家联合制订，而临床指南的研究与评估工具——AGREE评价体系，也将是否有方法学家的参与作为判断指南质量高低的重要指标。

除此之外，仍值得一提的重要进展是在指南制订中引入了注册的理念。即指南制订之初，需要在公开的平台上注册指南的题目、制订人员、制订方法和利益冲突管理等重要信息，并在后期及时更新指南进展，供公众免费查询。指南注册有以下重要意义：增加制订过程的透明度，增强指南的公信力；避免指南制订的偏倚，增加指南制订的严谨性；避免制订主题的重复，减少资源的浪费；加强各指南制订机构间的协作，促进指南的传播与实施。2013年国际实践指南注册平台（http: // www.guidelines-registry.cn/）正式创建，随后开始运行，此平台与国际临床试验注册平台、国际系统评价注册平台联合构成了完整的研究注册系统。

中国指南的制订起步于20世纪90年代末，并在20余年的发展历程中取得了快速进步。在制订数量和内容方面，中国在医学期刊上发表了超过700部的西医临床指南，内容涵盖临床、预防、诊疗和预后等多个方面。在制订理念方面，中国指南经历了借鉴、学习和创新的过程，从简单翻译和改编国际指南，到逐步尝试国内原创指南，再到制订出有国际影响力的指南。如《中国万古霉素治疗药物监测指南》成为中国首部严格按照GRADE方法制订，被美国国立指南文库收录的指南，其第一版于2016年发表在国际药理学领域知名期刊 *Journal of Antimicrobial Chemotherapy* 杂志，更新版于2020年发表在国际感染领域知名期刊 *Clinical Infectious Diseases* 杂志。在指南研究方面，2017年，由中国学者牵头制订的国际指南报告标准RIGHT声明于2017年发表在 *Annals of Internal Medicine*，并被EQUATOR（Enhancing the QUAlity and Transparency Of health Research）数据库列为全球最重要的15个医学报告标准之一。同时，JAMA也对其给出了"让指南在正确的方向上迈出了重要的一步"的高度认可。截至2020年，RIGHT标准已有近20个扩展版正在推进。在指南平台建设方面，2011年GRADE中国中心在兰州成立（随后又在宁波和北京先后成立了2个GRADE中心）；2014年国际实践指南注册中国平台正式运行，截至2021年3月，该平台注册的指南和共识已达400多部；2017年，世界卫生组织指南实施与知识转化合作中心落户中国，成为该领域全球唯一的国际合作中心；2018年，中国成为亚洲指南联盟（GIN Asia）轮值主席国。

指南在中国快速发展的同时，某些领域仍存在一些误解和误区。首先，在对待国际指南的态度上，一部分专家和临床医师认为国际指南不适合中国国情，中国的临床实践应该主要依靠中国自己的指南和专家共识，哪怕质量不高；另一部分专家和临床医师则过度迷信国际指南，认为中国自己无法制订出高质量的指南，现阶段主要应借鉴和推广国际指南。诚然，国际指南特别是欧美指南的整体质量高于中国，但并非完美且适用于中国临床实践，我们需要学习和借鉴，但要避免照搬照抄。其次，在对待国际证据的态度上，部分专家认为若没有中国本土的高质量证据，就不能制订中国自己的指南。事实上，按照GRADE标准，高质量证据在全球范围内并不多见，高、中、低级别证据的比例大概为1:4:5。另一方面，大部分情况下，国际证据仍然能够很好地指导中国的临床实践。虽然存在由于人种差异而导致干预措施效果和副作用不一样的证据，但占比并不高，而且随着中国在国际多中心试验参与数量和程度方面的提高，这一比例会进一步降低。有高质量的中国本土证据支持推荐意见当然最好，但过度强调区分国际证据和中国证据，反而会阻碍有效干预在中国的实施和应用。另外，在对待中国原创指南方面，中国的指南制订者通常存在以下两方面的顾虑，一方面顾虑制订出来的指南和欧美指南的大部分不一致，被他人质疑质量；另一方面担心制订出来的指南和欧美指南的大部分一致，被他人指责抄袭。其实只要基于中国自己实际的临床问题，按照科学规范的方法，特别是GRADE方法，全面客观地分析和评价国内外研究证据，在形成推荐意见时，充分考虑本土实践的差异和本国患者的特点，最终形成的推荐意见无论是否和国际（国外）指南存在差别，都是有意义和价值的。此外，还需注意，制订指南不同于开展普通的医学研究，指南发布后会直接影响临床实践，所以应本着宁缺毋滥的原则；同时，每一位参与指南制订的专家都应怀有敬畏之心，始终将患者利益放在第一位。

无论国际还是国内，指南目前仍处于一个快速发展的时期。GRADE作为指南制订过程中最核心和关键的方法，不仅在厘清证据质量和区分推荐强度方面发挥着重要作用，也在创新指南类型方面开展了积极的探索。譬如，由GRADE工作组主导的快速推荐（rapid recommendations）系列，以及"活指南"（living guideline）的产生，正在影响着全球指南制订的发展方向。

2021年，循证医学和临床实践指南刚好走过三十个年头，GRADE也已满二十岁生日。世界政治、科技、文化、经济和卫生等方面的全球化初显成效，但逆全球化浪潮正席卷而来。慢病防控尚未找到系统化的解决方案，新发传染病又层出不穷。基于循证的信息和知识正在萌芽，却已有被社交媒体上铺天盖地的假消息和谣言淹没的趋势。狄更斯说过，"这是一个最好的时代，也是一个最坏的时代"，人类在不断积累着与疾病作斗争的宝贵经验的同时，也在加速生产不真实、不科学，甚至不符合伦理的证据。医学信息的获取从未像现在这般容易，医学谣言的传播也从未像现在这般迅捷。自媒体时代，似乎任何人都可以宣称自己有独家秘方，任何组织和机构都可以去资助有利于自己产品的研究。在当今这个充满不确定性的时代，基于GRADE方法论的循证指南是对现有知识去粗取精、去伪存真的高度凝练，是架起从知到行的一座最重要的桥梁，更是人类战胜疾病捍卫健康最有力的武器。

陈耀龙

兰州大学萃英学者

兰州大学健康数据科学研究院执行院长

世界卫生组织指南实施与知识转化合作中心主任

亚洲指南联盟主席

中华医学会杂志社指南与标准研究中心主任

GRADE兰州大学中心主任

Cochrane兰州大学分中心主任

说明：以上部分内容曾于2020年6月《英国医学杂志中文版》（第23卷增刊）循证指南专刊发表。

前　言

　　我对GRADE方法的关注始于10年前——2007年在四川大学华西医院中国循证医学中心（中国Cochrane中心）求学时。在导师李幼平教授还有其他师长学友的帮助下，经过一年多的学习和研究，于2008年2月在《中国循证医学杂志》发表了《医学研究中证据分级和推荐强度的演进》一文。截至本书定稿时，这篇文章的点击量位列《中国循证医学杂志》自2001年创刊至今所有发表文章的榜首，为9730次；其在中国知网（CNKI）中的被引次数为162次。这说明了读者对循证医学证据分级领域的浓厚兴趣，以及对GRADE方法的高度关注。

　　2008年，我组织翻译了《英国医学期刊（BMJ）》发表的6篇GRADE系列文章，并随后被连载到《中国循证医学杂志》上，成为国内最早系统介绍GRADE方法的重要参考和来源。此后，随着国际上GRADE方法学迈入了飞速发展期，国内也有越来越多的专家和学者开始了对其的研究与应用。

　　2009年，在兰州大学循证医学中心参加工作以后，鉴于在推动GRADE在中国的传播中所付出的小小努力，我有幸成为GRADE工作组在中国吸纳的首批成员之一，并于2010年9月获得美国中华医学基金会（CMB）资助，作为访问学者，赴循证医学与GRADE的发源地，加拿大麦克马斯特大学临床流行病学与生物医学统计学系（现更名为卫生研究方法、证据与影 响 力 系，Department of Health Research Methods，Evidence and Impact），开始了为期半年的GRADE与指南方法的学习，师从该系系主任、GRADE工作组联合主席Holger Schünemann教授。2011年回国后，兰州大学紧随麦克马斯特大学，建立了 GRADE 的中国中心。同年，由原卫生部新生儿疾病重点实验室、复旦大学附属儿科医院、《中国循证儿科杂志》编辑部以及 GRADE 中国中心联合制订的基于 GRADE 方法的《足月儿缺氧缺血性脑病循证治疗指南（2011-标准版）》正式发布。GRADE 中国中心为助力中国循证指南的制订迈出了第一步。截至 2017 年 7 月，由 GRADE 中国中心直接参与的国内外临床实践指南达 28 部，领域涉及西医、中医、中西医结合，主题涵盖内科、外科、妇科、儿科。特别值得一提的是，由中国药理学会治疗药物监测研究专业委员会发起制订，北京大学第三医院药剂科牵头，GRADE 中国中心全程提供方法学支持的《中国万古霉素治疗药物监测指南》，在逾百人历时 3 年制订完成后，成为被美国国立指南文库（National Guideline Clearinghouse，NGC）收录的首部来自中国大陆的循证指南。

　　虽然 GRADE 在指南和系统评价中被应用的越来越广泛，但国内外误用和滥用 GRADE 方法的情况也屡见不鲜。基于此，GRADE 工作组在其官方网站发布了《应用 GRADE 系统的六条标准》，国内学者也发表了《如何正确理解及使用 GRADE 系统》《GRADE 在系统评价中应用的必要性及注意事项》等文章来澄清概念，予以指导和给出使用建议。此外，每年 GRADE 中国中心通过在全国举办的培训班，力图帮助临床医生、研究人员、管理者与政策制定者快速掌握和恰当应用 GRADE 方法。在经过 7 年的积累后，我们意识到，有必要出版一本系统、全面介绍 GRADE 方法，特别是结合了中国本土案例和使用经验的专著，供系统评价人员、指南制订者以及对循证医学感兴趣的读者使用。在 GRADE 工作组的支持下，由 GRADE 中国中心主导，联合中国 Cochrane 中心、北京大学循证医学中心、复旦大学循证护理中心、北京协和医院、北京大学第三医院、中日友好医院、广东省中医院等数十个机构的二十多名循证医学专家、指南制订专家、系统评价专家、流行病学专家、临床医师、药师和护师等，经过一年多的努力，撰写完成了《GRADE在系统评价和实践指南中的应用》一书。

由于GRADE方法主要应用于系统评价和实践指南，所以本书在内容分为三大部分，第一部分主要介绍GRADE的起源、基本概念与原理，存在的机遇和挑战。第二部分详细阐述GRADE在系统评价中的应用，除了经典的干预研究外，特别介绍了GRADE在预后研究、诊断试验、动物实验、网状Meta分析以及公平性中应用的要点和注意事项；第三部分重点阐述了不同组织（政策制定与管理部门、行业学/协会），不同类型（卫生系统、公共卫生、临床诊疗）和不同领域（西医、中医药、针灸）的指南应用GRADE的现况和经验，以及应用GRADE改编指南、培训和认证GRADE方法学家等。

读者在使用本书时，需要特别注意几点：首先，GRADE是一个多学科支撑的体系，需要有比较系统和扎实的临床流行病学、统计学、系统评价和循证医学等领域的知识。虽然我们力图将其内容尽可能写得通俗易懂，但仍然建议读者先掌握以上基础知识，再进行阅读，会极大提升理解和应用能力。其次，读者在阅读过程中需始终保持批判和质疑精神，因为一方面，循证医学和GRADE都是源自西方国家，GRADE发表的系列论文也都是以英文撰写，我们在解读和表述当中难免会遇到各种困难与问题，以及理解上的误区，虽然经过编者们反复讨论和校正，也无法保证呈现在本书中的内容与文字，与原意完全一致。读者如遇疑惑，应以英文原文为准；另一方面，GRADE方法远非完美，其仍然在不断发展和完善当中，某些观点和方法存在不同局限性，然而这并不影响对它的传播和实施——正如英国流行病学家、随机对照试验的开创者布拉德福·希尔爵士所言："所有的科学研究都是不完美的，无论是观察性还是实验性；所有的科学研究都有可能被推翻或被新的知识所修正。但这并没有赋予我们特权去忽视已有的知识，或拖延那些需要在某个时刻应该采取的行动"。第三，在纵览本书后，如上所述，读者需完成从知到行的跨越——只有将GRADE方法切实应用到系统评价和指南制订当中，才能真正体会到它的思想和魅力。但在实践中，需避免教条主义和生搬硬套，同时紧密关注GRADE工作组的最新研究论文，做到与时俱进。

从2008年我发表第一篇有关GRADE的文章，到2017编写此书，已过去整整10年。在这10年当中，循证医学经历了长足发展，GRADE体系也在不断完善——从最初Andy Oxman和Gordon Guyatt两位大师在挪威Andy家后花园，聊天时碰撞出的火花，到Holger Schünemann教授将其正式命名为GRADE，再到BMJ和《临床流行病学杂志（JCE）》推出系列文章，以及GRADE中心的陆续筹建，无论从方法、体系还是管理上，GRADE都在不断成长和走向成熟。本书的推出，也仅为GRADE在发展过程中的阶段性总结，未来会不断更新和修订，止于至善。所有读者对本书内容，或对GRADE方法，如果存有任何疑问与不解，以及建议或意见，欢迎随时联系本书编者，我们会及时给予反馈和回复，如有必要，我们会进一步联系GRADE工作组的资深专家进行答疑解惑。

最后，我想借此特别感谢杨克虎教授，没有他的远见卓识，我是不可能远赴加拿大系统学习GRADE方法，没有他强有力的支持和推动，也不会有GRADE中国中心的成立和当前取得的成绩。同时，也要感谢本书的两位副主编——杜亮老师和孙凤老师，以及全体编写人员，与我一起构思、撰写、编辑和校对，才得以最终完成全书。

基于对GRADE的兴趣和热爱，以及对它粗浅的理解，我想用一段话来总结自己对GRADE意义和价值的认识：对证据进行GRADE分级的过程虽然不能帮助我们消除已有的混杂和偏倚，但相对于其他方法，可以让我们更加接近事实的真相。正如哥白尼的日心说改变了我们看待世界的方式，某种程度上，GRADE改变了我们看待医学证据的方式。

陈耀龙

于甘肃兰州大学恪勤楼

目 录

上篇 概 述

中篇　方　法

下篇　实　例

上篇

概　述

第一章

证据质量与推荐强度分级的演进

■ 提要

　　证据质量和推荐强度的分级是循证医学研究的重要进展，是解读系统评价/Meta分析结果的关键，是制订临床实践指南的核心。过去40年间超过50个组织和机构研发了不同的证据质量和推荐强度的分级系统，主要分为三个发展阶段：① 基于研究设计，将随机对照试验列为最高级别证据；② 将系统评价列为最高级别证据，按不同领域（治疗、预防、病因、危害、预后、诊断、经济学）进行分级；③ 将系统评价作为综合证据的方法，随机对照试验构成的证据体作为高质量的证据，观察性研究构成的证据体作为低质量证据。GRADE分级系统的诞生和发展，成为证据质量与推荐强度发展史上的里程碑事件。

第一节　证据的概念及其分类

一、证据及其相关概念

　　"证据"二字在我国春秋战国时期就有使用。"证"在古汉语中的意思之一就是证据（《墨子·天志下》："以此知其罚暴之证"），"据"在古汉语里也有证据的意思（《后汉书·鲁恭传》："难者必明其据，说者务立其义"）。1600多年前东晋葛洪所著的《抱朴子·弭讼》称："若有变悔而证据明者，女氏父母兄弟，皆加刑罪"。句中"证据"可理解为证明事实的根据。《现代汉语词典》中对证据的定义是："能够证明某事物真实性的有关事实或材料"。

英语中"evidence"一词出现于公元14世纪，《简明牛津英语词典》对证据的解释包括：①证明意见或主张真实有效的信息或符号（information or signs indicating whether a belief or proposition is true or valid）；②法律调查中或法庭上接纳证词时用来确证事实的信息（information used to establish facts in a legal investigation or admissible as testimony in a law court）。

法律中的证据有其特定含义，《中华人民共和国刑事诉讼法》第五章第四十二条规定：证据是据以证明案件真实情况的事实，包含以下7种：①物证、书证；②证人证言；③被害人陈述；④犯罪嫌疑人、被告人供述和辩解；⑤鉴定结论；⑥勘验、检查笔录；⑦视听资料。但法律中证据概念在统一性和精确性方面仍存在问题，已引起相关学者的关注。

卫生研究中的证据既有别于生活中的证据，也有异于法律中的证据。2000年，循证医学奠基人大卫·萨克特（David Sackett）等人将临床证据定义为"以患者为研究对象的各种临床研究（包括防治措施、诊断、病因、预后、经济学研究与评价等）所得到的结果和结论"，即证据是由研究得出的结论。而循证医学创始人戈登·盖亚特（Gordon Guyatt）等人则将证据定义为"任何经验性的观察都可以构成潜在的证据，无论其是否被系统或不系统地收集"。2005年，加拿大卫生服务研究基金资助了一项研究，用系统评价的方法来定义证据，其结论为"证据是最接近事实本身的一种信息，其形式取决于具体情况，高质量、方法恰当的研究结果是最佳证据。由于研究常常不充分、自相矛盾或不可用，其他种类的信息就成为研究的必要补充或替代"。2008年，有国内学者将卫生研究中的证据定义为"证据是经过系统评价后的信息"。上述定义各有特点，但准确定义名词应遵循科学、系统、简明、反映事物本质的原则，以内涵定义为主。其中"证据是最接近事实本身的一种信息"很好地概括了证据的本质，但其应用性和可操作性不强，难以凭此定义判断是否为证据，因为事实本身常常不可知，"最接近"的程度也无法界定。我国学者对证据的定义从证据内涵入手，根据"属"加"种差"的方法，突出术语学特点，符合名词定义规范，见表1-1。

表1-1 证据的定义

被定义项	定义联项	定义项
证据	是	经过系统评价后的（种差）信息（属）

该定义的特点：①动态，强调当前最佳，不断更新（即系统评价的原理）；证据绝非一成不变，时代不同，环境不同，证据的内容和质量也不同，必须用发展的观点看待证据。②全面，相比之前的证据，"系统评价"既是一个纵向的评价（基于问题的全程评价），也是一个横向的评价（基于问题的全面评价）。③指导性强，有助于用户明确区分信息与证据，即针对用户关注的问题是否做了系统评价。鉴于全球尚未形成对证据的统一定义，故以上所举例证均具有探索性和不确定性，期待未来出现更完善、客观和可操作的证据定义。

二、患者偏好与价值观的定义

循证医学三要素中，除医生技能、最佳证据外，还需考虑患者偏好与价值观。2012年，美国胸科医师协会循证临床实践指南制订小组在《第九版抗血栓治疗与血栓预防指南》中，明确对患者偏好与价值观作出了定义：患者的偏好与价值观含义宽泛，可涉及对健康和生命的信仰、期望与目标，包括患者面对不同诊断和治疗时对其利弊、成本和负担的权衡。如：抗血栓治疗中患者对降低栓塞风险和增加出血之间的权衡。部分患者更看重药物抗血栓的作用，而另一部分患者则更在意药物所致出血这一副作用，临床医生需从患者价值观出发，在充分征求患者偏好的基础上，进行决策。考虑患者偏好与价值观有以下几个重要原因：

第一，是出于对患者自主权的考虑。当医生给患者提供多种可行的治疗方案时，患者有可能并没有被告知相关的医学知识，因此在医生与患者之间存在高度信息不对称的问题。一般情况下患者会把治疗方案的决策权交予医生。但为确保患者的权利，医生在进行临床决策之前，应与患者积极沟通并讲解各种治疗方案可能带来的利弊，当患者充分知情后医生做出的决定可能让患者更有认同感，随机对照试验（randomized controlled trial，RCT）的系统评价结果也显示，患者偏好与临床的治疗结局密切相关。随着社会的发展，患者将对自主权有更为深入的认识，也逐渐有更强烈的意愿希望医生能够与自己交流，并主动参与到临床决策的制订。

第二，在多数情况下，临床实践中，推荐意见具有高质量证据支持的情况比较少见。对于缺乏高质量证据支持的推荐意见，其产生的利弊很可能存在高度的不确定性。此时需要调研患者对相关推荐意见的偏好及价值观，以便更好地形成推荐意见和确定推荐强度。

第三，即便推荐意见基于高质量研究证据，在临床实践中效果显著，但在患者偏好方面仍可能会有很大的差异。例如在治疗房颤时，已有充分的证据表明房颤是卒中的危险因素。口服抗凝药（华法林）具有很好的预防卒中效果，但与此同时服用该药也会增加患者的出血风险，因此需要权衡抗凝药治疗的利弊。在很多情况下针对房颤的治疗，患者与医生的偏好有较大差异，比如医生更看重出血这一副作用，而患者则可能更倾向于预防卒中，此时及时收集和整合患者偏好，将会最大程度上保障患者的利益和改善其临床结局。

第四，同样在有高质量证据的情况下，也可能会出现多个有效治疗方案并存的情况，从医学角度上讲，各种治疗方案的效果各有优势，即所谓"临床均势"。例如，阿司匹林是房颤患者预防卒中的一种可选药物，其有效性低于华法林，但其出血风险也明显低于华法林。此时临床医生应该在最佳证据的基础上，基于患者偏好作出最有利于患者的推荐意见。

综上，在循证决策中，无论有无高质量证据存在，患者偏好与价值观都会在形成最终推荐意见和指导临床医生作出最佳决策方面起到至关重要的作用。

三、证据的分类

不同人群对证据的需求不同，对同一证据的理解也不同。证据分类的主要目的是更好地推广和使用证据，分类的主要依据是各类证据应该互不交叠。由于当前尚无国内外公认、统一的分类方法，本节主要按综合证据的方法和使用证据的人群方面介绍两种分类方法。

（一）按综合证据的方法分类

针对某一个或某一类具体问题，尽可能全面收集有关该问题的全部原始研究，进行严格评价、综合、分析、总结后所得出的结论，是对多个原始研究再加工后得到的证据。这种综合证据的方法可分为3大类，即系统评价（systematic review，SR）/Meta分析，卫生技术评估（health technology assessment，HTA）和临床实践指南（clinical practice guideline，CPG）。三者的共同点为：①均基于原始研究，对其进行系统检索、严格评价和综合分析；②均可使用推荐分级的评估、制订与评价（grading of recommendations，assessment，development and evaluations，GRADE）进行分级；③均可作为决策的最佳依据。三者的主要不同点为：卫生技术评估相对于系统评价，除有效性外，更注重对卫生相关技术安全性、经济性和社会适用性的评价，纳入标准更宽，会基于评价结果做出推荐意见，多数可被卫生政策直接采纳。系统评价则更注重对文献的质量评价，有严格的纳入排除标准，只进行证据质量分级，不作出推荐。指南则是基于系统评价和卫生技术评估的结果，以推荐意见为主，并对临床实践具有指导和规范意义。

（二）按使用证据的对象分类

立足使用者角度，可将证据分为政策制定者、研究人员、卫生保健提供者与普通用户四种类型，见表1-2。

表1-2 从使用者角度的证据分类

	政策制定者	研究人员	卫生保健提供者	普通用户
代表人群	政府官员、机构负责人、团体领袖等	基础医学、临床、教学研究者等	临床医生、护士、医学技术人员等	普通民众，包括患病人群和健康人群
证据呈现形式	法律、法规、报告或数据库	文献或数据库	指南、摘要、手册或数据库	电视、广播、网络、报纸等大众媒体或数据库
证据特点	简明概括、条理清晰	详尽细致、全面系统	方便快捷、针对性强	形象生动、通俗易懂
证据要素	关注宏观层面，侧重国计民生，解决复杂重大问题	关注中观层面，侧重科学探索，解决研究问题	关注中观层面，侧重实际应用，解决专业问题	关注微观层面，侧重个人保健，解决自身问题
资源举例	Health Systems Evidence数据库	Cochrane Library数据库	DynaMed数据库	PubMed Health数据库

第二节　证据质量与推荐强度的发展

牛津大学前循证医学中心主任保罗·格拉席乌（Paul Glasziou）教授和考科蓝（Cochrane协作网）创建人伊恩·查默斯（Iain Chalmers）在2010年的一项研究中发现，全世界每年仅RCT就发表27000余个，系统评价4000余个，其他观察性研究、动物研究和体外研究的数量更为庞大。但对于医务人员和决策者而言，每天却只有24小时。想要有效判断这些研究的好坏，遴选出高质量证据，将其转化为推荐意见进而促进循证实践，那么一套科学、系统和实用的分级工具必不可少。另一方面，美国国立指南文库（National Guideline Clearinghouse，NGC）已收录了超过2000个全世界最新的高质量循证指南，然而各个指南所采用的证据质量和推荐强度的分级标准和依据却各不相同。临床医生想要快速理解和应用这些推荐意见，全面了解当前各种分级标准的现状十分必要。过去40年间超过50多个机构和组织就如何对证据质量和推荐强度进行分级展开了积极的探索与尝试，本节将对主要的分级组织、标准和方法予以简要介绍。

证据质量与推荐强度分级方法的发展主要经历了3个阶段，第一阶段单纯考虑试验设计，以RCT为最高质量证据，主要代表有加拿大定期体检特别工作组（Canadian Task Force on the Periodic Health Examination，CTFPHE）的标准，见表1-3，和美国纽约州立大学下州医学中心推出的"证据金字塔"，见图1-1，其优点在于简洁明了，操作性强。但存在的主要问题在于分级依据过于简易，仅用于防治领域，且结果可能并不客观准确。第二阶段在研究设计的基础上考虑了精确性和一致性，以系统评价/Meta分析作为最高级别的证据，主要代表有英国牛津大学循证医学中心（Oxford Center for Evidence-based Medicine，OCEBM）推出的OCEBM标准，见表1-4。此外该标准在证据分级的基础上引入了分类概念，涉及治疗、预防、病因、危害、预后、诊断、经济学分析等七个方面，更具针对性和适应性，曾一度成为循证医学教学和循证临床实践中公认的经典标准，也是循证教科书和循证指南中使用最为广泛的标准之一，但由于其级数较多（大小共10级），简单将证据质量和推荐强度直接对应（高质量证据对应强推荐，低质量证据对应弱推荐），且未充分考虑研究的间接性和发表偏倚，以及观察性研究的升级等因素，所以在实际应用中仍然存在问题。2000年，针对上述证据分级与推荐意见存在的不足，包括世界卫生组织（World Health Organization，WHO）在内的19个国家和国际组织的60多名循证医学专家、指南制订专家、医务工作者和期刊编辑等，共同创建了GRADE工作组，旨在通力协作，循证制定出国际统一的证据质量分级和推荐强度系统。该系统于2004年正式推出，由于其更加科学合理、过程透明、适用性强，目前包括WHO和Cochrane协作网在内的100多个国际组织、协会和学会已经采纳GRADE标准，成为证据与推荐强度分级发展史上新的阶段和里程碑事件。

表1-3 1979年CTFPHE分级标准

证据级别	定　义
Ⅰ	至少一项设计良好的随机对照试验
Ⅱ-1	设计良好的队列或病例对照研究，尤其是来自多个中心或多个研究团队的研究
Ⅱ-2	在时间、地点上可比的对照研究，或效果显著的非对照研究
Ⅲ	基于临床研究、描述性研究或专家委员会的报告，或权威专家的意见

推荐强度	定　义
A	在定期体检中，考虑检查该疾病的推荐意见有充分的证据支持
B	在定期体检中，考虑检查该疾病的推荐意见有一定的证据支持
C	在定期体检中，考虑检查该疾病的推荐意见缺乏证据支持
D	在定期体检中，不考虑检查该疾病的推荐意见有一定的证据支持
E	在定期体检中，不考虑检查该疾病的推荐意见有充分的证据支持

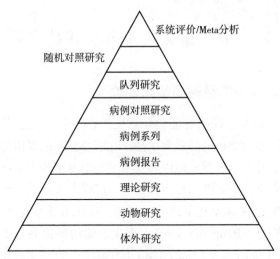

图 1-1　证据金字塔

表 1-4　2001牛津大学证据分级与推荐意见强度分级标准
（以评估治疗效果证据为例）

推荐强度	证据级别	防　　　治
A	1a	RCTs的系统评价
	1b	结果可信区间小的RCT
	1c	显示"全或无效应"的任何证据
B	2a	队列研究的系统评价
	2b	单个的队列研究（包括低质量的RCT，如失访率＞20%者）
	2c	基于患者结局的研究
	3a	病例对照研究的系统评价
	3b	单个病例对照研究
C	4	病例系列报告、低质量队列研究和低质量病例对照研究
D	5	专家意见（即无临床研究支持的仅依据基础研究或临床经验的推测）

注：RCT，Randomized Controlled Trial。

第三节　循证决策与实践的发展

一、从专家经验到临床试验

了解专家或权威的经验与意见从古至今都是患者和公众获取知识和指导行动的重要途径。专家经验在很多情况下为决策提供了参考和依据，但因为其基于某个专家的个人见解，具有不可避免的主观性和片面性，所以仅凭专家经验去指导医疗实践可能存在偏差甚至误导。例如：美国儿童保健专家本杰明·斯波克（Benjamin Spock）医生，他的畅销书《婴儿与儿童保健》（*Baby and Child Care*）几十年来一直被父母和专家们奉为育儿宝典。从1956年著作的出版直到20世纪70年代末，他一直认为："婴儿躺着睡有两大坏处。一是如果婴儿呕吐，躺着睡使他更可能被呕吐物呛噎；二是婴儿倾向于将头一直偏向同一边……这可能使一侧头部扁平……我认为最好一开始就让婴儿习惯趴着睡"。2005年《国际流行病学杂志》（*International Journal of Epidemiology*）发表的一篇累积系统评价发现，婴儿俯卧睡眠与猝死综合征之间的风险比值比高达4.15，而且早在1970年，就已经有观察性研究证据显示，婴儿俯卧睡眠和猝死综合征相关，但直到2002年之前的近30多年间，仍不断有父母让婴儿出生后趴着睡觉。假设从1970年开始就将该证据及时转化，可以预防英国超过1万名婴儿以及欧美5万名婴儿猝死。

为了避免专家经验的误导，用严谨的科学研究验证所有的医疗干预措施是趋势，也是必然。1948年，英国医学会组织设计、实施了链霉素治疗肺结核的随机对照试验，揭开了近代临床试验崭新的一页。在医学领域，设计科学、实施严谨和报告规范的临床研究，带领医生和患者走出医学知识的迷雾。

二、从临床研究到系统评价

随着临床研究的不断增多，一方面，其质量参差不齐，大量临床研究不符合基本的要求和标准；有学者调查了中国发表的RCT的质量，发现真正的RCT不足一成。另一方面，针对同一问题的研究结果常常不一致甚至矛盾，给临床医生决策带来困扰。比如，1998年在《新英格兰医学杂志》（*The New England Journal of Medicine*，*NEJM*）同时刊登了2篇RCT，其中一篇的结论为：根除幽门螺旋杆菌感染不能缓解非溃疡性消化不良的症状；而另一篇的结论为：根除幽门螺旋杆菌感染可以缓解非溃疡性消化不良的症状。在这种情况下，仅依靠单个的临床研究指导医疗实践是远远不够的，必须将研究同一主题或疾病的所有临床研究全面纳入，严格对其质量进行评价后，在同质的基础上进一步进行合并分析，才能够得到更为精确的结果。系统评价，尤其是高质量Cochrane系统评价的出现，为医学领域带来了一场新的革命，《柳叶刀》（*The Lancet*）杂志将Cochrane协作网称为"全人类的基因组计划"。

三、从系统评价到实践指南

然而，系统评价仅是对当前研究的总结，并提供该临床问题的证据体。但临床上真正需要的是告诉医务人员该做什么和不该做什么的推荐意见，是临床实践指南。假设一篇纳入5项RCT的系统评价结果显示，某种抗病毒药物治疗流行性感冒很有效，能够降低10%患者的病死率，并缓解30%患者的症状。在这种情况下，是否就可以直接把这种药物推广到临床，大规模使用呢？答案显然是否定的。因为一方面，决策者需对系统评价所提供的证据质量进行分级，即对系统评价纳入的报告病死率或症状缓解率的RCT进行偏倚风险评估，在此基础上，进一步考察其结果的精确性、研究之间的一致性、发表偏倚以及证据的直接性，给出该证据质量的等级（高，中，低还是极低）。另一方面，即使该证据的质量为高，还应该进一步考察该药物的安全性、成本、患者的接受度等其他因素，在全面平衡利弊的基础上，才能够最终做出一个恰当合理的推荐意见。由此可知，经过系统评价的信息，才能够成为证据；而经过GRADE分级的证据，才能够成为制订推荐意见的基石，而平衡了证据质量、患者偏好与干预成本等因素后形成的推荐意见，是知识转化的枢纽，是架起从理论到实践的桥梁。

从这个角度而言，GRADE方法的出现，将人类对医学真理的认知，以及对研究成果的转化，向前推进了一大步。面对任何一种宣称有效的干预措施，无论是药物，手术，抑或其他物理康复方法，都可以用GRADE去思考和探究它的本质：该知识、结论或主张是从哪里来的？专家经验还是临床研究？如果是临床研究，是否对全世界所有研究该干预措施的同类研究进行了系统评价？如果是来源于系统评价，那么它的证据质量如何？其安全性和成本如何？在进行了以上询问和分析后，我们相信，无论医务工作者还是患者，都会对这种干预措施有一个更为客观、科学和全面的认识，不仅避免了被其误导，还有可能基于判断结果，去开启一项新的研究或发现。

（陈耀龙　杨克虎　杜　亮）

参 考 文 献

［1］李幼平，李静. 循证医学（第4版）［M］. 北京：高等教育出版社，2020.

［2］Bates SM，Ginsberg JS，Straus SE，et al. Criteria for evaluating evidence that laboratory abnormalities are associated with the development of venous thromboembolism［J］. Canadian Medical Association Journal，2000，163（8）：1016-1021.

［3］Guyatt GH，Haynes RB，Jaeschke RZ，et al. Users' Guides to the Medical Literature：XXV. Evidence-based medicine：principles for applying the Users' Guides to patient care. Evidence-Based Medicine Working Group [J]. The Journal of the American Medical Association, 2000, 284 (10): 1290-1296.

[4] 陈耀龙，王梦书，李晓，等. 卫生研究中证据的定义与循证规范 [J]. 中国循证医学杂志，2008，8 (12)：1034-1038.

[5] Eikelboom JW, Hirsh J, Spencer FA, et al. Executive summary: Antithrombotic Therapy and Prevention of Thrombosis, 9th ed: American College of Chest Physicians Evidence-Based Clinical Practice Guidelines [J]. Chest, 2012, 141 (2 Suppl): 7S-47S.

[6] Bastian H, Glasziou P, Chalmers I. Seventy-Five Trials and Eleven Systematic Reviews a Day: How Will We Ever Keep Up? [J]. PloS Medicine, 2010, 7 (9): e1000326.

[7] Listed N. The periodic health examination. Canadian Task Force on the Periodic Health Examination [J]. Canadian Medical Association Journal, 1979, 121 (9): 1278-1285.

[8] SUNY Downstate Medical Research Library of Brooklyn: Evidence-based Medicine Course. Available from: http://guides.downstate.edu/c.php?g = 856794&p = 6831536. [2020-04-17].

[9] The Centre for Evidence-Based Medicine develops, promotes and disseminates better evidence for healthcare (CEBM). Available from: http://www.cebm.net/levels_of_evidence.asp. [2020-04-17].

[10] Atkins D, Best D, Briss PA, et al. Grading quality of evidence and strength of recommendations [J]. British Medical Journal, 2004, 328 (7454): 1106-1110.

[11] Gilbert R, Salanti G, Harden M, et al. Infant sleeping position and the sudden infant death syndrome: systematic review of observational studies and historical review of recommendations from 1940 to 2002 [J]. International Journal of Epidemiology, 2005, 34 (4): 874-887.

[12] Committee TT. Streptomycin Treatment of Pulmonary Tuberculosis: A Medical Research Council Investigation [J]. British Medical Journal, 1948, 2 (4582): 769-782.

[13] Taixiang Wu, Youping Li, Zhaoxiang Bian, et al. Randomized trials published in some Chinese journals: how many are randomized? [J]. Trials, 2009, 10: 46.

[14] Blum AL, Talley NJ, O'morain C, et al. Lack of effect of treating Helicobacter pylori infection in patients with nonulcer dyspepsia. Omeprazole plus Clarithromycin and Amoxicillin Effect One Year after Treatment（OCAY）Study Group [J]. The New England Journal of Medicine, 1998, 339（26）: 1875−1881.

[15] Mccoll K, Murray L, El-omar E, et al. Symptomatic benefit from eradicating Helicobacter pylori infection in patients with nonulcer dyspepsia [J]. The New England Journal of Medicine, 1998, 339（26）: 1869−1874.

[16] Naylor CD. Grey zones of clinical practice: some limits to evidence-based medicine [J]. The Lancet, 1995, 345（8953）: 840−842.

第二章

GRADE的基本概念与原理

▓▓▓ 提要

GRADE将证据质量分为高（A）、中（B）、低（C）、极低（D）四级。研究的偏倚风险、不一致性、不精确性、间接性和发表偏倚可能会降低证据的质量，大效应量、存在剂量-效应关系和负偏倚可能会升高证据质量。GRADE将推荐强度分为强（1）、弱（2）两级。对于证据质量和推荐强度的关系，也从简单的直接对应（高质量证据对应强推荐，低质量证据对应弱推荐）到将二者分开，提出决定推荐强度的因素除了证据质量外，还应该考虑资源利用、利弊平衡和患者偏好与价值观等。

第一节　GRADE的基本概念

一、GRADE系统的优势

GRADE方法相对之前众多分级标准，其主要特点体现在以下几个方面：①由一个具有广泛代表性的国际指南制订小组研发；②明确界定了证据质量和推荐强度及其区别；③明确指出对证据质量的评估是对报告了重要临床结局指标的证据体的评估，而非对一个系统评价或临床试验的评估；④对不同级别证据的升级与降级有明确、统一的标准；⑤从证据到推荐的过程全部公开透明；⑥明确承认偏好与价值观在推荐中的作用；⑦就推荐意见的强弱，分别从临床医生、患者、政策制定者角度作出明确、实用的诠释；⑧适用于制作系统评价、卫生技术评估及医学实践指南。

二、GRADE对证据质量和推荐强度的定义与分级

GRADE方法首次清楚阐述了证据质量和推荐强度的定义，即证据质量是指对观察值的真实性有多大把握；推荐强度是指指南使用者遵守推荐意见对目标人群产生的利弊程度有多大把握。其中"利"包括降低发病率和病死率，提高生活质量和减少资源消耗等，"弊"包括增加发病率和病死率、降低生活质量或增加资源消耗等。证据质量分为高、中、低、极低四个等级，推荐强度分为强、弱两个等级，具体描述见表2-1。

表2-1 证据质量与推荐强度分级

证据质量分级	具体描述
高（A）	非常有把握观察值接近真实值
中（B）	对观察值有中等把握：观察值有可能接近真实值，但也有可能差别很大
低（C）	对观察值的把握有限：观察值可能与真实值有很大差别
极低（D）	对观察值几乎没有把握：观察值与真实值可能有极大差别
推荐强度分级	具体描述
强（1）	明确显示干预措施利大于弊或弊大于利
弱（2）	利弊不确定或无论质量高低的证据均显示利弊相当

第二节 影响证据质量和推荐强度的因素

一、影响证据质量的因素

和此前的分级系统一样，GRADE对证据质量的判断始于

研究设计。一般情况下，没有严重缺陷RCT的证据起始质量为高（即A级），但有5个因素可降低其质量。没有突出优势的观察性研究的证据起始质量为低（即C级），但有3个因素可升高其质量，见表2-2。

表2-2　影响证据质量的因素

可能降低随机对照试验证据质量的因素及其解释

偏倚风险　　　　未正确随机分组；未进行分配方案的隐藏；未实施盲法（特别是当结局指标为主观性指标，其评估易受主观影响时）；研究对象失访过多，未进行意向性分析；选择性报告结果（尤其是仅报告观察到的阳性结果）；发现有疗效后研究提前终止

不一致性　　　　如不同研究间存在大相径庭的结果，又没有合理的解释原因，可能意味着其疗效在不同情况下确实存在差异。差异可能源于人群（如药物在重症患者中的疗效可能更显著）、干预措施（如较高药物剂量的效果更显著），或结局指标（如随时间推移疗效减小）的不同。当结果存在不一致性而研究者未能意识到并给出合理解释时，需降低证据质量

间接性　　　　　间接性可分两类：一是比较两种干预措施的疗效时，没有单独直接比较二者的随机对照试验，但可能存在每种干预与安慰剂比较的多个随机对照试验，这些试验可用于进行二者之间疗效的间接比较，但提供的证据质量比单独直接比较的随机对照试验要低。二是研究中所报告的人群、干预措施、对照措施、预期结局等与实际应用时存在重要差异

不精确性　　　　当研究纳入的患者和观察事件相对较少而导致可信区间较宽时，需降低其证据质量

发表偏倚　　　　如果很多研究（通常是样本量小的、阴性结果的研究）未能公开，未纳入这些研究时，证据质量亦会减弱。极端的情况是当公开的证据仅局限于少数试验，而这些试验全部是企业赞助的，此时发表偏倚存在的可能性很大

降级标准：以上五个因素中任意一个因素，可根据其存在问题的严重程度，将证据质量降1级（严重）或2级（非常严重）。证据质量最多可被降级至极低，但注意不应该重复降级，譬如，如果分析发现不一致性是由于存在偏倚风险（如缺乏盲法或分配隐藏）所导致时，则在不一致性这一因素上不再因此而降级

续　表

可能提高观察性研究证据质量的因素及其解释

大效应量	当方法学严谨的观察性研究显示疗效显著或非常显著且结果高度一致时，可提高其证据质量
存在剂量−效应关系	当干预的剂量和产生的效应大小之间有明显关联时，即存在剂量−效应关系时，可提高其证据质量
负偏倚	当影响观察性研究的偏倚不是夸大，而可能是低估效果时，可提高其证据质量

升级标准：以上3个因素中任意一个因素，可根据其大小或强度，将证据质量升1级（如相对危险度＞2）或2级（如相对危险度＞5）。证据质量可升级到高质量（A级）

二、影响推荐强度的因素

对于推荐强度，GRADE突破了之前将证据质量和推荐强度直接对应的弊端，进一步提出，除了证据质量，资源利用和患者偏好与价值观等证据以外的因素也影响推荐的强度，并将推荐强度的级别减少为两级。对于不同的决策者，推荐强度也有不同的含义，见表2-3和表2-4。

表2-3　GRADE中推荐强度的含义

强推荐的含义
对患者——几乎所有患者均会接受所推荐的方案；此时若未接受推荐，则应说明
对临床医生——应对几乎所有患者都推荐该方案；此时若未给予推荐，则应说明
对政策制定者——该推荐方案一般会被直接采纳到政策制定中去

弱推荐的含义
对患者——多数患者会采纳推荐方案，但仍有不少患者可能因不同的偏好与价值观而不采用
对临床医生——应该认识到不同患者有各自适合的选择，帮助每个患者作出体现其偏好与价值观的决定
对政策制定者——制定政策时需要充分讨论，并需要众多利益相关者参与

表2-4　影响推荐强度的因素及其实例

影响推荐的因素	强推荐的例子	弱推荐的例子
证据质量（证据质量越高，越适合给予强推荐，反之亦然）	多个高质量随机对照试验证明吸入类固醇药物治疗哮喘的疗效确切	只有个别案例考察了胸膜剥脱术在气胸治疗中的实用性
利弊平衡（利弊间的差异越大，越适合给予强推荐，反之亦然）	阿司匹林能够降低心肌梗死病死率，且毒性低、使用方便、成本低	华法林治疗低危心房纤颤患者有效，但增加出血风险，且使用不便
偏好与价值观（患者之间的偏好与价值观越趋同，越适合给予强推荐，反之亦然）	绝大多数淋巴瘤年轻患者都十分看重化疗延长生存时间的作用，且都可以接受其毒副作用	很多老年淋巴瘤患者十分在意化疗的毒副作用，但也有很多较为关注治疗延长生存时间的作用
成本（干预措施的花费越低，消耗的资源越少，越适合给予强推荐，反之亦然）	阿司匹林用于预防短暂缺血性脑卒中患者卒中复发的成本很低	氯吡格雷或双嘧达莫联合阿司匹林用于预防短暂缺血性脑卒中患者卒中复发的成本很高

第三节　GRADE 系统应用要点及必要性

一、GRADE 系统应用要点

GRADE 分级适用于3个研究领域：系统评价、卫生技术评估以及临床实践指南，但在各自领域的应用不完全相同。对于系统评价，GRADE 仅用于对证据质量分级，不给出推荐意见；对于指南，需在对证据质量分级的基础上形成推荐意见，并对其推荐强度进行分级；对于卫生技术评估，是否给出推荐意见，取决于评估的目的。在应用 GRADE 系统时，需注意以下几点：

1. GRADE 的证据质量分级不是对单个临床研究或系统评价的分级，而是针对报告了某个结局指标的证据体的质量分级。这种分级是建立在系统评价基础上的。即使系统评价最终仅纳入了1个研究，但其中报告了不同的结局指标，证据质量分级仍然应针对不同结局指标分别进行。此时，降级的五个因素里面，不一致性不适用，因为只有1个研究，而其他四个降级因素均适用。

2.对于RCT和观察性研究，均可以进行降级，因为其研究设计均可能存在缺陷。对RCT应重点考虑降级，且在一般情况下，不考虑升级，因为如果设计无缺陷，本身就是最高级别，无须升级，如果设计有缺陷，则应降级。对于观察性研究，在有降级因素存在的情况下，如果有符合条件的升级因素，则可考虑升级。

3.对于不精确性和不一致性这两个条目，在指南和系统评价中的含义和用法有所不同。在指南当中是否需要在这两个方面降级，取决于其是否能够明确支持或反对指南制订者给出一个一致的推荐意见。

4.如果结局指标较多，首先应按它们对患者的重要性进行排序，最多纳入7个指标，并分为3个等级：关键结局，如死亡、严重的不良反应等；重要结局，如疼痛缓解、糖化血红蛋白降低等；一般结局，如轻度发热或胃肠道反应等。

5.当一项干预措施可以同时影响多个结局时，关于该干预措施的总体证据质量则取决于关键结局的证据质量或者它们中证据质量较低的那个。譬如，抗病毒药物治疗流感的有效性，病死率和重症加强护理病房（Intensive care unit，ICU）患者收治率均被列为关键的结局指标，但如果病死率的证据质量为高，ICU患者收治率的证据质量为中，则总的证据质量为中而非高。主要原因是在考虑结局指标相对重要性的基础上，下结论应保守。一旦将该证据质量定为高，则意味着将ICU患者收治率这一关键结局从中升级为高，夸大了干预的有效性，可能会给出不恰当的推荐意见。

尽管在GRADE方法中证据质量的升级和降级都有较为具体、明确的标准，但这并不能确保所有人对同一个证据分级的结果是完全一致的。GRADE 的优势在于提供了一个系统化、结构化和透明化的分级方法，但由于分级人员本身水平的差异以及证据体的复杂程度，对同一个证据体有可能得出不一样的分级结果。研究显示，经过培训的分级人员相比于未经过培训的人员，其分级结果更为趋同，两人以上的分级结果相对于一个人更为客观。

二、GRADE 应用的必要性

本节以系统评价中应用 GRADE 方法为例，说明为什么需要 GRADE 分级。系统评价的目的之一是通过全面检索和严格评价尽可能减少随机误差和系统误差，为决策者提供参考依据。然而系统评价制作者一般只对纳入的原始研究进行质量评价，而不会对系统评价报告的临床结局指标的质量进行评估，故下结论时可能存在偏颇和误导。

譬如，某篇 RCT 系统评价的临床问题是：对于季节性流感患者，抗病毒药物 A 在降低病死率方面是否优于安慰剂？作者共纳入 5 项符合标准的 RCT，每项研究随机序列号的产生、分配方案的隐藏、盲法报告均充分且符合规范，也无失访，作者从临床角度判断，可以用 Meta 分析的方法合并这些研究的结果，合并后发现差异有统计学意义。只根据这些信息，研究者很可能得出"高质量 RCT 的 Meta 分析结果显示，药物 A 治疗流感能够有效降低病死率"的结论，读者也很可能直接会将该结论应用于临床实践。

但如果进一步考察，还会有以下因素可能严重影响结论的可信性：①纳入的 5 个 RCT 的效应大小和方向如果存在不同程度的差异，则提示研究间存在不一致性，如果不能对其进行合理解释，则对结论的信心可能会因此而降低；②如果 5 个研究的样本量都较小，合并效应的可信区间较宽，则对结论的信心可能会因为精确性不高而降低；③如果 5 个研究全部或多数是由药厂资助的，且结果均为阳性，则对结论的信心会因为可

能的发表偏倚（甚至利益冲突）而降低；④间接性方面如果
儿科医生拟基于此系统评价结果为儿童用药，但5个RCT纳入
的人群均为18～65岁的成人患者，则对结论外推的信心可能
会因人群的不同而降低。综上所述，如果在系统评价中没有使
用GRADE分级，则会导致：①遗漏其他偏倚；②无法给出总
的证据质量级别；③不同的读者对结果和结论的理解会大相径
庭。表2-5举例说明了对一个RCT的系统评价进行GRADE分
级的细节。

表2-5　抗病毒药物A治疗流感随机对照试验系统评价的
GRADE分级表举例

患者（P）：流感患者
干预措施（I）：抗病毒药物A
对照措施（C）：安慰剂

结局指标（O）及其重要性	偏倚风险	不一致性	间接性	不精确性	发表偏倚	证据质量
结局指标1：病死率（关键）	无	无	无	无	无	高
结局指标2：ICU患者收治率（关键）	严重[a]	无	无	无	无	中
结局指标3：症状改善率（重要）	严重[a]	严重[b]	无	无	无	低
结局指标4：轻微胃肠道反应（一般）	严重[a]	严重[b]	无	严重[c]	无	极低

注：a.随机序列号的产生错误；b.不一致性较大，I^2值为75%；c.经计算总样本不够，可信区间太宽；ICU: Intensive care unit。

　　为进一步阐述GRADE分级在系统评价中应用的必要
性，本文摘录了某杂志2012年至2013年间发表的部分未采用
GRADE分级的系统评价，对其进行GRADE分级，并就结论
进行解读，见表2-6。

表2-6　未使用GRADE分级的系统评价结论的呈现及可能存在的偏倚

	研究1：比较霉酚酸酯与环磷酰胺治疗狼疮性肾炎的效果	研究2：比较多种消化酶制剂治疗消化不良的效果	研究3：比较多巴胺与去甲肾上腺素治疗感染性休克的效果	研究4：比较舒芬太尼与芬太尼用于术后硬膜外自控镇痛（PCEA）的效果	研究5：太极拳锻炼对老年人平衡功能和预防跌倒的效果
研究目的					
摘要中的结论	霉酚酸酯治疗狼疮性肾炎患者（Ⅲ型、Ⅳ型、Ⅴ型）在缓解疾病上优于环磷酰胺，但腹泻发生率高于环磷酰胺	各种消化酶制剂均可有效治疗各种原因引起的消化不良；与安慰剂或空白对照组的间接对照结果显示，米曲菌胰酶片的疗效优于其他消化酶制剂	与多巴胺相比，去甲肾上腺素可显著降低感染性休克患者住院期间死亡率，降低心律失常事件的发生率，其疗效及安全性均优于多巴胺	与芬太尼相比，舒芬太尼用于术后PCEA时镇痛镇静效果更好，药物用量更少，患者术后不良反应发生率更低，临床应用更安全	太极拳锻炼可降低老年人跌倒的发生率，提高平衡功能
可能存在的偏倚					
GRADE分级	低	低	低	低	低
解读					

可能存在的偏倚：

（1）多数研究随机方法描述不清楚，分配方案不清楚，未采用盲法（研究1～4）

（2）多数结局指标的总样本量太小，精确性存在严重问题（研究1～5）

（3）部分研究存在间接性比较的问题（研究5）

（4）部分系统评价结果异质性明显，提示研究间存在较大差异（研究1和3）

（5）部分系统评价存在发表偏倚的可能性（研究2）

解读：低质量证据，意味着当前的研究对治疗的效果估计信心不足，即观察值可能与真实值有很大差别。以上5篇系统评价得出的有效性结论，在未来很可能被更改或完全推翻

　　研究显示，由于时间有限和无法获取全文，临床医生经常会仅根据摘要中的结论指导实践。以上系统评价的摘要结论极易造成误导。进一步考察这些系统评价全文中的结论，发现均未综合考虑所有的降级因素，尽管结尾部分给出了"受纳入研究数量和研究质量的限制，还需要开展更多高质量的多中心随机双盲对照试验进一步验证"之类的说法，但对临床医生全面理解该系统评价提供的证据的可信程度仍然非常有限。但如果清楚地在结论后注明是低或极低质量的证据，并在结果总结表和证据概要表里面明确列出升降级的原因，则有助于系统评价的使用者准确理解和正确应用有关证据。

（陈耀龙　杜　亮　孙　凤）

参 考 文 献

［1］陈耀龙，李幼平，杜亮，等. 医学研究中证据分级和推荐强度的演进［J］. 中国循证医学杂志，2008，8（2）：127-133.

［2］Guyatt GH, Oxman AD, Kunz R, et al. GRADE：什么是"证据质量"？为什么它对临床医生重要？［J］. 中国循证医学杂志，2009，9（2）：133-137.

［3］Guyatt GH, Oxman AD, Kunz R, et al. GRADE：从证据到推荐［J］. 中国循证医学杂志，2009，9（3）：257-259.

［4］陈耀龙，姚亮，杜亮，等. GRADE在系统评价中应用的必要性及注意事项［J］. 中国循证医学杂志，2013，13（12）：1401-1404.

第三章

GRADE在国内外的发展与挑战

■ 提要

　　GRADE工作组成立了数十个针对每个具体研究领域的亚组，同时在全世界建立了若干分中心，其方法被越来越多的组织和机构认可与应用，影响力随之迅速增加。但其仍然具有诸多局限性，比如目前的5个降级因素是否全面、是否有权重的区别、从证据到推荐的影响因素还有哪些等。但正如英国流行病学家、RCT的开创者布拉德福·希尔（Bradford Hill）爵士所言：所有的科学研究都是不完美的，无论是观察性还是实验性；所有的科学研究都有可能被推翻或被新的知识所修正。但这并没有赋予我们特权去忽视已有的知识，或拖延那些需要在某个时刻应该采取的行动。

第一节　GRADE方法学的发展

一、GRADE的方法学研究

　　为使指南制订者、系统评价制作者、医务工作者、患者和公众更好地理解GRADE系统，以及促进证据的生产、传播和应用，GRADE工作组一方面积极地在国际重要医学期刊如英国医学杂志（*British Medical Journal*，BMJ）和临床流行病学杂志（*Journal of Clinical Epidemiology*，JCE）等杂志发表论文

40余篇，详细阐述GRADE的原理和方法，以提高使用者（尤其是非英语国家和发展中国家的使用者）理解和掌握GRADE方法的能力，详见表3-1。同时，GRADE工作组还在其他期刊上策划针对专题（如诊断性研究）的GRADE系列论文。GRADE工作组当前已经成立了针对各个专业和领域的专门工作组，包括环境卫生组、诊断组、网状Meta分析组、公共卫生组、罕见病组、公平性组、患者偏好与价值观组等，以及培训组和认证组。每个组都致力于对一个专题或主题进行细化和完善，并给出相应的指导原则与规范。目前，超过19个国家的100多个组织和机构采用了GRADE系统。

表3-1 GRADE工作组在国际重要医学期刊发表论文一览表 *

发表年份	期 刊	题 目
GRADE临床流行病学杂志（*Journal of clinical epidemiology*）系列		
2020	Journal of Clinical Epidemiology	GRADE guidelines：21 part 1.Study design，risk of bias and indirectness in rating the certainty across a body of evidence for test accuracy
2020	Journal of Clinical Epidemiology	GRADE guidelines：21 part 2.Test accuracy：inconsistency，imprecision，publication bias and other domains for rating the certainty of evidence and presenting it in evidence profiles and summary of findings tables
2019	Journal of Clinical Epidemiology	GRADE guidelines：22.The GRADE approach for tests and strategies—from test accuracy to patient-important outcomes and recommendations
2019	Journal of Clinical Epidemiology	Defining ranges for certainty ratings of diagnostic accuracy：a GRADE concept paper
2018	Journal of Clinical Epidemiology	GRADE guidelines：20.Assessing the certainty of evidence in the importance of outcomes or values and preferences—inconsistency，imprecision，and other domains

发表 年份	期　刊	题　　目
2018	Journal of Clinical Epidemiology	GRADE guidelines：19.Assessing the certainty of evidence in the importance of outcomes or values and preferences—Risk of bias and indirectness
2018	Journal of Clinical Epidemiology	GRADE guidelines：18.How ROBINS-I and other tools to assess risk of bias in nonrandomized studies should be used to rate the certainty of a body of evidence
2017	Journal of Clinical Epidemiology	GRADE guidelines 17：assessing the risk of bias associated with missing participant outcome data in a body of evidence
2016	Journal of Clinical Epidemiology	GRADE guidelines：16.GRADE evidence to decision frameworks for tests in clinical practice and public health
2013	Journal of Clinical Epidemiology	GRADE guidelines：15.Going from evidence to recommendation—determinants of a recommendation's direction and strength
2013	Journal of Clinical Epidemiology	GRADE guidelines：14.Going from evidence to recommendations：the significance and presentation of recommendations
2013	Journal of Clinical Epidemiology	GRADE guidelines：13.Preparing Summary of Findings tables and evidence profiles—continuous outcomes
2013	Journal of Clinical Epidemiology	GRADE guidelines：12.Preparing Summary of Findings tables—binary outcomes
2013	Journal of Clinical Epidemiology	GRADE guidelines：11.Making an overall rating of confidence in effect estimates for a single outcome and for all outcomes
2013	Journal of Clinical Epidemiology	GRADE guidelines：10.Considering resource use and rating the quality of economic evidence
2013	Journal of Clinical Epidemiology	GRADE guidelines—an introduction to the 10th -13th articles in the series

续　表

发表 年份	期　刊	题　目
2011	Journal of Clinical Epidemiology	GRADE guidelines：9.Rating up the quality of evidence
2011	Journal of Clinical Epidemiology	GRADE guidelines：8.Rating the quality of evidence—indirectness
2011	Journal of Clinical Epidemiology	GRADE guidelines：7.Rating the quality of evidence—inconsistency
2011	Journal of Clinical Epidemiology	GRADE guidelines 6.Rating the quality of evidence—imprecision
2011	Journal of Clinical Epidemiology	GRADE guidelines：5.Rating the quality of evidence—publication bias
2011	Journal of Clinical Epidemiology	GRADE guidelines：4.Rating the quality of evidence—study limitations (risk of bias)
2011	Journal of Clinical Epidemiology	GRADE guidelines：3.Rating the quality of evidence
2011	Journal of Clinical Epidemiology	GRADE guidelines：2.Framing the question and deciding on important outcomes
2011	Journal of Clinical Epidemiology	GRADE guidelines：1.Introduction—GRADE evidence profiles and summary of findings tables
2011	Journal of Clinical Epidemiology	GRADE guidelines：A new series of articles in the Journal of Clinical Epidemiology

GRADE临床实践评价杂志（*Journal of Evaluation in Clinical Practice*）系列

2018	Journal of Evaluation in Clinical Practice	The evolution of GRADE (part 1)：Is there a theoretical and/or empirical basis for the GRADE framework?
2018	Journal of Evaluation in Clinical Practice	The evolution of GRADE (part 2)：Still searching for a theoretical and/or empirical basis for the GRADE framework
2018	Journal of Evaluation in Clinical Practice	The evolution of GRADE (part 3)：A framework built on science or faith?

续　表

发表年份	期　刊	题　目
GRADE公平性系列		
2017	Journal of Clinical Epidemiology	GRADE equity guidelines 1：considering health equity in GRADE guideline development：introduction and rationale
2017	Journal of Clinical Epidemiology	GRADE equity guidelines 2：considering health equity in GRADE guideline development：equity extension of the guideline development checklist
2017	Journal of Clinical Epidemiology	GRADE equity guidelines 3：considering health equity in GRADE guideline development：rating the certainty of synthesized evidence
2017	Journal of Clinical Epidemiology	GRADE equity guidelines 4：considering health equity in GRADE guideline development：evidence to decision process
GRADE 英国医学杂志（*British Medical Journal*）系列		
2008	British Medical Journal	GRADE：an emerging consensus on rating quality of evidence and strength of recommendations
2008	British Medical Journal	What is "quality of evidence" and why is it important to clinicians?
2008	British Medical Journal	Going from evidence to recommendations
2008	British Medical Journal	Grading quality of evidence and strength of recommendations for diagnostic tests and strategies
2008	British Medical Journal	Incorporating considerations of resources use into grading recommendations
2008	British Medical Journal	Use of GRADE grid to reach decisions on clinical practice guidelines when consensus is elusive
2004	British Medical Journal	Grading quality of evidence and strength of recommendations

＊检索时间截止到2020年5月。

二、GRADE的有效性与信度研究

2011年，216名临床医生被随机分到4个不同的证据分级组：A组为OCEBM标准，B组为GRADE系统，C组为英国国家健康与临床优化研究所（National Institute for health and Clinical Excellence，NICE）系统，D组为苏格兰校际指南协作网（Scottish Intercollegiate Guideline Network，SIGN）系统。研究人员从以下7个方面进行评价：①全面考虑干预措施的利弊和成本；②清楚呈现研究证据的数量；③清楚呈现每一项研究的结果；④清楚记录每个研究PICO的相似度；⑤研究的偏倚风险；⑥从证据到推荐的过程的严格性；⑦推荐意见的明晰性和易读性。GRADE系统在7个维度中的6个当中得分均最高。GRADE系统总体优于其他3个分级系统。

关于应该由几名人员应用GRADE对证据质量进行分级，分级人员之间的一致性如何，GRADE工作组也做了专门的研究。该研究于2013年开展，参与人员为15名GRADE工作组成员，以及10名麦克马斯特大学卫生方法学专业的研究生，通过对来自Cochrane系统评价中的16个结局指标的证据质量分级，以来自GRADE工作组的参与者为例，发现如果仅有1名评定者，未使用GRADE方法之前评定者信度（Inter-Rater Reliability，IRR）仅为0.16，使用后达到0.57。如果有2名评定者同时评价，未使用GRADE方法之前IRR为0.27，使用后上升到0.72。随着评定者人数的增加，IRR会进一步增加，但其幅度将减小。最终的结论为，在采用GRADE方法对证据质量进行分级时，由2人进行即可达到较高的可信度。

三、GRADE软件的开发

详见第六章。

第二节 GRADE组织结构的完善

一、GRADE工作组与指导小组的成立

GRADE工作组正式成立于2000年，截至2019年底，包含循证医学专家、指南方法学家、系统评价制作人员、医务人员、期刊编辑、卫生决策和管理人员等在内的多学科成员已超过300多名。GRADE工作组的目标之一是减少因多个证据和推荐意见分级系统而产生的不必要的混淆。GRADE指导小组（Grade Guidance Group，G3）是GRADE工作组的最高管理机构，成立于2014年，其主要职能为制订GRADE发展的方针、政策，筹建GRADE中心，设立GRADE研究项目，组织GRADE会议等。GRADE指导小组共由10名GRADE工作组成员组成，其中包括2名主席戈登·盖亚特（Gordon Guyatt）、霍尔格·J.舒内曼（Holger J.Schünemann）和8名成员代表，成员代表每2年更换一次。

二、GRADE中心的成立

为加强在国家和地区层面对GRADE的推广、应用与传播，GRADE工作组从2011年起，已先后建立了13个GRADE中心，分别是加拿大麦克马斯特大学GRADE中心（McMaster University GRADE Center，2010年成立，挂靠于麦克马斯特大学临床流行病学与生物统计学系）、中国兰州大学GRADE中心（Lanzhou University GRADE Center，2011年成立，挂靠于兰州大学循证医学中心）、西班牙巴塞罗那GRADE中心（Barcelona GRADE Center，2012年成立，挂靠于巴塞罗那圣保罗生物医学研究院）、德国弗莱堡GRADE中心（Freiburg GRADE Center，2013年成立，挂靠于弗莱堡医学中心）、黎巴嫩贝鲁特美国大学GRADE中心（American University of Beirut GRADE Center，2015

年成立，挂靠于贝鲁特美国大学）、意大利拉齐奥地区-ASL罗马GRADE中心（Lazio Region-ASL Rome GRADE Center，2015年成立，挂靠于拉齐奥省卫生厅流行病学研究所）、澳大利亚阿德莱德GRADE中心（JBI Adelaide GRADE Centre，2016年成立，挂靠于南澳大利亚大学）和墨尔本GRADE中心（Melbourne GRADE Centre，2019年成立，挂靠于澳大利亚Cochrane中心）、中国GRADE宁波中心（University of Nottingham Ningbo GRADE Center，2018年成立，挂靠于宁波诺丁汉大学）、捷克马萨里克大学GRADE中心（Masaryk University GRADE Centre，2019年成立，挂靠于马萨里克大学）、波兰雅盖隆大学GRADE中心（Krakow University GRADE Center，2019年成立，挂靠于雅盖隆大学）、日本东京GRADE中心（Minds Tokyo GRADE Center，2019年成立，挂靠于日本医疗保健质量委员会）、中国北京GRADE中心（Beijing GRADE center，2020年成立，挂靠于北京中医药大学），以及美国GRADE协作网（U.S.GRADE Network，2014年成立，挂靠于西储大学）、荷兰GRADE协作网（Dutch GRADE Network，2015年成立，挂靠于荷兰全科医师协会）、英国GRADE协作网（UK GRADE Network，2013年成立，挂靠于精神卫生健康国家协作中心）和南非GRADE协作网（South African GRADE Network，2019年成立，挂靠于斯泰伦博斯大学）4个协作网，主要使命为推广GRADE方法，进行GRADE培训与研究。

三、中国首个GRADE中心的发展

中国首个GRADE中心于2011年9月24日在兰州大学成立，截至2019年12月，先后在北京、上海、广州、成都等20余个省、市、自治区、直辖市举办了50余次GRADE培训班和讲座。GRADE兰州大学中心先后与包括WHO、国家卫生健康委员会、中国疾病预防控制中心、中华医学会、中国药学会、中国针灸学会在内的多个组织与机构合作制订指南，其与中国药理学会治疗药物监测研究专业委员会联合制订的《万古霉素治疗药物监测指南》被NGC正式收录，这是NGC收录的首部来自中国大陆的临床实践指南。GRADE兰州大学中心同时开展了GRADE和指南的相关研究，成果被Cochrane年会、国际指南协作网（Guideline International Network，GIN）年会以及国际循证卫生保健学会（International Society for Evidence-Based Health Care，ISEHC）年会遴选为口头发言和壁报交流，也被内科学年鉴（*Annals of Internal Medicine*），JCE，BMC医学研究方法学（*BMC Medical Research Methodology*），循证医学杂志（*Journal of Evidence-based Medicine*）以及《中国循证医学杂志》等期刊发表，详见表3-2。此外，GRADE兰州大学中心于2012年主办了《2012兰州国际临床实践指南暨GRADE研讨会》，2016年与广东省中医院联合主办了《首届传统医学（中医药）指南与标准国际研讨会》，2017年协办了《2017中国医师协会循证医学专业委员会年会》，2019年主办了《2019循证科学与知识转化论坛暨首届西北地区临床流行病学和循证医学研讨会、甘肃省医学会临床流行病学和循证医学分会/甘肃省医师协会循证医学分会学术年会》。

表3-2　GRADE兰州大学中心主导和参与发表的GRADE与
指南代表性英文论文一览

发表年份	期　刊	题　目
2019	BMJ开放获取期刊（*BMJ Open*）	Extending the RIGHT statement for reporting adapted practice guidelines in healthcare：the RIGHT-Ad@pt Checklist protocol

续　表

发表年份	期　　刊	题　　目
2019	BMJ开放获取期刊（*BMJ Open*）	Quality appraisal of clinical practice guidelines for diabetes mellitus published in China between 2007 and 2017 using the AGREE II instrument
2019	BMJ开放获取期刊（*BMJ Open*）	Diagnosis and treatment for hyperuricemia and gout：a systematic review of clinical practice guidelines and consensus statements
2018	英国医学杂志（*British Medical Journal*）	Clinical Practice Guidelines in China
2017	内科学年鉴（*Annals of Internal Medicine*）	A Reporting Tool for Practice Guidelines in Health Care：The RIGHT Statement
2017	国际临床实践杂志（*International Journal of Clinical Practice*）	Appraising the quality of clinical practice guidelines in traditional Chinese medicine using AGREE II instrument：A systematic review
2016	抗菌药物化疗杂志（*Journal of Antimicrobial Chemotherapy*）	Therapeutic drug monitoring of vancomycin：a guideline of the Division of Therapeutic Drug Monitoring，Chinese Pharmacological Society
2016	临床流行病学杂志（*Journal of Clinical Epidemiology*）	The quality of evidence in Chinese meta-analyses needs to be improved
2016	临床流行病学杂志（*Journal of Clinical Epidemiology*）	The skills and experience of GRADE methodologists can be assessed with a simple tool
2016	循证医学杂志（*Journal of Evidence-Based Medicine*）	The use of GRADE approach in systematic reviews of animal studies
2015	临床流行病学杂志（*Journal of Clinical Epidemiology*）	Research gap of guidelines might be an important approach to prioritization
2014	BMJ开放获取期刊（*BMJ Open*）	How equity is addressed in clinical practice guidelines：a content analysis

续　表

发表年份	期　刊	题　目
2013	卫生政策与体系研究（*Health Systems and Policy Research*）	Can China master the guideline challenge?
2013	国际骨科学（*International Orthopaedics*）	GRADE outcomes or studies: how to use the GRADE approach correctly?
2012	中华医学杂志（*Chinese Medical Journal*）	Quality assessment of clinical guidelines in China: 1993–2010

第三节　GRADE 的问题和挑战

没有完美的系统，只有不断更新和改善的系统。GRADE创建19年来，已经取得了长足的发展，但仍然面临以下重要挑战。

一、证据质量方面

目前使用的初始分级因素（即研究设计类型）和进一步的升降因素的赋值都是人为规定的。例如，如果证据可以分为4级，抛开所有其他因素，一个高质量RCT与一个高质量队列研究的证据质量差别为什么是2个级别而不是1个级别？升降因素是否是等同的，即每一个因素都升或降一个级别？如果这是不合理的，我们应如何制订各因素的权重，例如发表偏倚和不一致性到底哪个对证据质量的影响更大？又该如何制订因素内包含的条目的权重，例如偏倚风险中所包含的随机序列号的产生、分配方案的隐藏以及盲法，哪个更容易夸大疗效？目前没有足够的研究证据支持证据评级系统对这些因素升降赋值的建议。因此，即便是GRADE分级系统，也是基于以往的经验和GRADE工作组的专家共识，估计的证据质量与真实的可信度的差别仍是一个未知数。

另外，除GRADE目前纳入的5个降级因素和3个升级因素外，还存在其他已知和未知的影响证据可信度的因素，如研究的基线差异对证据质量的影响，各升降级因素之间存在的交叠和互相影响，例如，未对随机分组方案进行隐藏，既是造成偏倚风险的重要因素，也可能是造成不一致性的因素（方法学异质性），还可能会导致漏斗图的不对称（发表偏倚）。再比如，干预措施相同，但对照措施不同，则会造成间接性的降级，但同时也会影响到研究间的不一致性，以及结果的精确性。GRADE 已关注到同一因素造成的多重降级或升级的可能性，但对于如何处理这些问题目前尚未给出指导意见。

二、推荐强度方面

主要反映在以下 3 个方面：① GRADE 尚未给出如何平衡证据质量、患者偏好与价值观、经济学、可实施性以及公平性之间的关系，从而提出有关干预利弊的具体指导意见。经济状况、可支付能力、患者的价值观等证据以外的因素都会影响推荐的强度，而不同人群中这些因素可能千差万别，可能没有一个推荐意见可以适用于所有的人群或患者，这将使 GRADE 的推荐意见在被广泛接受这方面还有很长的路要走。也就是说GRADE 忽视了传统的内部真实性和外部真实性的区别，这是一个比证据合理性更大的问题。② GRADE 尚未给出如何收集患者偏好与价值观、恰当考虑经济学及公平性的原理、方法和步骤，这将对 GRADE 的应用者在从证据到推荐这一环节造成实际操作的困难。③ GRADE 的推荐分级没有考虑权衡利弊的可操作性细节，从而给指南制订者实际应用带来困难。

三、分级人员方面

GRADE 方法对初学者较为复杂，对分级人员的要求较高，需具备扎实的临床流行病学、医学统计学、卫生经济学、循证医学、系统评价和临床指南等方面的理论基础和实践经验，不利于其快速推广应用。

四、适用性方面

目前GRADE仅在干预性、诊断性、预后性系统评价和网状Meta分析中有明确的分级方法和步骤。但在病因学、中医药以及卫生管理等领域的分级方法还面临很大挑战，主要原因是这些领域本身的方法学还正在完善，其推荐意见的制订也更具复杂性。

当证据质量较低时，数据对未来研究效果的预测小于GRADE专家的预期，而高质量的证据受新数据的影响大于预期。尽管GRADE方法正在发展，但其仍然不适用于指导开发人员面临的许多问题，包括有关评估风险和因果关系、建立风险阈值或评估动物研究的问题。此外，GRADE并没有为复杂的干预措施或证据之间的因果关系提供明确的指导，而且通常没有概念框架。关于如何评估解决资源使用问题的证据质量，GRADE的相关指南很少。

GRADE方法适用于不同类型的数据，当数据是定性的或由于异质性而无法汇总结果时，尽管可以使用相同的框架和元素，但必须进行修订。关于如何评估数学模型中数据的质量或如何将建模结果纳入推荐意见的制订，没有GRADE使用的指导指南。

五、推广与实施方面

很多机构和组织目前仍然在使用GRADE之前的分级系统，部分还在不断研发新的分级系统，GRADE如何与不同分级组织间进行有效沟通并达成共识，建立一个统一规范的分级体系，也是GRADE工作组面临的重要挑战。

总之，一套证据分级系统要被国际认可，不仅要求其具有较高的科学性和可行性，而且需要其不断更新和发展。尽管GRADE系统已被诸多权威组织采纳，但未来面临的挑战也会更多。若要不被其他分级系统取代，GRADE工作组成员能

做的，只有兢兢业业，持续改进，取长补短，不断超越，止于
至善。

（王健健　荀杨芹　陈耀龙）

参 考 文 献

［1］García CAC，Alvarado KPP，Gaxiola GP．Grading recommendations
in clinical practice guidelines：randomised experimental evaluation of
four different systems［J］．Archives of Disease in Childhood，2011，
96（8）：723-728．

［2］Mustafa RA，Santesso N，Brozek J，et al．The GRADE approach
is reproducible in assessing the quality of evidence of quantitative ev-
idence syntheses［J］．Journal of Clinical Epidemiology，2013，66
（7）：1-5．

［3］GRADE working group．Available from：http://www.gradeworking-
group.org/．［2020-04-17］．

［4］Norris SL，Bero L．GRADE Methods for Guideline Development：
Time to Evolve?［J］．Annals of Internal Medicine，2016，165（11）：
810-811．

第四章

临床问题的构建与结局指标的遴选

▰▰▰ 提要

　　解决临床问题是指南制订的目的与核心。明确拟解决的临床问题决定了后期需要检索和评价证据的范围，也决定了最终推荐意见的内容。有效的临床问题应来源于患者和一线临床医生的需求。一部指南无法一次性解决所有的临床问题，而是有重点地解决当前最受关注的问题。如何确定重要的临床问题是指南制订的关键步骤之一。常建议通过有代表性的样本调研或文献检索等方法收集临床问题，并对其进行重要性或优先性排序。纳入的重要临床问题应按人群、干预措施、对照措施和结局指标来解构。一部中等规模的指南一般会包括10～15个临床问题。结局指标是GRADE分级的单元，在GRADE系统中，一般将结局指标的重要性分为3个级别：关键结局，重要结局和一般结局。关键结局应包括安全性和有效性两个方面。

第一节　调研和解构临床问题

一、确定临床问题的重要性

　　临床实践指南纳入的临床问题，决定了指南制订时需要检索和评价证据的范围，恰当的临床问题能够反映医务人员在临床当中的困惑，能够反映当前的临床需求，也能够在被解答和实施后，促进医疗质量的提升。美国犹他大学流行病学家大卫·C·克莱森（David C.Classen）指出，尽管指南在制订及传播时耗资巨大，但不尽人意的是很多指南并未用于临床治疗。这一定程度上是由于不少指南力求"百科全书式"鸿篇巨制，缺少符合医生、其他医务人员或患者实际情况的推荐意见，同时也反映了现有部分指南并没有发现和挖掘到临床亟待解决的关键问题。

二、临床问题的遴选流程

目前尚无关于如何筛选和确定临床问题的方法学与指导原则。基于目前已经发布或正在制订的临床实践指南，临床问题的遴选方法大概包括两种，即基于文献来源的问题遴选和基于经验科学的问题遴选。下面分别叙述两种临床问题的遴选流程和方法：

（一）基于文献来源的临床问题遴选

本节基于《2016痛风诊疗指南》制订过程中对临床问题的遴选过程，将其共性规律和方法总结如下：

1. 全面检索相关指南和系统评价，提取临床问题和结局指标　指南小组通过对国内外相关指南和系统评价的检索，快速收集该领域主要关注的临床问题，并对其进行整理、分析与合并。建议由2名研究人员通过独立检索，提取临床问题清单。临床问题主要包括：①指南中直接提出或推荐意见所回答的临床问题；②指南中提到的有争议或尚未解决的临床问题；③系统评价中所提出的PICO问题；④系统评价中提到的有争议或尚未解决的临床问题。在《2016痛风诊疗指南》制订过程中，共检索到14部国内外相关指南，以及38篇系统评价。

2. 形成临床问题列表，制作调查问卷　2名研究人员通过对以上文献收集到的临床问题进行去重、合并后，形成临床问题汇总列表。召开1～2次医务人员和方法学家共同参与的面对面会议,对列表进行修改和补充,在此基础上,形成预调查的问卷。问卷内容包括:①调研目的和调研说明;②被调研者个人信息(性别、学历、职称、单位、科室、地区);③临床问题重要性评价,使用7分制,1分表示完全不重要,不需要纳入到本指南中;7分表示至关重要,必须纳入到本指南当中;④开放性临床问题补充。在《2016痛风诊疗指南》制订过程中,共提出和形成44个临床问题,归类为4个领域:诊断相关问题、痛风患者急性发作的治疗、痛风患者的降尿酸治疗和其他(包括无症状高尿酸血症的治疗时机、痛风患者的非药物及非手术治疗、痛风治疗的监测、痛风治疗的减药或停药和痛风石的治疗)。

3. 小范围高年资医生进行预调查 预调查10～20名工作年限在10年以上的资深临床医师,对其结果进行分析,在此基础上,完成正式调查问卷的设计。比如在痛风指南中,调查了20名中华医学会风湿免疫学分会的主任委员、副主任委员和常委。6分以上的问题包括"如何选择降尿酸药物"以及"如何使用非布司他",我们将其合并为"降尿酸药物的选择和使用"。被调查专家补充了3个新的问题,包括:痛风急性发作期是否使用降尿酸药物,慢性痛风关节炎的治疗以及如何对患者进行教育和饮食指导。

4. 大范围在代表性样本中进行正式调查 将问卷发放给来自国内10～100家不同省份、不同医院的医务人员。问卷回收数量达到拟定应答率后终止此次调研活动。指南小组成员回收问卷并进行统计分析。去除无效问卷,无效问卷定义为一个选项选择了多个不同答案以及填写不完整的问卷。将临床问题按重要性得分重新排序。在《2016痛风诊疗指南》临床问题正式调研中,291名被调查者分布在24个省份、44个城市的101家医院,其中79%为副主任及以上级别。

5. 指南小组确定最终纳入临床问题 指南小组成员基于

调查结果，根据其临床经验和方法学证据支持，将获得一致性结论的重要临床问题作为该指南临床问题遴选的最终结果。《2016痛风诊疗指南》最终纳入的临床问题见表4-1。

表4-1　最终纳入指南的临床问题

类　　别	临床问题
痛风诊断相关	新指南是否应用2015年ACR/EULAR痛风分类标准？
	患者是否或何时应进行超声检查？
	患者是否或何时应进行（双能CT检查）？
痛风急性发作的治疗	如何使用非甾体类抗炎药（适应证、禁忌证、剂量、疗程和不良反应）？
	如何使用糖皮质激素（适应证、禁忌证、剂量、疗程和不良反应）？
	如何使用秋水仙碱（适应证、禁忌证、剂量、疗程和不良反应）？
痛风患者降尿酸治疗	如何选择降尿酸药物？
	如何使用非布司他（适应证、禁忌证、剂量、疗程和不良反应）？
	黄嘌呤氧化酶抑制剂能否作为降尿酸治疗的一线选择药物？
	肾功能不全的患者如何选择药物进行降尿酸治疗？
	肾脏结石或肾小管尿酸盐结晶的患者如何选择药物进行降尿酸治疗？
其他	痛风患者如何进行非药物/非手术治疗？
	形成痛风石的患者如何进行治疗？

（二）基于经验科学的临床问题遴选

本节基于《关节腔注射治疗膝关节骨关节炎的临床实践指南》制订过程中对临床问题的遴选过程，将其共性规律和方法总结如下。

1. 小范围医生调研，头脑风暴法获得初期临床问题　指南小组制作开放式问卷。此轮问卷的调查方式为头脑风暴式开放性调查创建的问卷清单包括以下内容：①指南制订背景介绍；②问卷作答方式说明；③被调查者个人信息（单位、科室、性别、职称）；④被调查者最关心的临床问题。鉴于该指南的主题和范围，建议被调查者基于各自的临床经验，提出不多于10条最关注且需要在本次指南中给出回答的临床问题。每个问题的提问格式应尽可能具体明确。被调查对象拟选择来自5家以上不同省份、不同医院、不同资历的10～20名专科医生。目的是全面获得医生关注的临床问题。该轮问卷的发放形式可以以电子邮件的方式进行或者以其他互联网调研问卷的方式进行。该轮问卷可于1～2周内完成。待该轮问卷回收后，由2名指南小组成员将获得的全部临床问题进行汇总、去重、整合、分类、讨论后，总结出该轮获得的全部临床问题，再进入下一轮调研。该轮问卷发放前最好进行2～3人的预调查，有利于评估问卷的可读性和可行性。

2. 大范围调研，评价临床问题的重要性　该部分可通过互联网平台设计问卷，目的是对第一轮调研形成的全部临床问题进行重要性评价。问卷内容主要包括4部分：①问卷调研目的和调研说明；②被调研者个人信息（性别、学历、职称、单位、科室、地区）；③临床问题重要性打分；④开放性临床问题补充。其中第3部分（临床问题重要性打分）是将第一轮汇总的临床问题按照干预措施的类型或者临床问题的类型分类汇总后的总结。该部分针对每一个临床问题的重要性结果，设计了5个水平的重要性评价选项，即非常重要（5分）、比较重要（4分）、一般重要（3分）、不太重要（2分）、不确定（1分）。被调查者根据自己的临床经验从5个重要性水平中选择一项，未作答的条目视为不确定。第4部分的目的是补充第一轮没有收集到的临床问题，拟通过第二轮问卷的开放性问题设计给予补充。问卷发放前需进行2～3人的预调查，评估问卷的可读性和可行性。在本轮调研中，问卷可发放给国内

10 ～ 100家不同省份、不同医院、不同资历（高、中、初级）的100 ～ 500名相关专业的医生。该轮问卷可于2周内完成。问卷回收数量达到拟定应答率后终止此次调研活动。此轮问卷回收后由指南小组进行基本信息统计，临床问题重要性评价按照不同的权重进行加权、汇总、排序、分类、讨论后，将临床问题按照重要性高低排序，再进入下一轮讨论。可按重要性评分由高至低对临床问题进行排序，根据临床问题的数量，初步设定前50%的临床问题为重要性临床问题（纳入指南解决的临床问题），后50%的临床问题为非重要性临床问题（予以排除）。

3. 共识会议讨论，确定最终的重要性临床问题　指南小组进行共识会议讨论。由相关人员向指南专家工作组成员汇报指南制订的工作进展以及前两轮调研结果，并详细说明第三轮共识讨论的目的。共识会议的目的，即指南专家工作组成员需根据其临床经验，确定：①拟最终纳入的若干个问题是否包括了非重要的临床问题；②拟排除的问题是否存在特别重要的临床问题。由指南专家工作组成员进行充分讨论，并将获得一致性结论的重要临床问题进行汇总。《关节腔注射治疗膝关节骨关节炎的临床实践指南》最终纳入的临床问题见表4-2。

表4-2　最终纳入指南的临床问题

类　别	临床问题
宏观问题	关节腔注射后间隔多久行全膝关节置换术相对安全？
	伴有关节腔积液的膝骨关节炎患者，是否可以进行关节腔注射？常用哪种药物？是否有必要抽取关节液？
透明质酸	关节腔注射透明质酸后，再行全膝关节置换术是否会增加术后感染的风险？间隔多久合理？
	透明质酸注射频率（单次、多次及间隔时间）、疗程和剂量如何选择？

类　别	临床问题
	关节腔注射透明质酸最适合哪类骨关节炎患者（如疾病的严重程度、伴随疾病等）？
	曾接受过透明质酸治疗的患者，再次出现症状是否可以再次应用透明质酸？
	关节腔注射透明质酸的疗效和安全性可靠吗？
糖皮质激素	关节腔注射糖皮质激素后，再行全膝关节置换术是否会增加术后感染的风险？间隔多久合理？
	关节腔注射糖皮质激素最适合哪类骨关节炎患者（如疾病的严重程度、伴随疾病等）？
	如何选择糖皮质激素注射的频率（单次、多次及间隔时间）、疗程和剂量？
	关节腔注射糖皮质激素的疗效和安全性可靠吗（是否会加重软骨破坏）？
	老年患者、糖尿病患者、伴有关节积液的患者适合接受糖皮质激素治疗吗？
几丁糖	关节腔注射几丁糖的疗效及安全性如何？

三、解构临床问题

基于PICO模型进行临床问题的解构。PICO模型是构建临床问题的一种有效方式。临床问题的解构过程可以理解为构建临床问题的逆过程。在这里，P＝population，人群；I＝intervention，干预措施；C＝comparator，对照措施；O＝outcome，结局指标。

1. 人群（P） 推荐的干预方案的目标人群是谁？怎样描述他们最恰当？相关的人口学因素有哪些？需考虑年龄、性别、种族、社会身份和行为特征等问题。环境是什么？例如医院、社区、学校等。有没有需要考虑的亚组？有没有需要排除的人群？

2. 干预措施（I） 正在研究的干预方案有哪些？有哪些治疗措施、程序、诊断试验、预后因素、风险因素、生活方式的改变、社会活动、筛查试验、预防措施或是某种手段正在进行评估？有没有可能需要考虑的变量（剂量、频次、供给或管理、个人和供给渠道、时间安排和疗程等）？当干预措施较为复杂时，考虑哪些部分是指南小组最关注的以及如何最佳地描述它们。

3. 对照措施（C） 其他可选的干预方案有哪些？可能是正在使用的措施（包括不给予特定治疗），也可能是指南制订专家组考虑作为对照的措施。可作为对照的有安慰剂、不干预、标准护理、现行的标准诊断方式、干预措施的调整方案或完全不同的干预措施。

4. 结局（O） 推荐意见的目的是什么？要达到怎样的效果？可能引起怎样的危害？需要根据专家、实施者和那些受推荐意见影响最大的群体所给出的意见仔细遴选可能的阳性和阴性结局。

四、PICO问题类型

根据PICO原则可以清晰地解构指南所关注的问题，而在这些PICO问题中，根据不同的干预措施、结局等，可以将PICO问题分成不同类型的问题，包括：①干预效力和/或效果；②干预的危害；③诊断；④患者偏好与价值观；⑤风险或预后；⑥资源投入的考虑，详见表4-3。

表4-3　PICO问题类型

问题类型	原理	人群	干预措施	对照措施	结局指标
干预的效力和/或效果	在患某一疾病的人群（P）中，一项特定干预或方法（I）获得有利结局（O）的效果	（P）获得有利结局（O）的效果。关注的人群是哪些？亚组人群有哪些？	可以考虑何种干预、疗法或手段	主要的替代治疗或方法有哪些？	疾病或病情对患者影响最大的结局是什么？

问题类型	原　理	人　群	干预措施	对照措施	结局指标
干预的危害	在患某一疾病的人群（P）中，一项特定干预或方法（I）的不利结局（危害）有哪些？	（P）获得不利结局（O）的效果。关注的人群是哪些？亚组人群有哪些？	同上	同上	对接受该干预的患者影响最大的危害或不利结局是什么？
诊断	在患某一疾病的人群（P）中，一项特定检查方法（I）相比于金标准（C）对该疾病（O）的诊断准确性如何？	这种检查方法的适用人群是哪些？亚组人群有哪些？	哪种检查方法或策略将被评估？	对照的方法是什么（通常是金标准或现有的诊断方法）？	该检查方法或策略诊断目标疾病的准确性（通常为敏感度、特异度、预测值和相关参数）如何？
偏好与价值观	在患某一疾病的人群（P）中，对干预或暴露（I）的潜在结局的偏好和价值观（O）是什么？	关注的人群是哪些？亚组人群有哪些？	将考虑何种干预、疗法或手段？	主要的替代治疗或方法是什么？	疾病或病情对患者影响最大的结局是什么？与可能的危害对比，目标人群如何考虑该干预或暴露可能的益处？受这些干预或暴露影响的人群对该干预的态度如何？

49

续 表

问题类型	原 理	人 群	干预措施	对照措施	结局指标
风险或预后	在患某一疾病的人群（P）中，与基线风险（C）相比，某预后或风险因素（I）是否会改变特定事件的发生风险（O）？	同上	关注的暴露因素是哪些？哪些个人或环境因素能预测结局？	基线风险（非暴露组的风险）如何？	暴露组中该疾病的发生率是多少？
资源投入的考虑	在患某一疾病的人群（P）中，干预措施所花费的成本和所耗费的资源与人群的获益如何？	同上	将考虑何种干预、疗法或手段	主要的替代治疗或方法是什么？	干预（I）的成本是多少？疾病或病情对患者影响最大的结局（O）是什么？以及是否提供了成本效果的测量标准？

五、构建临床问题需注意的事项

尽管笔者通过两个不同案例分别叙述了两种形成临床问题的方法，但是目前对于如何形成临床问题尚无"金标准"或指南。因此，使用者在开展临床问题遴选过程中可以灵活地将两种方法进行综合。例如，在初筛临床问题时可以选择个人经验与文献检索相结合的方式，以尽可能全面地获得临床问题。但在此过程中有几点注意事项需要说明：①初筛的原则是全面获得临床问题，无论是通过个人经验还是通过文献检索，目的都是获得人们所关心的主要临床问题。②在临床问题筛选过程中，预调研发挥了重要的作用。可以提高问卷的可行性及可读性，提高问卷的准确性和问答效率，是必不可少的环节。③最后的共识会议或讨论会议是决定重要临床问题的最后环节，需要充分尊重指南专家组成员的意见和建议。只有获得了一致性认可的重要临床问题，后期的指南制订过程才能顺利。④牢记指南并不是解决所有临床问题的文书，而是在特定历史时期、特定环境下解决最关心临床问题的指引。因此，在选择重要性临床问题过程中要充分进行取舍和权衡。

第二节　遴选结局指标

一、结局指标的定义与分类

结局指标是GRADE分级的基本单元，是系统评价和指南中构建临床问题的关键要素。结局指标的评价对于干预措施与疗效之间的因果关联推断具有十分重要的作用。在临床研究中，干预措施所取得的效果，无论是安全性还是有效性，均由结局指标的数据分析得出。采用不同的结局指标，可能会在临床上得出有效、无效甚至截然相反的结论。因此，如何遴选恰当的结局指标对临床研究和循证实践都具有重要的意义和价值。

在GRADE体系中，主要关注有效性、安全性和卫生经济学三类结局指标。有效性结局指标可分为终点指标和替代指标两大类。终点指标是临床研究主要评估指标的最佳选择。它一般是指对患者影响最大、患者最为关心、与患者切身利益最为相关的事件，主要包括对患者生存或死亡、残障水平或其他一些重要临床事件，如疾病复发等的测量。终点结局指标由于与患者最为相关，因此对临床决策最具参考价值。终点结局指标往往可以用率来表示，例如病死率、治愈率、缓解率、复发率、生存率等。通常需要进行长期随访来获得。替代指标是在终点指标的测量不可行（如需要很长时间）的情况下，所采用的用来评估干预措施效果的指标。替代指标一般易于测量，如常用的单纯生物学指标，包括实验室理化检测和体征表现，如血脂、血糖、血压、血清胆固醇含量、实体肿瘤体积的缩小等。采用替代指标必须有足够证据支持其与临床终点指标的关系，并可预测疾病结局。其应用的前提是替代指标的改善也将会相应改善疾病的终点结局。替代指标选择不当有可能导致错误估计干预措施对临床最终结局的作用。例如，为了减少心肌梗死患者发生心律失常而应用抗心律失常药物的结果反而是导致病死率增加的原因。

二、结局指标的收集和选择

结局指标收集和选择的方法有多种，较适合应用于临床干预结局指标选择的方法主要有头脑风暴法（Brainstorming，BS）、德尔菲法、哥顿法、系统评价、系统分析法及建立数学模型法等。

三、结局指标的分级

在GRADE系统中，结局指标按其重要性分为1～9分，其中7～9分为"关键结局"，4～6分为"重要结局"，1～3分为"一般结局"。分级的举例见图4-1。其中前两类会对推荐意见的形成产生重要影响，第三类可能会也可能不会产生影响。比如图4-1中指出，肠胃胀气这一结局指标对患者并不重要，但若持续或严重肠胃胀气则另当别论。在形成推荐意见时，需要特别注意，结局指标的重要性可能随着不同地区、环境或文化背景而有所不同，以及需要考虑的角度，比如对于同一结局指标，从患者角度和从医生角度的重要性也有所不同。

在《2016中国痛风诊疗指南》制订过程中，第一轮通过检索相关指南和系统评价，共收集到原始结局指标180个，去重后经方法学家和临床医生讨论后，确定将45个结局指标纳入

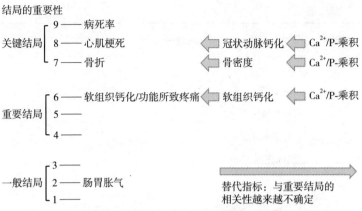

图4-1　评价降磷酸盐药物对肾衰伴高磷酸盐血症患者疗效的
结果重要性等级与重要结果的相关性

到调查问卷。其中结局指标分为有效性、安全性和其他三个领域，有效性相关结局指标有22个，安全性相关结局指标有13个，其他相关结局指标有10个。在预调查的重要性评分中，产生了8个关键结局，36个重要结局和1个一般结局，没有被调查者额外补充的结局指标。在正式调研中，一线临床医生对结局指标重要性的评分见表4-4。

综上，结局指标无论对于医生还是患者，都是最为关注的要素，指南制订者需要在作出推荐意见时，重点考虑对患者最有意义和价值的重点结局指标，在此基础上形成推荐意见的方向和强度。

表4-4　结局指标评分情况

排序	结局指标	平均分
1	别嘌呤醇超敏反应	8
2	尿酸盐结晶沉积导致的慢性肾病	8
3	肾功能衰竭	8

续　表

排序	结局指标	平均分
4	血尿酸水平	8
5	过敏反应	7
6	肾功能损伤	7
7	急性尿酸肾病变	7
8	关节损伤和侵袭	7
9	肝功能损伤	7
10	痛风复发的风险	7
11	休克	7
12	肾结石	7
13	心肌梗死	7
14	代谢综合征	7
15	痛风急性发作的频率	7
16	卒中	7
17	痛风石	7
18	关节炎症（肿胀、疼痛等）	7
19	肌酸酐浓度	7
20	泌尿系统结石	7
21	估算的肾小球滤过率	7
22	冠心病	7
23	健康相关的生活质量	7
24	尿酸排泄量	7
25	疼痛程度（或疼痛改善）	7
26	2型糖尿病	7
27	骨髓抑制	7
28	高血压	7

续 表

排序	结局指标	平均分
29	痛风急性发作时所需药物用量	7
30	疼痛持续时间	7
31	高脂血症	6
32	尿酸水平	6
33	致畸	6
34	尿酸钠结晶	6
35	痛风急性发作的严重程度	6
36	皮疹	6
37	工作或家务能力受限	6
38	短期失能（或运动功能障碍）	6
39	血清尿素氮	6
40	胃肠道症状（恶心、呕吐、消化不良、腹泻）	6
41	血小板减少症	6
42	感染风险	6
43	骨质疏松	6
44	头痛	6
45	白细胞计数	5

四、结局指标的分级步骤

指南制订者需要根据表4-5中的3步法进行结局指标的分级，从而确定"关键结局""重要结局"以及"一般结局"。3个步骤包括：初步确定结局指标的分级、再次评估结局指标的分级以及最终的权衡利弊。表4-5中详细说明了在每个评估步骤中应该做什么、怎么做等因素。

表4-5 结局指标的分级步骤

步骤	做什么	为什么	怎么做	证据来源
一	在检索现有证据前对结局指标进行初步分级	以利于在检索证据或讨论前明确初步的重要性结局	通过指南小组、患者以及公众征询的方式进行；或进行系统评价	基于指南小组成员经验、患者或公众观点；系统评价或其他检索的初步结果
二	在评价现有证据的基础上再次评价结局指标的分级	确保重要的结局指标没有遗漏；基于现有的证据再次确认结局指标的重要程度	指南小组成员再次评估结局指标的分级；对于新纳入的重要结局指标进行评价	基于指南小组成员的经验以及系统评价中干预措施的效应量大小
三	权衡干预措施的利弊效应	明确推荐方向并确定推荐强度	由指南小组成员根据决策表、决策分析或经济学数据做出利弊权衡的判断	基于指南小组成员的经验、系统评价中干预措施的效应量以及经济学数据等

（邢 丹 吴守媛 王建成）

参 考 文 献

[1] 中华医学会风湿病学分会. 2016中国痛风诊疗指南 [J]. 中华内科杂志, 2016, 5 (11): 892-899.

[2] Xing D, Wang B, Hou Y, et al. A protocol for developing a clinical practice guideline for intra-articular injection for treating knee osteoarthritis [J]. International Journal of Surgery Protocols, 2018, 7: 1-4.

[3] Xing D, Wang Q, Yang Z, et al. Evidence-based guidelines for intra-articular injection in knee osteoarthritis: Formulating and evaluating research questions [J]. International Journal of Rheumatic Diseases, 2018, 21 (8): 1533-1542.

[4] 李慧, 陈耀龙, 韦当, 等. 中医（中西医结合）临床实践指南制修订方法——临床问题的构建 [J]. 中华中医药杂志, 2016, 31 (6): 2202-2205.

［5］World Health Organization. WHO Handbook of Guideline Development. 2nd edition［M］. World Health Organization，2014.

［6］张宏伟，刘建平. 临床试验中的结局指标及效应测量［J］. 中医杂志，2007，48（8）：696-698.

［7］郭新峰，朱泉，赖世隆. 替代指标和中间指标及其在中医药疗效评价研究中应用价值的思考［J］. 中国中西医结合杂志，2005，25（7）：585-590.

［8］万霞，刘建平，张宏伟，等. 临床干预研究中结局指标的选择方法［J］. 中西医结合医学学报，2007，5（1）：11-14.

［9］Guyatt GH，Oxman AD，Kunz R，et al. GRADE guidelines：2. Framing the question and deciding on important outcomes［J］. Journal of Clinical Epidemiology，2011，64（4）：395-400.

第五章

证据概要表与结果总结表

■ 提要

　　证据概要表和结果总结表是结构化呈现GRADE证据分级结果的标准化模板，有利于帮助系统评价和指南的使用者快速查找关键信息，理解证据体的主要结果。证据概要表除了有结果总结表的内容外，还包含质量评价过程，即除了对每个结局的结果总结外，还包含了对决定证据质量的每个因素的解释。结果总结表包含了每个结局的证据质量，但没有给出详细的评价信息。证据概要表提供了系统评价或指南制订者做出每一步判断的记录，有助于决策者基于表格做出系统透明的判断，同时允许其他人后期核查。证据概要表和结果总结表的使用目的和人群有所区别。结果总结表的针对人群更广，包括系统评价及指南的使用者，它为使用者提供了其所需关键信息的简明总结，对指南而言，则提供了推荐意见所基于的重要证据总结。

第一节　证据概要表与结果总结表概述

　　GRADE方法为系统评价和临床实践指南的证据质量提供了结构化和透明化的评价框架。为了改善证据质量和推荐强度结果呈现的形式，GRADE工作组已开发出一套专门的方法来呈现证据质量、与证据质量评价有关的判断以及备选方案对所关注结局的影响，即GRADE证据概要表（Evidence Profiles，EP）和结果总结表（Summary of Findings，SoF）。有研究显示，与仅在正文中呈现数据相比，结果总结表可以显著提高使用者对系统评价结果理解的准确性以及提高定位重要信息的速度。专注于生产、转化以及促进证据用于临床实践的Cochrane协作网，从2004年开始，已经在Cochrane系统评价中使用结果总结表，并且开始强制要求所有系统评价必须包含结果总结表。结果总结表和证据概要表的呈现格式，是GRADE工作组经过广泛的用户测试，咨询利益相关者以及制作相关系统评价三个方面的信息综合形成的。

证据概要表除了有结果总结表的内容外还包含了详细的证据质量评价，即除了对每个结局的结果总结外，还包含了决定证据质量的每个因素的详细评价信息，具体案例见表5-1；而结果总结表包含了对每个结局的证据质量评价，但没有详细的评价过程，具体案例见表5-2。结果总结表和证据概要表中主要术语解释见表5-3。证据概要表和结果总结表的使用对象和使用目的有所差异。证据概要表为系统评价制作者、结果总结表制作者及后期的审核人员提供详细的记录，有助于确保其所作出的判断系统透明。指南制订小组成员应使用证据概要表来确保他们对证据体的理解尽可能相同，从而在产生推荐意见时，尽可能达成共识。结果总结表针对的对象更广，包括系统评价及指南的使用者，为使用者提供了其所需关键信息的简明总结，对指南而言，则提供了支持推荐意见的重要证据总结。而GRADEpro软件和实践指南开发工具（Guideline Development Tool，GDT http://gdt.guidelinedevelopment.org/）使证据概要表和结果总结表的制作过程更容易。

表5-1　证据概要表案例

问题：甲硫哒嗪对比非典型抗精神病药物治疗精神分裂症

实施机构：有3篇研究在非典型医院所开展，其他研究在医院开展；有5篇研究在中国开展，其他研究在北美和欧洲开展

参考文献：Fenton M, Rathbone J, Reilly J.Thioridazine for schizophrenia.Cochrane Database of Systematic Reviews, 2007（3）.

研究数	研究设计	证据质量评价					事件发生数/样本量		效应量		证据质量
		偏倚风险	不一致性	间接性	不精确性	其他偏倚	甲硫哒嗪组	非典型抗精神病药组	相对效应（95% CI）	绝对效应（95% CI）	
自杀死亡（6周随访）											
1	RCT	降一级[a]	不降级	不降级	降一级[b]	不降级	0/71（0.0%）	1/73（1.4%）	RR 0.34（0.01, 8.27）	<9/1000人（<14, >100）	⊕⊕○○ 低[a, b]
症状没有改善或加重（短期随访）											
3	RCT	降一级[a]	降一级[c]	不降级	降一级[b]	不降级	55/101（54.5%）	56/102（54.9%）	RR 1.00（0.81, 1.25）	0/1000人（<104, >137）	⊕○○○ 极低[a, b, c]
不良反应：低血压（1~3个月随访）											
2	RCT	降一级[a]	不降级	不降级	降一级[b]	不降级	20/80（25.0%）	13/82（15.9%）	RR 1.58（0.84, 2.95）	>92/1000人（<25, >9）	⊕⊕○○ 低[a, b]

续 表

研究数	研究设计	证据质量评价					事件发生数/样本量		效应量		证据质量
		偏倚风险	不一致性	间接性	不精确性	其他偏倚	甲巯咪唑组	非典型抗精神病药物组	相对效应（95% CI）	绝对效应（95% CI）	
不良反应：运动障碍（3个月随访）											
3	RCT	降一级a	不降级	不降级	不降级	不降级	6/92 （6.5%）	20/88 （22.7%）	RR 0.29 （0.12, 0.68）	<161/1000人 （<73, <200）	⊕⊕⊕○ 中a
不良反应：嗜睡和困倦（3个月随访）											
1	RCT	降一级a	不降级	不降级	降一级b	不降级	4/9 （44.4%）	7/9 （77.8%）	RR 0.57 （0.25, 1.28）	<334/1000人 （>218, <583）	⊕⊕○○ 低a, b
不良反应：觉醒和失眠（3个月随访）											
2	RCT	降一级a	不降级	不降级	降一级b	不降级	8/30 （26.7%）	5/29 （17.2%）	RR 1.56 （0.58, 4.16）	>97/1000人 （<72, >545）	⊕⊕○○ 低a, b

注：CI：可信区间；RR：相对风险度；⊕⊕⊕⊕表示证据质量高；⊕⊕⊕○表示证据质量中；⊕⊕○○表示证据质量低；⊕○○○表示证据质量极低。

a. 偏倚风险降一级：纳入研究没有报告随机和分配隐藏；b. 不精确性降一级：纳入研究的事件发生数较少，可信区间宽，跨越无效线；c. 不一致性降一级：$I^2 > 50\%$。

表5-2 结果总结表案例

问题：甲硫哒嗪对比非典型抗精神病药物治疗精神分裂症

患者或人群：精神分裂症患者

实施机构：有3篇研究在非医院场所开展，其他研究在医院开展；有5篇研究在中国开展，其他研究在北美和欧洲开展

干预措施：甲硫哒嗪

对照措施：非典型抗精神病药物

结局指标	绝对效应（95% CI）		相对效应（95% CI）	样本量（研究数）	（GRADE）证据质量	备注
	非典型抗精神病药物组风险（每千人）*	甲硫哒嗪组风险（每千人）				
自杀死亡（6周随访）	14/1 000	5/1 000（0，113）	RR 0.34（0.01，8.27）	144（1RCT）	⊕⊕○○低[a, b]	
症状没有改善或加重（短期随访）	549/1 000	549/1 000（445，686）	RR 1.00（0.81，1.25）	203（3RCTs）	⊕○○○极低[a, b, c]	
不良反应：低血压（1～3个月随访）	159/1 000	250/1 000（133，468）	RR 1.58（0.84，2.95）	162（2RCTs）	⊕⊕○○低[a, b]	
不良反应：运动障碍（3个月随访）	227/1 000	66/1 000（27，155）	RR 0.29（0.12，0.68）	180（3RCTs）	⊕⊕⊕○中[a]	
不良反应：嗜睡和困倦（3个月随访）	778/1 000	443/1 000（194，996）	RR 0.57（0.25，1.28）	18（1RCT）	⊕⊕○○低[a, b]	
不良反应：觉醒和失眠（3个月随访）	172/1 000	269/1 000（100，717）	RR 1.56（0.58，4.16）	59（2RCTs）	⊕⊕○○低[a, b]	

续　表

结局指标	绝对效应（95% CI）		相对效应（95% CI）	样本量（研究数）	（GRADE）证据质量	备注
	非典型抗精神病药物组风险（每千人）*	甲硫哒嗪组风险（每千人）				

*干预组的风险和95%可信区间是基于对照组的基线风险和干预措施的相对风险计算所得

CI：可信区间；RR：相对风险度

GRADE证据质量分级：

⊕⊕⊕⊕表示证据质量高：非常有把握观察值接近真实值

⊕⊕⊕○表示证据质量中：对观察值有中等把握：观察值有可能接近真实值，但也有可能差别很大

⊕⊕○○表示证据质量低：对观察值的把握有限：观察值可能与真实值有很大差别

⊕○○○表示证据质量极低：对观察值几乎没有把握：观察值与真实值可能有极大差别

注：a.偏倚风险降一级：纳入研究没有报告随机和分配隐藏；b.不精确性降一级：纳入研究的事件发生数较少，可信区间宽，跨越无效线；c.不一致性降一级：$I^2 > 50\%$。

表5-3　证据概要表和结果总结表术语解释

术　语	解　释
结局指标	结局指标用来评估干预措施的效果，包括潜在利弊
绝对风险	绝对风险指某一结果出现的概率。结果总结表的估计风险栏展示了对照组风险（证据概要表中的对照风险）和干预组风险的估计结果，对干预组还提供了风险估计的可信区间。想知道绝对风险差值或风险差值的可信区间者需要作减法。证据概要表中，风险差值是直接给出的
95%可信区间	可信区间反映观察到的数值可能由偶然性引起的程度。95%可信区间指我们有95%的把握确信效应真值介于可信区间的上下限之间。反之，真值在该范围之外的可能性为5%

续　表

术　语	解　释
对照组风险	对照组风险是指在无干预情况下结局发生的标准概率。基于有代表性的人群中观察事件发生率的研究是估计该率最理想的途径。或者，如果这种观察性研究不可得，可基于有对照研究中的对照组风险。如研究仅提供了单一的对照组风险，则该率往往是提供了该结果数据的所有研究中对照组风险的中位数
干预组风险	干预组风险是指实施干预措施后结局发生的概率
相对风险度	相对风险度（RR），是干预组风险与对照组风险的比率。如干预组风险是1%（10/1000），对照组风险是10%（100/1000），则相对效应为10/100或0.1。如RR正好为1，意味着干预组和对照组中结果的出现概率没有差别。RR＝1很少见，RR大于或小于1的意义取决于结果代表的是好还是坏。如RR大于1，则干预增加结果发生的概率。如为良性结果（例如，生健康婴儿），RR大于1意味着干预符合期望；相反，如结果是不良指标（例如，死亡），RR大于1意味着非期望的效应。RR小于1，则干预降低结果发生的概率。如结果是不良指标（例如，死亡），则是期望的效应；如结果是良性指标（例如，生健康婴儿），则是非期望的效应
研究数	研究数是指该结局指标一共有多少个研究报告。例如表5-1中自杀死亡结局一共有1个RCT研究报告该结局
证据质量	定义和影响因素见第二章

注：RCT：随机对照试验。

第二节　证据概要表与结果总结表示例

一、证据概要表案例解释

表5-1为一篇Cochrane系统评价的证据概要表，该系统评价比较了甲硫哒嗪和非典型抗精神病药物治疗精神分裂症的有效性和安全性。证据概要表的制作可通过GRADEpro软件或GDT制作，也可以在word中自己制表完成。该证据概要表共包含6个结局指标，其中2个为有效性结局指标，4个为安全性

结局指标。每个结局指标，首先显示的是该结局指标涉及的研究个数和研究设计，如自杀死亡率，仅包含1个RCT研究；其次是针对五个降级因素的考虑，每个因素根据具体的偏倚和降级标准进行降级，由于纳入RCT的数量有限，样本量少以及方法学质量低下的原因，最后有4个结局指标均在偏倚风险和不精确性方面降一级，最终证据质量为低。另外有1个结局指标证据质量为中等，还有1个结局指标证据质量为极低。证据概要表中还可呈现的信息是干预组和对照组的事件发生率、样本量以及基于这两部分信息计算所得的效应值，最后证据概要表对证据质量分级的结果采用标准化的符号和等级进行呈现。

二、结果总结表案例解释

表5-2展示的是结果总结表，与表5-1使用的是同一个案例。除省略了质量评价的细节描述而增加了备注一栏外，结果总结表所呈现的信息与完整的证据概要表所提供的相同。栏目排列的逻辑顺序代表了其重要性——最重要者放第一列，次重要者随后。除栏目顺序不同外，结果总结表还描述了干预组和对照组的绝对风险，且提供了干预组率的可信区间，而证据概要表则描述了率差及其可信区间。此外，对绝对风险差异无统计学意义的结果，证据概要表仅标注了其结果无统计学意义，而结果总结表则提供了干预事件率的可信区间。结果总结表所建议的格式体现了简洁性（让广大读者尽可能容易地理解相关信息）与完整性（使信息及判断过程尽可能透明）的平衡。使用这种格式时，仍须判断需呈现哪些信息（如结局指标的选择和风险的级别）及如何表达这些信息（如表述连续性结果的方式）。GRADE工作组鼓励使用这种或类似格式，但是使用结果总结表的人员也应考虑他们的目标读者和蕴含证据的特征来决定采用何种格式最佳。

此外，GRADE工作组对证据总结表的框架内容进行了新的探索，以使GRADE的证据分级结果更加通俗易懂。GRADE

工作组基于之前的结果总结表框架进行了修订，修订的内容主要包含8个方面，见表5-4。为了对比新旧版结果总结表的使用效果，GRADE工作组专门设计了一项包含390个参与者的RCT，试验人群来自25个语种地区。结果显示，新版结果总结表在受试者满意度和信息的把握程度方面均高于旧版结果总结表。

表5-4　新旧SoF表纳入条目的比较

旧版SoF表	新版SoF表
有"样本量和研究数"这一列	删除了"样本量和研究数"一列，放在"结局"一列
证据质量通过符号标签来表示高、中、低、极低，降级原因在脚注中呈现	证据质量和降级因素放在同一列中（如中等质量由于不精确性）
"脚注"标签	"解释"标签
对照组和干预组风险表示为每1000人发生的数量	对照组和干预组风险表示为百分率
没有任何一列展示了绝对风险降低（风险差异）或平均差异	有展示绝对风险降低（风险差异）或平均差异的一列
有"备注"这一列	删去了"备注"一列
没有"结果概述"这一列	有"结果概述"一列[a]
在表格下描述了GRADE工作组证据级别的定义	没有描述GRADE工作组证据级别的定义

注：SoF：结果总结表；GRADE：推荐分级的评估、制订与评价；a. "结果概述"这一列目的是通过简短叙述来总结治疗效果和证据质量。

第三节　证据概要表与结果总结表的使用注意事项

首先，即使受过培训的GRADE分级人员，也会出现不同人员分级结果不一致的现象。比如A人员将某个结局指标的证据质量分为中，B人员可能分为低，但仔细查看他们降级的原因，其实是相同的。A人员所理解的中级，其实应该为中等偏低；而B人员所理解的低级，其实为低等偏高。所以GRADE工作组要求一般由2人来独立分级后，进行讨论，解决不一致。其次，GRADE允许争论存在，决策者如果不同意分级人员做出的结果，可根据其所呈现的升降级原因，做出自己的判断。再者，GRADE要求系统评价作者和指南制订者考虑用若干分级来评价证据质量，且基于每一分级，下调或上调证据等级。但若严格按照这种方法实施则会忽略证据质量实际上是连续的事实，从而造成重复降级，误将证据质量判断为极低。最后，对证据概要表和结果总结表的选用，需要权衡原则性与灵活性之间的关系。坚持原则的话，按照步骤操作即可，而灵活性则可针对特定读者需求或证据的某些特性，省略某些质量评价条目，或以不同方式展示结果，但某些必要条目不能省略，如所有证据概要表应有一行来描述每一患者重要结局等。此外，每行应包含下列信息：研究数量与研究对象数量、研究设计（RCT或观察性研究）、决定证据质量的相关因素、对该结局的总体质量评价（高、中、低或极低）及对干预相对和绝对效应的估计等。

（姚　亮　卢姝亚　陈耀龙）

参 考 文 献

[1] Schünemann HJ, Best D, Vist G, et al. Letters, numbers, symbols and words: how to communicate grades of evidence and recommendations [J]. Canadian Medical Association Journal, 2003, 169 (7): 677-680.

[2] Guyatt GH, Oxman AD, Vist GE, et al. GRADE: an emerging consensus on rating quality of evidence and strength of recommendations [J]. British Medical Journal, 2008, 336 (7650): 924.

[3] Guyatt G, Oxman AD, Akl EA, et al. GRADE guidelines: 1. Intro-

duction—GRADE evidence profiles and summary of findings tables ［J］. Journal of Clinical Epidemiology, 2011, 64（4）: 383-394.

［4］Mustafa RA, Santesso N, Brozek J, et al. The GRADE approach is reproducible in assessing the quality of evidence of quantitative evidence syntheses［J］. Journal of Clinical Epidemiology, 2013, 66（7）: 736-742.

［5］Guyatt G, Oxman AD, Sultan S, et al. GRADE guidelines: 11. Making an overall rating of confidence in effect estimates for a single outcome and for all outcomes［J］. Journal of Clinical Epidemiology, 2013, 66（2）: 151-157.

［6］Guyatt GH, Oxman AD, Santesso N, et al. GRADE guidelines: 12. Preparing summary of findings tables—binary outcomes［J］. Journal of Clinical Epidemiology, 2013, 66（2）: 158-172.

［7］Schünemann HJ, visit GE, Higgins JPT, et al. Charpter 15. Interpreting results and drawing conclusions［M］. Cochrane Handbook for Systematic Reviews of Interventions, 2019. Available from: www. traning.cochrane.org/handbook.［2020-04-17］.

［8］Schünemann HJ, Higgins JPT, visit GE, et al. Chapter 14: Completing 'summary of findings' tables and grading the certainty of the evidence［M］. Cochrance Handbook for systematic Reviews of Interventions, 2019. Available from: www.training.cochrane.org/ handbook.［2020-04-17］.

［9］Schünemann HJ. Methodological idiosyncracies, frameworks and challenges of non-pharmaceutical and non-technical treatment interventions ［J］. Zeitschrift Für Evidenz Fortbildung Und Qualität Im Gesundheitswesen, 2013, 107（3）: 214-220.

［10］Carrasco-Labra A, Brignardello-Petersen R, Santesso N, et al. Improving GRADE evidence tables part 1: a randomized trial shows improved understanding of content in summary of findings tables with a new format［J］. Journal of Clinical Epidemiology, 2016, 74: 7-18.

［11］Langendam M, Carrascolabra A, Santesso N, et al. Improving GRADE evidence tables part 2: A systematic survey of explanatory notes shows more guidance is needed［J］. Journal of Clinical Epidemiology, 2016, 74: 19-27.

［12］Brozek J，Oxman A，Schcunemann HJ．GRADEpro．［Computer program］．Version 3．2 for Windows．Available from：http://mc-master.flintbox.com/technology.asp？Page353993 and http://www.cc-ims.net/revman/gradepro．［2020-04-17］．

［13］Fenton M，Rathbone J，Reilly J，et al．Thioridazine for schizophrenia［J］．Cochrane Database of Systematic Reviews，2007，18（3）：CD001944．

第六章

GRADE 分级工具的应用

▇ 提要

　　为方便系统评价和临床指南制订者制作标准化的结果总结表和证据概要表，GRADE 工作组先后于 2004 年和 2013 年正式推出了简易透明的证据分级离线工具 GRADEpro 和在线分级工具 GDT。由于 GRADEpro 软件不利于网络协作，且仅适用于干预类证据的分级结果的制作，GRADE 工作组宣布已逐步停止 GRADEpro 软件的更新，加大力度完善和推广 GDT 在线工具。GDT 在 GRADEpro 软件的基础上增加了诊断准确性试验系统评价的证据分级与在线制订指南和形成推荐意见的功能。系统评价制作者可应用 GDT 对证据体进行质量分级，指南制订者可应用 GDT 制作指南。深入掌握 GRADE 系统进行证据质量分级是熟练掌握和操作证据质量分级软件的前提。本章主要对 GDT 软件简要介绍，并结合实例讲解如何应用 GDT 对系统评价进行证据质量分级，以及如何制作和导出证据概要表和证据决策表。

第一节　GDT 的简介

　　为方便系统评价和临床实践指南制订者制作标准化的证据概要表和结果总结表，GRADE 工作组先是在 2004 年正式推出了简易透明的证据分级离线工具 GRADEpro 分级软件

（GRADEprofiler），极大方便了GRADE系统方法学的普及与应用。GRADEpro适用于随机对照试验、非随机对照试验和其他观察性研究的证据体的质量评价，主要针对干预性证据的质量分级并创建结果总结表和证据概要表。

由于GRADEpro软件不利于网络协作，且仅适用于干预类证据的分级结果的制作，GRADE工作组目前主要致力于打造GRADEpro的升级版"指南制订工具"（Guideline Development Tool，GDT）工具。同时，GRADE工作组已停止GRADEpro软件的更新。因此，系统评价的证据分级以及循证指南的制订仅需掌握GDT在线工具，无须使用GRADEpro离线软件。GDT在线工具目前包含9种语言版本，其中中文版由兰州大学GRADE中心团队翻译。

GDT是一款在线工具，无须下载及安装，注册后直接在线使用。该工具目前最佳的支持浏览器是谷歌Chrome浏览器以及苹果Safari浏览器，使用其他浏览器也可以访问。GDT的官方网站为：http://www.guidelinedevelopment.org/。输入网址或扫描二维码（图6-1）即可打开登录界面（图6-2），输入邮箱和密码点击登录，或者通过Cochrane协作网账号登录。

如果未注册账号，可点击该网站界面的Create an account（创建新账号）链接即可进入到注册界面（图6-3）。按要求输入相应信息后，点击Create an account（创建新账号）按钮即可完成账号注册。

图6-1　GDT官方网站二维码

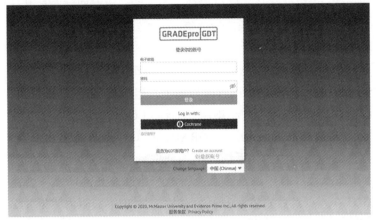

图6-2　登录GDT账号

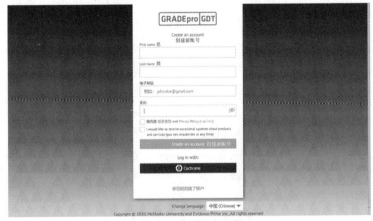

图6-3　注册GDT账号

注册完毕后自动登录进入欢迎页面（图6-4），该界面首先需要选择应用该网站的目的，有三个选项，制作证据表、生成指南和传播证据。如果是系统评价制作者可选制作证据表，而指南制订者可选生成指南或传播证据。在证据表里面包含证据概要表、结果总结表和证据决策表，不同类型的表格，最终对分级结果的呈现内容有差别，作者可根据需要进行选择。例如选择证据概要表后，系统则会自动弹出该类型表格的相关解释和呈现样式（图6-5）。

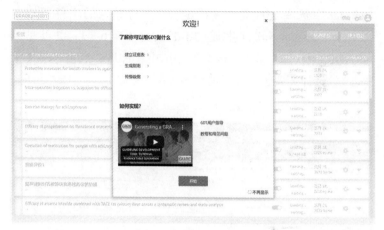

图6-4　GDT欢迎界面

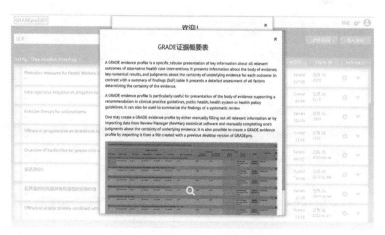

图6-5　证据概要表呈现样式

第二节　GDT项目的导入和新建

　　GDT工具可手工录入亦可直接导入文件。首先点击界面右上角导入项目（图6-6），然后点击从GRADEpro或RevMan中选择文件导入（图6-7），支持导入的文件可以是Review Manager 5软件生成的.rm5文件（图6-8），也可是原GRADEpro软件生成的.grd文件。选中文件后，点击Next（下一步），选择需要进行分级的问题（图6-9）。

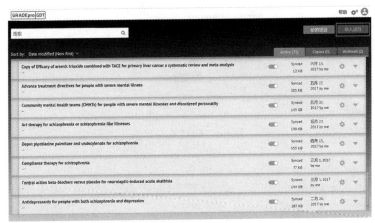

图6-6　导入项目

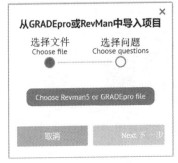

图6-7　选择导入文件

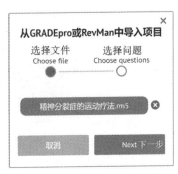

图6-8　选中导入文件

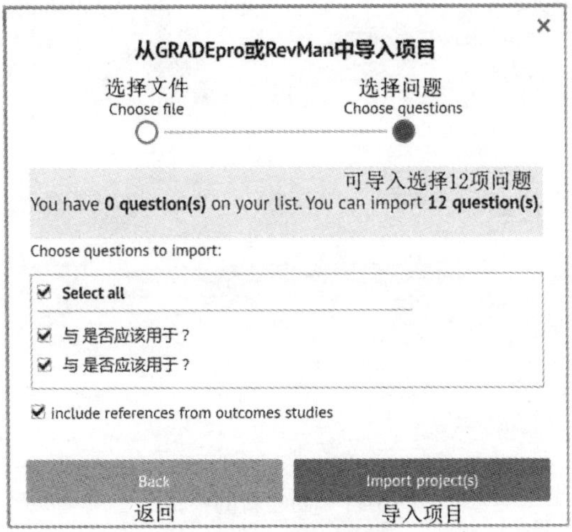

从GRADEpro或RevMan中导入项目

选择文件
Choose file

选择问题
Choose questions

可导入选择12项问题
You have **0 question(s)** on your list. You can import **12 question(s)**.

Choose questions to import:

☑ **Select all**

☑ 与是否应该用于？

☑ 与是否应该用于？

☑ include references from outcomes studies

Back
返回

Import project(s)
导入项目

图6-9 选择问题

如果暂无相应文件，则需要点击右上角新的项目（图6-10），出现创建新的项目窗口，录入项目名称，点击Create project（创建项目）完成新项目的建立（图6-11）。

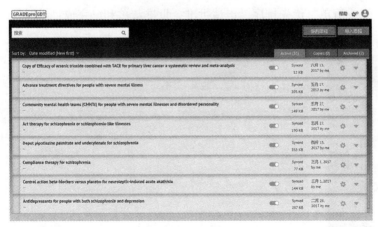

图6-10 新的项目

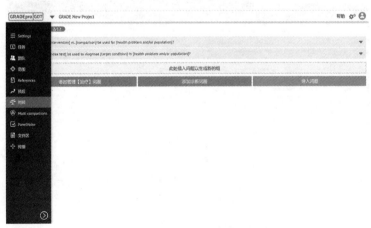

图6-11　创建新的项目

　　项目操作页面（图6-12）分为左右两栏，左边是项目栏，
从上至下分别是：任务栏目可以制定具体的工作计划及备忘提
醒；团队栏目可以录入研究成员名单及利益冲突；范围栏目共
分为三个部分，常规内容、问题和结局指标。常规内容部分可
以录入该系统评价的题目、目的、目标人群、卫生保健机构等
相关内容；问题部分共包含7个步骤：初始草案、头脑风暴、
完成清单、优先排序、申请批准、批准清单和已完成；结局指

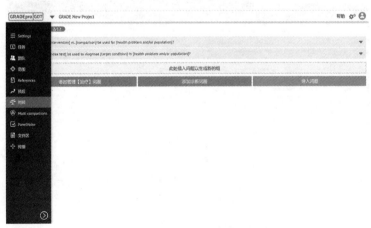

图6-12　项目操作页面

标部分可以创建自己认为应该考虑的结局指标列表，并进行申请；参考文献栏目可以对指南制订过程中的参考文献进行记录；预后栏目中可以对疾病的预后情况进行描述；对照栏目为该网络工具的核心部分，证据质量评价即在此栏目下完成；文件区栏目可以进一步填写该系统评价或指南的标题、作者、潜在利益冲突报告、评审小组等具体信息；传播栏目是对研究结果进行初步展示和传播。页面右侧则是操作及信息显示栏。

第三节　问题与数据录入

对于直接导入的项目，系统评价包含的问题比较会自动在对照中呈现，大部分数据已自动填充（图6-13），补充空缺数据后进行证据质量评价即可。

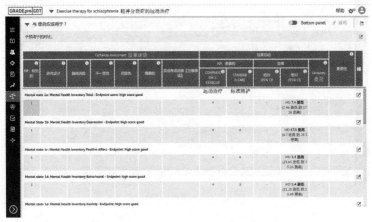

图6-13　导入项目自动填充数据

一、干预性系统评价

点击 Add management question（添加管理问题），出现录入具体问题页面（图6-14），根据提示内容对环境、表格名称、参考资料和该问题的作者等信息进行录入，录入弥漫性腹膜炎术中灌洗与不灌洗的比较案例问题后点击右侧保存。

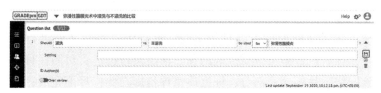

图6-14　管理问题录入界面

点击刚保存的问题，则进入添加结局页面（图6-15）。点击添加结局指标即可录入结局指标相关信息。首先录入结局指标名称，其次选择对应的结局类型，类型共分为四类，分别是连续性结局、二分类结局、time to event 结局和叙述性结局，最后对是否合并和随访时间进行选择填写后保存。

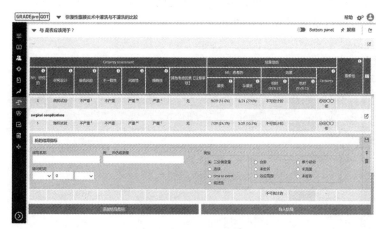

图6-15　添加结局界面

点击No. of studies（研究数目）下方空白栏，可输入系统评价纳入原始研究的数量；点击研究设计下方空白栏，可以选择研究类型为随机试验和观察研究；再点击每个升降级栏目下方空白栏，即可进行5个降级因素和3个升级因素的证据质量评估，对于需要降级的因素，需要点击右键录入升降级的Explanations（解释）和References（参考文献）（如有必要），点击右上角 Bottom panel（底部按钮）按钮可显示所有升降级解释（图6-16）。

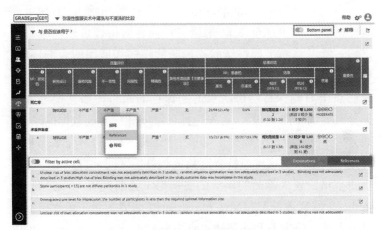

图6-16　升降级解释

完成评价后，即可直接出现证据等级。在 No. of patients（患者数量）与 Effect（效果）两个单元格下可以录入纳入研究的病例数、相关效应值及可信区间，在重要性表格中选择结局指标重要性分级，即可完成信息的录入。录入信息之后可点击右上角的图标对表格类型进行修改（图6-17）。

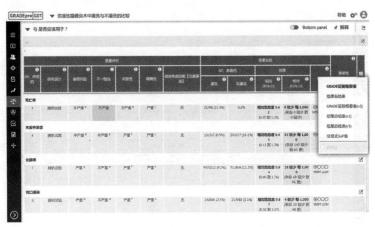

图6-17　管理问题表格类型修改界面

二、诊断准确性系统评价

点击Add diagnostic question（添加诊断问题），出现录入具体问题页面（图6-18），根据提示内容对待评价诊断准确性试验、参考诊断准确性试验、诊断的疾病和适用的人群环境、诊断切点、表格名称和该问题的作者等信息进行录入，录入完成后点击右侧保存。再次点击刚保存的条目，则直接进入证据分级界面（图6-19）。首先选择灵敏度和特异度数据的来源，共分为3种来源，分别是来自单个研究、合并的研究结果和研究范围，录入灵敏度或特异度数值和可信区间，再点击患病率后的空格，录入诊断的疾病的患病率（验前概率）。在No. of studies（研究数量）和No. of patients（患者数量）单元格下可以录入纳入研究数和病例数；点击研究设计下方空白栏，可以选择研究类型，之后即可直接出现真阳性、假阴性、真阴性和假阳性的病例数。分别点击每个降级栏目和其他考虑因素下方空白栏，即可进行5个降级因素和3个升级因素的证据质量评估，点击右键可录入升降级的解释；点击打开Show references（显示参考文献）可以对升降级解释进行显示查看，完成评价

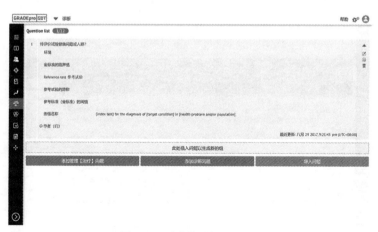

图6-18　诊断问题录入界面

后，即可直接出现证据等级。录入信息之后可点击右上角的图标对表格类型进行修改（图6-20）。

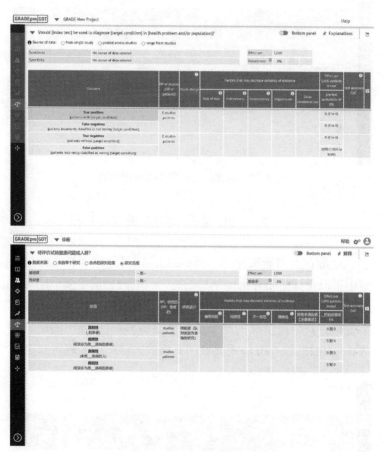

图6-19　诊断证据质量分级界面

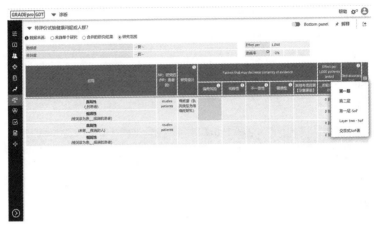

图 6-20　诊断问题表格类型修改界面

第四节　证据分级结果的导出

点击右上角箭头标志（图6-21），即可导出表格。弹出界面中可以选择需要导出的结局指标，若同时完成了多个结局指标的分级，可以点击全选，选择全部导出，也可以点击前方的小方格，只导出需要的结局指标（最多7项）；导出的格式可选择word格式、pdf格式或者网页格式；导出的表格可以选择

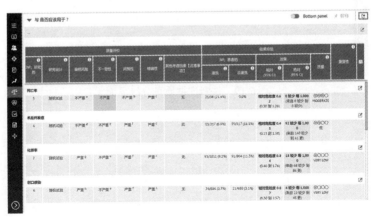

图 6-21　证据分级结果导出标志

方向为横向或纵向（图6-22）。

GDT在线工具可辅助进行指南推荐意见的证据决策表的形成，点击左侧对照分组下的推荐意见，即可出现指南推荐意见形成相关信息录入页面（图6-23），该界面共包含5个部分：Question（问题）、Assessment（评估）、Summary of Judgements（结果总结）、Type of Recommendation（推荐意见类型）和Conclusions（结论）。Question部分主要呈现指南PICO和背景等信息。

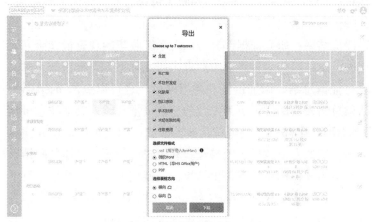

图6-22　证据分级结果导出选择

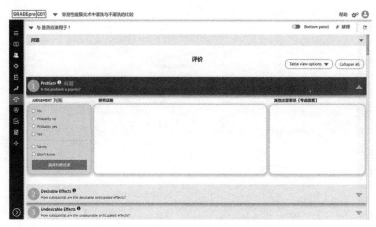

图6-23　证据决策表的Assessment界面

Assessment部分主要包含Problem（问题）、Desirable Effects（预期效果）、Undesirable Effects（不良效果）、Certainty of evidence（证据可信度）、Values（价值观）、Balance of effects（效果利弊平衡）、Resources required（所需资源）、Certainty of evidence of required resources（所需资源的证据可信度）、Cost effectiveness（成本效果）、Equity（公平性）和Acceptability（可接受性）等12条内容，必须对每一条做出详细的判断，点击Detailed Judgements（详细的判断）可以查看具体的判断结果，其中包含专家组讨论、每一个具体问题的评价以及该标准的最终评价结果；研究证据部分可以对系统收集的现有最佳研究证据进行总结以形成最终决策。点击研究证据下方空白处，可以填写证据总结，添加链接和参考文献，也可以点击insert插入结果总结表或图像，更为细致地呈现证据现状；其他注意事项【考虑因素】部分可以填写其他支持或证明决策的信息和注意事项，例如专家意见、项目经验和逻辑假设等。具体判断结果部分会用蓝色模块呈现评价结果，让使用者对评价结果一目了然（图6-24）。Conclusions（结论）部分则需要最终对推荐意见的类型、内容、理由及注意事项等内容进行阐述。完成所有

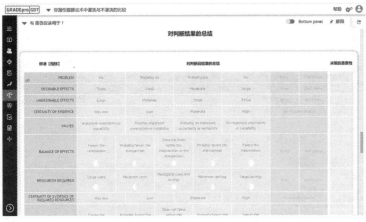

图6-24　证据决策表的Summary of judgements界面

信息的填写录入后，点击右上角的导出按钮，即可导出证据决策表，导出时同样可以对导出格式、表格方向进行选择（图6-25）。

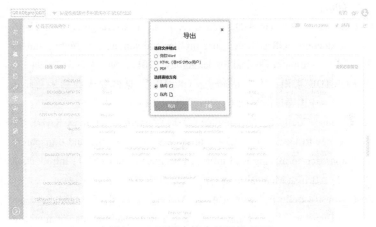

图6-25　证据决策表的导出界面

注意事项　需要注意的是，GDT在线分级工具的主要职能是辅助系统评价和临床实践指南制订者制作标准化的结果总结表、证据概要表和证据决策表，而具体GRADE升降级和决策原理，还需要使用者在使用GDT工具前进行掌握。另外GDT正处于不断地更新之中，使用者在参考本文时需要注意，有些界面可能会发生变化，如果需要获取GDT更新后的界面帮助，可以联系工具开发者获取相关资料。此外，兰州大学GRADE中心联合Cochrane中国协作网GRADE和指南工作组录制了GDT使用的在线课程，感兴趣的读者可访问：https://v.youku. com/v_show/id_XNDQ0MDM5NjAzMg==.html观看学习。

（杨　楠　王子君　杜沛沛）

参 考 文 献

［1］曾宪涛，田国祥，牛玉明，等. GRADEprofiler软件的使用简介

［J］. 中国循证心血管医学杂志，2011，03（5）：390-392.

［2］陈昊，王艳，胡轩铭，等. GRADEpro GDT在干预性系统评价证据质量分级中的应用［J］. 中国循证医学杂志，2015，15（5）：600-606.

［3］Guyatt G，Oxman A D，Akl E A，et al. GRADE guidelines：1. Introduction—GRADE evidence profiles and summary of findings tables ［J］. Journal of Clinical Epidemiology，2011，64（4）：383-394.

［4］GRADE 指南：Ⅰ. 导论—— GRADE 证据概要表和结果总结表 ［J］. 中国循证医学杂志，2011，11（4）：437-445.

［5］Alonso-Coello P，Schünemann H J，Moberg J，et al. GRADE Evidence to Decision（EtD）frameworks：a systematic and transparent approach to making well informed healthcare choices. 1：Introduction ［J］. British Medical Journal，2016，353：i2016.

［6］Alonso-Coello P，Oxman A D，Moberg J，et al. GRADE Evidence to Decision（EtD）frameworks：a systematic and transparent approach to making well informed healthcare choices. 2：Clinical practice guidelines ［J］. British Medical Journal，2016，353：i2089.

［7］陈耀龙，姚亮，Norris S，等. GRADE在系统评价中应用的必要性及注意事项［J］. 中国循证医学杂志，2013，13（12）：1401-1404.

［8］姚亮，陈耀龙，杜亮，等. GRADE在诊断准确性试验系统评价中应用的实例解析［J］. 中国循证医学杂志，2014，14（11）：1407-1412.

［9］Skoetz N，Goldkuhle M，van Dalen E C，et al. GRADE guidelines 27：how to calculate absolute effects for time-to-event outcomes in summary of findings tables and Evidence Profiles ［J］. Journal of Clinical Epidemiology，2020，118：124-131.

［10］陈昊，曾宪涛，谷万杰，等. 更新版 Guideline Development Tool （GRADE pro GDT）在干预性临床实践指南制定中的应用［J］. 中国循征医学杂志，2018，18（10）：1135-1142.

［11］邓通，汪洋，王云云，等. 临床实践指南制定方法——GRADE pro GDT在干预性系统评价证据分级中的应用［J］. 中国循证心血管医学杂志，2019，11（1）：1-5.

第七章

GRADE对健康公平性的考虑

■ 提要

　　健康公平性的核心关注点是为了让所有公众都能够公平享有健康服务，实现良好的健康结局。随着研究的深入，指南制订者越来越重视在指南制订过程中对公平性的考虑，并且在相关的指南当中进行了实践。早在2014年，GRADE工作组就开始研究如何在指南中应用GRADE考虑健康公平性，2017年则正式发表了相应的方法学系列指南，明确了应该在指南制订的哪些阶段考虑公平性，提出了GRADE在评价证据时考虑健康公平性的5种方法，论述了在从证据到决策（EtD）框架下考虑公平性的原则，同时指出了目前应用GRADE考虑健康公平性所面临的各种挑战。

第一节　健康公平性的定义和影响因素

一、健康公平性的定义及其重要性

　　公平性是指社会公正和公平，它是一个伦理上的概念，而健康公平性则意味着没有不公正或不公平的健康差异，即每一位社会成员均应有公平的机会达到其最佳的健康状态，只要可以避免，就不应在获得健康方面受到不利影响。而健康不公平性则是与之相对的概念，WHO将健康不公平性定义为"健康状态或健康决定因素的分布在不同人群中的差异"。有的不公平是由于生理学差异造成的，有的可归因于不可控的外部环境。这种差异可用标准的健康数据来衡量，但并非所有差异都可称之为不公平性，从伦理和道德层面出发，其性质是非必要和可避免的不公平或不公正。

健康公平性极为重要，在任何区域、任何政治和社会系统，不同的社会群体以及同一国家不同地域的人群都存在健康差异。首先，在不同群体中，弱势群体患者幸存的概率更低、平均寿命更短已成为不争的事实。在同一个国家，农村地区与城市地区的病死率差异都可能很大，例如，2004年，中国农村孕产妇死亡率是城市的3.2倍。其次，不同人群的患病经历差异很大，弱势群体的疾病负担往往更重，且多有可能在年轻的时候遭受疾病。例如，芬兰低收入人群中有42%为慢性病患者，而高收入人群只有18%。其他因素，如就业状况、卫生服务质量等等，在弱势群体中都存在低于其他人群的情况，而所有这些都会降低其生活质量。

二、健康公平性的影响因素

健康不公平性可由多种因素引起，2014年詹妮弗·欧尼尔（Jennifer Oneill）等人通过研究将主要的影响因素分为了以下几类：居住地（place of residence），种族、民族、文化和语言（race/ethnicity/culture/language），职业（occupation），生理或社会性别（gender/sex），宗教（religion），教育（education），社会经济地位（socioeconomic status），社会资产（social capital），缩写为PROGRESS。应用PROGRESS框架，研究者可以确定可能会引起健康不公平性的个人和环境因素。同时PROGRESS-Plus中还增加了其他需要考虑的因素，如年龄、残疾、性取向、时间限制和人际关系等。

第二节　健康公平性在指南中的考虑

一、在指南中考虑健康公平性的意义

在第一节中,我们提到:通常情况下,弱势群体的健康水平相对优势群体更低,获得卫生保健服务的可及性更低,接受的卫生保健服务质量也不如优势群体,这种健康不公平性不利于患者,特别是弱势群体的健康结局。实践指南可以改善整个人群的健康结局,但无法改变不公平性,因为不是所有群体都能获取到指南中所推荐的最佳干预,有时指南的推荐意见甚至会加重这种不公平性。所以应该在指南制订时就考虑公平性问题,以明确推荐意见是否能够实现公平地向弱势群体提供卫生保健服务。WHO在其指南制订手册中专门设立了一章来简述指南制订中需要考虑公平性、人群和性别。其他国家和组织,包括澳大利亚国家健康医学研究委员会(National Health and Medical Research Council,NHMRC)、国际临床流行病学协作网(The International Clinical Epidemiology Network,INCLEN)、NICE、SIGN、哥伦比亚国立大学等机构都已经开始在指南中考虑健康公平性。

二、在指南中考虑健康公平性研究进展

2003年,罗斯玛丽·奥尔德里奇(Rosemary Aldrich)等人提出临床实践指南应该详细检索社会经济地位对干预效果影响的相关证据。2006年安德鲁·奥克斯曼(Andrew Oxman)撰写了一系列在指南制订中考虑公平性的文章,但没有提及如何对其证据可靠性进行判断。2007年丹斯(Dans T)推荐在指南中考虑公平性,但没有提供如何考虑公平性对推荐强度的影响。2011年,彼得·图格韦尔(Peter Tugwell)和另一个科研小组制订了一系列针对难民和移民的临床实践指南,其中提出

了分多个步骤考虑公平性的方法学建议，见表7-1，但仍然没有与GRADE对接。GRADE工作组最近将健康公平性作为影响公共卫生和卫生系统推荐意见，以及从群体角度（非个人角度）出发的临床推荐意见强度的影响因素，而且健康公平性也已经被列入GIN-麦克马斯特大学指南制订清单。

表7-1 彼得·图格韦尔（Peter Tugwell）等人关于指南中考虑健康公平性的建议（2011年）

标　准	为何重要	推荐意见中应注意
公共卫生推荐意见是否解决了针对弱势群体的重要问题	一些指南声明解决了公共卫生的资源配置问题，指南制订者必须确定这是关于弱势群体的主要问题	讨论弱势群体的疾病负担
是否能够估计弱势和优势群体之间会有不同的干预效果	高估效果会导致对无效技术的不合理应用，而低估则可造成失去接受优质健康服务的机会，两种情况都会加大差异	讨论弱势和优势群体之间的疾病生物学、依从性和基线风险差异
弱势群体和优势群体是否对干预效果持不同意见	弱势群体可能对某一结局的重视程度不同，从而导致利、弊和成本之间的平衡不同于其他群体	指南制订小组可通过咨询弱势群体、纳入其照护者、参考相关研究来评价弱势群体的偏好与价值观
是否应该特别关注阻碍推荐意见在弱势群体中实施的因素，并将其最小化	弱势群体对卫生保健的可及性通常有限	讨论在弱势群体中的实施障碍，确定克服障碍的方案
评价推荐意见影响的方案是否考虑了弱势群体	即使前4个问题都考虑了，推荐意见对弱势群体的效果仍可能不一样，唯一可靠的方法就是监测对弱势群体的效果	根据居住地、种族、职业、性别、宗教、教育、社会经济地位和资产来制订弱势群体监测方案

2016年哥伦比亚国立大学的研究者与GRADE方法学家联手，就"如何应用GRADE方法，将健康公平性问题纳入临床实践指南制订"给出了建议。研究方法分为4个阶段：工作组首先严格评价了当前考虑公平性的步骤方法（包括上述相关的研究），

同时也收集了数位研究者关于在指南制订、实施和评估中考虑公平性的建议；其次，应用正式的共识方法，确定从 GRADE 角度考虑公平性的步骤，形成意见方案；再次，课题组调查了世界各地的专家，以确定其是否同意上述方案；最后，基于反馈意见，调整了明显有分歧的条目，最终提出了如下步骤。

（一）第1步：定义问题，并收集证据

在 PICO 问题的准备工作中确定弱势群体和相关结局指标，应重点关注以下干预：对弱势群体更有效的干预，或证据支持可减少不同亚组之间的差异的干预。这一阶段需要形成一个包含健康社会决定因素的逻辑模型，以辅助了解干预、结局和环境因素，从而促进检索策略的制订。另外，需要专门构建一个相关的 PICO 问题来查找那些可以消除或减小不公平性的干预，该问题的干预措施是与临床实践指南具体路径相关的公共卫生干预，结局指标是不公平性。

（二）第2步：评价证据质量

应用针对公平性问题证据质量评价的 Cochrane 清单来评价系统评价的证据。根据纳入的弱势群体的结局指标，调整 GRADE 方法用于评价证据质量，应该对每个结局的证据进行总结；若可能，总结中应该纳入亚组分析。建议下列情况下可确定为证据质量较高：①通过包含弱势群体的亚组分析来检测有效性；②弱势群体的获益（效益）更高；③观察性研究显示干预效果或其他相关指标在弱势群体中更好；④针对某项干预的效果控制了效应调整变量，或对其进行了相关性分析，亦或进行了说明。

（三）第3步：形成推荐意见

所有证据质量的评价都在形成推荐意见之前完成，在考虑证据质量、利弊平衡、患者偏好和价值观、资源利用之外，需要将公平性考虑进去。这期间，还需要考虑 GRADE 提出的亚组人群间的不同效果、针对减少不公平性的 PICO 问题的结果以及其中提到的干预措施。进行经济学评估时需要特别考虑针对弱势群体的成本效果。

第三节　GRADE考虑健康公平性

一、GRADE健康公平性方法学指南的制订过程

理想情况下，指南小组应使用客观、透明的流程来衡量公平性，也将基于利益相关者的反馈和建议来完善该流程。GRADE通过讨论不同的公平性因素如何影响推荐意见的方向和强度以促成上述理想流程的制订，同时也记录下可能影响患者个体、临床医生和政策制定者进行决策的注意事项。2014年，维维安（Vivian）等人提出了通过GRADE考虑健康公平性的方案，并规划了系列文章，该项工作得到了GRADE工作组的支持，同时GRADE公平性工作组得以建立，其成员包括来自欧洲、拉丁美洲和亚洲（包括中国）等地区的专家，专业领域涵盖临床医学、公共卫生、卫生经济学以及相关方法学。

GRADE公平性工作组也建立了核心团队来构思、规划、组织和协调GRADE公平性方法学指南的制订。他们检索了MEDLINE和NGC，同时研究了考虑公平性的机构（包括WHO、NICE、NHMRC、New Zealand Guidelines Group、AHRQ、Canadian Task Force、Community Guide）发布的在线手册。核心团队通过定期组织电话或面对面会议对工作进展和相关的资料总结表进行讨论，就如何将以往的研究结果整合应用到GRADE公平性指南中达成共识。

2017年，GRADE工作组正式推出GRADE公平性方法学指南系列，旨在为指南制订过程中应用GRADE考虑健康公平性提供理论指导。GRADE公平性方法学指南首先概括了指南制订四个大的阶段中如何考虑健康公平性，包括：问题形成和指南范围确定阶段，相关专家组成立阶段，证据评价阶段，从证据到推荐的决策阶段。表7-2列举了每个阶段的考虑公平性的实例。

表7-2 指南制订中考虑公平性的实例

何时考虑	对公平性的考虑	社区饮水氟化指南	加拿大移民指南	WHO男同性恋(MSM)和变性人艾滋病和性传播疾病指南	哥伦比亚母婴并发症预防指南
1. 问题形成和指南范围确定 2. 专家组成员确定	什么是弱势群体中的优先问题、如何影响关键问题	将健康差异作为关注的结局指标。指南专家组中纳入了有社会经济学弱势地区研究经验的专家	对移民相关工作者进行德尔菲调查确定优先问题。指南专家组纳入从事移民和难民工作的专家和专家,初级保健工作者,方法部分纳入人健康公平性的专家,包括:基线风险、基因和文化因素、依从性差异	专家组纳入了社区机构的专家,主观结局包括生活质量和歧视	专家组纳入了健康公平性专家,包括弱势、低收入地区的工作者
3. 证据评价阶段(即系统评价)	a.分析效果差异(基线风险和有效性); b.目标干预; c.间接性质量评价	评价社会经济地位低的区域相关饮水氟化效果的研究证据	专家组评价了针对移民和难民的证据的间接性。最终考虑证据为直接(可传递)证据,因为即使没有关注难民和移民的研究,专家组依旧认为对结果适用于这类人群	专家组检索了针对变性人和MSM(man who have sex with man,男男性行为者)的研究,但没有找到相关结果尽管大部分研究没有直接针对变性人和MSM,但专家组最终决定这些证据为直接证据	评价了对特定弱势群体的基线风险证据,如低收入母亲营养不良风险

续　表

何时考虑	对公平性的考虑	社区饮水氟化指南	加拿大移民指南	WHO男同性恋（MSM）和变性人艾滋病和性传播疾病指南	哥伦比亚母婴并发症预防指南
4. 从证据到推荐	平衡对健康公平性可能的影响与其他因素	通过在证据总结表中新增一列有关健康差异的信息，在形成推荐意见时对其进行了考虑	在形成推荐意见时，考虑了有关移民特有的基线风险和结局的证据	通过专家组的社区代表以及对MSM和变性人的调查，整合了其价值观。资源有限地区的资源利用影响了不进行男子割礼的推荐意见	制订推荐意见时考虑了公平性。主要方式是通过单独添加针对处于社会经济劣势且有营养不良高风险的妇女的推荐意见

对于指南制订和实施评估过程中需要特别考虑健康公平性的具体步骤，GRADE公平性工作组基于霍尔格·J. 舒内曼（Holger J.Schünemann）等人2014年推出的指南2.0清单进行了更深入的探索，并提出了一份考虑公平性的扩展清单。工作组主要从指南2.0中的9个步骤提出了考虑公平性的具体建议，具体见表7-3。

表7-3　基于指南2.0的公平性扩展

指南制订步骤	考虑公平性的具体建议
设置优先领域	◆ 在设置指南目标人群时，将弱势群体作为特定的一部分；或是制订一部只针对弱势群体指南
指南小组成员	◆ 在各指南小组，特别是在投票专家组中，纳入弱势群体代表 ◆ 确保能够纳入所有相关弱势群体的代表 ◆ 纳入一名熟悉并且重视健康公平性的方法学家 ◆ 确保投票专家组的主席熟悉健康公平性问题
确定目标人群	◆ 在确定目标人群时，明确相关弱势群体 ◆ 在确定目标人群时，纳入弱势群体代表
形成问题	◆ 确定PICO问题的相关元素时，考虑健康公平性 ◆ 考虑有助于解决公平性问题的"良好实践主张（Good Practice Staterment，GPS）*"
考虑结局指标和干预措施的重要性	◆ 在评价结局指标和干预措施重要性时，纳入弱势群体代表 ◆ 检索特定数据库（如UK DUETs、COMET），确定弱势群体认为重要的结局指标 ◆ 当弱势群体的偏好和价值观明显不同于一般人群，且已经影响到推荐强度和/或推荐方向时，则单独提出针对弱势群体的推荐意见
确定纳入的证据类型并检索证据	◆ 查找专门针对弱势群体的证据，如针对弱势群体的基线风险 ◆ 考虑纳入针对弱势群体的非医学领域证据，如社会学证据 ◆ 检索以弱势群体相关语言发表的文献
综合证据并考虑其他信息	◆ 在综合证据时考虑PROGRESS-Plus**中的相关因素 ◆ 参考PRISMA-Equity报告系统评价 ◆ 从弱势群体的角度，考虑资源利用、成本、公平性的影响、可行性和可接受性

续　表

指南制订步骤	考虑公平性的具体建议
推荐意见措辞	◆ 定义人群要足够具体，从最大程度上确保用户理解该推荐是否适用于弱势人群 ◆ 用特殊符号标注出相关的推荐意见，以确保其在弱势群体中得以合理实施 ◆ 仔细考量语言措辞，避免用语不当而伤害弱势群体
评估和应用	◆ 生产工具，促进推荐意见在弱势群体中的实施和应用 ◆ 监测并审查推荐意见在弱势群体中的应用

注：*当干预措施的利明显大于弊，但只有间接证据，且总结证据会不合理地消耗指南工作组有限的时间和资源时，则可考虑提出"良好实践主张"；**GRADE工作组推荐使用PROGRESS Plus模板来确定公平性，同时也意识到还有其他框架，如SCRAP-性别（sex）、共病（comorbidities）、种族（race）、年龄（age）和病理生理（pathophysiology），以及指南小组可能考虑的其他因素。所以鼓励每个专家组根据自己所在的环境和推荐意见的主题来合理纳入最相关的影响因素。

二、在评价证据体质量时考虑健康公平性的方法

对于证据综合和评价阶段，用GRADE方法考虑健康公平性主要考虑两个方面：评价关于健康结局差异的证据，评价针对弱势群体（可能未被纳入试验）证据的间接性。应用GRADE评价健康公平性主要有以下5条途径。

（一）考虑将健康公平性作为结局指标纳入证据总结（SoF）表

如果利益相关者认为健康公平性非常重要，则可将其作为PICO问题的结局指标，同时在分析框架和SoF表中予以呈现。为此，指南制订者必须在亚组分析中考虑健康公平性，同时也要注意可能会排除其他重要结局，因为GRADE SoF表通常只呈现7个结局指标。例如，NICE的母婴营养指南重点关注了对健康不公平性的影响，其将问题构建为"什么样的营养干预可有效改善孕前、孕中和产后母婴（5岁以下）的健康，同时减少营养相关的健康不公平"。将健康公平性作为SoF表中的

结局，方便了指南专家组快速定位是否有关于健康公平性的信息，并在推荐形成过程中加以考虑。

很多因素会影响到健康公平性的效应量大小和方向，如参考的对照组、使用相对还是绝对效应、结局是有利还是不利事件。例如，观察美国1930～2000年的胃癌病死率在不同性别中的差异，可以发现绝对效应显示男性和女性的病死率都有所下降，而相对效应却显示男性相对女性的病死率有所上升（男/女）。研究者不能因为证据缺乏健康公平性结局而不在SoF表中呈现，而应在表中明确说明这一空白，以提示未来需要开展相关的研究。具体示例如下：

例1：社区饮水氟化指南将"健康差异"作为结局指标呈现在分析框架和SoF表中，因为社区工作者组对减少龋齿相关的社会经济差异予以高度重视。指南中用连续性结局（龋齿）的绝对差异测量了社会经济差异，证据评价过程中只发现了3项无法提供充足证据的研究，不足以得出结论，故在证据表中明确了这一研究差距，见表7-4。

表7-4　社区饮水氟化对龋齿的社会经济健康公平性的效果

结　局	测量指标	证　据
通过龋齿的社会经济差异测量的健康公平性	龋齿下降率	社会估计差异结果不一致（3项研究）
	龋齿、缺失或补牙（dmft/DMFT）*	没有关于社会经济差异的数据

注：*大写为恒牙，小写为乳牙。

例2：在一篇减少成人吸烟干预的系统评价中，"公平性影响"是其主要结局指标。系统评价将公平性影响作为二分类结局，用绝对效应评估了其差异（低社会经济状态与高社会经济状态之间发生率的差异）的大小。结果显示，尽管当前已经有减少吸烟相关健康不公平性的提价和加税政策，但大众媒体加剧了健康不公平性。这一系统评价提供的证据足以支持指南将健康不公平性作为干预的结局指标进行呈现。

（二）考虑与健康公平性相关的患者重要结局

证据综合过程应该考虑不同结局指标的相对重要性，这些结局是由代表弱势群体的利益相关者决定。然后研究者需要对相应的证据进行评价，例如针对镰状细胞贫血患者实施皮下循环泵的不便性。

（三）评价弱势和优势个人/群体之间相对效果的差异大小

平均效果往往会掩盖不同亚组人群之间的效果差异。要研究不同社会经济地位或其他健康不公平性变量引起的效果差异，就需要研究治疗效果的差异。例如，用Meta回归或亚组分析等统计学方法分析。

应注意不同人群和环境中的总体效果和亚组分析的效果。如果分析显示有明显的亚组效果，则很有必要评价这种效果的可靠性，亚组分析可靠性评价可参见框7-1。如果评价结果显示亚组效果可靠，指南专家组就应该同时提供亚组分析结果的相对和绝对效果，然后针对不同亚组的患者提供不同的推荐，或考虑针对所有人群的推荐意见是否需要改编以加强公平性。但当评价结果显示亚组分析可靠性低时，指南专家组则可提出需要进一步的研究。虽然很少有亚组分析满足所有标准，但如果满足了大部分标准，则考虑可能存在亚组效应。

例：高血压和种族。针对高血压管理的第八版联合委员会（JNC 8）指南推荐钙离子通道阻滞剂或利尿剂作为黑种人高血压患者的起始治疗，而对于其他高血压人群则推荐血管紧张素转换酶（ACE）抑制剂、血管紧张素受体阻滞剂、钙离子通道阻滞剂或利尿剂。该条推荐的依据是已有试验的亚组分析结果，该试验有18102名参与者，其中35%是黑种人，试验结果表明首先接受ACE抑制剂治疗的黑种人发生卒中的概率比首先接受钙离子通道阻滞剂高51% [95% CI（1.22～1.86）]，亚组分析的证据质量为中等。试想一下，如果专家组没有发现亚组效应，而推荐ACE抑制剂作为黑种人的一线治疗药物，则会加剧黑种人和白种人之间的健康差异。

框7-1　评价亚组分析可靠性的10条标准

设计
亚组变量是基线特征还是随机以后形成的特征
亚组变量是否是随机的分层因素
亚组假设是否提前说明
亚组分析的数量是否没有过多（一般建议≤5个）
分析
亚组效应（交互作用）检验结果是否有统计学意义（$P<0.05$）
显著的交互作用检验结果是否独立，是否存在多个显著的交互作用
背景
预先设定的亚组分析效果的方向是否正确
亚组分析效果是否与以往相关研究一致
不同结局之间的亚组分析效果是否一致
是否有间接证据指出有明显的亚组效果，例如生物学原理、实验室检验、动物研究

（四）评价基线风险差异及其对弱势个体或群体的绝对效果的不同影响

在所有人群中，不良事件基线风险高可能引起更多的伤害，有益结局基线发生率更高则可能带来更好的绝对效益。SoF表应该呈现每个群体的基线风险和风险差异，并提供相应证据。鉴于所有疾病的疾病负担在弱势群体中几乎都不成比例，这些群体的基线风险就显得尤其重要。对于特定人群的不良事件发生率或有效结局的基线风险的最佳证据一般来自于真实环境中的观察性研究数据，而非RCT。值得一提的是，目前已经有评价针对不同人群风险值的证据质量的GRADE指导。

例1：WHO针对6～59个月儿童的维生素A补充指南

2011年WHO推荐在维生素A缺乏已成为公共卫生问题的

国家中，对6个月～5岁的儿童补充维生素A（强推荐）。该推荐是基于一篇Cochrane系统评价的证据，其中全因病死率的相对风险为RR = 0.76［95%CI（0.69～0.83），$P<0.05$］。全因病死率在低风险人群中估计为0/1000，在高风险人群（维生素A缺乏）中估计为9/1000。

例2：针对土著或托雷斯海峡岛民的预防性健康评估国家指南

在澳大利亚，指南专家组希望能够确定对澳大利亚土著和托雷斯海峡岛民采用系列预防性干预的最佳年龄。鉴于土著和托雷斯海峡岛民中可预防疾病的流行率高于一般人群，专家组推荐对其使用预防性干预的年龄更小。例如，不管是哪个年龄段，2型糖尿病在这类特殊人群中的发病率都是一般人群的3～4倍，所以推荐这类人群18岁开始疾病筛查，而对普通人群则在40岁开始。

（五）评价针对弱势群体的证据的间接性

无论是定量证据还是定性证据在考虑健康公平性时都很重要，对于定性证据综合的确定性（证据质量）可用定性系统评价证据分级工具The Confidence in the Evidence from Reviews of Qualitative research，CERQual）进行评价，其中"相关性"与间接性性质类似。间接性已经在第二章中详细解释，指南往往会发现缺少对于特殊人群的直接证据，因为这类人群在研究对象中占很小的比例（如移民和难民），就算有也很难将相应数据独立出来；而还有一些试验会明确排除一些特殊人群，如孕妇和多种疾病的患者，因为同时共病在社会经济弱势群体中更为常见，故试验设定的排除标准就可能导致更多地排除此类人群。在没有直接证据的情况下，指南制订者就必须要评价来自其他人群的证据的间接性。

但在间接性上降级需要谨慎，只有在人群差异（如生物学或生理学、社会文化影响或特定的资源问题）极有可能造成干预效果的差异，影响干预利弊结局时，才考虑降级。有时，因间接性而降低证据质量反而会增加不公平性，因为这可能导致一项有效的干预不被推荐或弱推荐用于弱势群体，从而在实践中出现弱势群体使用更少。而实际上，弱势群体比一般人群更需要接受此类干预，所以间接性降级需谨慎。

例1：加拿大移民指南在对潜在结核（Tuberculosis，TB）进行筛查方面没有因间接性降级，尽管纳入研究中没有包括移民，专家组认为相关证据对于移民来说并不间接。

例2：美国疾病预防与控制中心（Centers for Disease Control and Prevention，CDC）关于丙型肝炎病毒（Hepatitis C Virus，HCV）感染者的简单饮酒咨询的指南中，因间接性对证据降了级。基于一项纳入22个RCT的系统评价，CDC推荐对所有HCV感染者进行简单饮酒筛查和咨询。该系统评价发现接受干预1年后，试验组的饮酒量相比对照组多下降了38.42%［95%CI（30.91～65.44）］。但由于所有试验均未纳入HCV感染者，所以指南专家组在间接性上降了级。

三、从证据到推荐意见过程中考虑健康公平性

GRADE从证据到决策（Evidence to Decision，EtD）框架可用于确定推荐强度的影响因素，包括健康公平性。EtD框架可用于不同类型推荐意见的决策，包括临床治疗、诊断测试、保险方案、卫生系统以及公共卫生推荐意见。GRADE EtD框架主要有3个步骤：①形成问题；②对影响决策的每个标准进行评价；③得出结论。GRADE公平性工作组基于此框架论述了在从证据到决策整个过程中考虑公平性的方法。

（一）形成问题

表7-3提出了3条如何在形成PICO问题过程中考虑健康公平性的建议，如在形成问题时考虑资源有限的地区和具体的弱势人群，这些都有可能促成不同的推荐意见。框7-2中的例子描述了在形成问题时确定丙肝的高流行率亚组人群。

框7-2　EtD框架形成问题时考虑弱势人群

> 问题：是否应该对加拿大普通人群进行丙肝病毒（HCV）筛查？
> 人群（P）：加拿大普通人群
> 干预（I）：（可能引出后续护理和治疗的）HCV筛查
> 对照（C）：不筛查
> 主要结局（O）：发病率和病死率
> 环境（S）：加拿大，一个HCV流行率低的高收入国家
> 视角：人群视角（卫生系统）
> 亚组：HCV高发地区（如特定的移民群体和静脉注射药物使用者）
> 背景：新的治疗方法涌现，但没有针对筛查或患者重要结局的试验，资源需求量很大

（二）对EtD中的相关标准进行评价

1. 该问题是否为优先　很多疾病对低收入群体的影响都更大（如心血管疾病，传染性疾病以及机动车事故），而弱势群体对合理的治疗方法和照护可及性更低。如果指南工作组关注弱势群体中这种不平等的疾病负担，就可考虑将此类问题作为优先问题。

2. 预期有利结局和不利结局的效应量大小如何　某项干预带来的有利结局的效应量越大，就越可能被推荐；相反，不利结局的效应量越大，则越不可能被推荐。对特定弱势群体的利弊结局的评价结果，可能会带来不同的推荐意见。评价时应同时考虑相对效应和绝对效应，因为即使不同人群的相对效应趋同，绝对效应也可能因为弱势人群与优势人群的基线风险差异显著而不同。

3. 证据的总体可信度如何　证据的总体可信度主要依据GRADE的升降级因素来确定。当考虑弱势群体时，证据的间接性尤为重要。针对弱势群体的证据可能有限，因为临床研究中很少纳入足够的弱势个体。如果有充分的理由预测治疗效果在一个或多个弱势群体中明显不同于一般人群，则可在间接性上降级，但这种情况比较少见，故应谨慎降级。同理，如果专门针对弱势群体的证据足够，则更有可能针对该弱势群体形成一条不同的推荐意见。

4. 目标人群对主要结局指标的重要性评价是否存在重大不确定性或变异性 人们对重要结局的重视程度和不同个体重视程度的差异都可影响推荐意见。不确定性越大，越不可能形成强推荐。特定弱势群体对某一结局的重视程度可能有别于一般人群，考虑弱势群体的价值观，有助于指南工作组决定是否针对弱势亚组调整推荐意见。例如，澳大利亚肾病指南制订过程中，发现相比存活，乡村社区的土著居民更重视在家的时间。基于此，指南小组形成了"对澳大利亚乡村和偏远土著居民有条件地推荐延迟在机构中进行肾透析"。

5. 干预的获益是否大于不利 如果指南考虑了特定的弱势亚组，就应该针对这些亚组单独平衡干预的利弊。例如，美国心脏病学会血胆固醇指南采用的心血管风险计算公式中就考虑了种族和性别，用于估算治疗效果。因为在不同种族和性别中基线事件发生率不同，而这会影响治疗效果的利弊平衡。

6. 资源利用 在资源利用评估中考虑公平性时，会出现在某些特定环境中采用成本更低但效果次之的干预，以改善健康不公平。例如，在南非，为了能治疗更多终末期肾病患者，透析指南推荐在密切监测以确保有效清除废物的前提下，重复利用透析器。

（三）对健康公平性的影响如何

如第八章所述，GRADE EtD框架推荐考虑四个可能影响健康公平性的问题。指南工作组在探索对健康公平性影响的过程中可能会发现：在不同弱势人群中这一影响会有差别，例如，与具体特征（如经济地位、雇佣状态或职业类别、教育背景、居住地环境、性别或种族）相关的健康公平性。

1. 在主要利益相关者（包括患者）中，干预可接受性如何 某项干预越不被接受，越不可能被推荐。可接受性在不同人群中可能会因4个原因产生差异：①利、弊、成本在不同人群中分布不同；②结局的时效性（即时或长期）；③对利弊相对重要性的价值观差异；④伦理因素。

合理收集弱势人群的利益相关者对于可接受性的意见极为重要。可采用的方法有调查利益相关者或文献回顾。弱势人群的利益相关者可包括社区、卫生工作者和其他群体。部分利益相关者可能会因文化或传统、宗教或道德的考虑而反对某项干预。例如，在制订关于预防性传播疾病（包括HIV）的公共卫生推荐意见中，调查发现边缘群体和变性人希望进行社区HIV检查，而不是到卫生保健机构进行检查。这就需要更多的资源来实施社区检查从而降低不公平。

2. 干预是否具有可实施性　决策者常认为可实施性和成本是阻碍实施的关键因素。具体的判断需要考虑阻碍某推荐方案可持续性的因素，包括指南、卫生专业人员、患者、激励措施和资源、机构改变的能力、社会、法律和政治等等方面的因素。低可行性会阻止指南工作组推荐，即使是成本效果很好，但在特定环境中需要大量资源。例如，WHO推荐在资源有限的地区应用醋酸染色肉眼观察法筛查宫颈癌，而非更加先进却昂贵的巴氏涂片检查。

（四）得出结论

EtD框架中的各个条目的重要性会因不同人群和资源限制而变化。指南工作组需要在形成推荐意见时考虑利弊平衡和每个判断结果的健康公平性问题，最终综合各个方面的考量得出推荐方向和强度，见表7-5提供的示例。根据EtD框架中的标准评价健康公平性可帮助决定3种情况的推荐意见：①通用于不同人群和环境的推荐意见（评价健康公平性可增加工作组提出通用的推荐意见，并明确干预措施可用于弱势群体的信心）；②涵盖亚组和实施注意事项的通用推荐意见；③针对特定弱势群体的推荐意见。

表7-5　从证据到决策的框架：以加拿大预防保健工作组的
丙肝筛查推荐为例

推荐类型	强推荐不使用该方案	有条件地推荐不使用该方案	有条件地推荐使用该方案或对照方案	有条件地推荐使用该方案	强推荐使用该方案
	x	o	o	o	o
推荐意见	在一般人群中，指南工作组推荐不使用HCV筛查				
说明	极低质量的证据显示有利结局支持筛查				
亚组考虑	鉴于新兴有效的治疗技术出现，考虑对HCV高流行率人群进行筛查				
实施考虑	考虑实施因素后，建议筛查高危人群				
监测与评估	需要监测不同人群的筛查率				
研究重点	需要针对患者重要解决指标的研究，以连接筛查和后续护理治疗				

注：x.选择推荐类型为强推荐不使用该方案；o.不选择其他推荐类型。

第四节　GRADE考虑公平性的方法学挑战

虽然关于如何利用GRADE考虑健康公平性的方法学研究已经完成，但仍然存在多项挑战。

在实施指南2.0的公平性扩展建议时，需要能够在系统评价和指南制订中解决公平性问题的相关专业技能，而且解决这些问题还需要投入额外的时间和资金。此外，在指南制订过程中纳入弱势群体代表有可能流于形式，因为这些代表有时会没有参与感或保持沉默，抑或被专家意见主导。解决这一问题可尝试以下方案：培训有关指南内容和方法两方面的代表；利用结构化的方式促进参与，获取有价值的反馈。

在评价证据可靠性时考虑健康公平性，存在诸多方法学挑战。第一，健康公平性评价不是线性过程。在进行证据评价的过程中，还需再次查看指南的关注点，包括对重要弱势群体的考虑。第二，证据常常存在局限性，如社会人口学特征报告质量差，对不存在统计学差异的亚组分析报告少等。缺乏关于弱势群体与普通人群中的效果是否一致的证据，阻碍了间接性的判断和证据质量评价。当健康公平性的相关证据不足时，指南专家组需要清晰透明地呈现这一局限性，并报告最后是如何进行判断的。第三，形成推荐意见时，关于弱势群体基线风险的流行病学证据很难获取。地方、区域和国家层面的卫生系统并没有应用一致或可靠的方法来报告所有重要的社会人口学指标，指南专家组应该透明地报告他们是如何进行基线风险估计的。第四，评价证据间接性时离不开SoF表制作者的临床和方法学经验与判断。GRADE指南制订工具GDT纳入了针对如何制作SoF表的详细清单，其中有针对间接性证据评价的指导，也可同时记录其他决策过程，可以协助指南工作组的专家进行判断。

在应用EtD框架的标准评价健康公平性时存在两个主要挑战。首先，对于特定的弱势群体（如低收入人群），其经历的健康不公平在该群体内存在差异，因为其他社会决定因素（如性别、就业状态、年龄）也会影响健康公平性。因此，即使在同一群体中，健康公平性也会随不同因素的相互作用而不同。指南专家组需要选择某一健康问题的最重要的弱势群体，并且意识到没有消除健康不公平的万全之策。其次，EtD要求根据框架中的标准逐步完成，但公平性也许并不适合或不可能在所有标准中进行考虑。例如，如果弱势群体只是单纯无法接受某项干预，那么此时再在可行性和资源利用中考虑这一群体就显得多此一举。此外，在EtD框架的标准下考虑健康公平性，从另一层面增加了这项工作的复杂性，所以指南工作组需要考虑清楚适用的标准和情境。

（王小琴　王建成　陈耀龙）

参 考 文 献

［1］Braveman P，Gruskin S．Defining equity in health［J］．Journal of

Epidemiology and Community Health, 2003, 57（4）: 254-258.

[2] Health impact assessment, glossary of terms. World Health Organization. Accessed form: http://www.who.int/hia/about/glos/en/index1.html.2017.4.13.［2020-04-17］.

[3] Whitehead M. The concepts and principles of equity and health［J］. International Journal of Health Services, 1992, 22（3）: 429-445.

[4] MoH, UNICEF, WHO, and UNFPA. Maternal and Child Survival Strategy in China. Beijing: Ministry of Health, 2006.

[5] Alimo E, Nymann K, Klaukka T. Need, use and expenses of health services in Finland, 1964-76［J］. Helsinki: Social Insurance Institution, 1983,

[6] O'Neill J, Tabish H, Welch V, et al. Applying an equity lens to interventions: using PROGRESS ensures consideration of socially stratifying factors to illuminate inequities in health［J］. Journal of Clinical Epidemiology, 2014, 67（1）: 56-64.

[7] Vogel TR. Update and review of racial disparities in sepsis［J］. Surgical Infections, 2012, 13: 203-208.

[8] Wallace R, Wallace D. Socioeconomic determinants of health: community marginalisation and the diffusion of disease and disorder in the United States［J］. British Medical Journal, 1997, 314: 1341-1345.

[9] Eslava-Schmalbach J, Sandoval-Vargas G, Mosquera P. Incorporating equity into developing and implementing for evidence-based clinical practice guidelines［J］. Revista de Salud Pública, 2011, 13: 339-351.

[10] Aldrich R, Kemp L, Williams J S, et al. Using socioeconomic evidence in clinical practice guidelines［J］. British Medical Journal, 2003, 327（7426）: 1283.

[11] Positively equal: A guide to addressing equality issues in developing NICE clinical guidelines（Second edition）. 2012.

[12] Eslava-Schmalbach JH, Welch VA, Tugwell P, et al. Incorporating equity issues into the development of Colombian clinical practice guidelines: suggestions for the GRADE approach［J］. Revista de Salud Pública, 2016, 18（1）: 10-12.

[13] Dans AM, Dans L, Oxman AD, et al. Assessing equity in clinical

practice guidelines [J]. Journal of Clinical Epidemiology, 2007, 60: 540-546.

[14] Oxman AD, Schünemann HJ, Fretheim A. Improving the use of research evidence in guideline development: 12. Incorporating considerations of equity [J]. Health Research Policy and Systems, 2006, 4 (1): 24.

[15] Tugwell P, Pottie K, Welch V, et al. Evaluation of evidence-based literature and formulation of recommendations for the clinical preventive guidelines for immigrants and refugees in Canada [J]. Canadian Medical Association Journal, 2011, 183 (12): E933-E938.

[16] Alonso-Coello P, Schünemann HJ, Moberg J, et al. GRADE Evidence to Decision (EtD) frameworks: a systematic and transparent approach to making well informed healthcare choices. 1: Introduction [J]. British Medical Journal, 2016, 353: i2016.

[17] Andrews J, Guyatt G, Oxman AD, et al. GRADE guidelines: 14. Going from evidence to recommendations: the significance and presentation of recommendations [J]. Journal of Clinical Epidemiology, 2013, 66: 719-725.

[18] Ueffing E, Tugwell P, Welch V, et al. Equity checklist for systematic review authors [J]. Campbell and Cochrane Equity Methods Group, 2011.

[19] Welch VA, Akl EA, Guyatt G, et al. GRADE Equity guidelines 1: Health equity in guideline development-introduction and rationale. Journal of Clinical Epidemiology, 2017.

[20] Akl E A, Welch V, Pottie K, et al. GRADE equity guidelines 2: considering health equity in GRADE guideline development: equity extension of the guideline development checklist [J]. Journal of Clinical Epidemiology, 2017, 90: 68-75.

[21] Welch VA, Akl EA, Pottie K, et al. GRADE Equity Guidelines 3: Health equity considerations in rating the certainty of synthesized evidence [J]. Journal of Clinical Epidemiology, 2017.

[22] Pottie K, Welch V, Morton R, et al. GRADE equity guidelines 4: considering health equity in GRADE guideline development: evidence to decision process [J]. Journal of Clinical Epidemiology, 2017,

90: 84-91.

[23] Schünemann H J, Wiercioch W, Etxeandia I, et al. Guidelines 2.0: systematic development of a comprehensive checklist for a successful guideline enterprise [J]. Canadian Medical Association Journal, 2014, 186 (3): E123-E142.

[24] Maternal and child nutrition. NICE public health guidance 11. London, UK: NICE. http://www.nice.org.uk/guidance/ph11/resources/guidance-maternal-andchild-nutrition-pdf;2014.

[25] Harper S, Lynch J. Methods for Measuring Cancer Disparities: Using Data Relevant to Healthy People 2010 Cancer-Related Objectives. Cancer Surveillance Monograph Series, Number 6. Bethesda, MD: National Cancer Institute. Accessed from: http://seer.cancer.gov/archive/publications/disparities/measuring_disparities.pdf 2005. [2020-04-17].

[26] Sun X, Briel M, Busse JW, et al. Credibility of claims of subgroup effects in randomised controlled trials: systematic review [J]. British Medical Journal, 2012, 344: e1553.

[27] James PA, Oparil S, Carter BL, et al. 2014 evidence-based guideline for the management of high blood pressure in adults: report from the panel members appointed to the Eighth Joint National Committee (JNC 8) [J]. The Journal of the American Medical Association, 2014, 311 (5): 507-520.

[28] World Health Organization. Guideline: Vitamin A supplementation in infants and children 6-59 months of age. Geneva, Switzerland: World Health Organization. Accessed from: http://apps.who.int/iris/bitstream/10665/44664/1/9789241501767_eng.pdf?ua = 1&ua = 1;2011. [2020-04-17].

[29] NACCHO/RACGP. National guide to a preventive health assessment for Aboriginal and Torres Strait Islander people, 2nd ed. South Melbourne: National Aboriginal Community Controlled Health Organisation (NACCHO) and The Royal Australian College of General Practitioners (RACGP). Accessed from: http://www.racgp.org.au/download/documents/AHU/2ndednational;2012. [2020-04-17].

[30] Lewin S, Glenton C, Munthe-Kaas H, et al. Using qualitative

evidence in decision making for health and social interventions: an approach to assess confidence in findings from qualitative evidence syntheses (GRADE-CERQual) [J]. PLoS Medicine, 2015, 12 (10): e1001895.

[31] Greenaway C, Sandoe A, Vissandjee B, et al. Tuberculosis: evidence review for newly arriving immigrants and refugees [J]. Canadian Medical Association Journal, 2011, 183 (12): E939-E951.

[32] Smith BD, Morgan RL, Beckett GA, et al. Recommendations for the identification of chronic hepatitis C virus infection among persons born during 1945−1965 [J]. Morbidity and Mortality Weekly Report: Recommendations and Reports, 2012, 61 (4): 1−32.

[33] Canadian Task Force for Preventive Health Care. Hepatitis C guidelines. Canadian Medical Association Journal, 2017, 189 (16): E594e604.

■■■■■ 第八章 ■■■■■

从证据到推荐的方法与实践

■■■ 提要

　　医务人员需要临床实践指南为决策提供依据，即科学严谨地合成可用的最佳证据，清晰透明地形成推荐意见，最终制订出可信度高的指南。本章以EtD框架为模板，介绍从证据向推荐意见转化的方法。EtD框架将决策分为临床决策、医疗保险决策、卫生系统决策、公共卫生决策、诊断或筛查决策。根据不同的决策类型，再对以下因素进行分析：问题的优先性、诊断试验的准确性、获益或风险、证据质量、结局指标的重要性、利弊平衡、资源使用、公平性、可接受性、可行性，最后给出推荐意见的方向和强度。

第一节　证据向推荐转化的方法学

一、建立证据向推荐意见转化方法学的必要性

　　基于严谨的方法学的循证临床实践指南是未来指南制订的趋势，证据的合成与评价、证据向推荐意见的转化是指南方法学中非常重要的两个方面，以上章节中提到了证据评价后形成的结果总结表或证据概要表，其包含了研究数目、患者数量、临床效果、证据质量、结局指标重要性等内容，这些信息为决策者提供了简明的证据总结，但仅有这些信息是不够的，推荐

意见的制订还需考虑多个其他因素，如干预的成本、干预的可推广性、患者偏好与价值观等，这些因素在推荐意见的制订过程中也存在不同程度的影响，有时甚至可以起到决定性作用。循证临床实践指南中证据到推荐意见的转化过程是复杂且繁琐的，需要综合考虑各个因素，如何使推荐意见制订的过程更加系统、透明是各学术组织和国际指南制订机构一直在探讨和研究的热点问题。指南2.0清单明确提出了建议：形成推荐意见时需制订模块总结推荐意见形成的影响因素，提供可指导推荐意见形成的其他信息总结，如成本分析和资源利用、患者偏好与价值观、分享共识会议中参与者制订推荐意见的具体细节等。综合分析各大指南制订机构所发布的指南制订手册可以发现，它们并没有标准、一致的方法学指导证据到推荐意见的转化过程，但部分组织机构针对推荐意见的形成提供了不同的内容框架或辅助工具，这对透明清晰地形成推荐意见起到了很好的指导作用。

二、证据向推荐意见转化的方法学介绍（以EtD框架为例）

DECIDE（Developing and Evaluating Communication Strategies to support Informed Decisions and Practice Based on Evidence，http://www.decide-collaboration.eu/）是GRADE工作组的一个5年项目（2011年1月～2015年12月），旨在通过GRADE工作组研发和评价用来促进循证临床实践指南推广和传播的工具或方法。DECIDE项目研发的工具或方法有：GRADEpro GDT、EtD、SoF等。其中EtD框架是支持从证据到推荐的过程中对若干项标准进行考虑和判断的参考和操作性工具，它主要由课题组成员通过对现有指南制订手册进行系统评价，然后通过头脑风暴、讨论、利益相关者的反馈、预试验等过程制订而成。关于EtD框架的构建和应用详情，读者可以参考相关文献，也可以登录GRADE DECIDE 网页进行学习

（ https://ietd.epistemonikos.org/#/help/guidance ）。

（一）EtD框架的目的

制订EtD框架的主要目的是帮助专家组采用结构化和透明化的方法形成推荐意见和决策，其具体目的可分为以下5个方面：① 帮助进行干预措施的利弊分析；② 明确推荐意见或决策制订过程中需要考虑的因素；③ 针对每一个要考虑的因素，提供一个标准的评价和总结过程；④ 帮助将推荐意见形成过程中的分歧意见结构化，促进讨论和解决分歧；⑤ 促进推荐意见形成过程的透明化。同时，EtD框架也可以帮助指南使用者理解推荐意见产生的过程，以帮助判断推荐意见是否适用于目前的临床情境。

（二）EtD框架的结构

EtD框架将决策类型分为临床决策、医疗保险决策、卫生系统决策、公共卫生决策和诊断或筛查性决策，详见表8-1。可根据以下标准进行分析：问题的优先性、诊断试验的准确性、获益或风险、证据的可信度、结局指标的重要性、利弊平衡、资源使用、公平性、可接受性、可行性等。每一个因素的详细判断方法见表8-2。

无论针对哪种类型的推荐意见或决策，EtD框架的一般结构都是相同的，但实际分析细节又有各自的特点或不同之处。它包括3部分，分别是：背景信息或形成问题、对形成推荐意见所考虑的证据进行评价和得出结论。背景信息需要描述问题的细节，需要指南制订小组的成员清楚理解问题，以便判断为什么需要制订此推荐意见或决策。对形成推荐意见所考虑的证据进行评价包括呈现不同的考虑因素、各因素的判断结果、支撑这些判断的证据总结。指南制订小组需最终得出结论，它包括：根据对上述推荐意见影响因素进行判断和分析所得出的结果总结；推荐意见类型和方向的确定（推荐/不推荐，强/弱）；对推荐意见准确、清晰、可操作性的描述；推荐意见形成的理由；当进行临床决策的时候，小组成员可能需要考虑的亚组人群；影响干预实施的考虑，如干预的可接受性和可行性；干预实施过程中可能需要的监测和评价标准。

表8-1　五种不同类型决策的EtD框架标准

	临床推荐意见——个体层面	临床推荐意见——人群层面	与医疗保险支付有关的决策	卫生系统或公共卫生方面	诊断或筛查推荐意见
问题的优先性	问题的优先性如何				
诊断试验的准确性	不适用				诊断试验的准确性如何
获益或风险	可能给患者带来获益（疗效）的程度如何				
	可能给患者带来风险（副作用、不良反应等）的程度如何				
证据的可信度	证据总体可信度如何				证据的可信度如何 —诊断试验的准确性 —诊断试验是否有关键或重要的效益，不良反应或负担 —诊断效果是否由诊断试验的结果决定 —诊断试验的结果是否和决策的制定有关 —诊断试验的效果

续　表

	临床推荐意见——个体层面	临床推荐意见——人群层面	与医疗保险支付有关的决策	卫生系统或公共卫生方面	诊断或筛查推荐意见
结局指标的重要性	重要结局指标的判断是否存在重大不确定性或变异性				重要结局指标的判断（由诊断试验的结果决定的不良反应、负担）是否存在重大不确定性或变异性
平衡利弊	从预推荐干预的获益（疗效）与风险（副作用、不良反应等）角度考虑，判断结果倾向于支持干预还是对照				从利弊平衡角度考虑，试验结果有利于新的诊断方法还是对照方法
资源利用	—	需要多少资源（成本）			
	—	支持资源利用的证据的可信度如何			
	成本效果分析（相对于净效益，实际需要支付的费用）判断结果支持干预还是对照	成本效果分析判断结果支持干预还是对照	成本效果分析判断结果支持备选方案还是对照	成本效果分析判断结果支持新的诊断方法还是金标准	
公平性	—	对健康相关公平性的影响如何			
可接受性	干预对于患者、照护者及卫生保健服务提供者是否可以接受	干预对于利益相关方是否可以接受	待选方案对于利益相关方是否可以接受	新的诊断方法对于利益相关方是否可以接受	
可行性	干预对于患者、照护者及卫生保健服务提供者是否可行	干预是否可以实施	待选方案是否可以实施	新的诊断方法是否可以实施	

表8-2　各条标准的判断方法

标　　准	判断细节
问题的优先性*	问题的严重性如何 问题的紧迫性如何（保险支付相关的决策不考虑此点） 问题的优先性是否为普遍认可（如基于政策制定相关的决策）（当问题的视角是个体患者时不考虑此点）
预期有利效果的大小如何	从相应的结局指标的结果中判断
预期不利效果的大小如何	从相应的结局指标的结果中判断
效果的整体证据质量如何	参考 GRADE 方法学部分
重要结局指标的评价是否存在重大不确定性或变异性	对于每一个主要结局指标的重要性判断是否有较大的不确定性 对于每一个主要结局指标的重要性判断是否有较大的变异性（保险支付相关的决策不考虑此点）
干预的获益（疗效）是否比风险（副作用、不良反应等）大	基于对以上因素的考虑，再结合下列问题分析这些因素的考虑多大程度上影响了利弊平衡的判断：①重视远期结局的人比重视近期结局的人少多少；②人们对不利结局的态度（反对程度）；③人们对有利结局的态度（需求程度）
需要多少资源（成本）&	相对需要更少的资源消耗时，资源利用的各条目差别大吗 相对需要更多的资源消耗时，资源利用的各条目差别大吗
支持资源利用的证据质量如何&	与资源消耗有关的所有重要条目在待选方案中是否存在不同 待选方案之间支持资源利用差异的证据质量如何（参考 GRADE 方法学部分） 待选方案之间支持资源利用条目的成本不同，其证据质量如何 不同资源利用条目的成本在待选方案中的区别大吗
净效益是否值得投入的增量成本*	对以上因素的考虑结果：①对成本效果比进行单向敏感性分析的效果是否满意；②对成本效果比进行多变量敏感性分析的效果是否满意；③成本效果分析方面的经济学评价是否可信；④成本效果分析方面的经济学评价是否适用于目前指南制订预应用的环境

续 表

标 准	判断细节
对健康相关公平性影响如何*&	对于本指南提出的问题或待推荐方案，是否对某些亚组人群或某些机构、环境是不利的（劣势群体或环境） 对劣势群体或环境的相对效果可能存在的差异，是否有合理的解释 上述劣势人群或环境与其他人群或环境相比，是否存在因基线水平不同而导致其干预的绝对效果或问题的重要性存在差异 当实施干预（方案）时是否应该重点考虑这些问题，以尽量减少或防止增加不公平性
干预（方案）对于主要利益相关方是否可接受*	是否有主要利益相关方不能接受评价方案的有利效果、危害或成本 是否有主要利益相关方不能接受达到远期治疗效果伴随的短期不利结果或成本 是否有主要利益相关方不认可评价方案的效果、危害带来的价值或风险（因为他们可能受到一些个人因素或者对其他方面相对重要性观点的影响） 干预是否对其个人的自主策决权有不利影响 是否有主要利益相关方因为干预对自主权影响以外的其他因素（如在伦理原则上，无害或公正性），认为干预存在伦理问题
干预是否可行*	非医疗保险决策需要考虑：①干预或方案是否可持续；②是否存在重要的阻碍因素影响干预（方案）实施，或实施过程中需要特别考虑哪些因素 医疗保险决策需要考虑：①医疗保险干预是否可持续；②对于获批的适应证是否可以合理应用；③不合理的使用（未获得批准的适应证）是否是一个重要的考虑因素；④干预的可及性是否是一个重要的考虑因素；⑤是否存在一些重要的法律或行政方面的问题限制了干预的保险支付

注：*证据质量应该作为这些标准的具体判断内容；& 当以个体患者的视角制订推荐意见时，则不考虑这些因素。

第二节　EtD框架的应用过程解析

如第一节所述，实施EtD框架包括3个主要部分：形成问题，评价证据，得出结论。本节以GRADE工作组相关文章示例进行分析。

一、形成问题

"有中到高度卒中风险的房颤患者如果正在服用华法林，是否应该更换为达比加群酯？"（框8-1）。形成问题时推荐意见制订小组成员需要将PICO问题具体化，即明确患者、干预措施、对照措施、结局指标，另外还需要明确亚组（某一具体人群的指南应用可能与总人群的应用效果不同）、考虑的视角、推荐意见预应用的临床情境（框8-2）。

框8-1　临床情景

华法林能够减少房颤患者的缺血性卒中发生风险，但却增加了出血的风险，因而需经常进行血液国际标准化比值（INR，international normalized ratio）的检查和频繁的随访，也需要频繁调整药物剂量。阿哌沙班、达比加群酯、利伐沙班都是在临床试验中与华法林进行比较的抗凝剂

达比加群酯是直接凝血酶抑制剂。RE-LY（Randomized Evaluation of Long-term Anti-coagulation）研究是一个国际化、多中心抗凝药物的临床研究，纳入18113名有卒中高风险（CHADS2分数≥1）的房颤患者，随机分配到3组，一组患者接受低剂量达比加群酯（110mg，1天两次），一组患者接受高剂量达比加群酯（150mg，每天两次），第三组患者接受调整剂量的华法林，平均随访时间是2年。结果显示高剂量的达比加群酯有更好的临床效果

指南制订小组面临一个问题即"对于有中到高度卒中风险的房颤患者是否可以服用达比加群酯或是华法林"

框8-2　EtD框架——问题形成

有中到高度卒中风险的房颤患者如果正在服用华法林，是否应该更换为达比加群酯？

人群（population）：有中到高度卒中风险的正在服用华法林的房颤患者

干预（intervention）：达比加群酯（150mg/d）

对照（comparison）：华法林

主要结局指标（main outcomes）：病死率、卒中发生率、大出血发生率、心肌梗死发生率、治疗负担

应用环境（setting）：高资源利用环境

视角（perspective）：卫生系统

亚组人群（subgroup）：华法林控制不佳的患者

背景（background）：同上临床情境

不同的视角可能会形成不同的推荐意见，指南制订小组应该在问题形成之前就明晰推荐干预措施所应用的视角，才能避免产生不合理的推荐意见。一项干预的净效益足够大，使患者愿意负担某些费用，这对从患者个体的视角出发制订推荐意见是非常重要的；而总的资源利用，人群角度的成本效果和干预对公平性的影响对个体患者则不是关键的因素。比如，从人群视角考虑问题，新型抗凝药存在较高的成本和较低的健康获益，对于使用华法林已经得到很好控制的房颤患者，指南制订小组可能不会推荐使用新的抗凝剂。相比，从个体视角考虑，指南制订小组要考虑保险可以支付大部分或全部新型抗凝药的费用，新型抗凝剂相比华法林使用更便捷（华法林需要每日服药，也需要生活方式调整、饮食控制和频繁的血液学检查），这时更容易给出推荐新型抗凝剂的意见。另外不同的指南制订机构可能也决定了不同的视角，比如NICE或国家卫生健康委员会作为指南制订机构时会从全国的角度出发，必须保证合理公平的分配和使用国家卫生资金预算。而专业学会制订指南可能会更多地考虑为个体患者提供合理治疗或照护指导。

推荐意见在不同亚组之间也可能不同，比如不同的应用人群（CHADS2分数反映的不同患者的基线水平），不同的干预（不用药物剂量或是同种药物的不同剂型），不同的对照措施（使用华法林的患者不同的INR水平），不同的机构等。

二、评价证据

评价证据部分，指南制订小组需要考虑若干标准，这时需要多种类型的证据以帮助指南制订小组进行各个标准的评价。如需要流行病学的研究来确定重要的结局指标；需要系统评价或单个原始研究证据来评价干预的效果，或明确患者对于相关结局的价值观，有时也需要经济学分析。在每一个待评价的标准部分都应该列出参考文献，特别在非系统评价支持的判断中。如果某一评价标准确实找不到文献支持的时候，指南制订小组也应该注明，小组成员也可以根据一些相关信息给出"补充考虑"。补充考虑常包括：其他证据，如常规收集的数据；缺乏证据时进行的合理推测（比如某项干预存在公平性的潜在影响）或关于"一项干预可能很难被某些利益相关方接受或干预实施难度较大"的合理原因；所有假设以及在相关情况下作出假设的基础；如果研究证据利弊平衡后的结果不能直接得出结论，则要对其判断基础进行解释（如关于利弊平衡判断的逻辑）；专家组的投票和相关讨论的记录。

（一）问题的优先性

问题越严重，处理或解决问题的干预越有可能被优先考虑或优先推荐。例如，所研究的干预是针对某个可能致命或致伤残的疾病时，相对于仅可能导致患者轻微抑郁的疾病更可能被优先推荐。有时候，指南制订中对于所有问题的优先性判断都一样，这时再考虑问题优先性则有些多余。"问题优先性"的判断方法主要考虑问题的严重性、紧迫性，以及问题的优先性是否得到普遍认可等方面。

（二）有利结局和不利结局的大小如何

结果总结表和证据概要表提供了效应指标、效应量、证据质量等内容，其信息一般是基于多项原始研究的系统评价资料。有利结局的效应量越大越容易给出推荐，反之越不容易被推荐。效应量大小的判断应根据干预的绝对效应（如可受益的人群比例）和结局指标的重要性（如患者的重视程度）来判断。

（三）效果的整体证据质量如何

主要结局指标（包括有利、不利结局和治疗负担）的证据质量越低，越不容易做出强推荐意见。由表8-3可见总的证据质量是"低"（总的证据质量取决于关键结局指标中的最低级别），降级原因主要是偏倚风险，有一个结局指标的降级除了偏倚风险外，还存在不精确性。表8-4是华法林组控制良好的亚组分析结果，亚组分析部分总的证据质量同样是"低"，指南制订小组认为亚组分析是可信的，亚组的结果可为临床决策提供更好的证据。

表8-3 证据概要表：达比加群酯每日150mg vs 华法林治疗房颤

	证据评估						结果总结				绝对效应
患者数（研究个数）随访时间	偏倚风险	不一致性	间接性	不精确性	发表偏倚	证据质量	研究事件的发生率 华法林	研究事件的发生率 达比加群酯	RR（95%CI）	华法林组危险度	与达比加群组的危险度差（95%CI）
死亡（关键结局指标），结论：达比加群酯可能减少了死亡的风险											
12098（1）2年	严重*	不严重	不严重	不严重	未发现	中	487/6022（7.6%)●	438/6076（7.2%)	0.90（0.79, 1.01）	81/1000	每1000例中减少8例（减少17例～增加1例）
卒中和全身性血栓（关键结局指标），结论：达比加群酯可能减少了非致死性卒中的风险											
12098（1）2年	严重*	不严重	不严重	不严重	未发现	中	202/6022（3.4%)●	134/6076（2.2%)	0.66（0.54, 0.82）	34/1000	每1000例中减少11例（减少6例～减少15例）
大出血（关键结局指标），结论：在非致死性出血（脑出血以外）方面，两组可能没有差异											
12098（1）2年	严重*	不严重	不严重	不严重	未发现	中	421/6022（7.0%)●	399/6076（6.6%)	0.94（0.83, 1.08）	70/1000	每1000例中减少4例（减少12例～增加6例）
心肌梗死（关键结局指标），结论：达比加群酯可能增加了心脏病的发作											

续 表

证据评估							结果总结				
患者数（研究个数）随访时间	偏倚风险	不一致性	间接性	不精确性	发表偏倚	证据质量	研究事件的发生率		RR（95%CI）	华法林组危险度	绝对效应 与达比加群组的危险度差（95%CI）
							华法林	达比加群酯			
12098（1）2年	严重*	不严重	不严重	严重※	未发现	低	75/6022（1.2%）●	97/6076（1.6%）	1.29（0.96, 1.73）	12/1000	每1000例 增加4例（增加0～增加6例）
治疗负担（关键结局指标），结论：达比加群酯减少了疾病治疗负担						高□	1000/1000	0/1000			

专家意见

注：*华法林组未采用盲法，可能产生实施偏倚；●RE-LY试验中的平均风险；※不精确性降级，事件发生数小于300，置信区间同较宽；
□虽然不能确定达比加群需要的门诊随访次数，但可以确定少于华法林所需要的门诊随访次数，而且华法林需要患者生活方式改变，饮食控制和频繁的血液学监测。

（四）患者重要结局指标的价值观是否存在重要的不确定性或变异性

通常情况下，相对于避免严重的胃肠道出血，患者更重视避免卒中的发生。系统评价结果显示患者认为减少卒中发生的重要性是减少胃肠道出血重要性的三倍（中等证据质量）。如果不确定患者及其照护者对结局指标的价值观，则可合理得出弱推荐；如果价值观差异太大，也可能会得出弱推荐。例如，部分患者可能更重视预防严重的胃肠道出血或治疗负担，而非避免卒中。

（五）利弊平衡结果支持干预还是对照

有利结局和不利结局之间的平衡判断需要基于3点考虑：有利结局和不利结局的效应量大小、证据质量高低及以上因素对于结局的影响。从表8-3分析，指南制订小组分析获益和风险的结果更倾向于选择达比加群酯。但是当考虑华法林控制良好的亚组人群时利弊平衡的关系不是很明晰，见表8-4，虽然华法林增加了治疗负担，指南制订小组可能更倾向于支持华法林。达比加群酯潜在的不利结局及未知的服药依从性均增加了利弊平衡判断的不确定性。

表8-4　证据概要表：达比加群酯每日150mg vs 华法林治疗房颤
（华法林控制良好的亚组人群）

患者数（研究个数）随访时间	关键结局指标	RR（95%CI）	绝对效应：与达比加群酯组的危险度差（95%CI）	结论	证据质量
3023（1）2年	死亡	1.08（0.81，1.44）	每1000例中增加5例（减少11例～增加26例）	达比加群酯可能增加了死亡的风险	低
3023（1）2年	卒中和全身性血栓	0.95（0.61，1.48）	每1000例中减少了2例（减少11例～增加13例）	达比加群酯可能减少了非致死性卒中的风险	低

续 表

患者数（研究个数）随访时间	关键结局指标	RR（95%CI）	绝对效应：与达比加群酯组的危险度差（95%CI）	结论	证据质量
3023（1）2年	大出血	1.16（0.88, 1.54）	每1000例中增加9例（减少7例～增加33例）	达比加群酯可能增加了大出血的风险	低
3023（1）2年	心肌梗死	1.38（1.00, 1.91）	每1000例中增加4例（增加0例～增加9例）	达比加群酯可能增加了心脏病的风险	中
12098（1）2年	治疗负担	0（～）	每1000例中减少了1000例	达比加群酯减少了疾病治疗负担	高

（六）需要多少资源（成本）

资源需求越大，干预越不容易被推荐。如果资源利用对于决策的制订是非常关键的因素，则在这方面应该给予足够重视并进行严格评价。在上述达比加群酯的例子中，据估计有66 000名房颤的患者，每年达比加群酯将多花费3 000万欧元，这其中包括了药物的花费和门诊随访监测的费用。估计寿命成本差异，对于66 000名患者，达比加群酯增加了3.08亿欧元。从个体患者角度来看，资源利用依赖于患者需要自费的部分。

（七）支持资源利用证据质量如何

如果资源利用对于干预的推荐很重要，则相关的低质量证据会阻碍强推荐或导致强不推荐的产生。资源利用的证据质量判断与干预有效性的证据质量判断相似。对于达比加群酯和其他新的抗凝药物的资源利用证据就存在重要的不确定性。

（八）成本效果的结果支持干预组还是对照组

干预净效益产生所需的成本越大，越不可能被推荐。干预的成本效果判断常需要考察以下因素：干预的利弊平衡，效果的证据质量，对结局指标重要性认知的变异度，资源消耗及不确定性。已有研究评价了不同环境下达比加群酯应用于房颤患者卒中预防的经济成本，结果显示达比加群酯的成本效果更好，但是增量成本效果比（Incremental Cost Effectiveness Ratios, ICERs）在不同机构之间变化比较大。挪威的研究显示，ICERs低于推荐的70 000欧元平均质量调整生命年阈值。对于使用华法林控制良好的患者，达比加群酯的成本效果比则不理想，低于38 000欧元的阈值。如果成本效果比分析来自严格的经济学文献，指南制订小组还应该考虑其结果的可信度及是否适用于指南将应用的环境。

（九）对健康公平性的影响如何

对于降低公平性的干预更不易得出推荐的结论。本例中，虽然还没有直接的证据支持，但对于不方便进行INR监测的人群来说，专家组认为达比加群酯可能降低了不公平性。

（十）干预（方案）对于主要利益相关方是否可接受

如果关键的利益相关方（如患者）不能接受干预方案，则干预很难被推荐；或者即便是被推荐也应该在指南里提出应对方案，明确如何促进推荐意见的实施。比如，当患者面临增加额外支出或照护负担而没有收获干预的效果时则会降低其可接受性。违背一般伦理原则（如自主权、对他人无害、有益、公平）的方案也会影响干预的可接受性。伦理的考虑在指南制订中也日益受到重视，如果有必要也可以将伦理因素作为一个单独的因素进行评价。在本例中，一些患者和医生反对使用达比加群酯，虽然这不足以影响达比加群酯的推荐，但在指南推广实施时应该重点考虑并提出应对措施。

（十一）干预是否可行

干预的可行性即干预能否被完成或付诸实践，不可行的干预也很难给出推荐，但有时候医务人员会发现即便是强推荐的干预在特定的临床情景下也可能无法实施。有时，即使目前存在实施阻碍因素，指南制订小组也可能会给出强推荐，比如当指南制订的目标人群是政策制订者时，此时指南制订者应该将重要的实施障碍因素及相应的解决办法考虑一并整合到指南的结论中。

三、得出结论

"得出结论"是指南制订者基于临床问题和上述决策考虑标准的评价结果，填写指南决策表，进而总结推荐意见并阐述给出强推荐或弱推荐的理由、实施推荐意见时的注意事项、监测和评估标准、推荐研究等信息的过程。

第二节中各个因素考量结果的重要性对于不同的推荐意见或不同的指南可能不同，指南制订小组需要充分考虑其对最终判断的不同影响。尤其在指南制订小组成员的意见有分歧时，清楚评价每个因素非常重要。基于以上判断，指南制订小组就可以进行最后推荐意见的方向（推荐/不推荐）或程度（强/弱）的确定。当然，在形成最后推荐意见的时候还需要进行正式或非正式的共识会议。此例中，指南制订小组最后给出"对于华法林控制不佳的患者，弱推荐更换为达比加群酯"，"对华法林控制良好的患者弱不推荐更换为达比加群酯"。另一个推荐意见的制订，指南制订小组给出了"对于有高度卒中风险（比如，CHADS2 得分 ≥ 2）的房颤患者，强推荐口服抗凝剂替代阿司匹林"，指南制订小组确信卒中发生明显减少的意义远大于非致死性颅外出血发生减少的意义。最后决策的制订需要付诸以上细节的解释说明，见框 8-3。当然，推荐意见制订过程除了需要综合考虑多种因素外，相关领域专家、方法学专家、一线临床医生和患者代表的共识会议也是必不可少的，其方法参看后续章节。

框8-3 推荐意见的解释说明

强推荐（strong recommendation）：

　　指南制订小组推荐有高度卒中风险（比如，CHADS2得分≥2）的房颤患者使用口服抗凝剂而不服用阿司匹林。

　　解释说明：房颤的患者若合并较高的卒中风险（CHADS2得分≥2），减少卒中的发生是至关重要的，此时非致死性颅外出血则不是患者最关注的问题。口服抗凝剂的成本效果比更好。

弱推荐（conditional recommendation）：

　　房颤患者合并中度到高度（CHADS2得分≥1）卒中风险的患者当华法林控制不佳时，指南制订小组建议更换药物为达比加群酯（证据质量中等，弱推荐）

　　解释说明：总的来说，对于华法林控制不佳的患者，利弊平衡结果分析倾向于选择达比加群酯。指南制订小组给出弱推荐的原因主要是达比加群酯额外增加的成本（人群角度），以及利弊平衡的不确定性（包括罕见严重副反应的不确定性）。"对华法林控制良好的患者弱不推荐更换为达比加群酯"，指南制订小组主要考虑达比加群酯没有减少卒中的发生风险，而且尽管华法林的治疗负担比较大，但它相对于达比加群酯更加经济有效。

　　指南制订小组的最终结论要考虑到干预的可行性或可接受性。比如，如果推荐限制达比加群酯在华法林控制良好的人群中应用，可能对于某些利益相关方是不能接受的，包括药厂，医生或患者，这时候如何处理这些反对意见也是指南制订小组需要预先考虑的。除此之外，如何确保达比加群酯只开具给确定的人群也需要在指南实施推广中进行特别说明。最后指南制订小组也应该在指南中提供干预实施后的必要监测指征，指明未来研究需要优先处理但不确定的问题，比如目前还不确定的达比加群酯成本和可能的不良反应、服药依从性等。

　　决策的制订过程应清晰而透明，以确保所有的重要因素得到考虑。EtD框架能够帮助指南用户清晰地了解推荐意见产生的过程，并分析指南推荐意见在自己所在的临床环境下的应用。证据是循证临床实践指南的基础，但证据本身不能指导决策。在推荐意见制订过程中，指南工作组需明确推荐意见制订时需要考虑的标准，并对每一个标准进行详细阐述；尽可能量化评估待考虑的标准；尽可能借助于预先设计好的内容框架或辅助工具。

第三节 EtD框架的实例分析

一、形成问题

妇女小组利用参与式学习和行动（participatory learning and action，PLA）循环是否能够帮助其获得积极的怀孕体验。

框8-4 问题细节

问题细节（question details）：

问题(problem)：获得积极怀孕体验

待推荐的干预措施（option）：妇女小组利用PLA循环

对照(comparison)：常规护理

主要结局指标(main outcome)：

　　4次或以上的产前保健（Antenatal care, ANC）检查

　　1次或以上的ANC检查

　　机构分娩

　　围产期死亡

　　孕产妇死亡

应用环境(setting)：全球

视角（perspective）：人群

在世界许多国家或地区ANC覆盖面很低，数据显示仅64%的孕妇接受了WHO建议的4次ANC检查。增加交流与互动以明确与ANC有关的障碍和促进因素以保证ANC的覆盖率进而促进产妇保持孕期健康，并向妇女及其伴侣提供支持以应对可能面临的挑战，这可能会提高ANC的执行率和促进积极的妊娠体验。

框8-4提供了利用PLA循环来获得积极怀孕体验的相关

证据。PLA的目的是确定妇女在妊娠、分娩和分娩后面临的问题并给予重要性排序，PLA的过程中赋予妇女能力以促进其寻求治疗、选择健康的怀孕过程及正确的新生儿护理行为。受过训练的辅导员为使用PLA循环的妇女团体提供相应帮助。相关活动通常每月举行一次，并根据当地情况和条件适当调整。

积极的怀孕体验是保持身体和社会文化正常状态的重要因素，维持母婴健康的怀孕过程（包括预防或应对可能的风险、疾病和死亡）是从怀孕向分娩的有效过渡以及顺利的实现母亲化（包括母亲自尊，能力和主动权）的过程。

二、评价证据

（一）问题的优先性　判断结果为"优先"。

不确定 （don't know）	存在变异 （varies）	不优先 （no）	可能不优先 （probably no）	可能优先 （probably yes）	优先 √ （yes）

1. 研究证据　2015年，约有303 000名孕产妇死于妊娠和与分娩有关的并发症。大约99%的孕产妇死亡发生在资源贫乏地区。令人遗憾的是，大多数的死亡是可预防的。2015年大约有260万婴儿死亡也主要发生在资源贫乏地区。已有证据表明，有效的干预措施可以预防或治疗几乎所有威胁生命的妊娠和分娩相关并发症。

2. 其他考虑因素　没有。

（二）预期效果有多大　判断结果为"中等"。

不确定 （don't know）	存在变异 （varies）	微小 （trivial）	小 （small）	中等√ （moderate）	大 （large）

1. 研究证据　见表8-5。

表8-5　妇女小组参与PLA循环干预的证据总结

问题细节
人群：孕妇、所在社区居民、卫生保健人员
干预：妇女团体小组干预
对照：空白对照

结局	绝对效应		相对效应 （95%CI） 参与者数量及研究数量	证据 等级
	对照	妇女团队小组 干预		
4次及以上产前检查	529/1000	555/1000	1.05 （0.78，1.41） 17 940位参与者，3项研究	低
	每1000例中增加26例（95%CI：减少116例～增加217例）			
1次及以上产前检查	490/1000	867/1000	1.77 （1.21，2.58） 73 310位参与者，4项研究	中
	每1000例中增加377例（95%CI：增加116例～增加217例）			
医疗机构分娩	645/1000	671/1000	1.04 （0.89，1.22） 98 141位参与者，5项研究	低
	每1000例中增加26例（95%CI：减少71例～增加142例）			
围产期死亡	40/1000	36/1000	0.91 （0.82，1.01） 99 221位参与者，6项研究	低
	（95%CI：减少7例～减少1000例）			
孕产妇死亡率	0.70/1000	0.55/1000	0.78 （0.60，1.03） 116 805位参与者，7项研究	低
	每1000例中减少0.15例（95%CI：减少0.42例～增加0.02例）			

2. 其他考虑因素　纳入7项整群随机对照试验（1999年至2011年之间），研究地点分别在孟加拉国（2项），印度（2项），马拉维（2项）和尼泊尔（1项），其中6项研究在乡村环境开展。大多数试验参与者是15～49岁的女性。干预方案为PLA循环，由经过培训的工作人员为使用PLA循环的妇女团体

提供相应帮助，PLA过程中赋予妇女能力以促进其寻求治疗、选择健康的怀孕过程及正确的新生儿护理行为。工作会议通常每月举行一次，并根据当地情况和条件适当调整。

纳入研究中小组会议的规模从309人到1414人不等，参加小组的孕妇所占百分比从2％至51％不等。7项试验中有五项干预和对照的设置均充分考虑了当地的文化特异性，4项研究对传统接生员（traditional birth attendants，TBA）进行培训并向TBA或初级保健机构提供基本生产相关的设备。敏感性分析通过排除三项小组会议参与率低的研究（低于参与孕妇的30％）进行对比分析。

这种多层次的，文化特异的干预措施如何影响孕产妇和新生儿结局是很难评估的。沟通和支持可能发挥重要作用，但其他机制也可能发挥了作用。

本系统评价的结果与2013年发布的相同主题的系统评价的结果一致，该报告为2014年世界卫生组织关于推动促进妇女群体的PLA循环的推荐意见提供证据基础。该推荐意见如下：建议通过促进妇女团体的PLA循环来实施社区动员，以改善孕产妇和新生儿的健康，特别是在低卫生服务覆盖的农村地区［强推荐；中等质量证据（新生儿死亡率），低质量证据（孕产妇死亡率和就医行为结果）］。

（三）预期不利效果的大小如何　判断结果为"微小"。

不确定 （don't know）	存在变异 （varies）	大 （large）	中 （moderate）	小 （small）	微小 （trivial）√

1. 研究证据　请参阅上面的证据总结表。没有发现干预对妇女团体小组的不利影响。

2. 其他考虑因素　请参阅上面的其他考虑因素。

（四）效果的证据质量如何　判断结果为"低"。

未纳入研究 （no included studies）	极低 （very low）	低 （low）√	中 （moderate）	高 （high）

1. 研究证据　请参阅上面的证据总结表。
2. 其他考虑因素　请参阅上面的其他考虑因素。

（五）患者重要结局指标的价值观是否存在重要的不确定性或变异性　判断结果为"可能不存在重要的不确定性或变异"。

价值观 （values）	重要的不确定性或变异（important uncertainty or variability）	可能存在重要的不确定性或变异（probably important uncertainty or variability）	可能不存在重要的不确定性或变异性（probably no important uncertainty or variability）√	不存在重要的不确定性或变异性（no important uncertainty or variability）

1. 研究证据　证据表明，来自高、中、低资源环境的妇女均重视怀孕过程并重视与其他孕妇和医疗保健提供者进行交流并获得支持的机会（高质量证据）。

2. 其他考虑因素　虽然系统评价显示干预对妇女群体的获益证据质量为中等且结果存在不确定性。但是妇女团体干预很可能增加了她们重视的沟通交流和社会支持，而且干预没有发现不利影响，故可判断妇女对主要结果的重视程度不太可能存在重要的不确定性或变异。

（六）有利结果和不利结果的比较是倾向于待推荐干预还是倾向于对照　判断结果为"可能有利于待荐方案"。

不确定（don't know）	存在变异（varies）	有利于对照（favours the comparison）	可能有利于对照（probably favours the comparison）	无倾向性（dose not favours either the potion or the comparison）	可能有利于待荐方案（probably favours the option）√	有利于待推荐方案（favours the option）

1. 研究证据　请参阅上述的证据描述。

2. 其他考虑因素　请参阅上述的证据描述。

（七）需要多少资源（成本）　判断结果为"中等资源消耗"。

不确定（don't know）	存在变异（varies）	大的资源消耗（large costs）	中等资源消耗（moderate costs）√	极小的消耗或节省医疗成本（negligible costs or savings）	中等的节省医疗成本（moderate savings）	节省医疗成本程度较大（large savings）

1. 研究证据　这些干预措施的成本因不同的应用环境差别较大，所以常常难以估算。成本需考虑干预组织者的时间、培训和监督等因素，因为这些因素是干预实施质量控制和干预成功与否的关键。下表8-6总结了干预措施的成本估计（以2011年国际美元标准计算）。

表8-6　干预措施的成本估计

国家	避免一个新生儿死亡的成本（$）	每100个新生儿出生所需要消耗的成本（$）
尼泊尔	22 961	24 245
印度	2770	4431
马维拉	17 604	19 521
孟加拉国	19 810	20 530

（八）支持资源利用的证据质量如何　判断结果为"低"。

未纳入研究（no included studies）	极低（very low）	低（low）	中（moderate）	高（high）
		√		

1. 研究证据　各个研究报告的成本存在差异。

2. 其他考虑因素　成本可能会因国家/地区而异，另外相同国家/地区内的不同机构也可能存在差异。

（九）成本效果分析的结果是支持干预还是对照　判断结果为"可能有利于待荐方案"。

不确定（don't know）	存在变异（varies）	有利于对照（favours the comparison）	可能有利于对照（probably favours the comparison）	无倾向性（dose not favour either the potion or the comparison）	可能有利于待荐方案（probably favours the option）	有利于待方案（favours the option）
					√	

1. 研究证据　中/低收入国家中提供和利用孕产妇和新生儿保健策略的系统评价表明存在强有力的证据支持干预具备成本效益。这些干预措施挽救每个生命的估计费用为268美元。尽管在每个试验中避免的新生儿死亡消耗的费用有所不同，但

相对于WHO推荐的标准而言，PLA循环是一种具有成本效益的干预措施。

2. 其他考虑 没有。

（十）对健康公平性的影响如何 判断结果为"可能增加"。

不确定 （don't know）	存在 变异 （varies）	减少 （reduced）	可能减少 （probably reduced）	可能没有 影响 （probably no impact）	可能增 加（prob- ably in- creased）	增加 （increased）
					∨	

1. 研究证据 该系统评价中有一项研究评估了干预对妇女群体公平性的影响，研究结果表明干预对社会经济最边缘化的人群的影响最大（干预组的新生儿死亡率比对照组低59%，非社会经济边缘化的人群则为36%）。

2. 其他考虑因素 PLA循环社区干预以及孕期家访等可促进交流，赋予能力最终促进弱势群体参与促进改善健康和加强广泛社区支持的活动中。PLA循环通常在边缘地区开展，这些地区一般不存在其他支持机制，在中低收入国家，贫困、受教育程度低且居住在农村地区的妇女拥有更低的卫生干预覆盖率和更差的妊娠结局，受教育程度较低的妇女更有可能有较低水平的孕产妇保健知识，因此提高孕产妇健康素养的有效干预措施应通过提高妇女获取、理解和使用教育材料的能力来减少健康的不公平性。

此外，处境不佳的妇女和资源匮乏地区的妇女往往缺乏情感、心理、文化和社会支持，也较难获得与卫生服务人员的有效沟通和信息服务，所以以小册子、视频或案例分享的形式提供的信息可能不是最有效的教育方式。在怀孕期间增加对妇女的支持可能有助于促进学习及参与护理并促进积极的怀孕体验。妇女参与干预小组是促进与弱势群体对话并赋予弱势群体参与医疗保健和获得支持的一种方式。

（十一）关键的利益相关方是不是能接受的待推荐的方案
判断结果为"可能接受"。

不确定 （don't know）	存在变异 （varies）	不可接受 （no）	可能不接受 （probably no）	可能接受 （probably yes）	接受 （yes）
				✓	

1. 研究证据 定性系统评价的证据表明，在各种情况和背景下，产妇如能在关怀和尊重下生产可促进其在小组干预中自然的参与交流（高质量证据）。从妇女的角度来看妇女小组干预很可能满足 ANC 的两个关键要求：获得和共享相关信息的机会以及与其他孕妇和医疗服务提供者发展支持关系的机会（高质量证据）。

系统评价证据表明，干预提供者在可用的资源下（通过妇女团体或产前检查）向妇女提供孕产相关信息并提供心理/情感支持的意愿强烈（高质量证据），干预提供者也在适当的管理支持下以协调有组织的方式提供干预服务（中质量证据）。

2. 其他考虑因素 没有。

（十二）待推荐的方案是不是可行 判断结果为"可能可行"。

不确定 （don't know）	存在变异 （varies）	不可行 （no）	可能不可行 （probably no）	可能可行 （probably yes）	可行 （yes）
				✓	

1. 研究证据 定性证据表明参与妇女小组活动的医疗保健提供者可能需要接受其他培训来帮助促进干预效果，这在某些资源匮乏的环境中可能是一个障碍（高质量证据）。妇女小组可能需要对干预服务内容进行重组，来自多个实施机构或组织的证据表明此干预的实施需要一种清晰、积极和包容的管理风格（中等质量证据）。

2. 其他考虑 与仅基于项目的干预研究相比，引入现有公共部门卫生工作者和地方卫生系统的社区干预可能更可行并更有可能成功。

三、结论

（一）判断总结　见表8-7。

表8-7　妇女小组参与PLA循环干预推荐意见制订EtD过程分析结果总结

问题（problem）	不确定（don't know）	存在变异（varies）	不优先（no）	可能不优先（probably no）	可能优先（probably yes）	优先（yes）√
有利效果（desirable effects）	不确定（don't know）	存在变异（varies）	微小的（trivial）	小的（small）	中的（moderate）√	大的（large）
不利效果（undesirable effects）	不确定（don't know）	存在变异（varies）	大的（large）	中的（moderate）	小的（small）	微小的（trivial）√
证据的可信度（certainty of the evidence）	未纳入研究（no included studies）		极低（very low）	低（low）√	中（moderate）	高（high）
价值观（values）			重要的不确定性或变异（important uncertainty or variability）	可能重要的不确定性或变异（probably important uncertainty or variability）	可能不重要的不确定性或变异性（probably no important uncertainty or variability）√	不重要的不确定性或变异性（no important uncertainty or variability）

续　表

问题 (problem)	不确定 (don't know)	存在变异 (varies)		不优先 (no)	可能不优先 (probably no)	可能优先 (probably yes)	优先 (yes) √
效果的平衡 (balance of effects)	不确定 (don't know)	存在变异 (varies)	有利于对照 (favours the comparison)	可能有利于对照 (probably favours the comparison)	无倾向性 (does not favours either the potion or the comparison)	可能有利于待荐方案 (probably favours the option) ∨	有利于待荐方案 (favours the option)
资源消耗 (resources required)	不确定 (don't know)	存在变异 (varies)	大的资源消耗 (large costs)	中等资源消耗 (moderate costs) ∨	极小的消耗或节省医疗成本 (negligible costs or savings)	中等的节省医疗成本 (moderate savings)	节省医疗成本程度较大 (large savings)
资源消耗证据的确定性 (certainty of evidence of required resources)	未纳入研究 (no included studies)			极低 (very low)	低 (low) ∨	中 (moderate)	高 (high)

续表

问题 (problem)	不确定 (don't know)	存在变异 (varies)	不优先 (no)	可能不优先 (probably no)	可能优先 (probably yes)	优先 (yes) √
成本效果比 (cost-effectiveness)	不确定 (don't know)	存在变异 (varies)	有利于对照 (favours the comparison)	可能有利于对照 (probably favours the comparison); 无倾向性 (dose not favour either the potion or the comparison)	可能有利于待方案 (probably favours the option) √	有利于待方案 (favours the option)
公平性 (equity)	不确定 (don't know)	存在变异 (varies)	减少 (reduced)	可能减少 (probably reduced); 可能没有影响 (probably no impact)	可能增加 (probably increased) √	增加 (increased)
可接受性 (acceptability)	不确定 (don't know)	存在变异 (varies)	不接受 (no)	可能不接受 (probably no)	可能接受 (probably yes) √	接受 (yes)
可行性 (feasibility)	不确定 (don't know)	存在变异 (varies)	不可行 (no)	可能不可行 (probably no)	可能可行 (probably yes) √	可行 (yes)

（二）推荐意见

强不推荐 （Strong rec- ommenda- tion against the option）	弱不推荐 （Conditional recommenda- tion against the option）	尚无法做出推荐 （Conditional rec- ommendation For either the option or the comparison）	弱推荐 （Conditional recommen- dation for the option）	强推荐 （Strong Rec- ommendation for the op- tion）
			√	

1. **推荐意见**　建议采取妇女团体的参与性学习和行动循环来实施社区动员，以改善孕产妇和新生儿的健康，特别是在缺乏卫生服务资源的农村地区。干预为妇女提供交流机会促进其讨论怀孕期间的需求，感受以及影响获得照护的障碍因素，并增加对孕妇的沟通和支持。

有关推荐意见的详细信息和指南，包括重要的实施注意事项，可以在2014年WHO关于使用PLA循环的妇女群体的相关推荐意见中找到。

2. **判断理由**　使用PLA循环的妇女发生围产期死亡的人数下降，参与产前保健的次数增加，而且干预可以给参与者提供她们非常重视的交流和支持的机会进而促进了公平性，同时也提高了医疗资源不足的人群的自我保健能力，并带来健康益处。尽管干预成本因不同干预环境有一定的变化，但干预仍可能是具备成本效益的。

3. **亚组考虑因素**　不适用。

4. **实施考虑因素**

（1）为了确保相关获益，干预的时间不应短于3年。

（2）干预措施应有足够的人群覆盖面。有证据表明，如果有超过30%的孕妇参加，团体小组干预可能效果更好，但是目前的证据还不确定。干预效果也可能因不同的实施环境而有所区别。例如，它可能取决于本地已有的干预环境的实力和凝聚力。

（3）高素质的干预推动者是建立和维持团队及提高效率的

关键。因此对干预推动者的良好培训和支持至关重要。

（4）尽管它是"社区干预"，但与任何大规模干预一样也必须得到适当的结构、系统和过程的支持。例如，每个干预推动者每月应负责不超过8～10个小组活动，并且必须有足够的资源来支持此活动。

（5）实施应包括对潜在危害（例如性别暴力、与卫生服务提供者或其他社区成员的冲突）的认识。在整个实施过程中应监控潜在危害，以便对其进行管理。

（6）干预措施必须进行因地制宜的调整，以反映每个国家的情况、具体能力和制约因素。将干预措施作为国家社区卫生发展战略、计划或其他社区发展规划的一部分来实施，可能会增加覆盖面和可持续性。

（7）妇女团体不应孤立地运作。尽可能与社会团体合作。

5. 可能与实施相关的特定环境因素　在设计及实施过程中应考虑以往社区参与的情况、其他干预群体的存在、当地的决策结构和过程。

需要有关当地的实施障碍和促进因素以及干预措施对妇女的可接受性的依据。实施过程应考虑男性和社区其他成员（例如宗教团体）的作用，以及他们如何以及何时参与该过程。

干预实施过程应根据群组人员的特征进行调整，例如要考虑识字和算术水平，对语言或可视化方法的偏爱。在制定干预方法时应考虑种族、宗教、群体和其他社会类别对小组的机能或动力的影响。

6. 监测和评估　干预措施的实施应受到持续的监控和评估，以确保高质量实施并适应当地情况。

7. 研究重点

（1）确定哪种类型的参与式妇女小组是最好的，包括最佳的小组规模、参与者的类型（仅孕妇/育龄妇女/所有妇女）、促进者的类型和数量以及促进健康的干预内容。

（2）确定混合性别小组的可行性和可接受性。

（3）确定以机构为基础的或与本地卫生系统合作的最佳模型。

（4）确定动员社区积极参与的最佳模式。

（5）探索此干预起效的作用机理。

（6）需要更多的研究来了解在不同情况下社区动员参与围产促进对产妇寻求医疗照护的影响。

*此例是巴勃罗·阿隆索－科埃洛（Pablo Alonso-Coello），珍妮·莫伯格（Jenny Moberg），以及安迪·奥克斯曼（Andy Oxman）基于WHO相关指南信息整理而成。原文中参考文献略去。

（靳英辉　刘云兰　王梦书）

参 考 文 献

［1］Andrews J，Guyatt G，Oxman AD，et al. GRADE guidelines：14. Going from evidence to recommendations：the significance and presentation of recommendations［J］. Journal of Clinical Epidemiology，2013，66（7）：719-725.

［2］Holger J Schünemann，W Wiercioch，I Etxeandia，et al. Guidelines 2.0：systematic development of a comprehensive checklist for a successful guideline enterprise［J］. Recenti Progressi in Medicina，2014，186（3）：123-142.

［3］Holger Schiinemann，Wojtek Wiercioch，Itziar Etxeandicl，等. 指南2.0：为成功制订指南而系统研发的全面清单［J］. 中国循证医学杂志，2014，14（9）：1135-1149.

［4］Treweek S，Oxman AD，Alderson P，et al. Developing and evaluating communication strategies to support informed decisions and practice based on evidence（DECIDE）：protocol and preliminary results［J］. Implementation Science，2013，8（1）：6.

［5］Moberg J，Alonso-Coello P，Oxman AD. GRADE Evidence to Decision（EtD）Frameworks Guidance. Version 1.1［updated May 2015］，The GRADE Working Group，2015. Available from：https://

ietd.epistemonikos.org/#/help/guidance. [2020-04-17].

[6] Alonso-Coello P, Schünemann HJ, Moberg J, et al. GRADE Evidence to Decision (EtD) frameworks: a systematic and transparent approach to making well informed healthcare choices. 1: Introduction [J]. British Medical Journal, 2016, 353: i2016.

[7] Alonsocoello P, Oxman AD, Moberg J, et al. GRADE Evidence to Decision (EtD) frameworks: a systematic and transparent approach to making well informed healthcare choices. 2: Clinical practice guidelines [J]. British Medical Journal, 2016, 353: i2089.

[8] Jenny M, Oxman A D, Sarah R, et al. The GRADE Evidence to Decision (EtD) framework for health system and public health decisions [J]. Health Research Policy and Systems, 2018, 16 (1): 45.

[9] World Health Organization. WHO recommendation on community mobilization through facilitated participatory learning and action cycles with women's groups for maternal and newborn health. Geneva: World Health Organization, 2014.

[10] World Health Organization. Maternal mortality. Fact sheet No. 348. Geneva: World Health Organization, 2014.

[11] World Health Organization. WHO recommendations on health promotion interventions for maternal and newborn health 2015. Geneva: World Health Organization, 2015.

[12] World Health Organization. WHO recommendations on antenatal care for a positive pregnancy experience. Geneva: World Health Organization, 2016.

第九章

应用GRADE改编现有指南

提要

在现有指南的基础上，结合本地区的实际情况改编现有指南，可以提高效率，降低成本，缩短指南制订周期。"ADOLOPMENT"是GRADE工作组基于国际标准化的指南制订流程开发的一种适用于指南改编的方法学工具。"ADOLOPMENT"指南改编流程共包括8个步骤：①成立指南工作组；②遴选指南主题；③优选临床问题；④利用GRADE证据决策表；⑤更新系统评价和查找当地数据；⑥制作GRADE证据概要表和证据决策表；⑦形成推荐意见和推荐强度分级；⑧完成指南改编工作。采用"ADOLOPMENT"方法改编现有指南，可高效利用现有指南及其证据，避免某些证据的重复评价，能够全面记录指南从证据到推荐意见的过程，确保改编的透明性，有利于指南使用者了解指南的改编流程，同时提高改编指南的可接受性和可信程度。

第一节　改编现有指南的必要性

无论是针对个人、群体，还是针对整个卫生系统的循证决策，指南都发挥着至关重要的作用。目前，有不少指南制订机构都在制订国际层面的指南，这些指南在具体实施时，需要考虑当地的法律问题、监管要求，以及不同国家和地区宗教、文化、经济等方面的特点（好的指南应该因地制宜），以便使指南具有更高的推广价值。但部分指南制订机构没有充足的资金和其他资源来制订新的指南，此时他们可以选择：①直接采纳现有推荐意见；②改编现有推荐意见；③基于现有证据综合制订新的推荐意见。虽然三种方法都需要先建立恰当的指南专家组，但在后续过程中的投资和花费却大相径庭。

直接采纳现有推荐意见意味着不对现有推荐意见做任何改动，直接应用到当前环境中，而前提是这些推荐意见要足够可信。可信的推荐意见源自最严格的指南制订标准和流程。在采纳之前，指南专家组需要评价指南并最终对指南推荐意见的方向和强度达成共识，需要注意的是，直接采纳推荐意见的条件是与原始推荐意见中所涉及的患者人群、干预和对照相吻合，对指南范围和具体推荐意见的选择也应该注重在当地环境中的实用性。虽然有多种条件限制，但采用现有指南推荐意见仍然不失为一种最快捷和最具性价比的方式。

对于使用现有指南和改编现有指南，均会涉及卫生问题的确定，查找关注这些问题的相关指南，严格评价指南，然后才能决定是直接利用还是改编现有指南中的推荐意见。此外还要考虑到指南推荐意见在具体环境中使用的可信程度、时效性、可接受性、适用性和可行性。改编的推荐意见在原始推荐意见的基础上可改变推荐意见的人群、干预措施、对照措施和证据质量。

采纳和改编现有推荐意见，都需要明确相关问题和推荐意见所适用的医疗机构，同时考虑以下两个方面，一是利用有限的资源，最大限度地为当地的卫生问题提供指导服务，二是在考虑到当地医疗环境问题的基础上，提高资源的利用度。基于上述两个方面，指南制订者必须要确定哪些推荐意见需要改编。WHO在2005年针对如何遴选推荐意见进行改编给出了具体的标准，如实施推荐意见需要较大的成本，或价值观差异很大的情况下，需要进行指南的改编。此外，国际上指南改编小组（ADAPTE）也为指南改编提供了详细的流程。尽管改编现有指南可以降低指南制订的工作量和成本，但如果需要改编的信息难以获得，那么也会增加指南改编的资源和成本。一些国际上知名的指南制订机构的指导手册就指南的改编或应用的条件进行了说明，如WHO指南制订手册中就指出，中低收入国家由于和发达国家的医疗条件存在较大差异，推荐意见的实施具有不确定性，因此需要对现有指南的推荐意见进行改编才能使用。

原始指南制订过程的透明性有利于指南后期的改编工作。但现有指南的全文中有可能不包括指南改编或应用所需要的具体信息，如指南制订采用的方法和利益冲突管理的信息等。改编现有指南的推荐意见，涉及的内容包括构建新的问题以及从现有指南的推荐意见中寻找答案，具体可以从现有指南包含的系统评价和卫生技术评估入手。指南改编的过程应该遵从国际指南小组采用的方法。高质量的推荐意见应该包含三个方面：基于系统评价，对证据的严格评估以及如何从证据到推荐意见的透明过程。

第二节　"ADOLOPMENT" 简介

"ADOLOPMENT" 是GRADE工作组基于国际标准化的指南制订流程开发的用于改编现有指南的方法，主要包括三个方面的内容：采纳现有推荐意见，改编现有推荐意见和制订新的推荐意见。具体流程见图9-1。

一、采纳现有推荐意见

在GRADE证据决策表中会要求指南专家组考虑影响推荐意见的方向，推荐强度和实施效果的因素有哪些，并达成共识。指南小组成员在评估原始推荐意见的证据体时，需要判断

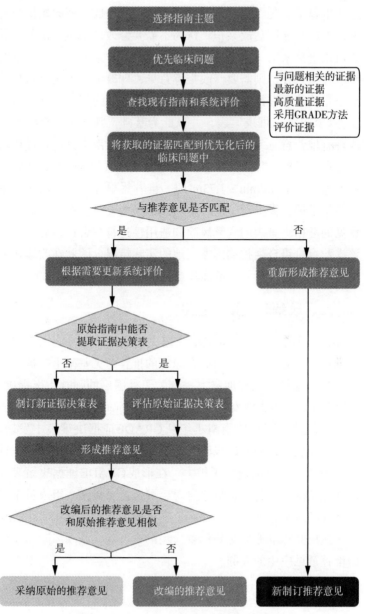

图9-1 "ADOLOPMENT"改编指南流程

这些推荐意见是否需要修改，如果指南小组成员就原始推荐意见的方向和强度达成共识，认为不需要修改，则该条推荐意见就可以直接采纳。如果指南小组认为该推荐意见与实际实施的环境存在差异，则需要修改推荐意见，即改编。无论是直接采纳还是改编现有推荐意见，指南小组均需要为每一条推荐意见制作GRADE证据决策表，并以此为基础，判断是否有必要修改现有推荐意见。例如一部来自于北美的指南中针对肾透析的推荐意见提到，"针对首次肾透析成人患者（＞18岁），在肾小球滤过率＜15ml/min·1.73m^{2}时，推荐尽早开始透析治疗（中等质量证据，强推荐）"。沙特阿拉伯指南委员会在对该条推荐意见的证据决策表的利弊风险和适用性进行综合评估后，认为该推荐意见符合阿拉伯国家当地的实际情况，因此在改编相关指南时，直接采用了该条推荐意见。

二、改编现有推荐意见

指南小组在评估GRADE证据决策表后，也可能认为原始的推荐意见需要修改，因而在原有的推荐意见基础上，提出了新的推荐意见。例如加拿大一部关于乳腺癌的筛查指南提出，应该对40～50岁的女性人群进行乳腺癌筛查，推荐强度为弱推荐。但沙特阿拉伯指南小组从GRADE证据决策表中发现，当地乳腺癌的发病基线风险高于加拿大，因而对该条推荐意见中的年龄筛查范围进行了扩大。在形成GRADE证据决策表以及从原始推荐意见中提取信息时，可以记录指南小组成员未与原始推荐意见达成共识的原因，在上面提到的案例中，推荐意见未达成共识的原因是指南要应用的人群疾病基线风险高于原始推荐意见应用的人群。

三、制订新的推荐意见

在改编现有指南的过程中，有时会发现现有指南针对的某一问题因为证据不足，没有形成推荐意见，但在更新指南时发现了较多的新证据，此时则需要重新制订推荐意见。如英国NICE指南中关于"急性ST段抬高性心肌梗死和冠状动脉多血管病变的患者，是采用多血管还是仅受累血管经皮冠状动脉扩张术"这一问题是基于2个临床试验的结果，NICE指南制订小组当时考虑到证据不充分，因而没有针对该问题制订推荐意见，沙特阿拉伯指南制订委员会通过更新检索发现了另外2个新的临床试验也关注了这两种方案的利弊，总的研究样本从2个试验的200名患者到4个试验的1000名患者。最终沙特阿拉伯指南制订小组在平衡了证据的利弊、证据质量、效应量、基线风险以及当地的情况后制订了新的推荐意见，即建议急性ST段抬高性心肌梗死和冠状动脉多血管病变的患者，采用多血管经皮冠状动脉扩张术的益处高于仅受累血管经皮冠状动脉扩张术（低质量证据，弱推荐）。

第三节　"ADOLOPMENT"使用流程

尽管改编现有指南相对于制订全新的指南需要的时间和资源更少，但仍然需要指南制订和证据合成方面的专业人员参与且使用标准化的改编方法。同时还需有专门的文献检索人员负责文献的更新，系统评价专业人员负责证据综合，以及指南小组会议的主持者负责协调和安排指南改编的计划和进度。"ADOLOPMENT"指南改编流程共包括以下8个步骤。

一、成立指南工作组

指南制订工作组的成员主要是由当地的卫生专业人员构成，一般5～10人，还应该包含少数患者代表。制订小组的主要职责是对指南问题的重要性和优先性进行排序、在指南会议上形成推荐意见并撰写指南全文。所有工作组的成员参与指南工作前均需要按照WHO的标准进行利益冲突声明。GRADE方法学家的主要职责是与指南制订小组成员保持沟通，进行文献检索、更新系统评价、评价证据质量、制订GRADE证据决策表以及主持指南工作组会议。

二、遴选指南主题

一般由GRADE方法学家先整理一些备选的指南主题，然后交给指南制订小组成员，根据当地的卫生环境和文化背景进行遴选和补充，再由GRADE方法学家评估指南改编的可行性。主题的遴选可首先来源于GRADE方法分级的现有指南，分析其中的结果总结表和证据概要表，同时还可以根据原始指南的检索策略，检索系统评价以便获取有价值的问题。

三、优先临床问题

针对之前提出的临床问题，指南制订小组成员可以通过问卷调查的方式对问题的重要性进行打分。GRADE工作组采用9分法对问题的重要性进行打分（1分代表最不重要，9分代表最重要）。指南制订小组的成员在进行问题重要性打分时需要考虑到患者的价值观，干预措施的有效性，法律因素（如有些干预在特定宗教信仰的人群中不能进行）以及资源的可及性（例如推荐的干预措施在当地普及度差）等因素。根据每个问题的重要性得分的中位数或均数进行排序，从而确定临床问题的优先顺序。排序好的临床问题会再次提交给指南制订小组成员，以便确认没有疏漏。

四、利用GRADE证据决策表

完成GRADE证据决策表是完成改编现有指南推荐意见的重要环节。GRADE证据决策表包含关于推荐意见利弊权衡的证据总结，关注问题的基线风险，患者的偏好与价值观，资源利用与成本，干预措施的可行性和可接受性以及干预措施在具体实施环境中的公平性。根据临床问题重要性的优先顺序，针对每个临床问题，分别制作GRADE证据决策表。首先检索现有的高质量指南、系统评价和卫生技术评估，如果检索到的系统评价发表年份过早，则需要对上述证据体进行更新，此外还需要补充检索当地证据，以便形成符合当地实情的推荐意见。

五、更新系统评价和查找当地数据

如果纳入系统评价的检索时间距指南制订已超过3个月，则GRADE方法学家需要根据原始系统评价的检索策略对其进行更新。针对患者偏好与价值观，以及干预措施的成本，GRADE方法学家可通过快速评价相关研究做出综合分析。对于反映当地患者偏好与价值观、资源利用以及疾病的流行病学特征的研究和数据信息，可由熟悉当地情况的指南小组成员完成。

六、制作GRADE证据概要表和证据决策表

越来越多的指南在推荐意见形成的过程中采用GRADE证据决策表，GRADE证据决策表可以结构化呈现指南推荐意见的利弊、证据质量、成本和适用性等信息，见表9-1，有利于指南小组成员宏观把握推荐意见的形成。GRADE方法学专家会针对每一个指南问题制作GRADE结果总结表和证据概要表。GRADE证据概要表总结了备选干预措施的相对效应以及每个结局指标的证据质量等信息。每个证据表均需要由资深GRADE方法学专家进行同行评审，然后再由GRADE方法学专家制作成GRADE证据决策表。GRADE证据决策表可结构化呈现干预措施的基线风险、患者偏好与价值观、资源利用和成本、卫生公平性、适用性和可接受性等信息，有利于提高指南小组成员讨论的效率。具体制作GRADE证据表和决策表可以采用GDT工具。

表9-1　GRADE证据决策表中影响推荐意见的方向和推荐强度的因素

影响因素	如何影响推荐意见的方向和推荐强度
问题	临床问题的遴选是根据当地的疾病负担、发病情况和基线风险等因素确定的，针对覆盖范围越广泛和越重要的临床问题，越有利于形成强推荐
偏好与价值观	如果患者的偏好与价值观没有进行充分考虑，则可能会影响健康结局
证据质量	越高质量的证据，越有利于形成强推荐
利弊平衡与疾病负担	要求评价干预措施利弊的绝对效应和重要程度，利弊的差距越大，越有利于形成强推荐
资源利用	干预措施对资源的利用越具有优势或越没有优势，越有利于形成强推荐
公平性	干预措施降低不公平或增加公平性的可能性越大，越有利于形成强推荐
可接受性	干预措施被大部分利益相关者接受的可能性越大，越有利于形成强推荐
可行性	干预措施适用于大部分利益相关者的可能性越大，越有利于形成强推荐

七、形成推荐意见和推荐强度分级

改编后的指南推荐意见需要召开指南会议进行讨论，指南会议一般由一名方法学专家担任主席负责主持，另外有1～2名副主席负责协调工作。指南会议主要是讨论和评审GRADE证据决策表以及通过共识和投票的方式形成推荐意见。推荐意见的方向和推荐强度可通过GRADE决策表记录。指南会议要达成的结果还包括对推荐意见的监测和评估方案的考虑。

八、完成指南改编工作

指南改编的内容包括直接采用现有指南的推荐意见，结合当地证据改编现有指南推荐意见以及制作新的推荐意见。基于上述的内容，通过检索现有指南、系统评价、卫生技术评估以及当地证据，并应用GRADE方法对上述证据体重新进行严格评价和整合，按照临床问题的优先顺序，制作GRADE证据表和决策表，并在指南会议上进行讨论和达成共识，最终确定新的推荐意见的方向和推荐强度，如此则基本上完成了指南的改编工作。指南改编有3个重要环节：①查找高质量的现有临床指南和相关系统评价，该部分主要由系统评价和指南方法学专家进行。②为每一条推荐意见制作GRADE证据决策表，该步骤涉及查找现有指南和系统评价中的证据决策表，并根据补充检索的证据对决策表进行更新，为后续推荐意见的产生提供支持。③最终对推荐意见的应用、改编和重新制订均取决于指南制订小组预期对原始推荐意见的修改程度。

第四节 "ADOLOPMENT"的优势与局限性

GRADE工作组研发这套针对现有指南改编的方法称为"ADOLOPMENT"，包含3个部分，采用现有指南推荐意见，改编原始指南推荐意见，以及形成新的推荐意见。这3个部分均是在GRADE证据决策表的基础上进一步完善。目前WHO也正在采用这种方法改编现有指南。采用"ADOLOPMENT"改编现有指南具有以下优势：首先是可以充分利用现有的证据，尤其是现有的高质量指南，可以避免重新制作系统评价和评价证据的重复工作。其次可以极大缩短指南制订的周期，一般1年以内就可以完成1部指南的改编工作，而标准指南的制订至少需要3年时间。此外，"ADOLOPMENT"指南改编利用GRADE证据决策表记录了指南工作组对证据的考虑以及如何从证据到推荐意见的过程，确保了改编过程的透明性，不仅有利于当地的指南使用者了解指南的改编流程，也可以提高改编指南的可接受性和可信程度，还有利于将来检索新证据对改编的指南进行更新。

"ADOLOPMENT"指南改编方法也具有一定的局限性，一方面是采用GRADE证据决策表难以综合各种类型的数据，可能仅有部分研究符合GRADE证据决策表的纳入标准，即对证据的整合力度有限。GRADE工作组也在努力解决该问题。另一方面，在提取现有指南的推荐意见和证据信息时，指南改编小组成员可能会遇到现有指南信息不透明造成的信息提取障碍问题。

（姚　亮　任梦娟　王　琪）

参 考 文 献

［1］van der Weijden T，Boivin A，Burgers J，et al. Clinical practice guidelines and patient decision aids. An inevitable relationship［J］. Journal of Clinical Epidemiology，2012，65（6）：584-589.

［2］Schunemann HJ，Fretheim A，Oxman AD. Improving the use of research evidence in guideline development：13. Applicability，transferability and adaptation［J］. Health Research Policy and Systems，2006，4（1）：25.

［3］Fervers B，Burgers JS，Haugh MC，et al. Adaptation of clinical guidelines：literature review and proposition for a framework and procedure［J］. International Journal for Quality in Health Care，2006，18（3）：167-176.

［4］Fervers B，Burgers JS，Voellinger R，et al. Guideline adaptation：an approach to enhance efficiency in guideline development and improve utilization［J］. British Medical Journal Quality and Safety，2011，20（3）：228-236.

［5］Guyatt GH，Oxman AD，Santesso N，et al. GRADE guidelines：12. Preparing summary of findings tables-binary outcomes［J］. Journal of Clinical Epidemiology，2013，66（2）：158-172.

［6］Brozek JL，Bousquet J，Baena-Cagnani CE，et al. Allergic Rhinitis and its Impact on Asthma（ARIA）guidelines：2010 revision［J］. Journal of Allergy and Clinical Immunology，2010，126（3）：466-476.

［7］Brozek JL，Baena-Cagnani CE，Bonini S，et al. Methodology for development of the Allergic Rhinitis and its Impact on Asthma guideline 2008 update［J］. Allergy，2008，63（1）：38-46.

［8］Rosner S，Hackl-Herrwerth A，Leucht S，et al. Acamprosate for alcohol dependence［J］. Cochrane Database of Systematic Reviews，2010，9：CD004332.

［9］Fiocchi A，Brozek J，Schünemann HJ，et al. World Allergy Organization（WAO）Diagnosis and Rationale for Action against Cow's Milk Allergy（DRACMA）guidelines［J］. Pediatric Allergy Immunology，2010，21（Suppl 21）：1-125.

［10］Fiocchi A，Schünemann HJ，Brozek J，et al. Diagnosis and Rationale for Action Against Cow's Milk Allergy（DRACMA）：a summary report［J］. Journal of Allergy Clinical Immunology，2010，126（6）：1119-1128.

［11］Santesso N，Schünemann HJ，Blumenthal P，et al. World Health Organization guidelines：use of cryotherapy for cervical intraepithelial neoplasia［J］. International Journal Gynaecology and Obstetrics，2012，118（2）：97-102.

［12］World Health Organization. Estonian Handbook for Guidelines Development，2011. Available form：http://whqlibdoc.who.int/publications/.［2020-04-17］.

［13］Busse JW，Kaur J，Mollon B，et al. Low intensity pulsed ultrasonography for fractures：systematic review of randomised controlled trials［J］. British Medical Journal，2009，338：b351.

［14］Andrews J，Guyatt G，Oxman AD，et al. GRADE guidelines：14. Going from evidence to recommendations：the significance and presentation of recommendations［J］. Journal of Clinical Epidemiology，2013，66（7）：719-725.

［15］Andrews JC，Schünemann HJ，Oxman AD，et al. GRADE guidelines：15. Going from evidence to recommendation-determinants of a recommendation's direction and strength［J］. Journal of Clinical Epidemiology，2013，66（7）：726-735.

［16］Schunemann HJ，Wiercioch W，Etxeandia I，et al. Guidelines 2.0：systematic development of a comprehensive checklist for a successful guideline enterprise [J]. Canadian Medical Association Journal, 2014, 186 (3): E123−142.

[17] Institute of Medicine Committee on Standards for Developing Trustworthy Clinical Practice Guidelines. Clinical practice guidelines we can trust [M]. Washington, DC: The National Academies Press, 2011. Available form: http://www.nap.edu/openbook.php?record_id513058. [2020−04−17].

[18] Qaseem A, Forland F, Macbeth F, et al. Guidelines International Network: toward international standards for clinical practice guidelines [J]. Annals of Internal Medicine, 2012, 156 (7): 525−531.

[19] Schünemann HJ, Wiercioch W, Brozek J, et al. GRADE Evidence to Decision Frameworks for adoption, adaptation and de novo development of trustworthy recommendations: GRADE-ADOLOPMENT [J]. Journal of Clinical Epidemiology, 2016, 81: 101−110.

[20] The Saudi Center for Evidence Based Healthcare (EBHC): Clinical Practice Guidelines. Available form: http://www.moh.gov.sa/endepts/. [2020−04−17].

[21] Alonso-Coello P, Oxman AD, Moberg J, et al. GRADE Evidence to Decision (EtD) frameworks: a systematic and transparent approach to making well informed healthcare choices. 2: Clinical practice guidelines [J]. British Medical Journal, 2016, 353: i2089.

[22] Alonso-Coello P, Schünemann HJ, Moberg J, et al. GRADE Evidence to Decision (EtD) frameworks: a systematic and transparent approach to making well informed healthcare choices. 1: Introduction [J]. British Medical Journal, 2016, 353: i2016.

[23] Schünemann HJ, Mustafa R, Brozek J. [Diagnostic accuracy and linked evidence testing the chain] [J]. Zeitsdrift für Evidens' Fortbildung and Qualitatssidherung, 2012, 106 (3): 153−160.

[24] Schünemann HJ, Oxman AD, Akl EA, et al. Moving from evidence to developing recommendations in guidelines: article 11 in Integrating and coordinating efforts in COPD guideline development. An official ATS/ERS workshop report [J]. Proceedings of the American Thoracic Society, 2012, 9 (5): 282−292.

[25] Guyatt GH, Thorlund K, Oxman AD, et al. GRADE guidelines: 13.

Preparing summary of findings tables and evidence profiles-continuous outcomes [J]. Journal of Clinical Epidemiology, 2013, 66（2）: 173-183.

[26] Santesso N, Carrasco-Labra A, Langendam M, et al. Improving GRADE Evidence Tables part 3: guidance for useful GRADE certainty in the evidence judgments through explanatory footnotes [J]. Journal of Clinical Epidemiology, 2016, 74: 28-39.

[27] Schüenemann HJ, Oxman AD, Higgins JPT, et al. Chapter 11: presenting results and 'Summary of findings' tables. In: Higgins JPT, Green S, editors. Cochrane Handbook for Systematic Reviews of Interventions Version 510. West Sussex, UK: The Cochrane Collaboration; 2011: 2011. (updated March2011). Available form: http://www.cochrane-handbook.org./ [2020-04-17].

[28] Guyatt G, Oxman AD, Akl EA, et al. GRADE guidelines: 1. Introduction-GRADE evidence profiles and summary of findings tables [J]. Journal of Clinical Epidemiology, 2011, 64（4）: 383-394.

[29] GRADEpro Guideline Development Tool. Hamilton, Canada: McMaster University, 2015.

[30] Schüenemann HJ, Mustafa R, Brozek J, et al. GRADE Guidelines: 16. GRADE evidence to decision frameworks for tests in clinical practice and public health [J]. Journal of Clinical Epidemiology, 2016, 76: 89-98.

[31] National Institute for Health and Care Excellence. Developing NICE Guidelines: The Manual. London: National Institute for Health and Care Excellence (NICE), 2015, Process and Methods Guides No. 20.

[32] World Health Organization. WHO Handbook for guideline development [M]. Geneva, Switzerland: World Health Organization. 2014.

[33] Schünemann HJ, Wiercioch W, Brozek J, et al. GRADE Evidence to Decision (EtD) frameworks for adoption, adaptation, and de novo development of trustworthy recommendations: GRADE-ADOLOPMENT [J]. Journal of clinical epidemiology, 2017, 81: 101-110.

[34] 王子君，姚亮，刘练，等. GRADE指南改编方法"ADOLOPMENT"介绍 [J]. 中国循证医学杂志，2018（1）: 109-115.

[35] 陈耀龙，张先卓，周奇，等. 临床实践指南的改编 [J]. 协和医学杂志，2020，011（001）: 102-108.

第十章

GRADE方法学家的培训与认证

▦ 提要

    GRADE方法学家是应用GRADE制订指南的核心组成人员。GRADE资格认证量表对GRADE方法学家的相关知识、技能、培训和研究经历进行了说明，可以帮助遴选合适的GRADE方法学家。GRADE资格认证量表主要包含3个方面内容：①研究人员自己报告参与GRADE的培训和相关经历；②通过具体的案例评价研究人员对GRADE分级的熟练程度；③独立评估研究人员的理论知识和熟练程度，提出作为合格的GRADE方法学家的最低要求。这三个评估环节可以与有经验的GRADE方法学家或指南制订小组中受过GRADE系统培训的研究人员通过邮件沟通或其他形式的交流实现。在GRADE资格认证量表中，对推荐意见的证据质量评价是最重要的，GRADE方法学家的技能和背景可以最后考虑。GRADE资格认证量表的使用可根据具体的环境和需求进行适当改编。

第一节　GRADE方法学家的角色与培训

一、GRADE方法学家在指南制订中的角色

    GRADE方法学家参与指南的制订，总体需要完成4个方

面的工作：①结构化指南关注的临床问题，基于这些临床问题后期形成指南的推荐意见，一般按照PICO的形式进行解构；②对来自一个或多个系统评价的证据体进行证据质量分级；③辅助指南小组形成推荐意见；④进行GRADE教学。高质量完成指南中GRADE相关工作包括：核对和确保GRADE证据分级表无差错；对每一个结局指标的结果进行合理的总结；确保对GRADE每个升降级因素的分析均是在GRADE的理论框架内进行，并且分级过程透明可靠。而在基于证据形成推荐意见环节，高质量的工作包括应用清晰的框架形成推荐意见，准确评价每个结局指标的证据质量是否能够支撑推荐意见，并确保推荐意见简明、扼要、具有可操作性。此外，还需确保使用统一的GRADE符号，表明推荐意见的方向和推荐强度，以及对推荐意见进行合理的解释。

二、GRADE方法学家培训与认证的必要性

研究表明在应用GRADE的过程中，接受过培训或有过相关背景人员的工作质量更高。穆斯塔法（Mustafa）等人的研究显示，通过GRADE培训，卫生研究专业的研究生针对一些重要结局指标证据质量分级结果的一致程度平均可达到0.66［95%CI（0.56，0.75）］。兰州大学GRADE中心研究人员开展的一项预试验结果显示，两名GRADE分级人员分级结果的一致性可达到0.75［95%CI（0.50，0.89）］，随着分级人员数量的增加，一致性也随之增加。另一项在指南制订小组成员中进行的1小时GRADE培训的研究也得出了类似的结果。

此前，没有机构对GRADE方法学家进行资格认证，要求这些专业人员应该具有特定的学术背景或培训，也没有相应的评价工具或标准用于评价遴选GRADE方法学家。但这些问题对依赖GRADE方法学家协助系统评价制作和指南制订的机构而言至关重要，同时对系统评价和指南的使用者也有影响。为探索解决此类问题，WHO指南评审委员会联合GRADE指

导小组（GRADE Guidance Group）、GRADE中心和协作组织
（GRADE Centers and Networks）、Cochrane协作网（Cochrane
Collaboration）共同研发了专门评价GRADE方法学家资格认
证量表（以下简称GRADE资格认证量表）。其目的是为指南
制订者遴选具有一定GRADE知识和技能且具有相关经验的
GRADE方法学家协助制订高质量指南提供指导，具体包括两
个方面：①为指南制订者评价GRADE方法学家的知识水平提
供判断标准；②为从事指南GRADE相关工作的专业人员的资
历设定最低门槛，为指南制订者根据自己的需求遴选合适的
GRADE方法学家参与指南制订提供建议，但不是为个人颁发
GRADE资历证书。

第二节　GRADE方法学家认证方法

如果想要高质量完成GRADE分级的相关工作，要求
GRADE方法学人员掌握基本的统计学、研究设计和临床流
行病学的知识，除此之外，在完成具体GRADE工作的过程
中还需要其他的技能，见表10-1和表10-2。WHO设计了一份
GRADE资格认证量表来评估GRADE方法学家的资历，包含
3个环节：①研究人员自己报告GRADE培训和相关经历（自
我报告）；②通过具体的案例评估研究人员对GRADE分级的
熟练程度（案例评价）；③独立评估研究人员的理论知识和熟
练程度，提出作为合格GRADE方法学家的最低要求（正式评
估）。这3个评估环节可以与资深GRADE方法学家或指南制订
小组中受过GRADE系统培训的研究人员通过邮件沟通或其他
形式的交流实现。

一、自我报告

自我报告可以用来初步评价研究人员在GRADE方面的资
历，为了便于操作，研究人员开发了一个评估清单，适用于对

单个研究人员或者研究小组进行评估,如表10-1所示,用户可以根据各自指南和系统评价关注的问题对清单中的一些问题进行修改,其中关于参加培训的条目需要通过参会证明或者结业证书来说明。研究人员不建议对每个条目赋以分值,因为每个条目的权重很难区分。

表10-1　GRADE方法学家资历评估清单

培训和相关经验	说　　明	GRADE 相关工作内容			
		结构化问题	评价证据质量	形成推荐意见	GRADE教学
	GRADE 相关的培训				
参加GRADE工作组培训	其效果与阅读GRADE系列文章、观看GRADE在指南和系统评价中应用的培训视频类似	X	X	X	X
参加GRADE工作组会议	每年会有2～3次,告知与会者新的进展、方法、存在问题及潜在的解决方案,并为后续的问题提供帮助	－	－	－	X
阅读过临床流行病学杂志（Journal of Clinical Epidemiology）发表的GRADE工作组系列文章	该系列包含了在不同情况下使用GRADE的流程与注意事项	X	X	X	X
在GRADE中心接受过相关培训或工作过	接受培训或与GRADE中心进行过合作可帮助研究人员获得GRADE分级的经验和技能	－	－	－	－
观看过GRADE工作组的网络会议视频	这些视频是优质的GRADE学习资源,可从GRADE工作组官方网站或GRADE中心获取,尤其对于那些无法参加GRADE工作组培训但需要进行GRADE教学的人更有益处	－	－	－	X

续 表

培训和相关经验	说　明	GRADE 相关工作内容			
		结构化问题	评价证据质量	形成推荐意见	GRADE 教学
系统评价和 GRADE 相关的经验					
制作过系统评价/Meta 分析	具备扎实的系统评价基础，并且独立完成过至少 3 篇系统评价的证据结果总结表	X	X	X	X
制订 GRADE 证据总结表	所有 GRADE 的相关工作均需要熟练掌握对结局指标进行证据质量分级	X	X	X	X
有应用 GRADE 工具制作证据概要表的经历	GRADEpro 和 GDT 工具是免费用来帮助 GRADE 方法学家进行证据总结和形成推荐意见的有效途径，但也可以不依赖这些工具	–	X	X	X
形成推荐意见的经验					
综合考虑证据的质量、患者偏好与价值观、可行性以及公平性，形成推荐意见	收集、整合和使用患者偏好与价值观的数据来辅助指南小组形成推荐意见	–	–	X	X
考虑经济学分析相关的研究用于形成推荐意见	如果指南中涉及资源使用方面的问题，那么查找、评价和整合有关成本和经济学方面的研究是必须具备的技能	–	–	X[a]	X[a]
担任过指南制订会议的主席或联合主席	如果 GRADE 方法学家担任过此类职务，说明该研究人员能够组织小组共识解决一些复杂的问题	–	–	–	–

　　注："X"表示该经历或技能是完成该项 GRADE 工作内容必须具备的；"–"表示该项经历或培训对完成 GRADE 工作内容有帮助但不是必须的；"a"表示如果和指南主题相关，则是需要的。

表10-2 在指南中应用GRADE相关工作需要的培训或相关经验

培训和相关经验	说 明	GRADE相关工作内容			
		结构化问题	评价证据质量	形成推荐意见	GRADE教学
具有和指南主题相关的临床、公共卫生或卫生政策方面的知识和经验	GRADE方法学家没有必要成为各领域专家,当然如果有不同方面专长有助于对证据进行更客观的评价。但是GRADE方法学家需要和各领域专家沟通,以理解指南提出的问题,合理解释证据以及形成推荐意见	a	a	a	NA
帮助临床医学领域指南小组制订循证推荐意见	理想情况是,一个经验丰富的GRADE方法学家可以指导或监督该工作	–	–	X[b]	X[c]
帮助卫生保健领域指南小组制订循证推荐意见	与卫生保健系统有关的系统评价和指南通常是比较复杂和具有挑战性的,因此具有这方面的经历可使研究者更胜任该工作	–	–	X[b]	X[b]
帮助公共卫生领域指南小组制订循证推荐意见	有公共卫生指南方面的经历可使研究者更加胜任GRADE相关工作,尤其是参与全球、国家和地区层面针对不同人群的推荐意见。理想情况是,一个经验丰富的GRADE方法学家可以指导或监督该工作	–	–	X[b]	X[b]
参与1部或多部非随机研究的系统评价和指南的制订	查找、评价和综合非随机研究的证据比随机对照研究更复杂,如对单个研究的偏倚风险以及研究间混杂的评价	–	X[b]	X[b]	X
参与1部或多部关于病因和预后研究的系统评价和指南的制订,并应用了GRADE	病因和预后问题可能是指南或系统评价关注的一些问题(如化疗暴露可能影响血脂水平)	–	X[b]	X[b]	–

续　表

培训和相关经验	说　明	GRADE相关工作内容			
		结构化问题	评价证据质量	形成推荐意见	GRADE教学
参与1部或多部关于诊断准确性或诊断价值研究的系统评价和指南的制订	针对诊断性试验证据问题的提出、评价和综合有其特殊之处，GRADE方法学家应该具备这种技能	–	X[b]	X[b]	–
收集和整合患者偏好与价值观的研究	具有这种能力的GRADE方法学家对形成推荐意见具有重要作用，尤其是当指南推荐的措施，利弊相当或者不清楚的情况下，以及患者的偏好与价值观可能受到指南推荐意见的影响	–	–	–	–
整合定性研究到系统评价或指南中	这种能力在指南涉及干预的时机和途径时有帮助（不仅仅是一项干预措施是否有效果），如影响一项干预措施实施的障碍和促进因素此类问题	–	–	X[b]	–
制订1部或多部经济学方面的系统评价或成本效果方面的研究	如果对资源的考虑会对指南推荐意见具有重要影响，那么GRADE方法学家必须具备这项能力	–	–	X[b]	–
在具体的医疗机构中使用过1部或多部指南	指南制订小组应该包含这种专业人员，GRADE方法学家具备这种能力也是有价值的，尤其是当指南推荐的措施利弊相当或不清楚时	–	–	–	–

注："X"表示该经历或技能是完成该项GRADE工作内容必须具备的；"–"表示该项经历或培训对完成该项GRADE工作内容是有帮助的但不是必须的；"a"包含不同领域专家有帮助但不是必须的；"b"如果和指南主题相关；"c"如果和学生的需求相关。

二、案例评估

为了更好地评估GRADE方法学家结构化PICO问题和评估证据质量（包括相关教学）的能力，指南制订者可以要求他们提交之前完成的GRADE证据概要表。或者评估者可以给出一个现有的系统评价并要求GRADE方法学家独立完成证据概要表。如此可以针对具体的研究问题或研究设计来考察GRADE方法学家，此时指南制订者需要结合自己的GRADE知识评价他们的分级结果，或者邀请一个外部资深GRADE专家参与评估。

三、正式评估

正式的GRADE资历评估可以通过笔试、口试或他们在形成推荐意见的指南会议中的表现来评估。在正式评估之前也可以对GRADE专业人员之前的证据分级案例进行评估。尽管这种评估可以反映一些问题，但是我们目前不推荐这种评估形式，主要原因有以下几个方面：①研发一种适用于不同文化、语言、地区以及不同类型指南的评价工具具有挑战性；②建立团队来专门评估并跟踪结果存在困难；③在海量电子资源和即时通讯时代，笔试结果也难以反映研究人员的真实水平；④评估工具需要随着GRADE方法的发展而持续更新，需要更多的人力；⑤测试可能会影响到研究人员学习GRADE的积极性，尤其对那些低收入国家和非英语国家的研究人员；⑥最后，评估工具的产生可能会导致一些商业方面和其他帮助"通过测试"的利益冲突出现，其目的可能并不是学习和应用GRADE方法学。

四、评价GRADE方法学家资历的其他因素

评价潜在GRADE方法学家资历中的其他因素也是很重要的，如该人员是否接受过临床培训或具有临床背景？是否具有公共卫生、试验设计实施以及项目评估方面的学位或研究背

景？是否具有信息科学、生物统计、流行病、经济评估、系统评价和指南方面的培训或研究经历？以上因素的考虑主要取决于系统评价和指南关注的领域。正如表10-1所述，不同类型的研究、系统评价和指南问题需要不同类型和有研究背景的专业人员才能正确应用GRADE方法。在某些研究领域，如诊断试验或者非随机研究中GRADE有其独特的应用方法；但是在其他的研究领域中，如病因、预后以及定性研究中，GRADE的应用方法尚不成熟，这种情况下，指南制订者和GRADE方法学家在应用GRADE的过程中可能存在一些差异。在这些尚不成熟的领域中应用GRADE，建议指南制订者根据指南的需求选择合适的GRADE方法学专家，并和GRADE方法学家讨论如何在这些领域应用GRADE，确保新提出的GRADE方案建立在现有GRADE方法学的框架之上。虽然公共卫生、卫生政策和卫生系统中的指南制订需要的GRADE方法学家不一样，但遴选GRADE方法学家的原则是一致的。总之，指南制订机构需要具有相应研究背景的GRADE方法学家的协助共同完成指南。

GRADE方法学家需要理解系统评价和指南关注的主题，如果GRADE方法学家不是相关领域的专家，那么他们需要了解这个领域的研究内容，并需要快速了解这个领域的研究类型、结局指标以及潜在的偏倚、争议和不确定的问题。这种了解对分析关键问题，解释证据、证据质量分级以及确保呈现结果总结的合理性很有必要。GRADE方法学家需要大致清楚哪些干预措施有效，哪些无效。此外，对于一些系统评价和指南，系统评价制作者和GRADE方法学家也可以从指南涉及的地域、文化和社会经济学方面获益匪浅。此外，一些指南制订机构，如WHO，在制订指南遴选GRADE方法学家过程中还需要考虑不同地区人群的公平性以及性别平衡。最后GRADE方法学家的其他能力对指南制订也是至关重要的，如协作能力、达成共识的能力、尊重不同的价值体系（无论指南制订机构、指南制订小组、指南使用者还是普通大众均能够从指南中获益）、使用指南的意愿、改编新方法以及高效工作和按规定时间完成任务，这些能力对指南项目均是必要的。

第三节　未来研究与展望

任何行业的专业资格认证，都需经过数年的发展，才能建立起一套完整的体系。目前对于GRADE来说，科学准确地认证方法学家仍然存在诸多挑战，除了以上介绍的量表，未来还应该关注应用GRADE方法生产高质量内容（包括GRADE证据概要表以及从证据到推荐意见的转化）所应该具备的技能和经历。以下几个方面可能是未来研究应该关注的重点：①GRADE方法学家的哪些能力与证据表的完成质量有关，这些相关的因素应该在GRADE资格认证量表中提到，如参加GRADE培训、有临床流行病学、生物统计学和其他相关的培训；②指南制订相关工作的质量应该如何评价，如指南制订小组成员的满意度、指南内容的质量，推荐意见类型（如基于低和极低质量证据形成强推荐的比例）；③高效掌握GRADE相关技能的方法，以及如何评价和提高这些技能，尤其对于中低收入、资源匮乏的国家以及非英语地区；④GRADE资格认证量表提出的参与GRADE相关工作的最低标准，是否可以完成高质量的GRADE证据概要表、GRADE证据决策表和指南工作。具体评价的指标可能包括指南制订小组和指南专家组的满意度，系统评价和指南的质量以及指南制订流程效率等。

合格的GRADE方法学家是循证指南制订成功的关键。GRADE资格认证量表对GRADE方法学家的相关知识、技能、培训和研究经历进行了说明，可帮助遴选合格的GRADE方法学家。其他信息，如已完成的GRADE证据概要表和参考资料，也具有重要的价值。可以这样理解，对于使用GRADE资格认证量表评价GRADE方法学家资历的推荐强度为"弱"。此外，可根据具体环境和需求对GRADE资格认证量表进行适当改编。

此外，GRADE资格认证量表使用的目标人群还可扩展到从事指南工作之外的个人和组织，如期刊编辑也可以用GRADE资格认证量表评价同行评审专家。当然，为促进未来在指南制订中应用GRADE方法，还有很多工作需要完成，GRADE工作组仍需要开展更多的GRADE相关会议和培训，更新GRADE方法学资料和软件，完善GRADE手册等。

（姚　亮　孙　凤　周英凤）

参 考 文 献

［1］Mustafa RA，Santesso N，Brozek J，et al. The GRADE approach is reproducible in assessing the quality of evidence of quantitative evidence syntheses［J］. Journal of Clinical Epidemiology，2013，66（7）：736-742.

［2］Shen X，Chen Y，Yang K. The agreement for grading the quality of evidence using GRADE system. 20th Cochrane Colloquium，Auckland，New Zealand：The Cochrane Collaboration，2012.

［3］Kumar A，Miladinovic B，Guyatt GH，et al. GRADE guidelines system is reproducible when instructions are clearly operationalized even among the guidelines panel members with limited experience with GRADE［J］. Journal of Clinical Epidemiology，2016，75：115-118.

［4］Norris SL，Meerpohl JJ，Akl EA，et al. The skills and experience of GRADE methodologists can be assessed with a simple tool［J］. Journal of Clinical Epidemiology，2016，79：150-158.

第十一章

GRADE 与指南的报告规范

▦ 提要

　　临床实践指南作为重要的医学研究类型，旨在为使用者提供最佳保健服务的推荐意见。而使用者对指南正确恰当地使用完全依赖于指南报告的清晰度、准确度和完整度。准确、完整的报告不仅能够使指南利益相关者对研究的内在和外在真实性做出判断，而且有利于指南评审专家对指南做出全面、客观和快速的评价。因此，规范化地撰写与报告指南至关重要。本章简要介绍指南报告规范的发展历程，对临床实践指南的报告现状进行分析，总结指南报告存在的问题，结合指南报告规范的制订与发展，围绕国际实践指南报告规范（Reporting Items for Practice Guidelines in Healthcare，RIGHT）的制订过程、清单条目、实施应用，以及扩展版制订进行详细阐述。

第一节　报告规范的发展及指南报告的现状

一、报告规范的制订与发展

　　报告规范是循证医学的重点研究领域，对于提升研究的报告质量和透明性起到至关重要的作用。有研究指出，除了研究本身的质量，研究最后所呈现的形式或报告的完整性和透明性，是影响研究被转化和利用的重要因素。而报告规范是针对某种类型的研究或文件进行清晰、明确、系统陈述的标准化格式，用于指导研究作者严谨完整地撰写和报告最终成果，可以是清单、流程图或完整清晰的文本，其制订应遵循科学、规范且透明的方法。

早在20世纪90年代，医学期刊编辑、方法学家和各专业方面的专家便开始组建团队制订报告规范，以期提高医学研究文章的报告质量。1996年国际报告试验的统一标准CONSORT（Consolidated Standards of Reporting Trials）小组首次基于临床试验报告混乱和低质量的问题，开发制订了针对RCT的报告标准，在医学界产生了重大的影响，该报告规范目前已经被国际中包括美国医学会杂志（The Journal of the American Medical Association，JAMA）、The Lancet、Annals of Internal Medicine、BMJ等在内的585个期刊引入稿约。随着时间的推移，医学研究数量日益增多，其报告质量也越来越受到重视，也就有越来越多针对不同研究类型的报告规范得以制订和发表，比如针对系统评价和Meta分析的优先报告条目——PRISMA（Preferred Reporting Items for Systematic Reviews and Meta-Analyses），针对观察性研究的报告规范——STROBE（Strengthening the Reporting of Observational Studies in Epidemiology），针对动物研究的报告指南——ARRIVE（Animal Research：Reporting：In Vivo Experiments Guidelines），针对临床研究计划书的报告规范——SPIRIT（Standard Protocol Items：Recommendations for Interventional Trials），以及针对病例报告的撰写规范——CARE（Case Report）。这些报告规范不仅提高了相应医学研究的报告质量，同时也促进研究者更好地设计和实施研究，为证据的生产者、使用者、研究人员、医学编辑和患者等不同人群了解研究过程、规范研究设计、转化研究成果等各方面都起到了积极的作用。

2008年，为了更好地促进卫生研究得到透明精确的报告，提高医学发表物的质量与可靠性，国际相关专家专门组织启动了提高卫生研究质量和透明度（Enhancing the Quality and Transparency of Health Research，EQUATOR）项目，同时建立了EQUATOR协作网，提供报告规范相关的资源和培训，更成立了辅助制订严谨报告规范并促进其传播和实施的全球报告规范数据库。2011年报告规范领域的专家戴维·莫赫（David Moher）指出已有81部医学研究相关的报告规范问世。截至2020年5月，EQUATOR共收录包括扩展版在内的报告规范425篇，几乎覆盖了医学研究的各个类别。

二、指南报告的现状

临床实践指南作为重要的医学研究类型，旨在为使用者提供最佳保健服务的推荐意见。而使用者对指南正确、恰当地使用完全依赖于指南报告的清晰度、准确度和完整度。准确、完整的报告不仅能够使指南利益相关者对研究的内在和外在真实性做出判断，而且有利于指南评审专家对指南做出全面、客观和快速的评价。因此，规范化地撰写与报告指南至关重要。

（一）国外指南报告现状

2000年罗伯特·葛利里（Roberto Grilli）及其同事在《柳叶刀》（*The Lancet*）上面发表的一篇调查研究发现，在Medline中431部指南的报告中，仅33%的指南报告了利益相关者的类型，仅18%的指南详细报告了纳入证据的标准，13%的指南报告了检索文献的方法。

2015年，有研究对133部WHO指南的报告情况进行调查，结果显示其报告主要在以下方面存在问题：

1. 指南标题的报告不规范　仅对于指南的描述，就有超过30种不同的表达方式，见表11-1，对指南后期的检索和使用会造成很大障碍。而且标题中缺乏对重要信息的呈现，仅5%的标题明确包含了人群、干预措施和结局。

2. 执行总结的报告不统一　首先在结构方面就存在很大差

异，部分执行总结全部用来总结推荐意见；部分则主要交代指南制订的背景、目的和方法；内容上也非常分散，涉及16个方面。

3. 更新情况的报告不详细　约60%的指南报告了更新情况，但在报告的具体细节上差异较大，更为重要的是，没有一部指南详细报告具体的更新方法。

4. 指南小组的报告不充分　《WHO指南制定手册》明确要求指南应该成立3个独立的小组，但同时报告3个小组构成和职能的指南仅占6%，大部分指南仅报告了其中1个或2个小组的情况。

5. 对现有指南和系统评价的检索报告不足　为避免资源浪费，制订指南之前需要查重，即检索是否存在相同或相似指南，如果存在，则需要对现有的指南进行评估，看是否有必要重新制订指南。90%的WHO指南未报告对现有指南的检索情况，仅有2部详细报告了具体的检索策略。在利用现有系统评价方面，仅有1部报告了系统评价的获取途径和纳入排除标准。

6. 证据分级方法的报告存在差异　尽管《WHO指南制定手册》要求WHO指南采用GRADE分级系统，但仍然有近一半的指南未报告所采用的分级系统，在报告采用了GRADE分级方法的指南中，对EP表和SoF表的报告也存在很大差异。

7. 患者偏好与价值观，以及经济学分析方面的报告缺乏细节　尽管分别有1/3和1/2的指南提及在形成推荐意见时考虑了患者偏好和价值观、成本和资源，但在具体如何收集相关数据，以及如何将其整合入具体的推荐意见方面，均缺乏细节描述。

8. 利益冲突的报告不充分　原则上每部WHO指南都应该详细报告其利益冲突，但仍然有1/10的指南未进行报告，在报告了利益冲突的指南中，有5%未清楚说明是否存在利益冲突。利益冲突的内容仍然以经济利益冲突为主。

此外，指南的局限性、术语和缩略语，以及反馈和联系方式等，报告率也很低，不利于使用者全面理解、评估和对指南进行及时的反馈。

表11-1　WHO指南标题中用于表达指南的术语

排序	指南术语	术语翻译	指南数（%）	排序	指南术语	术语翻译	指南数（%）
1	guideline（s）	指南	54（41%）	17	global framework	全球框架	1（1%）
2	recommendations	推荐意见	20（15%）	18	guiding principles	指导原则	1（1%）
3	statement	声明	10（8%）	19	initiative	倡议	1（1%）
4	guidance	指导	10（8%）	20	interventions	干预	1（1%）
5	guide	指导	4（3%）	21	medical reasons	医疗原因	1（1%）
6	manual	手册	4（2%）	22	textbooks	教科书	1（1%）
7	handbook	手册	3（2%）	23	operations manual	操作手册	1（1%）
8	rapid advice	快速建议	2（2%）	24	policy	政策	1（1%）
9	toolkit	工具包	2（2%）	25	response	回复	1（1%）
10	report	报告	2（2%）	26	role	角色	1（1%）
11	management	管理	2（2%）	27	technical paper	技术论文	1（1%）
12	care	护理	1（1%）	28	technical consultation	技术咨询	1（1%）
13	chart booklet	图表手册	1（1%）	29	technical note	技术说明	1（1%）
14	criteria and classification	标准和分类	1（1%）	30	tool	工具	1（1%）
15	criteria	标准	1（1%）	31	world report	全球报告	1（1%）
16	framework	框架	1（1%）				

（二）中国指南报告现状

2012年，有研究调查分析了1993 ～ 2010年间中国115种医学期刊发表的269部指南，结果显示，所有指南在制订时均未考虑患者偏好和价值观，只有1部指南报告使用了GRADE方法，只有2部指南报告发布前进行独立外审，只有2部指南报告有方法学家参与，只有1%的指南报告使用了系统的方法检索证据，只有12%的指南提及更新情况，但没有指南具体描述如何更新，88%的指南没有报告它们是否接受了资助，且所有指南均未报告制订的成本。

2015年，有研究对国内中西医结合指南报告情况进行了调查，结果显示主要存在以下问题：

1. 基本信息方面　仅1/2的指南在标题中明确使用了"指南"这一术语，充分报告指南版本的仅为1/5；没有指南报告执行总结、缩略语与术语。

2. 制订目标和指南小组方面　清楚阐述指南背景问题和总目标的指南均不到1/10，没有指南报告拟实施的具体环境，没有指南充分报告指南小组的构成与职能。

3. 系统评价和证据分级方面　没有指南用PICO的方式提出具体问题，也没有指南报告其推荐意见是否基于系统评价的证据；仅有1/10的指南报告了证据质量的分级方法。

4. 推荐意见的形成方面　没有指南在形成推荐意见时考虑患者偏好和价值观以及经济学因素，95%的指南未清楚阐述达成共识的具体方法。

5. 外审和利益冲突方面　没有指南报告独立送外部专家评审，也没有指南报告利益冲突情况。

6. 其他方面　没有指南报告应该从哪里获取指南制订的相关资料与信息，没有指南报告对未来研究的启示，仅有1部指南报告了本身的局限性。

第二节　指南报告规范的制订与发展

一、指南制订手册对指南报告要求的现状

为提高指南报告的规范性和科学性，国际上各个指南相关机构与组织针对指南的撰写和报告格式提出了具体的要求。陈耀龙等人对2015年之前的中英文指南制订手册进行系统评价后发现，在34部指南制订手册中，有67%（23部）对指南的报告或撰写格式提出要求，其中，要求报告频率最高的前5个条目分别为：执行总结（47%）、指南目的与范围（38%）、证据总结（35%）、指南背景（35%）和附件（35%），其他报告的条目见表11-2。

表 11-2　指南制订手册中撰写格式的现状

报告条目	报告频次	报告条目	报告频次
执行总结	16	共识方法	3
指南目的与范围	13	制订单位	2
证据总结	12	指南局限性	2
指南背景	12	图表	2
附件	12	分级方法	2
参考文献	11	审计或监测标准	2
推荐意见	8	指南用户	1
推荐意见总结	8	诊断标准	1
利益声明	8	系统评价	1
更新计划	8	未来研究建议	1
致谢	7	卫生保健负担	1
资助	6	使用说明	1
指南小组	6	实施注意事项	1

续　表

报告条目	报告频次	报告条目	报告频次
术语和缩略语	5	法律问题	1
外审	5	证据评价	1
实施计划	5	指南审批	1
目录	4	流程图	1
临床问题	4	发表日期	1
版权声明	3	公众反馈	1
标题	3	传播	1

二、指南报告规范及其制订方法学的发展

1993年，结构式摘要发起人之一，加拿大麦克马斯特大学（McMaster University）的布赖恩·海恩斯（Brian Haynes）等人制订了针对指南摘要的报告标准，见表11-3，共包含9个条目。该标准首次对如何系统、规范地报告指南摘要提供了模板和依据。但该规范仅针对指南摘要，对于指南全文的报告并未提出要求。

表11-3　临床指南摘要的报告规范

条　目	内　容
目标	指南的主要目标，包括卫生问题和所针对的患者、卫生保健提供者及适用环境
选择	在指南制订过程中所考虑到的各种临床实践选择
结局	比较可供选择的实践方案时，应考虑到的重要卫生结局及经济结局
证据	收集、筛选和综合证据的方法及时间
价值观	声明价值观是如何影响实践方案的潜在结局，并说明谁参与了此过程

续　表

条　目	内　容
利益、危害及成本	患者应用指南的预期利益、危害及成本的类型和大小（高低）
推荐意见	主要的推荐意见总结
有效性	外部评审报告，与其他指南的比较或对指南使用的临床研究
资助	指南的制订者、赞助者或审核者应声明其利益冲突

2003 年，指南标准化会议（Conference on Guideline Standardization，COGS）工作组成立，该组织研发了针对临床实践指南的报告规范 COGS 标准。COGS 是第一个正式发表的专门针对指南的报告规范，共包括 18 个条目，内容基本涵盖了指南制订的整个环节，见表 11-4，但仍存在一些不足，主要表现在以下几个方面：①在某些重要领域没有提出要求，如指南的标题，通过对 WHO 指南的评价可见国际上指南的术语有很多，这极大地阻碍了指南的检索和识别；②有些条目的要求没有很明确，如对指南摘要的要求只说明报告结构式摘要，但没有给出其中需要的关键内容；③指南没有划分相应的领域和先后顺序，指南的报告应该有一定的领域范围要求，如指南的证据收集应该在方法学部分描述；④相对于 CONSORT 和 PRISMA 来说，COGS 并没有得到指南制订者和医学期刊的广泛接受与认可；⑤COGS 标准自发表之日起再没有更新，但近十年，循证指南的发展非常迅速，很多证据和标准都在更新；⑥其应用领域也只限于临床实践指南，对于公共卫生和卫生政策指南的适用性有限；⑦其研发过程也没有遵循报告规范的研发标准，2010 年已经有针对报告规范制订的一套严格标准，EQUATOR 也已经将其作为报告规范制订要遵循的方法学标准。

表11-4　COGS标准

条　目	描　述
概述	提供结构式摘要，包括指南的发布日期、版本（初始版、修订版或更新版），以及纸质版和电子版来源
关注的问题	描述指南主要关注的原发疾病和/或疾病状况（治疗所需条件）和相应的干预措施、医疗服务、技术方法。指出在制订过程中所考虑的任何可供选择的预防、诊断或治疗措施
目标	描述遵循指南所期望达到的目标，包括指南制订的合理性
用户/使用环境	描述指南的目标用户（例如患者）和指南将会被用到的具体环境
目标人群	描述指南推荐意见所针对的目标人群，并列出排除标准
指南制订者	明确指南制订的责任组织及所有参与指南制订人员的名字、认证信息和潜在的利益冲突
赞助来源/赞助者	明确指南的赞助来源/赞助者，并描述其在指南制订和报告过程中的作用，并声明潜在的利益冲突
证据收集	报告检索证据的方法，包括年代范围和检索所用数据库，以及证据的筛选标准
推荐意见的分级标准	报告证据质量的评价标准和推荐意见的分级标准。推荐强度需基于证据质量和预期的效益风险比制订，反映了遵从推荐意见的重要性
证据的整合方法	描述是如何利用证据得出推荐意见的，如通过证据表、Meta分析或决策分析等
发布前审阅	描述指南制订者在指南发布前是如何评审和/或测试指南的
更新计划	声明是否有更新指南的计划，若有，则需说明此指南版本的有效期
定义	定义不熟悉的条目和修改指南应用时可能会产生无解的标准
推荐意见和合理性	描述指南执行的具体环境。通过整合推荐意见和所支持证据来证明每一条推荐意见的恰当性。基于条目9中所描述的标准描述证据质量和推荐意见强度
潜在的效益和风险	描述执行指南推荐意见后可能的效益风险比

续　表

条　目	描　述
患者偏好	当推荐意见涉及相当数量的个人选择或价值观因素时，需描述患者偏好的作用
演示	以图表的形式提供（如果恰当的话）指南的各个阶段和决策
实施注意事项	描述指南应用的预期障碍。为卫生保健提供者或患者提供任何可参考的有助于指南实施的辅助文件，并就指南实施过程中用于监测临床护理变化的审查标准提出建议

2010年，Moher等人针对报告规范的制订方法发布了一套严格的卫生研究报告标准研发指南，旨在指导科学地制订报告规范。2015年王小琴等人评估了该方法发表后报告规范的质量，结果显示，在纳入的60篇报告规范中，63%的报告规范自称达成了共识，58%明确了达成共识的方法，33%的报告规范说明举行了面对面会议。对于流程中提及的核心条目，仅有不到10%的报告规范完全呈现。由此看来，Moher等制订的方法学指导尚未得到广泛应用，报告规范制订的方法学质量还有待加强。

第三节　循证实践指南报告规范 RIGHT 的制订与发展

一、循证实践指南报告规范 RIGHT 的制订

针对现有指南报告规范的不足，基于前期报告规范的发展和经验积累，2013年，由中国学者发起，联合来自美国、加拿大、英国、德国等12个国家以及包括WHO、EQUATOR协作网、GIN、Cochrane协作网、GRADE工作组、指南研究与评价AGREE（Appraisal of Guidelines for Research and Evaluation）工作组等7个国际组织的30余名专家，共同成立了国际实践

指南报告规范RIGHT工作组。该工作组历时3年，完成了包含7个领域，22个条目的报告清单，旨在为卫生政策与体系、公共卫生和临床实践领域的指南提供报告标准。2017年1月，RIGHT声明全文在《内科学年鉴》（Annals of Internal Medicine）上正式发表，为全球指南制订者、指南使用者和期刊编辑在指南的报告和撰写方面提供参考。

RIGHT项目的设计和实施基于Moher等人提出的卫生研究报告标准研发指南，在成立工作组的基础上，进一步成立了以兰州大学循证医学中心科研人员为主的RIGHT清单制订小组，以及包括多个国家的政策制定者、指南方法学家、临床流行病学家、临床医生、期刊编辑和患者代表的多学科共识专家组。通过撰写计划书、形成初始报告条目、进行德尔菲法调查，通过共识达成最终的清单条目，见图11-1。

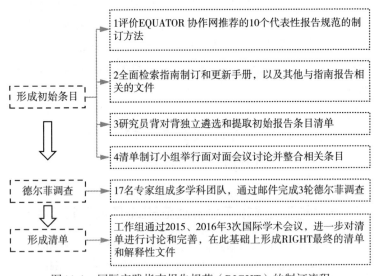

图11-1　国际实践指南报告规范（RIGHT）的制订流程

二、RIGHT清单条目

RIGHT清单共包含7个领域，22个条目，分别为：基本信

息（条目1～4），背景（条目5～9），证据（条目10～12），
推荐意见（条目13～15），评审和质量保证（条目16～17），
资助和利益冲突声明及管理（条目18～19），其他（条目
20～22），见表11-5。同时RIGHT工作组也制订了更为详细
且包含实例的解释性文件，可在RIGHT官方网站（http://www.
right-statement.org）和内科学年鉴网站（Annals of Internal
Medicine）（http://www.annals.org）上获取。

表11-5　RIGHT清单

领域/主题	编号	条　　　目
基本信息		
标题/副标题	1a	能够通过题目判断为指南，即题目中应该明确报告类似"指南"或"推荐意见"的术语
	1b	报告指南的发表年份
	1c	报告指南的分类，即筛查、诊断、治疗、管理、预防或其他等
执行总结	2	对指南推荐意见进行汇总呈现
术语和缩略语	3	为避免混淆，应对指南中出现的新术语或重要术语进行定义；如果涉及缩略语，应该将其列出并给出对应的全称
通信作者	4	确定至少一位通信作者或指南制订者的联系方式，以便于联系和反馈
背景		
简要描述指南卫生问题	5	应描述问题的基本流行病学，比如患病率、发病率、病死率和疾病负担（包括经济负担）
指南的总目标和具体目的	6	应描述指南的总目标和具体要达到的目的，比如改善健康结局和相关指标（疾病的患病率和病死率），提高生活质量和节约费用等
目标人群	7a	应描述指南拟实施的主要目标人群
	7b	应描述指南拟实施时需特别考虑的亚组人群
指南的使用者和应用环境	8a	应描述指南的主要使用者（如初级保健提供者、临床专家、公共卫生专家、卫生管理者或政策制定者）以及指南其他潜在的使用人员

续　表

领域/主题	编号	条　目
	8b	应描述指南针对的具体环境，比如初级卫生保健机构、中低收入国家或住院部门（机构）
指南制订小组	9a	应描述参与指南制订的所有贡献者及其作用（如指导小组、指南专家组、外审人员、系统评价小组和方法学家）
	9b	应描述参与指南制订的所有个人，报告其头衔、职务、工作单位等信息
证据		
卫生保健问题	10a	应描述指南推荐意见所基于的关键问题，建议以PICO（人群、干预、对照和结局指标）格式呈现
	10b	应描述结局遴选和分类的方法
系统评价	11a	应描述该指南基于的系统评价是新制作的，还是使用现有已发表的
	11b	如果指南制订者使用现有已发表的系统评价，应给出参考文献并描述是如何检索和评价的（提供检索策略、筛选标准以及对系统评价的偏倚风险评估），同时报告是否对其进行了更新
评价证据质量	12	应描述对证据质量评价和分级的方法
推荐意见		
推荐意见	13a	应提供清晰、准确且可实施的推荐意见
	13b	如果证据显示在重要的亚组人群中，某些影响推荐意见的因素存在重大差异，应单独提供针对这些人群的推荐意见
	13c	应描述推荐意见的强度以及支持该推荐的证据质量
形成推荐意见的原理和解释说明	14a	应描述在形成推荐意见时，是否考虑了目标人群的偏好和价值观。如果考虑，应描述确定和收集这些偏好和价值观的方法；如果未考虑，应给出原因
	14b	应描述在形成推荐意见时，是否考虑了成本和资源利用。如果考虑，应描述具体的方法（如成本效果分析）并总结结果；如果未考虑，应给出原因
	14c	应描述在形成推荐意见时，是否考虑了公平性、可行性和可接受性等其他因素

续　表

领域/主题	编号	条　　目
从证据到推荐	15	应描述指南制订工作组的决策过程和方法，特别是形成推荐意见的方法（例如，如何确定和达成共识，是否进行投票等）
评审和质量保证		
外部评审	16	应描述指南制订后是否对其进行独立评审，如是，应描述具体的评审过程以及对评审意见的考虑和处理过程
质量保证	17	应描述指南是否经过了质量控制程序，如是，则描述其过程
资助与利益冲突声明及管理		
资金来源以及作用	18a	应描述指南制订各个阶段的资金来源情况
	18b	应描述资助者在指南制订不同阶段中的作用，以及在推荐意见的传播和实施过程中的作用
利益冲突的声明和管理	19a	应描述指南制订相关的利益冲突的类型（如经济利益冲突和非经济利益冲突）
	19b	应描述对利益冲突的评价和管理方法以及指南使用者如何获取这些声明
其他方面		
可及性	20	应描述在哪里可获取到指南、相应附件及其他相关文件
对未来研究的建议	21	应描述当前实践与研究证据之间的差异，和/或提供对未来研究的建议
指南的局限性	22	应描述指南制订过程中的所有局限性（比如制订小组不是多学科团队，或未考虑患者的价值观和偏好）及其对推荐意见有效性可能产生的影响

　　由于指南中证据质量与推荐强度分级标准的报告直接影响指南推荐意见的阅读理解，以及后期的传播实施，因此，RIGHT清单中也对指南中证据分级标准的报告进行了强调。其中，领域三"证据"部分的条目12"应描述对证据质量评价和分级的方法"，以及领域四"推荐意见"部分的条目13c"应描述推荐意见的强度以及支持该推荐的证据质量"，都在强调指

南撰写和报告时应明确报告指南采用的证据质量与推荐强度分级标准。

三、RIGHT 的传播与推广

RIGHT 目前已被 EQUATOR 数据库列为全球最主要的 15 个报告标准之一。截至 2020 年 4 月 15 日，其声明文章已在谷歌学术被引用 101 次，科学引文索引（Science Citation Index，SCI）数据库引用 57 次。而对于 RIGHT 自启动研发至今的重大科研进展，RIGHT 工作组也及时通过 GIN 和 Cochrane 等国际组织的相关学术会议进行了分享和推广。自 2014 年至今，已有 18 篇关于 RIGHT 相关进展的摘要被国际学术年会接收为口头汇报和壁报展示。此外，RIGHT 工作组核心成员被邀请在 2016 年美国费城的 GIN 学术年会，2016 年韩国首尔的国际 Cochrane 学术年会，以及 2017 年南非开普敦的全球证据峰会（The Global Evidence Summit）上做关于指南报告的口头专题汇报。

为将其推广给全世界的指南制订者，让指南的报告更加规范和科学，RIGHT 工作组创建了专门的官方网站（http://www.right-statement.org），网站上提供了包括 RIGHT 全文、清单、解释文件和最新进展等在内的资料文件，目前已发表和未发表的相关文献，以及 RIGHT 相关项目参与者名单、受资助情况、政策文件和期刊支持等相关信息。对于后续 RIGHT 相关的最新研究进展，未来也会定期在网站上进行发布和更新。指南制订者和读者可通过访问网站获取相关文件，了解科研动态。同时，为解决全球指南制订者因语言差异引起的问题，RIGHT 工作组对 RIGHT 清单及相关文件也进行了积极的翻译和发表。除已发表的中英文版本外，目前该清单被国外学者翻译的德语和意大利语版本也均于 2017 年先后发表，法语、日语、韩语和克罗地亚文等其他语种的版本正在陆续翻译中，相关语种版本会在 RIGHT 网站上进行及时更新。

四、RIGHT的实施与应用

RIGHT清单现已被广泛用于国内外中医、西医及中西医结合指南的评价，包括内分泌、心血管疾病、肝硬化、乳腺癌、癫痫、辅助生殖、败血症、麻醉、针刺、儿科等多个领域。通过使用RIGHT清单对某一领域指南的报告质量进行全面评价，总结指南在报告方面存在的问题，并提出相应的解决方案与建议。目前国内外已发表应用RIGHT进行指南报告质量评价的相关文章近30篇。

2019年，王倩玫等人使用RIGHT对2014～2018年发布的34部糖尿病诊疗指南（8部中国指南，27部国际指南）进行报告质量评价后发现，领域1"基本信息"的报告率最高（64.66%），而领域6"资助与利益冲突声明及管理"的报告率最低（8.1%）。所有指南均充分报告了条目1c"报告指南的分类，即筛查、诊断、治疗、管理、预防或其他等"，而条目18a"应描述指南制订各个阶段的资金来源情况"均未进行相应报告。在8部中国指南中，针对领域6"资助与利益冲突声明及管理"的报告最不充分，但针对条目1a"能够通过题目判断为指南，即题目中应该明确报告类似指南或推荐意见的术语"，条目4"确定至少一位通信作者或指南制订者的联系方式，以便于联系和反馈"，条目5"应描述问题的基本流行病学，比如患病率、发病率、病死率和疾病负担（包括经济负担）"，以及条目7b"应描述指南拟实施时需特别考虑的亚组人群"4个条目的报告均优于国际指南。总体而言，34部糖尿病指南的报告遵循约41%的清单条目，国际指南的遵循程度明显高于中国指南。2018年，夏韵等人使用RIGHT对539部中医药指南的报告质量进行了评估，结果显示，条目2、5、8b、9a、10a、10b、11a、11b、14a、14b、14c、16、17、19b、20、21和22报告率均低于10%，条目1a、1b、1c、7b、13a和13b的报告率高于90%。总体来看，近年来中医药指南的报告质量有所提高，但总体质量仍然较低。

指南的应用与实施多依靠于指南的报告内容，报告质量差的指南无法在临床实践中发挥其应有的作用，甚至有可能会误导读者，导致错误的诊断和治疗，从而浪费医疗资源并延误患者的病情。因此，建议指南制订者应严格遵循基于证据的指南制订方法，并遵循RIGHT清单，清晰、明确和透明地撰写和报告指南。

五、RIGHT的发展与未来

在应用推广的基础上，遵循报告指南的指导原则，RIGHT工作组也基于RIGHT标准的系列框架，启动了针对指南制订不同阶段和不同主题的14个系列子标准，分别为：指南计划书扩展版（RIGHT for Guideline Proposals，RIGHT-P）、利益冲突扩展版（RIGHT for Conflicts of Interest，RIGHT-COI）、系统评价/Meta分析扩展版（RIGHT for Systematic Review/Meta-analysis，RIGHT-SR）、指南背景扩展版（RIGHT for Background，RIGHT-B）、指南推荐意见扩展版（RIGHT for Recommendation，RIGHT-R）、中医药指南扩展版（RIGHT for Traditional Chinese Medicine，RIGHT-TCM）、患者指南扩展版（RIGHT for Patient/Public Version of Guidelines，RIGHT-PVG）、诊断指南扩展版（RIGHT for Diagnosis Guideline，RIGHT-D）、医疗公平扩展版（RIGHT for Equity，RIGHT-Equ）、指南改编扩展版（RIGHT for Adaptation，RIGHT-ADAPT）、政策报告扩展版（RIGHT for Health Policy，RIGHT-HP）、指南解读扩展版（RIGHT for Introduction and Interpretation，RIGHT- INT）、患者偏好与价值观扩展版（RIGHT for Patients Values and Preferences，RIGHT-P&V）和针刺指南扩展版（RIGHT for Acupuncture，RIGHT-Acu）。其中，中医药指南扩展版（RIGHT-TCM）已于2020年9月发表在药理学研究（Pharmacological Research）期刊上，而指南改编扩展版（RIGHT-ADAPT）、针刺指南扩展版

（RIGHT-Acu）和患者指南扩展版（RIGHT-PVG）的计划书均已于2019年陆续在国际期刊上发表，完整版正式文件也已在投稿过程中。

RIGHT工作组下一步将致力于以下5个方面的工作：①对RIGHT清单的进一步评价和定期更新；②制订RIGHT的子文件及其扩展版本；③与国际期刊编辑和指南制订机构积极合作，将其写入医学期刊稿约，以及指南制订手册；④与其他指南研究小组（如GRADE，AGREE，GIN等）合作，推动高质量指南的制订与实施；⑤与其他报告规范制订工作组（如CONSORT，PRISMA，STROBE等）合作，推动研究报告的透明化和标准化。相信RIGHT系列工作的开展，将对促进医学实践指南报告进一步迈向规范化、系统化和透明化起到奠基性作用。

六、小结

实践指南对于提高卫生保健质量、降低医疗成本起到至关重要的作用。规范、透明和清楚地报告指南制订的方法学与推荐意见，不仅有利于提高指南的质量，也能够促进指南的传播和实施。然而国内外指南的报告质量参差不齐，亟需改进。RIGHT清单可指导临床、公共卫生和其他卫生保健领域的指南制订者撰写和报告指南，协助期刊编辑和同行评审人员评审指南，以及科研人员评价和研究指南，从而提升全球指南的质量，改善医疗现状。美国科学院院士、前美国医师协会主席、NEJM编委会成员哈罗德·C.索克斯（Harold C.Sox）教授于2017年在JAMA中评价道："RIGHT标准让指南朝着正确方向迈出了重要一步。"

（马艳芳　王建成　王梦书）

参 考 文 献

［1］Djulbegovic B，Guyatt GH．Progress in evidence-based medicine：a quarter century on [J]. The Lancet, 2017, 390 (10092): 415-423.

[2] Begg C, Cho M, Eastwood S, et al. Improving the quality of report-
ing of randomized controlled trials: the CONSORT statement [J]. The
Journal of the American Medical Association, 1996, 276 (8): 637-
639.

[3] Schulz KF, Altman DG, Moher D. CONSORT 2010 statement:
updated guidelines for reporting parallel group randomized trials [J].
Annals of Internal Medicine, 2010, 152 (11): 726-732.

[4] Chen YL, Yang KH, Marušic A, et al. A Reporting Tool for Practice
Guidelines in Health Care: The RIGHT Statement [J]. Annals of In-
ternal Medicine, 2017; 166 (2): 128-132.

[5] Grimshaw JM, Russell IT. Effect of clinical guidelines on medical
practice: a systematic review of rigorous evaluations [J]. The Lancet,
1993, 342 (8883): 1317-1322.

[6] Grilli R, Magrini N, Penna A, et al. Practice guidelines developed by
specialty societies: the need for a critical appraisal [J]. The Lancet,
2000, 355 (9198): 103-106.

[7] Chen YL, Yao L, Xiao XJ, et al. Quality assessment of clini-
cal guidelines in China: 1993-2010 [J]. Chinese Medical Journal
(English), 2012, 125 (20): 3660-3664.

[8] Chalmers I, Glasziou P. Avoidable waste in the production and re-
porting of research evidence [J]. The Lancet, 2009, 374 (9683):
86-89.

[9] Moher D, Weeks L, Ocampo M, et al. Describing reporting guide-
lines for health research: a systematic review [J]. Journal of Clinical
Epidemiology, 2011, 64 (7): 718-742.

[10] Moher D, Liberati A, Tetzlaff J, et al. Preferred reporting items for
systematic reviews and meta-analyses: the PRISMA statement [J].
PLoS Medicine, 2009, 6 (7): e1000097.

[11] Elm E, Altman DG, Egger M, et al. The Strengthening the Report-
ing of Observational Studies in Epidemiology (STROBE) Statement:
Guidelines for Reporting Observational Studies [J]. Annals of Inter-
nal Medicine, 2007, 147 (8): 573-577.

[12] Kilkenny C, Browne WJ, Cuthill IC, et al. Improving bioscience

research reporting: the ARRIVE guidelines for reporting animal research [J]. PLoS Biology, 2010, 8 (6): e1000412.

[13] Rison RA, Kidd MR, Koch CA. The CARE (Case Report) guidelines and the standardization of case reports [J]. Journal of Medical Case Reports, 2013, 27; 7 (1): 261.

[14] Plint AC, Moher D, Morrison A, et al. Does the CONSORT checklist improve the quality of reports of randomised controlled trials? A systematic review [J]. Medical Journal of Australia, 2006, 185 (5): 263-267.

[15] Smith BA, Lee HJ, Lee JH, et al. Quality of reporting randomized controlled trials (RCTs) in the nursing literature: application of the consolidated standards of reporting trials (CONSORT) [J]. Nursing Outlook, 2008, 56 (1): 31-37.

[16] Narahari SR, Ryan TJ, Aggithaya MG, et al. Evidence-based approaches for the Ayurvedic traditional herbal formulations: toward an Ayurvedic CONSORT model [J]. The Journal of Alternative and Complementary Medicine, 2008, 14 (6): 769-776.

[17] Douglas GA, Iveta S, John H, et al. EQUATOR: reporting guidelines for health research [J]. Open Medicine, 2008, 2 (2): e24-25.

[18] Hayward RS, Wilson MC, Tunis SR, et al. More informative abstracts of articles describing clinical practice guidelines [J]. Annals of Internal Medicine, 1993, 118 (9): 731-737.

[19] Shiffman RN, Shekelle P, Overhage JM, et al. Standardized Reporting of Clinical Practice Guidelines: A Proposal from the Conference on Guideline Standardization [J]. Annals of Internal Medicine, 2003, (139): 493-498.

[20] International Organization for Standardization. ISO 214-1976 (E) Documentation-Abstracts for publications and documentation [s]. Geneva: International Organization for Standardization, 1976.

[21] Institute of Medicine (2008). Knowing what works in health care: A roadmap for the nation [J]. Washington, DC: The National Academies Press.

[22] Moher D, Schulz KF, Simera I, et al. Guidance for developers of

health research reporting guidelines [J]. PLoS Medicine,2010,7（2）: e1000217.

[23] 蒋朱明，詹思延，贾晓巍，等. 制订/修订《临床诊疗指南》的基本方法及程序 [J]. 中华医学杂志，2016，96（4）：250-253.

[24] 贾晓巍，蒋朱明. 中国临床医学指南现状 [J]. 中华临床营养杂志，2010，18（6）：327-329.

[25] Wang QM, Duan YT, Liang JL, et al. Reporting quality of 2014-2018 clinical practice guidelines on diabetes according to the RIGHT checklist [J]. Endocrine, 2019, 65（3）: 531-541.

[26] Xia Y, Chen YL, Zeng Z, et al. Using the RIGHT statement to evaluate the reporting quality of clinical practice guidelines in traditional Chinese medicine [J]. PLoS One, 2018, 13（11）: e0207580.

[27] 陈耀龙，王小琴，王琪，等. 遵循指南报告规范，提升指南报告质量 [J]. 中华内科杂志，2018，057（003）：168-170.

[28] 宋霄杨，高玉婷，王小琴，等. 制订卫生研究报告指南的方法学指导 [J]. 中国循证儿科杂志，2017，12（2）：204-208.

[29] 陈耀龙. 卫生保健实践指南的报告规范研究 [D]. 兰州大学，2015.

[30] Tang CZ, Lu LM, Duan YT, et al. Developing an extension of the RIGHT statement for clinical practice guidelines on acupuncture: RIGHT for acupuncture-A protocol [J]. European Journal of Integrative Medicine, 2019, 29（2019）: 100908.

[31] Wang XQ, Zhou Q, Chen YL, et al. Protocol of reporting items for public versions of guidelines: the Reporting Tool for Practice Guidelines in Health Care—public versions of guidelines [J]. BMJ Open, 2019, 9: e023147.

[32] Song Y, Darzi A, Ballesteros M, et al. Extending the RIGHT statement for reporting adapted practice guidelines in healthcare: the RIGHT-Ad@pt Checklist protocol [J]. BMJ Open, 2019, 9: e031767.

中篇

方法

第十二章

GRADE在诊断试验系统评价中的应用

■■■ 提要

　　诊断试验系统评价是评估诊断试验对目标疾病诊断的准确性及其对患者最终临床结局影响的研究方法，对诊断试验系统评价进行正确的证据质量分级，有助于作者更加客观地解释结果，也有利于读者和使用者应用研究成果。目前GRADE对诊断试验系统评价进行证据质量分级主要考察5个降级因素，然而其分级方法与干预性试验系统评价有所不同。本章结合具体实例，系统介绍GRADE在诊断试验系统评价中的分级流程及分级结果的呈现，并结合GRADE分级结果对案例系统评价的结论进行解读，便于读者更好地理解和掌握GRADE方法在诊断试验系统评价中的应用。

第一节　诊断试验系统评价简介

一、基本概念

　　诊断试验系统评价是通过系统、全面地检索现有原始研究，严格按照预先制订的纳入排除标准筛选文献，依据国际公认的诊断试验质量评价工具对其进行严格质量评价，并采用定性描述或受试者工作特性（Receiver Operating Characteristic，ROC）曲线进行定量分析的研究方法。其目的是全面评价诊断试验对目标疾病诊断的准确性及其对患者最终临床结局的影响，是诊断试验中最高级别的证据，是支持临床实践指南推荐意见的证据来源之一。

诊断试验系统评价根据其纳入的研究类型和关注的结局指标一般可分为两种：一是基于诊断性随机对照试验（Diagnostic Randomized Controlled Trial，D-RCT）或观察性研究的系统评价，结局指标主要为病死率、致残率、生活质量、资源利用等；二是基于诊断准确性试验（Diagnostic Test Accuracy，DTA）的系统评价，主要包括病例对照研究和队列研究，结局指标通常为真阳性、假阳性、真阴性、假阴性。两种研究类型的设计流程见图12-1。

图12-1的解释与说明：评估诊断试验或策略的途径有两条。左图为诊断性随机对照试验，患者被随机分配到新或旧的诊断试验或策略，根据分配结果接受最佳的治疗，研究者同时评估和比较两组患者的重要结局指标；右图为诊断准确性试验，患者同时接受新诊断方法（一种或多种）和标准诊断方法（通常为旧检查方法即"金标准"，或需要比较的试验或策略）。研究者随后可计算新诊断方法与标准诊断方法相比较的准确性（第一步）。要判断新诊断方法对患者重要结局的准确性，研究人员还要基于后续或以前的研究结果，对关于连续治疗和对患者（被新诊断方法或标准诊断方法确定为患病或未患病）可能的结局提出假设（第二步）。

二、研究现状

近年来随着诊断试验系统评价逐渐增多，其方法学也得以快速发展。布莱恩·H.威利斯（Brian H. Willis）和徐俊峰等人的研究显示，第一篇诊断试验系统评价/Meta分析发表于1990年，第一篇中文诊断试验系统评价/Meta分析发表于2001年。牛晶晶等人的调查显示，截至2017年11月12日，国际化前瞻性系统评价注册数据库（The International Prospective Register

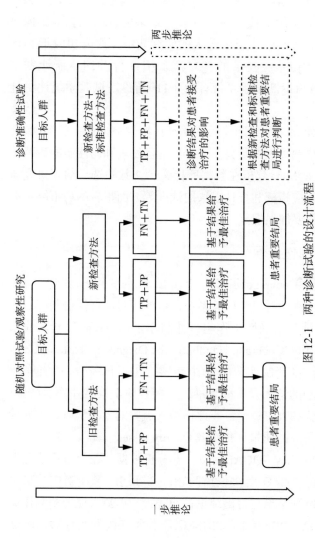

图 12-1　两种诊断试验的设计流程

注: TP (True Positive), 真阳性; FP (False Positive), 假阳性; FN (False Negative), 假阴性; TN (True Negative), 真阴性。

of Systematic Reviews，PROSPERO）共注册了240个诊断试验系统评价/Meta分析，涉及21种系统疾病，最多的疾病为肿瘤（52，22%），其次为某些传染病和寄生虫病（27，11%），最多的金标准为组织活检（39，25%），最多的诊断试验是影像学诊断（38，25%）。王云云等人的研究显示，截至2019年3月，在Cochrane Library收录的7932篇系统评价及2434篇计划书中，有114篇诊断试验系统评价，110篇诊断试验系统评价计划书。

尽管如此，诊断试验系统评价在报告中也存在很多问题，牛晶晶和梁莉等人的研究发现，目前已发表和已注册的诊断试验系统评价/Meta分析在数据库检索、文献筛选、纳入研究质量评价、效应指标和统计方法的选择等方面报告的均不够全面和严谨，需要加强规范。

三、制作步骤

为保证Cochrane协作网诊断试验系统评价的唯一性，Cochrane协作网对诊断试验系统评价的撰写实行注册制度，成立了诊断试验精确性工作组，并制作了Cochrane诊断试验系统评价手册"Cochrane Handbook for Diagnostic Test Accuracy Reviews"，将其制作分为10个步骤：①提出待评价的问题；②制订试验的纳入及排除标准；③制订检索策略并检索试验；④筛选试验和收集资料；⑤评估纳入试验的方法学质量（如诊断准确性研究的质量评价工具Quality Assessment of Diagnostic Accuracy Studies，QUADAS）；⑥分析数据并在合适的情况下进行Meta分析；⑦解决偏倚问题；⑧陈述结果和制作结果总结表；⑨解释结果与得出结论；⑩完善和更新。详细的制作流程见图12-2。2018年1月PRISMA工作组在线发表针对诊断准确性试验系统评价/Meta分析的报告规范（PRISMA-DTA），用于规范和提高相关研究的报告质量。

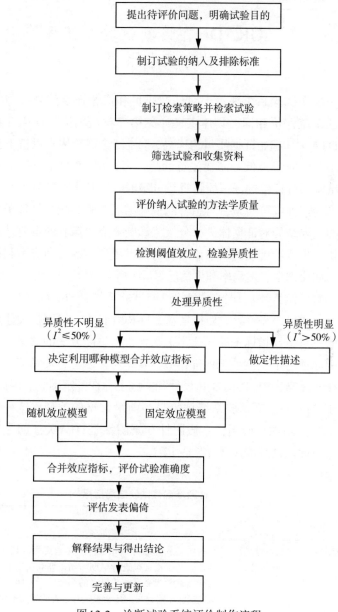

图12-2　诊断试验系统评价制作流程

第二节　GRADE在诊断试验系统评价中应用的基本原理

　　诊断试验系统评价中对证据质量和推荐强度的分级与干预性系统评价相同，具体定义详见第二章。无论是D-RCT还是DTA，其起始证据质量均为高，依据5个降级因素可被下调至中、低或者极低。需要注意的是，当运用GRADE方法对诊断试验系统评价的证据质量进行分级时，其基本原则是评价这种诊断措施或策略是否对患者的最终结局产生影响，是基于患者的重要结局对证据体进行分级。诊断研究中患者的重要结局是指对患者给予或不给予诊断，对其健康产生的有利或不利结果，如死亡率、发病率和生活质量。

　　对于纳入不同研究类型的诊断试验系统评价，GRADE分级的方法也存在差异。如果是基于D-RCT证据，可直接关注患者的终点结局指标（如病死率）来评价新诊断方法的效果，其分级原理与干预性系统评价相似，具体可以参考相关章节。然而在实际操作中，D-RCT在设计和实施上存在一定困难。因此，基于DTA的诊断试验系统评价是当前最常见的类型。这种情况下，真阳性、假阳性、假阴性和真阴性是DTA关注的主要结局指标，其具体含义详见表12-1。

表12-1　诊断准确性试验结局指标

结局指标	定　义	临床意义
真阳性	患者被诊断为患病的例数	反映的是新诊断方法正确诊断患者患病的情况。其益处在于可准确进行早期诊断，弊端在于早期的准确诊断未必有利于患者的临床结局，即对于某些疾病来说，早期诊断不仅对患者的意义不大，反而可能带来危害[*]

续　表

结局指标	定　义	临床意义
假阳性	正常人被诊断为患病的例数	反映的是新诊断方法的误诊情况，给患者增加了不必要的负担。为了进一步确诊，患者需接受其他检查甚至接受不必要的治疗，从而给患者带来医疗风险和副作用
真阴性	正常人被诊断为无病的例数	反映的是新诊断方法正确诊断患者无病的情况。其益处是消除患者的焦虑和不安，且在很大程度上避免了其他不必要的检查和治疗
假阴性	患者被诊断为无病的例数	反映的是新诊断方法的漏诊情况，会耽误患者最佳的诊断和治疗，并间接增加了患者在后期诊断的次数

注：* 例如早期诊断神经母细胞瘤对降低患者病死率的意义不大，原因在于这种肿瘤可自发性地从未分化的恶性肿瘤退变为完全良性的肿瘤，过早诊断反而会引起过度治疗和心理负担。

　　GRADE对诊断试验系统评价的证据质量分级主要考察5个降级因素以及3个升级因素，具体详见表12-2。

表12-2　影响诊断试验系统评价证据质量的因素及其与干预性证据的区别

比较类别	因素解释及其与干预性证据质量的区别和原因
研究设计	对有诊断不确定性的患者进行的横断面研究或队列研究，以及将试验结果与适当参照标准（最佳替代诊断策略）进行的直接比较，被视为高质量证据，且依据其他因素，这些证据可被下调为中等、低、极低质量证据
降低证据质量的因素	
偏倚风险	主要考虑诊断试验在研究设计、实施、测量环节中出现的各种偏倚，有严重偏倚风险降一级，有非常严重偏倚风险降两级
间接性	主要有4个方面。一是研究人群和推荐的目标人群有较大差异（可表现在先前接受的检查不同，疾病谱不同或有共病现象等）；二是所开展的试验和试验操作者的诊断专业知识与推荐的目标环境之间有重要差异；三是待评价的若干个诊断试验之间没有直接比较，而是各自与相同的金标准比较，则考虑降级；四是诊断准确性试验中关注的结局指标，如真、假阳性和真、假阴性，只是与患者重要结局相关的中间指标，不能直接代表患者的终点结局，且结局指标本身由于在不同的情境下定义不同而可能存在间接性

续　表

不一致性	指敏感度、特异度的大小和方向变异较大，且这种变异没有合理的因素可以解释时，则考虑降级
不精确性	待评价诊断试验样本量不够，诊断敏感度和特异度的可信区间过宽，则考虑降级
发表偏倚	存在发表偏倚的高度风险（如：证据只来自于支持新试验的小样本研究，或漏斗图不对称），则考虑降级
升高证据质量的因素	
剂量－效应关系、大效应量和负偏倚	对于升级因素的方法学目前尚不成熟但是确定诊断结果的大效应量*，即诊断结果显示极有可能患某种疾病（不是患者重要结局）可以升高证据质量。然而，在评价诊断准确性试验证据量时，关于是否存在剂量－效应关系及其作用仍存在争议

　　* 例如基于INR测得得到的抗凝水平的升高可以增加对维生素K缺乏和维生素K拮抗诊断的把握。

一、偏倚风险

　　诊断试验系统评价的"偏倚风险"主要考察的是系统评价纳入原始研究的方法学质量，包括诊断试验的研究设计、实施与测量。目前，已有多个工具可以用来评价诊断准确性试验的偏倚风险。GRADE工作组推荐使用QUADAS-2评价工具，主要包括4个方面：病例选择的偏倚风险、待评价试验的偏倚风险、参考试验（金标准）的偏倚风险，以及病例流程与进展情况的偏倚风险。根据每部分纳入的相关标志性问题的回答"是""否"或"不确定"，可对应将偏倚风险等级判定为"低""高"或"不确定"，具体内容可参考QUADAS-2的相关论文及其解读。

　　应用GRADE时，原则上如果4个方面都有严重的偏倚风险，则有可能连续降2级，若仅为某个方面或其中某几个方面，但对结局指标影响不严重，可酌情考虑降1级或不降级。其次，在诊断试验的偏倚风险评估方面，没有像干预性领域中成熟的偏倚风险评估工具，而且QUADAS工具本身与GRADE降级的其他因素有部分重叠。

二、间接性

诊断试验系统评价的"间接性"主要是衡量纳入的原始研究与系统评价预回答临床问题的相符程度，这或许是DTA系统评价制作者和指南专家组作出有关诊断性试验推荐意见时的一大挑战，主要包括以下4个方面：

第一，人群（P）的间接性。系统评价纳入的人群与实际接受诊断的人群可能存在不一致，这不仅与纳入患者的疾病谱系有关，还包括研究实施的环境、对患者进行的前期检测或可能的转诊途径。例如一项旨在评价窄带成像技术诊断喉癌价值的Meta分析中，纳入的原始研究人群年龄范围为20～95岁，跨度较大，而相关研究显示喉癌在40岁以下人群中很少见。故在进行评价时需要判断系统评价纳入的研究对象与实际接受诊断的人群是否相符，若相符或与临床实际情况相类似，则可不进行降级。

第二，待评价的诊断措施或策略（I）的间接性。如试验中使用的设备型号或规格不一致，试验中使用的标准与实际操作中使用的标准略有不同。在不同的环境下，设置不同的限值或阈值也会导致间接性（这一点通常可以解释敏感性分析中的不一致性），当某项诊断措施分别在急诊科和初级护理机构进行时，不同的环境就会导致干预措施的间接性。

第三，对照的诊断措施或策略（C）的间接性。如不同试验参考的金标准不一致，或是存在间接比较，即被研究的诊断方法之间无直接比较，而是各自与金标准或其他类型的诊断措施进行比较，若要确定这几种待评价试验各自的优劣，则会涉及间接比较。若间接比较的结果与直接比较的结果不一致，又无合理的原因解释，则考虑降级。

第四，结局指标（O）及其测量方面的间接性。诊断准确性试验中关注的结局指标，如真、假阳性和真、假阴性，只是与患者重要结局相关的中间指标，不能直接代表患者的终点结局，但若此系统评价仅关注诊断试验的准确性，则此方面不降级。然而某些情况下结局指标本身可能存在间接性，如不同的原始研究中对于结局指标的定义可能与该系统评价制作者、卫生技术评估者、指南制订者对其的理解不同而导致间接性。

除与干预性系统评价相似的问题外，在诊断试验的间接性评估中还存在着两个特殊的挑战：一是不同的诊断医师，因为其年资、背景和能力的差异，对同一诊断数据或图像可能会给出不同的结论；二是诊断试验得出的均非终点指标，故存在间接性，且已有研究显示诊断试验常常对患者最终的结局没有实质性影响。

三、不一致性

与干预性系统评价相似，诊断试验系统评价的"不一致性"指的是系统评价纳入的原始研究之间存在的差异性，包括临床不一致性、方法学不一致性和统计学不一致性，可通过目测点估计值的差异大小以及95%可信区间（95%CI）的重叠程度来判断，同时结合随机效应模型中的方差估计值以及包括异质性检测在内的统计学标准。如果不同研究95%CI的重叠度好，则说明纳入研究的异质性小，不考虑降级。对于异质性检验常用的统计方法是Q检验，若异质性检验结果显示$I^2 > 50\%$且$P < 0.1$，则怀疑存在较大异质性，考虑降1级。

四、不精确性

诊断试验系统评价的"不精确性"主要考察的是系统评价纳入的不同研究合并结果的精确程度，通常情况下，当研究纳入的患者和事件发生数相对较少时，结局是不精确的，其点估计值的CI较宽，因此对于系统评价制作者来说，主要从纳入研究的样本总量与合并结果的95%CI这两个方面来考虑。

前者是指理论上应满足开展同样一项诊断试验达到检验效能所需的最小样本量，我们引进了最优信息样本量（Optimal Information Size，OIS）作为确定充分精确性的次要必需标准。若通过计算样本量发现不满足最低标准时，则考虑降级。对于诊断试验样本含量的估算，当前尚无统一的计算方法，目前比较常用的有布吕德雷（Buderer）等建议的公式计算法，卡利（Carley）等建议的画图法，以及弗拉奥（Flahault）等建议的查表法。

后者指的是合并结果的95%CI宽窄。95%CI的宽窄取决于事件发生数，在敏感度方面是患病人数和检测阳性人数，在特异度方面是未患病人数和检测阴性人数。95%CI越宽则越难判断真实值的范围，对系统评价结果的信心程度就越不确定。通常情况下，需要基于系统评价制作者或临床专家针对某项诊断试验给出的能够接受的95%CI绝对宽度进行判断，或者基于具体的诊断试验，给出能够接受的95%CI绝对宽度。比如某项诊断试验的点估计值为90%，作者或临床专家认为95%CI下限应不低于85%。如果该系统评价合并敏感度的结果为0.90［95%CI（0.82，0.98）］，则有理由怀疑其随机误差较大，可考虑降级。

此外，当事件发生数很少且相对和绝对效应估计的95%CI包含明显的利弊时，应考虑将证据质量降低2级。

五、发表偏倚

诊断试验系统评价的"发表偏倚"是指纳入的原始研究不够全面（如未检索灰色文献、在研试验，存在语言或数据库的限制等），以及因原始研究的选择性报告导致了系统地高估或低估潜在利弊效应。因此，与干预性系统评价相似，在考虑发表偏倚之前，应先考察系统评价的检索策略和纳入排除标准是否全面，其次应考察系统评价纳入研究接受资助和利益冲突声明的情况。若未进行灰色文献或在研数据（如临床试验注册平台等）的检索，或者是纳入研究敏感度和特异度均高，但均为相关医药公司资助，则需考虑发表偏倚存在的可能性。

通常情况下，如果纳入 Meta 分析的研究不少于 10 个，一般情况下多使用漏斗图法评估发表偏倚。若漏斗图不对称，则针对结果的经验性检验可能提示存在发表偏倚。但值得注意的是，利用漏斗图法判断发表偏倚本身就存在偏倚，即使检测发现不对称，也有可能不是发表偏倚所导致的，因此通过观察漏斗图的对称性来判断发表偏倚极有可能比真实情况更大程度地降低证据质量。除此之外，有研究显示在诊断试验系统评价的发表偏倚方面，其他检验方法如迪克斯（Deeks）检验或"剪补"法更为精确。因此，为了确定有关发表偏倚的结论，建议多种方法同时使用。

考虑到已有统计学模型和方法中对诊断准确性研究发表偏倚的评估仍旧存在较大的局限性，因此对于存在发表偏倚的可信推论可能仅限于尚未发表的诊断准确性研究，然而，由于目前尚缺乏注册 DTA 等研究的标准化方法，此类信息通常很难获得。

六、升级因素

诊断试验系统评价的升级因素有 3 个，即剂量-效应关系、大效应量和负偏倚。若 ROC 曲线显示出清晰一致的敏感度-特异度关系（相当于剂量-效应关系），可以考虑升级。同时，当存在大效应量（即诊断测试的准确性非常高），或者反向混杂偏倚的可能性很小时，都有可能增加我们对诊断准确性研究效能的可信程度。对于上述升级因素的方法学目前尚不成熟，在评价诊断准确性试验的证据质量时，其作用仍存在争议，需要进一步完善和实证。相关示例可见 GRADE 系列文章。

七、分级结果呈现

对诊断试验系统评价进行清晰的证据总结有助于确保利益相关者进行决策的透明度。因此，我们使用 GRADE EP 表和 SoF 表对分级过程和结果进行呈现，主要可分为3种方式：①简单的 EP 表和 SoF 表仅提供有关诊断准确性研究的信息；②EP 表和 SoF 表还可以包括与诊断试验相关的信息，或者是有助于决策的其他特征，如可从原始研究中获取的对医疗卫生的直接影响；③提供患者重要结局方面的信息或明确判断诊断试验对健康方面的益处和危害。通常情况下，在诊断试验系统评价中我们以第二种方式进行结果的呈现。相关示例可见 GRADE 系列文章。

八、注意事项

对诊断试验系统评价进行正确的证据质量分级，有助于作者客观地解释结果，也有利于读者和使用者应用研究成果。但需注意的是，作为系统评价的使用者，只有制作规范的高质量系统评价才适合运用 GRADE 进行分级。目前尚无专门针对诊断试验系统评价的方法学质量评估工具，此前 GRADE 工作组推荐使用 AMSTAR 工具（A Measure Tool to Assess Systematic Reviews），该工具制订严谨，应用广泛，且可操作性强，但适用范围并不包括诊断试验系统评价；2014年研发的 ROBIS 工具（Risk of Bias in Systematic Review）主要评估系统评价的偏倚风险，可用于干预、诊断、病因和预后等多种系统评价，然而其信度、效度、实用性及其推广应用情况仍有待检验。

其次，对于诊断试验系统评价中的证据分级，不同情境下敏感度和特异度阈值或范围的设置方法都是不同的。通常情况下，我们可选用95%CI进行判断，但对于单个诊断试验或复合诊断策略，在进行结果解释时会略有不同。且对于卫生经济评估者和指南制订者而言，选取阈值的方式也是不同的，具体可详见 GRADE 系列文章。

最后，虽然当前应用GRADE对诊断试验系统评价进行证据质量分级还存在挑战，如不精确性、发表偏倚及升级因素方面，但其对正确解读诊断试验系统评价结果起到重要作用。GRADE工作组新发表的系列论文将进一步指导系统评价制作者理解和应用GRADE方法。相信随着诊断试验及其系统评价方法学的完善，GRADE在诊断试验系统评价中的应用将逐渐成熟和普及。

第三节　诊断试验系统评价应用GRADE的实例分析

一、案例来源

本节将以发表在《中国循证医学杂志》2014年第1期的《超声造影对乳腺肿块良恶性鉴别诊断价值的系统评价》一文作为案例进行解读。该案例纳入了19个诊断试验，共1161例患者，具体PICO可以解构为：P为乳腺肿块良恶性患者；I为超声造影检测；C为病理诊断；O为真阳性（患者乳腺肿块真实情况为恶性）、假阳性（患者被误诊为恶性乳腺肿块）、假阴性（患者被漏诊为良性乳腺肿块）、真阴性（患者乳腺肿块真实情况为良性）。纳入研究的基本特征和方法学质量详见原文。首先运用AMSTAR工具对该系统评价的方法学质量进行评估，结果显示本系统评价的方法学质量较好，因此可应用GRADE对其进行证据质量分级。

二、分级流程

（一）偏倚风险

偏倚风险考察的是纳入诊断准确性试验的设计、实施与测量中存在的偏倚。具体可以运用QUADAS-2工具来帮助判断。但在很多诊断试验的系统评价中（如本案例）仍然在使用

QUADAS工具对纳入研究的方法学质量进行评价。在对偏倚风险进行评价之前需要将QUADAS评价结果对照QUADAS-2的格式进行转化，或者运用QUADAS-2重新评价系统评价纳入研究的方法学质量。相对于原版QUADAS的条目，QUADAS-2定义问题的方式更具有针对性和临床操作性，并考虑到更为精确的偏倚等级和原始诊断准确性研究的适用性。

本案例中我们参考原文中QUADAS评价结果对照QUADAS-2的格式进行了调整，纳入研究偏倚风险的结果如图12-3和图12-4所示。总体来看，案例中纳入研究的偏倚风险较小，在真阳性、假阳性、假阴性和真阴性结局指标上均不考虑降级。

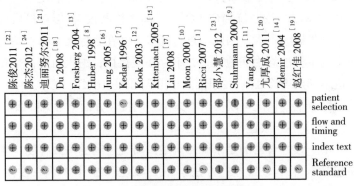

图12-3　案例偏倚风险评估

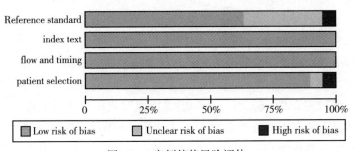

图12-4　案例偏倚风险评估

（二）间接性

间接性考察的是纳入研究与系统评价拟回答的临床问题以及系统评价结论之间的匹配程度。①在人群方面：纳入研究的人群平均年龄的范围为41～58岁，但乳腺恶性肿瘤目前有年轻化趋势，对于41岁以下患者该诊断方法是否仍然具有同样的敏感度和特异度有待进一步研究，而作者最终的结论却未区分人群，此处有可能存在间接性，但不足以降级。②在待评价试验方面：纳入研究关注的都是超声造影诊断技术，并且不同诊断试验中所使用的造影剂都是意大利厂家生产的声诺维（SonoVue）超声造影剂，虽然使用的超声设备的型号存在一定差异（如尤厚成等和迪丽努尔·买买提明等使用的是PhilipsiU22型超声诊断仪，而陈杰等和赵红佳等分别使用的是百胜DU8超声诊断仪和CELOGIQ7超声诊断仪），但对最后的检查结果影响不大，因此不进行降级。③在金标准方面：纳入研究的金标准均为病理检查，不存在间接性；纳入研究都是超声造影和病理诊断的直接比较，不涉及间接比较。

综合上述情况可以得出本案例在间接性方面不考虑降级。

（三）不一致性

不一致性考察的是系统评价纳入研究之间的一致程度，主要包括临床不一致性、方法学不一致性和统计学不一致性。本案例中，根据GRADE对不一致性判断的方法，主要考察95%CI重叠程度以及I^2和P值大小。

案例对4个结局指标异质性的判断需要分开考虑，从敏感度森林图的结果来判断真阳性和假阴性的不一致性，详见图12-5；从特异度森林图的结果来判断假阳性和真阴性的不一致性，详见图12-6。图12-5的结果显示不同研究95%CI的重叠程度较差，$I^2 = 62.7\%$，$P < 0.1$，因此对真阳性和假阴性两个结局需要在不一致性方面降一级；图12-6的结果显示不同研究95%CI的重叠程度较差，$I^2 = 74.9\%$，$P < 0.1$，因此对假阳性和真阴性两个结局需要在不一致性方面降一级。

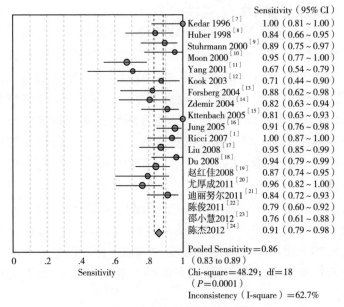

图12-5　案例合并敏感度森林图

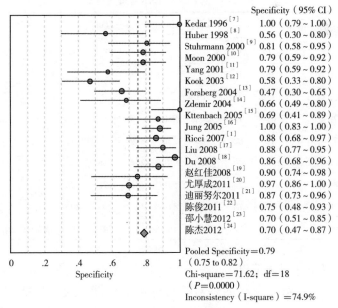

图12-6　案例合并特异度森林图

（四）不精确性

不精确性考察的是系统评价纳入不同研究合并结果的精确程度。首先计算该系统评价理论所需样本量，我们使用查表法来估算诊断试验的样本含量。案例共纳入患者1161人，其中阳性患者所占的比例P为0.55，特异度的中位数为0.81。假设临床医生对该诊断方法敏感度和特异度可接受的阈值下限均为0.70，通过查表法计算可以得出需要的对照组人数为204人，详见表12-3，然后通过公式换算得出需要的样本人数为371人，满足最低标准。可信区间方面，图12-5中敏感度的合并结果为0.86（0.83，0.89），图12-6中特异度的合并结果为0.79（0.75，0.82），二者可信区间的下限均大于临床可接受的阈值下限。因此对于真阳性和假阴性以及假阳性和真阴性在精确性方面都不考虑降级。

表12-3　诊断试验样本含量估算表

预期敏感度或特异度值	临床可接受敏感度或特异度可信区间下限								
	0.50	0.55	0.60	0.65	0.70	0.75	0.80	0.85	0.90
0.60	268	1058							
0.65	119	262	1018						
0.70	67	114	248	960					
0.75	42	62	107	230	869				
0.80	28	40	60	98	204	756			
0.85	18	26	33	52	85	176	624		
0.90	13	18	24	31	41	70	235	474	
0.95	11	12	14	16	24	34	50	93	298

（五）发表偏倚

发表偏倚考察的是对符合标准的诊断研究（包括期刊论文、会议论文、硕博士论文以及未发表文献）的纳入是否全面。对诊断试验系统评价发表偏倚的判断推荐使用迪克斯（Deeks）漏斗图。案例本身没有对发表偏倚进行评估，因此，我们将其原始数据录入到Stata 12.0中生成Deeks漏斗图，详见图12-7。结果显示P值为0.61，提示漏斗图对称，存在发表偏倚的可能性较低，故此处不考虑降级。

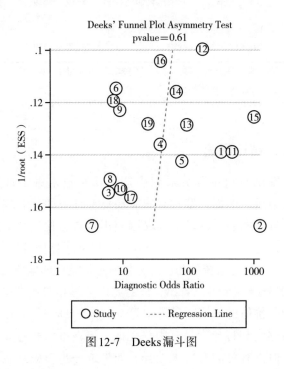

图12-7 Deeks漏斗图

三、分级结果呈现

当前分级结果呈现形式主要是基于GDT软件，其具体使用方法详见第六章，本章仅简要呈现上述案例的GRADE分级结果，详见表12-4。

表12-4 案例分级结果

结局指标	研究个数（人数）	研究类型	降低证据质量的因素					总证据质量
			偏倚风险	间接性	不一致性	不精确性	发表偏倚	
真阳性假阴性	19（1161）	横断面研究	不降级	不降级	降一级[a]	不降级	不降级	⊕⊕⊕○中[a]
假阳性真阴性	19（1161）	横断面研究	不降级	不降级	降一级[a]	不降级	不降级	⊕⊕⊕○中[a]

⊕⊕⊕⊕表示证据质量高，⊕⊕⊕○表示证据质量中，⊕⊕○○表示证据质量低，⊕○○○表示证据质量极低。

a：不一致性降一级：I^2值＞50%且$P<0.1$，存在较大不一致性。

四、结论解读

本案例在讨论部分对超声造影诊断技术做了肯定的评价，认为超声造影对鉴别乳腺肿块良恶性方面具有较高的准确性，且诊断稳定性较好，又因超声检查方便快捷，价格便宜，因此超声造影是鉴别诊断乳腺肿块良恶性比较好的手段。但作者没有从更系统的角度来分析所形成结论的偏倚大小。从GRADE分级结果可以看出，针对超声造影相对病理检查具有较高诊断价值的证据质量为中等（B级），即我们对该诊断方法的敏感度和特异度只有中等把握，该观察值有可能接近实际值，但也有可能有较大差异。如果进一步考虑到该诊断方法对患者重要的临床结局指标（如生存率或生活质量）的影响，则这种不确定性会更大，故临床医生在使用该结论时需谨慎，未来需要高质量的D-RCT来确证该诊断措施对患者最终的利弊。

（史乾灵　王梦书　雷军强）

参 考 文 献

［1］田金徽，陈杰锋．诊断试验系统评价/Meta分析指导手册［M］．北京：中国医药科技出版社，2015．

［2］Willis BH，Quigley M．The assessment of the quality of reporting of meta-analyses in diagnostic research：a systematic review［J］．BMC Medical Research Methodology，2011，11：163．

［3］徐俊峰，葛龙，安妮，等．中国大陆学者发表诊断性试验系统评价现状分析［J］．中国循证儿科杂志，2013，7（5）：388−390．

［4］牛晶晶，刘蕊，王盼杰，等．PROSPERO平台注册诊断性试验系统评价/Meta分析的基本特征及合作情况分析［J］．中国循证医学杂志，2019，19（03）：107−114．

［5］王云云，邓通，黄桥，等．临床实践指南制订方法——GRADE在诊断试验系统评价中的应用［J］．中国循证心血管医学杂志，2019，11（03）：25−29．

［6］梁莉，葛龙，周为文，等．我国诊断性试验系统评价/Meta分析的检索情况调查分析［J］．中华医学图书情报杂志，2013，22（5）：9−16．

［7］Smidt N，Deeks J，Moore T，et al．Guide to the contents of a Cochrane review and protocol．Cochrane Handbook for Systematic Reviews of Diagnostic Test Accuracy Version 1．0．0．The Cochrane Collaboration，2013．Available from：http://srdta.cochrane.org/．［2020−04−17］．

［8］McInnes MDF，Moher D，Thombs BD，et al．Preferred reporting items for a systematic review and meta-analysis of diagnostic test accuracy studies：The PRISMA-DTA Statement［J］．The Journal of the American Medical Association，2018，319（4）：388−396．

［9］Schünemann HJ，Mustafa RA，Brozek J，et al．GRADE guidelines：21 part 1．Study design，risk of bias and indirectness in rating the certainty across a body of evidence for test accuracy［J］．Journal of Clinical Epidemiology，2020，122：129−141．

［10］Whiting PF，Rutjes AW，Westwood ME，et al．QUADAS-2：a revised tool for the quality assessment of diagnostic accuracy studies［J］．Annals of Internal Medicine，2011，155（8）：529−536．

[11] Biesheuvel CJ, Grobbee DE, Moons KG. Distraction from randomization in diagnostic research [J]. Annals of Epidemiology, 2006, 16（7）: 540–544.

[12] Siontis KC, Siontis G, Contopoulos-Ioannidis DG, et al. Diagnostic tests often fail to lead to changes in patient outcomes [J]. Journal of Clinical Epidemiology, 2014, 67（6）: 612–621.

[13] Buderer NM. Statistical methodology: I. Incorporating the prevalence of disease into the sample size calculation for sensitivity and specificity [J]. Academic Emergency Medicine, 1996, 3（9）: 895–900.

[14] Carley S, Dosman S, Jones SR. Simple nomograms to calculate sample size in diagnostic studies [J]. Emergency Medicine Journal, 2005, 22（3）: 180–181.

[15] Flahault A, Cadilhac M, Thomas G. Sample size calculation should be performed for design accuracy in diagnostic test studies [J]. Journal of Clinical Epidemiology, 2005, 58（8）: 859–862.

[16] Van Enst WA, Ochodo E, Scholten RJ, et al. Investigation of publication bias in meta-analyses of diagnostic test accuracy: a meta epidemiological study [J]. BMC Medical Research Methodology, 2014, 14（1）: 70.

[17] Terrin N, Schmid C H, Lau J. In an empirical evaluation of the funnel plot, researchers could not visually identify publication bias [J]. Journal of Clinical Epidemiology, 2005, 58（9）: 894–901.

[18] 杨书，李婷婷，刘新. 应用漏斗图识别发表性偏倚的效率研究 [J]. 成都医学院学报，2007，2（1）: 33–34.

[19] Deeks JJ, Macaskill P, Irwig L. The performance of tests of publication bias and other sample size effects in systematic reviews of diagnostic test accuracy was assessed [J]. Journal of Clinical Epidemiology, 2005, 58（9）: 882–893.

[20] Duval S, Tweedie R. Trim and fill: A simple funnel-plot-based method of testing and adjusting for publication bias in meta-analysis [J]. Biometrics. 2000, 56（2）: 455–463.

[21] Burkner PC, Doebler P. Testing for publication bias in diagnostic meta-analysis: a simulation study [J]. Statistics in Medicine. 2014, 33（18）: 3061–3077.

［22］Van Enst WA，Ochodo E，Scholten RJ，et al. Investigation of publication bias in meta-analyses of diagnostic test accuracy：a metaepidemiological study［J］. BMC Medical Research Methodology，2014，14（1）：70.

［23］Schünemann HJ，Mustafa RA，Brozek J，et al. GRADE guidelines：21 part 2. Inconsistency，Imprecision，publication bias and other domains for rating the certainty of evidence for test accuracy and presenting it in evidence profiles and summary of findings tables［J］. Journal of Clinical Epidemiology，2020，122：142−152.

［24］Shea BJ，Grimshaw JM，Wells GA，et al. Development of AMSTAR：a measurement tool to assess the methodological quality of systematic reviews［J］. BMC Medical Research Methodology，2007，7：10.

［25］Whiting P，Savović J，Higgins JPT，et al. ROBIS group，ROBIS：A new tool to assess risk of bias in systematic reviews was developed［J］. Journal of Clinical Epidemiology，2016，69：225−234.

［26］Hultcrantz M，Mustafa RA，Leeflang MMG，et al. Defining ranges for certainty ratings of diagnostic accuracy：A GRADE concept paper［J］. Journal of Clinical Epidemiology，2019，117：138−148.

［27］张晓光，张小利，帕丽达，等. 超声造影对乳腺肿块良恶性鉴别诊断价值的系统评价［J］. 中国循证医学杂志，2014，14（1）：79−84.

▓▓▓ 第十三章 ▓▓▓

GRADE在预后系统评价中的应用

▓ 提要

　　预后系统评价分为基础预后研究、预后因素研究、预后模型研究以及分层医学研究4个方面，与干预性系统评价不同，其最佳研究方法是队列研究。目前GRADE将纳入了RCT、观察性研究等原始研究的预后系统评价的起始证据质量均视为高，因此在对其进行证据质量分级时主要考察5个降级因素和2个升级因素。本章将对预后系统评价中的GRADE分级原理和注意事项进行介绍，并结合实例帮助读者掌握GRADE应用于预后系统评价的具体方法。

第一节　预后系统评价概述

　　预后研究是对疾病各种结局发生概率及其影响因素的探索，通过对各种不同结局的预测以及对所患疾病可能的情况做出客观估计与判断，使预测结果尽可能接近患者实际情况。预后研究可以选择许多研究设计，包括描述性研究、病例对照研究、队列研究，以及非随机同期对照研究，但预后研究最基本的方法是队列研究。

　　预后系统评价是通过系统、全面地搜集证据，严格按照预先制定的纳入标准筛选研究，依据国际公认的研究质量评价工具评价纳入研究质量，并进行定性描述或定量分析（如Meta

分析）的一种全面评价预后研究证据准确性和重要性的研究方法，也是预后研究中最高级别的证据。一般来说，根据所研究的问题，预后系统评价可以从4个方面开展：①研究自然状态和当前卫生条件下的疾病病程（基础预后研究）；②探索影响疾病预后相关的特殊因素（预后因素研究）；③预测未来结局风险的统计学模型（预后模型研究）；④利用预后信息，针对具有类似特征的患者群体选择最优治疗方案（分层医学研究）。

目前，预后系统评价越来越受到重视，截至2020年5月，Cochrane Library收录系统评价达8297篇，其中与预后相关的为619篇。为了进一步完善预后研究的方法学，Cochrane先后于2004年和2006年建立了预后系统评价网络及预后方法学工作组，并且正在制订预后系统评价的指导手册。

第二节　预后系统评价应用 GRADE 的基本原理与注意事项

预后系统评价对证据质量的定义与干预性试验相同，具体定义详见第2章。在干预性系统评价中，RCT的起始证据质量为高，主要考虑降级因素，观察性研究的起始证据质量为低，主要考虑升级因素。而在预后系统评价中，最恰当的研究设计是前瞻性队列研究而非RCT，因为一方面在预后研究中开展RCT常会遇到伦理学问题；另一方面RCT在纳入人群的过程中有较多的限制，包括年龄、是否存在伴随疾病，以及是否耐药等，排除了部分可能和预后相关的人群，从而影响预后效果的真实性。此外在RCT中有些患者可能会因为预期外的不良结局提前终止试验。但并非所有的预后研究的RCT都不能提供高质量的证据来源，基于大样本和纳入广泛人群的RCT也可提供可靠的证据来源。一项系统评价关注了房颤患者服用维生素K拮抗剂后的出血风险，结果发现来自大样本的观察性研究和大样本RCT的效应量接近，而小样本和中等样本RCT的效应量相比于大样本的观察性研究和大样本RCT差异很大。因此在预后系统评价中，无论其纳入的原始研究是RCT还是观察性研究，其起始证据质量都可以视为高，通过评估其可能存在的升降级因素，确定最终的证据质量。

一、偏倚风险

预后系统评价中的偏倚风险主要关注研究的局限性以及研究是否高估或者低估了事件发生率。例如不完整的随访可能会低估事件发生率，将病情类似的相关疾病错误纳入会高估事件发生率。当前针对预后研究偏倚风险评估的工具和标准有多种，如预后研究的质量评价工具（Quality in Prognostic Studies，QUIPS）、纽卡斯尔-渥太华量表（Newcastle-Ottawa scale，NOS），以及Cochrane系统评价指导手册提供的标准等。由于预后研究问题的复杂性，当前尚没有一种广泛认可的偏倚风险评价标准，具体在使用这些标准时需要针对具体预后研究问题的特征选择不同的标准或工具。GRADE工作组结合当前偏倚风险评估的标准，推荐从3个层面来考察预后系统评价的偏倚风险，分别为人群的代表性、随访的完整性以及结局测量的客观性和公平性，见表13-1。

表13-1 预后系统评价偏倚风险评估条目

类 型	条 目
人群	纳入的人群是否具有广泛的代表性
随访	是否存在不完整随访以及随访的时间不够长
结局测量	对结局的测量是否客观和公正
	患者的基线特征是否报告，以及是否会影响结局的测量
	对一些重要的预后因素是否进行了校正

二、间接性

预后系统评价的间接性主要包括两个方面：纳入研究包含的人群能否代表系统评价关注的人群，即人群外推性，以及测量的结局能否代表患者的最终结局，即结局适用性。在人群的间接性方面，一篇预后系统评价关注了膝关节手术后发生静脉血栓的风险，但作者只关注了患者在院内发生血栓的风险，而对于在院外发生血栓风险的情况没有考虑到。因此该系统评价的纳入人群不能代表总体人群在膝关节手术后发生静脉血栓的风险。在结局测量的间接性方面，一篇预后系统评价关注了血液透析患者发生丙肝的风险，其纳入的研究都是在2006年之前开展的，理论上诊断丙肝的金标准是酶联免疫吸附试验（enzyme-linked immunosorbent assay，ELISA），但是一些研究使用聚合酶链反应（polymerase chain reaction，PCR）技术代替 ELISA 方法来检测病毒脱氧核糖核酸（deoxyribonucleic acid，DNA），这种方法的敏感度较高，但特异度较低。上述两种情况下，血液透析患者发生丙肝的结局与真实情况都存在间接性，需要对证据质量进行降级。

三、不一致性

GRADE 对预后系统评价在不一致性上的判断与在干预性和诊断性系统评价中的判断相似，主要通过纳入研究的差异（临床不一致性）、可信区间的方向和重叠程度（统计学不一致性）判断。如纳入研究间存在很大的差异，且这种差异在大样本和小样本的研究间都存在，其 I^2 值超过了50%，可信区间的范围也较宽，这种差异会对临床决策造成困扰，因此在不一致性上需要考虑降级。但仅通过 I^2 值来判断不一致性存在较大局限性和挑战。假设纳入研究样本量都较小，每个研究的可信区间相对较宽，虽然其合并结果的 I^2 值也超过了50%，但这些研究结果都在临床阈值线的同侧，即决策方向相同，一致性较好，但此时如果仅通过计算来推测研究间的一致程度可能会得出很大的 I^2 值。在这种情况下，判断点估计值的变异程度是很重要的，可以弥补仅用 I^2 值判断的局限。系统评价中存在不一致性的情况很常见，读者需要学会对存在的严重不一致性提出假设并恰当地运用亚组分析来解释不同组别的差异（如按年龄或病情的严重程度分组）。如果亚组分析仍然不能解释大的不一致性，则需要在不一致性方面进行降级。

四、不精确性

一般情况下预后研究的系统评价因为主要是纳入观察性研究，观察性研究样本量都相对较大，因此样本量造成不精确的可能性较小。对可信区间宽窄的判断需要结合临床阈值来综合考虑。假设临床上普遍认为对癌症发病风险＞10/1000（即每1000人中有10人会发生癌症）的人群进行集中随访很重要，而一篇系统评价评估了巴雷特食管发展成为食管癌的风险，合并结果为10.2/1000人，即每1000个巴雷特食管患者中有10.2人会发展成食管癌，可信区间范围为6.3/1000到16.4/1000。此时决策者可能很难去做决策，到底有无必要对巴雷特食管的患者进行集中随访，从可信区间下限来看没有必要，而从可信区间上限来看有必要，在这种情况下需要考虑对不精确性进行降级。然而在针对具体的预后问题可能没有明确的阈值来帮助判断不精确性时，系统评价制作者需要指出在判断上存在的问题，帮助系统评价使用者和指南制订者明确该系统评价在不精确性方面存在不确定性。

五、发表偏倚

GRADE对预后系统评价发表偏倚的判断方法与对干预性和诊断性系统评价相似。主要还是通过漏斗图来帮助判断。一般情况下，当研究间的不一致性较小时可以通过埃格（Egger's）检验来判断，不一致性较大时需要通过贝格（Begg's）检验来判断。

六、证据质量升级的因素

GRADE中升高证据质量的因素有大效应量、存在剂量-效应关系以及负偏倚。在预后研究系统评价中大效应量可以理解为暴露组和非暴露组间的结果差异很大，并且这种差异难以用研究的偏倚来解释，从而提高证据质量。剂量-效应关系可以理解为当事件发生数随着随访的时间变化呈现特征性规律时（如线性关系），可以提高对结果的信心。对于GRADE中第三个升高证据质量的因素——负偏倚，目前GRADE工作者暂未在预后研究中找到合适的案例来解读。

七、注意事项

（一）区别偏倚风险和间接性中人群的代表性含义

将某一特征人群的研究结果运用到另一特征的人群属于间接性，这种差异可以体现在年龄、性别、疾病的严重程度等。或者一个研究的人群虽然满足这个研究的纳入标准，但和系统评价或指南关注的人群在代表性方面存在差异，这种情况属于间接性的范围；而如果研究纳入的人群不能代表这类人群普遍情况，如在RCT中因为对纳入人群有着比较严格的纳入标准，导致RCT纳入的人群代表性很窄，这种情况就属于偏倚风险的范畴。

（二）避免对不一致性和不精确性过度降级

在预后系统评价中，纳入研究的差异通常较大，当在进行数据合并时一般会选用随机效应模型分析研究内抽样误差和研究间变异来估计结果的可信区间。当纳入的研究有显著的异质性时，随机效应模型会给出比固定效应模型更宽的可信区间。因此在对预后研究的系统评价进行证据分级时，可能会由于纳入研究的差异，造成在不一致性和不精确性方面同时降级，但二者降级的偏倚来源可能是一样的，这就属于过度降级，但是如何鉴别造成不一致和不精确的原因是否为同一偏倚来源，目前仍存在挑战。

（三）运用GRADE的不同情况

目前GRADE在预后系统评价中的运用分为两种情况：一种是系统评价的制作者，此时需严格按照系统评价制作规范和标准，先完成高质量的系统评价，在此基础上进行GRADE分级；另一种为系统评价证据的使用者，此时需先评价待分级系统评价本身的制作水平和方法学质量，如果该系统评价质量过低，则会导致分级结果出现重大偏倚。因此，第二种情况的分级人员首先应该运用AMSTAR等工具对系统评价的方法学质量进行评估。

第三节　预后系统评价应用GRADE的案例分析

一、案例背景

（一）案例来源

以2019年发表在《中国循证医学杂志》的《BMI与慢性阻塞性肺病患者死亡率相关性的Meta分析》一文作为案例。

（二）临床问题

案例的目的是评价体重指数（Body Mass Index，BMI）与慢性阻塞性肺病（Chronic Obstructive Pulmonary Disease，COPD）死亡率的相关性。具体临床问题可以解构化为PECO形式：P，根据肺功能标准确诊为COPD的患者；E，按我国和WHO成人BMI标准确定的肥胖、超重和低体重；C，正常体重；O，全因死亡率。本章对肥胖、超重和低体重三组人群对比正常人群全因死亡率的结局指标进行分析。

（三）主要结果与结论

结果：案例共纳入14篇队列研究，共计494 060例患者。Meta分析结果：与正常体重患者相比，低体重COPD患者的死亡率更高RR = 1.40 [95%CI（1.15，1.71），$P = 0.0008$]，超重RR = 0.65 [95%CI（0.54，0.79），$P < 0.0001$]和肥胖RR = 0.37 [95%CI（0.20，0.67），$P = 0.001$] COPD患者的死亡率更低，差异均具有统计学意义。结论：低体重COPD患者的全因死亡率较高，超重或肥胖COPD患者的全因死亡率较低。

（四）方法学质量评价

运用AMSTAR工具对该系统评价的方法学质量进行评价，结果显示其方法质量较好，见表13-2，因此可以应用GRADE进行证据质量分级。

表13-2　案例系统评价的AMSTAR评价结果

条目	内　　容	评价结果
1	是否提供了前期设计方案	N
2	纳入研究的选择和数据提取是否具有可重复性	Y
3	是否实施广泛全面的文献检索	Y
4	发表情况是否已考虑在纳入标准中，如灰色文献	N
5	是否提供了纳入和排除的研究文献清单	Y
6	是否描述纳入研究的特征	Y
7	是否评价和报道纳入研究的科学性	Y
8	纳入研究的科学性是否恰当地运用在结论的推导上	Y
9	合成纳入研究结果的方法是否恰当	Y
10	是否评估了发表偏倚的可能性	Y
11	是否说明相关利益冲突	Y

Y.是；N.否。

二、证据质量降级因素

本案例所纳入的研究均为队列研究，虽属于观察性研究，但预后系统评价起始证据质量可以为高。

（一）偏倚风险

本案例采用队列研究质量评价工具NOS量表对纳入研究的偏倚风险进行评价，见表13-3。总体来看，NOS评分6～8分，案例中纳入研究的暴露因素确定方法明确，研究起始无结局事件，结局事件评估客观，但研究未控制其他重要的混杂因素，部分研究在暴露组代表性，非暴露组选择以及试验组与对照组的可比性方面偏倚风险较高，或者未报告相关信息。总体偏倚风险高，在偏倚风险领域考虑降1级。

表13-3　纳入研究的NOS评价结果（分）

纳入研究	研究对象的确定				组间可比性	结果测量			NOS总分
	暴露组代表性	非暴露组选择	暴露的确定	研究开始前结局事件	试验组与对照组的可比性	结局事件评估	随访是否充分	随访的完整性	
Yamauchi 2014	1	1	1	1	1	1	1	1	8
葛建军 2013	0	0	1	1	1	1	1	1	6
黄蕾 2012	0	0	1	1	1	1	0	0	4
苗丽君 2014	0	0	1	1	1	1	1	1	6
Ringbaek 2004	1	1	1	1	0	1	1	1	7
Marti 2006	1	1	1	1	0	1	1	1	7

续 表

纳入研究	研究对象的确定				组间可比性	结果测量			NOS总分
	暴露组代表性	非暴露组选择	暴露的确定	研究开始前结局事件	试验组与对照组的可比性	结局事件评估	随访是否充分	随访的完整性	
Yang 2010	1	1	1	1	1	1	1	1	8
Lainscak 2011	1	1	1	1	0	1	1	1	7
Hallin 2007	0	0	1	1	1	1	1	1	6
Gunen 2005	1	1	1	1	0	1	1	1	7
Collins 2010	0	0	1	1	0	1	0	0	3
Pothirat 2007	0	0	1	1	1	1	1	1	6
Chailleux 2003	1	1	1	1	1	1	1	1	8
Chang 2007	0	1	1	1	1	1	1	0	6

1：该条目得1分；0：该条目不得分。

（二）间接性

在人群外推性方面：案例纳入的COPD人群标准均符合肺功能标准，因此对COPD患者的选择具有代表性。在结局适用性方面：采用的结局指标为全因死亡率，不存在间接性。因此在间接性方面不降级。

（三）不一致性

在临床不一致性方面：因不同地区对低体重、正常体重、超重和肥胖BMI的界定有一定差异，案例按照纳入研究本身的标准进行分类，随访时间、研究类型（回顾性或前瞻性）、种族均存在差异，案例按随访时间和纳入研究类型进行亚组分析，并进行敏感性分析，结果未发生明显改变，说明案例结果较可靠，代表性更好。在统计学异质性方面：低体重、超重和肥胖与正常体重COPD患者死亡率比较的Meta分析的I^2值分别为98%、88%和94%，存在显著的异质性，但除低体重组的一个研究外，其余各组内所有研究的结果均一致。综上所述，3组全因死亡率结局均不考虑在不一致性方面降级。

（四）不精确性

本案例中3组的样本量均很大，超过最优信息样本量（OIS），与正常体重患者相比，低体重COPD患者的死亡率更高RR＝1.40 [95%CI（1.15，1.71），P＝0.0008]，超重RR＝0.65 [95%CI（0.54，0.79），P＜0.0001]和肥胖RR＝0.37 [95%CI（0.20，0.67），P＝0.001]COPD患者的死亡率更低，差异均有统计学意义，95%可信区间未跨越临床决策阈值线，因此在不精确性方面不考虑降级。

（五）发表偏倚

本案例针对全因死亡率结局指标绘制漏斗图。结果显示，各研究点左右分布基本对称，提示存在发表偏倚的可能性较小，因此在发表偏倚方面均不考虑降级。

（六）证据质量升级因素

本案例起始质量已经为高，因此不考虑升级因素，仅进行案例分析。本案例中各组Meta分析的RR值的95%可信区间低于大效应量的边界（RR＞2或RR＜0.5）；本案例中Meta分析结果显示，按照低体重、正常体重、超重和肥胖分组，全因死亡率依次增加，可能存在剂量－效应关系。对于反向混杂，超重和肥胖的人群合并冠心病、糖尿病等疾病的可能性较高，因此会削弱超重和肥胖死亡率降低的效应，属于"相反的混杂因素"，即反向混杂。

三、GRADE分级结果呈现

当前分级结果呈现形式主要是基于在线GDT软件，其具体使用方法详见第六章，本章仅简要呈现上述案例分级结果，见表13-4。

表13-4　GRADE证据概要表

质量评价							效应量	证据等级
研究个数（样本量）	研究设计	偏倚风险	不一致性	间接性	不精确性	发表偏倚	（95%CI）	
低体重：全因死亡率								
14（433825）	队列研究	降一级[a]	不降级	不降级	不降级	不降级	RR 1.40（1.15,1.71）	⊕⊕⊕○中[a]
超重：全因死亡率								
8（182041）	队列研究	降一级[a]	不降级	不降级	不降级	不降级	RR 0.65（0.54,0.79）	⊕⊕⊕○中[a]
肥胖：全因死亡率								
8（156473）	队列研究	降一级[a]	不降级	不降级	不降级	不降级	RR 0.37（0.20,0.67）	⊕⊕⊕○中[a]

注：⊕⊕⊕⊕表示证据质量高，⊕⊕⊕○表示证据质量中，⊕⊕○○表示证据质量低，⊕○○○表示证据质量极低。

a.总体偏倚风险高，在偏倚风险领域考虑降1级。

（杨　楠　王建成　杜　亮）

参 考 文 献

[1] 杨克虎. 系统评价指导手册［M］. 北京：人民卫生出版社，2010.

[2] Hemingway H，Croft P，Perel P，et al. Prognosis research strategy

（PROGRESS）1：A framework for researching clinical outcomes［J］. British Medical Journal，2013，346：e5595.

［3］Cochrane Prognosis Methods Group. Available from：http://methods. cochrane.org/prognosis/.［2020−04−17］.

［4］Mohan KM，Wolfe CD，Rudd AG，et al. Risk and cumulative risk of stroke recurrence：a systematic review and meta-analysis［J］. Stroke，2011，42（5）：1489−1494.

［5］Altman. DG. Systematic reviews of evaluations of prognostic variables ［J］. British Medical Journal，2001，323（7306）：224−228.

［6］杨楠，邓围，陈耀龙，等. GRADE在预后研究系统评价中应用的原理、方法及挑战［J］. 中国循证医学杂志，2015，15（9）：1112−1116.

［7］Januel JM，Chen G，Rifeux C，et al. Symptomatic in-hospital deep vein thrombosis and pulmonary embolism following hip and knee arthroplasty among patients［J］. Journal of the American Medical Associan，2012，307（3）：294−303.

［8］Su YY，Norris JL，Zang CP，et al. Incidence of hepatitis C virus infection in patients on hemodialysis：A systematic review and meta-analysis［J］. Hemodialysis International，2013，17（4）：532−541.

［9］Yousef F，Cardwell C，Cantwell MM，et al. The incidence of esophageal cancer and high-grade dysplasia in Barrett's esophagus：a systematic review and meta-analysis［J］. American Journal of Epidemiology，2008，168（3）：237−249.

［10］Chen YL，Yao L，Wang Q，et al. Low scores on AMSTAR may lead to unreliable quality of evidence. 11th Guidelines International Network Conference，Melbourne，2014.

［11］朱洁云，罗毅沣，王霄玲，等. BMI与慢性阻塞性肺病患者死亡率相关性的Meta分析［J］. 中国循证医学杂志，2019，19（7）：811−817.

第十四章

GRADE在定性系统评价中的应用

■ 提要

　　定性系统评价能够从不同角度观察、分析问题，基于实际情况为决策者提供可靠依据，也可提供对某项干预措施接受程度和依从性的证据，为定量研究提供前期理论基础，弥补单纯定量研究的不足。GRADE系统目前主要对干预性定量系统评价进行分级，其工作组研发了适用于定性系统评价的分级工具CERQual（Confidence in the Evidence from Reviews of Qualitative research），基于方法学局限性、相关性、结果一致性和数据充分性4个方面进行评价，最后综合各方面的评价结果给出证据等级。

第一节　定性系统评价概述

　　系统评价是一种二次研究方法，其纳入的研究为定量或定性两类研究，纳入研究类型取决于研究问题。定性系统评价（定性证据合成）是针对研究问题进行系统检索后，纳入定性研究并对其客观评价、分析得出结论的研究类型。定性研究是指通过观察法、个人访谈、焦点组讨论以及参与性研究等方法，或是分析文字或影音记录资料等方法获取资料，目的是从研究对象的角度去了解与解释包括行为、观点、态度和经验等在内的现象。定性系统评价能够从不同角度观察、分析问题，例如能够定性地探究某种干预措施的执行与持久程度的影响因素等问题，为决策者基于实际情况的决策提供可靠依据。同样，针对某种干预措施，定性系统评价也能够提供参与者对其接受程度和依从性的证据，为定量研究提供前期理论基础，弥补单纯定量研究的不足。

定性系统评价与定量系统评价的主要结构和撰写步骤相似，但二者在关注的研究问题、问题构建、证据检索、证据评价和合成方法等方面有所不同，详见表14-1。

表14-1　定量系统评价与定性系统评价的比较

内容	定量系统评价	定性系统评价
研究问题	干预措施的利与弊、诊断方法的准确性	个人的需求、观点、态度、经验等
构建问题及制订纳入排除标准	推荐PICO模型	推荐SPIDER模型
文献检索	建议检索MEDLINE、Embase、CBM、CNKI、the Cochrane Library	还应额外检索CINAHL与Psy-cINFO
证据合成	Meta分析、描述性系统评价	Meta人种志、CIS、主题综合
结果与讨论	以Meta分析形式展示结果，讨论中应分析实施偏倚等多种混杂因素对系统评价结果的影响	以描述性的语言展示结果，由于定性研究实施过程的多样性，不需要讨论发表偏倚对结果的影响

注：SPIDER，研究对象（Sample）、研究内容（Phenomenon of Interest）、纳入研究设计方法（Design）、评价内容（Evaluation）、研究类型（Research Type）；CBM，中国生物医学数据库；CNKI，中国知网；CIS，严格解释性综合（Critical Interpretive Synthesis）。

第二节　GRADE-CERQual工具介绍

一、GRADE-CERQual概述

GRADE系统目前主要对干预性定量系统评价进行分级，

并不适用于定性系统评价的分级。近年来，定性系统评价数量不断增加，且定量系统评价无法很好地提供关于干预措施可接受性和可推广性的证据，不能满足研究者和决策者等证据使用者的需要，因此定性系统评价证据分级系统的建立是必然趋势。

CERQual 工具最早开发于 2010 年，由挪威知识转化中心的克莱尔·格伦顿（Claire Glenton）、西蒙·莱文（Simon Lewin）教授联合 Cochrane 协作网、坎贝尔（Campbell）协作网、GRADE 工作组和 WHO 等国际相关机构制订的定性系统评价分级系统，旨在为国际指南小组使用定性系统评价证据提供支持。2010 年，WHO 制订了关于卫生工作者在围产期角色转化的指南（Optimizing health worker roles to improve access to key maternal and newborn health interventions through task shifting，OPTIMIZEMNH），主要探索如何使高水平的卫生工作者面向基层服务，以应对缺乏基层卫生工作者这一全球难题。由于涉及工作群体的转化，而且可接受性和可行性是影响干预措施有效性的重要因素，因此指南制订小组决定全面分析可接受性和可行性的证据，并制作了 3 个相关的定性系统评价。作为一项开创性的工作，该小组遇到了定性系统评价中纳入研究质量不一、结论互相矛盾、一些证据只来自特定地区或利益相关者的研究等问题，为分析这些因素对系统评价的影响，指南制订小组着手开发了针对定性系统评价证据分级的 CERQual 工具。

二、GRADE-CERQual 评价的四个方面

对于同一研究问题，存在不同类型和级别的研究证据，由于不同级别的研究证据解决同一问题的效果不同，故有必要研发科学透明的证据分级和推荐系统。从某种意义上来说，针对定性系统评价的分级工具 CERQual 与定量系统评价的分级工具 GRADE 具有相似性，两者都旨在评价证据的信度

（Confidence），并用高、中、低、极低四个等级表示系统评价的证据级别。CERQual分级工具还与戈德史密斯（Goldsmith）等人的研究中使用的定性研究评价方法有相似之处，均为通过评估单个纳入研究的方法学局限性、相关性、研究结果的一致性和数据充分性对定性系统评价总体质量进行分级。CERQual中的证据信度是指系统评价结果与所研究问题真实情况的相符程度。其评定的标准目前需要由研究者自行确定，整个评价过程应当透明并呈现在系统评价证据总结表中。CERQual工具基于4个方面评价定性系统评价证据：①方法学局限性（Methodological Limitations）；②相关性（Relevance）；③结果一致性（Coherence）；④数据充分性（Adequacy of Data）。在之前关于CERQual工具的讨论中，纳入了可能的第五个方面——发表偏倚，但具体如何考虑，需要进一步研究证明。详见图14-1。

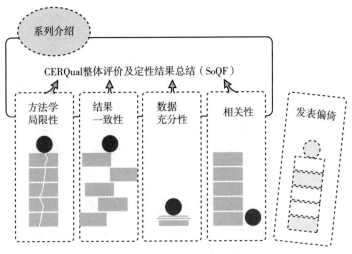

图14-1　GRADE-CERQual整体介绍

（一）方法学局限性

方法学局限性指原始研究设计和实施中存在的问题，需借鉴相关的定性研究方法学质量评价工具对每一个纳入的研究进行评价。定性研究囊括大量的研究问题和多样的研究设计。正如评价定量研究方法学质量时提出的问题一样，评价定性研究方法学质量时，我们也会提出同样类型的问题。如，研究结果的效度有多大？研究结果准确度的变异性有多大？以及研究结果的应用范围有多广？然而，由于定性研究中研究问题和研究设计的多样性，以及不同学科构建和评价定性研究的方法不同，不能简单地将评价定量研究的方法应用到定性研究中。因此，研究者们已经致力于构建评价定性研究方法学质量的理论和方法，涵盖了定量和定性研究者共同的关注点，并能有效地用于评价各种定性研究。

鉴于定性研究设计没有证据等级之分，其方法学局限性应基于每一个研究的方法学优劣势来评价。CERQual 借鉴批判性评价技巧方案（Critical Appraisal Skills Programme，CASP）评价定性研究的方法学局限性，但不排除使用其他定性质量评价工具，如英国政府首席社会研究员办公室（UK Government Chief Social Researcher's Office，UKGCSRO）。因为系统评价的结果由众多原始研究数据所支撑，所以评价其方法学质量如何影响研究结果时，应考虑每一个纳入研究的方法学局限性，并基于此给出方法学局限性的总体评价。原始研究的方法学局限性可能仅影响系统评价的某一特定结局指标，而对另一结局指标没有影响。当纳入的原始研究具有重大的方法学缺陷时，系统评价结果的信度便会降低。

方法学局限性的评价结果对系统评价的意义在于：当针对某个特定问题的系统评价所纳入研究的方法学质量较低时，需要开展更多关于此类问题的高质量原始研究，或更清晰地报告所用的研究方法。

（二）相关性

相关性指纳入研究的研究目的、研究对象等与系统评价要解决问题的相符程度。一般情况下，定性系统评价的纳入标准与研究问题相一致时，纳入研究的相关性才较强。但是也有相关性较低的情况，可归纳为：①间接相关，例如研究人们对禽流感的看法，但是由于缺乏相关研究等原因，纳入了猪流感的相关研究；②部分相关，例如研究欧洲地区幼儿园儿童的生活模式，然而只纳入挪威地区的研究；③相关性不确定，即纳入研究与定性系统评价需要解决的问题相关性不大，或者对相关性的解释不明。当有以上情况出现时，系统评价结果的信度将会降低。

相关性的评价结果对系统评价有以下2方面意义：①当相关性不强时，提示针对该研究问题需要在不同环境下开展更加多样化的原始研究及对研究结果做出更好的报告；②相关性不强也可能提示系统评价所关注的问题在特定环境下并不突出或属于非普遍现象。

（三）结果一致性

一致性是指综合结果与相应原始研究结果的相符程度以及是否解释了原始研究结果的差异。特定的合并模型要能够通过原始研究提供的资料或者作者（原始研究或系统评价的作者）提出的假说来解释。当原始研究中出现无关或反常的情况，不支持甚至与系统评价结果相悖，且此情况难以解释时，系统评价结果的信度会降低。合理解释研究结果间的差异是评价一致性的关键，其理论基础可以是内源性的（如源自原始研究）、外源性的（如基于已建立的概念或理论）或者原创的（如作者在综合结果过程中提出的理论）。这种差异有时很难被解释从而出现不一致的情况，包括：①有效数据不足；②没有深入探讨无关或反常情况的原因；③系统评价作者对该领域了解不充分，不能给出合理的解释；④系统评价中提及的理论有缺陷或不完整；⑤系统评价的研究样本不理想。对研究样本及探讨无关或反常情况的原因的评价也可能出现在方法学局限性部分。对一致性的评价有助于作者明确用来合并研究的模型的适用程度，并对该模型和有异质性的研究作出更加合理的解释。需要指出的是，CERQual 的目的不是消除不一致性，原始研究资料间的共性和差异对于综合结果的得出都有重要意义，综合结果时作者不应该只注重一致的部分而忽略一些有重要意义的反常案例。

一致性的评价结果对系统评价有以下 3 方面的意义：①系统评价作者应当考虑是否能够从有差异的结果中，提出新的假说或理论；②当特定系统评价结果缺乏一致性时，可能提示该领域需要更多的原始研究，并且应当及时更新系统评价；③当系统评价通过抽样方式纳入研究时，系统评价的更新可以通过重新设计抽样方法来探索结果不一致的原因。

（四）数据充分性

数据充分性指针对定性系统评价某一结果，对其相关资料的丰富性和数量作出综合评价。数据丰富性是指原始研究能够提供充分详细的信息来描述研究状况使其易于理解，如理解参与者对特定话题的观念和经验。相反，数据单薄则不易于理解研究状况，也将降低系统评价结果的信度。另外，原始研究数量不足或研究人群过少，观察结果不足时，系统评价结果的信度也会降低，因为此时无法确定是否存在其他研究得出了相类似的结果。评价数据充分性时，需要综合考虑其丰富性和所提取资料的数量（研究数量、研究人群和观察结果等），任何一方面的缺陷都会降低系统评价结果的信度。但是对此并没有固定的评判准则，作者可以从数据的饱和原则去考虑，也可以通过评价其他研究资料对系统评价结果的影响程度对数据充分性作出评价。另外，评价者也应关注反常案例。需要注意的是，评价数据充分性并不是为了增加原始研究的数量，而是让评价者更多地关注哪些地方资料不足或存在局限性。少量而概念丰富的研究或许比大量但数据稀缺的描述性研究更加有说服力。

数据充分性的评价结果对系统评价有以下 2 方面的意义：①当数据不充分时，提示该领域需要更多的相关原始研究；当原始研究发表时，需要及时更新系统评价。②数据不充分也提示可能该系统评价关注的问题过窄，应当考虑适当扩大问题范围，或纳入更多解决相似问题的原始研究，这可能关联到相关性的评价。

三、GRADE-CERQual 总体评价

单独对以上4个部分进行评价后，综合各部分的评价结果给出证据等级——高、中、低、极低，各个评级的意义如表14-2所示。具体来说，首先将所有系统评价结果的初始证据级别视为高级别，然后依据上述4个方面，进行降级，得出定性系统评价单个合成结果的最终证据级别。也就是说，在没有其他因素影响证据信度的情况下，系统评价的每一个结果都应被认为是所研究问题真实情况的高度反映。需要指出的是，总体评价是针对系统评价单个结局指标的总体评价，而非针对系统评价所有结局指标。应注意4部分之间的相互作用，避免重复降级。具体的评级需要由多名研究人员（包括方法学家）讨论后决定。

表14-2　定性系统评价结果信度的CERQual评级意义

证据质量分级	具体描述
高	我们很有把握研究结果真实反映客观现象
中	我们有中等把握研究结果真实反映客观现象
低	我们有有限把握研究结果真实反映客观现象
极低	我们没有把握研究结果真实反映客观现象

整个评价过程应当透明，最后需呈现在预先设计的定性系统评价结果总结表（Summary of Qualitative Findings Table）中。这里的"定性结果总结表"与在Cochrane系统评价中使用的"定性结果总结表"相似——总结描述综合结果及其证据分级和纳入研究情况，提供定性证据信度评级的解释（参见第三节案例分析）。

第三节　定性系统评价应用 CERQual 的案例分析

此节以博伦（Bohren）等在公共科学图书馆之医学专刊（PLoS Medicine）上发表的关于产妇在分娩机构中受到不平等待遇的系统评价为例，具体说明 CERQual 在证据分级中的应用。

一、案例背景

研究表明，在全球各地，产妇在医疗机构中分娩时受到了不平等待遇，包括被虐待、被忽视、缺乏尊重等。关于产妇在医疗机构中受到的不平等待遇，目前还缺乏全面的分类标准、识别标准及操作定义，这方面的不足将使这一领域的深入研究难以开展。此系统评价通过综合定性和定量的证据，明确产妇在分娩机构分娩时受到不平等待遇的种类和原因，旨在促进该现象有关的类型学的发展。

二、案例方法

采用预先制订的检索策略全面检索有关产妇在分娩机构中受到不平等待遇的定性、定量及混合性研究，无地域及收入水平差异的限制。运用主题分析法综合定性研究结果并采用 CERQual 方法对每一个综合结果进行证据分级。本案例仅关注该研究的定性综合部分，其余部分不做过多描述。

三、案例结果

共纳入涵盖 34 个国家的 65 篇研究，其中定性综合结果从以下 6 个方面进行归纳分析：①躯体暴力；②语言暴力；③侮辱和歧视；④非专业护理；⑤关系不和谐；⑥机构环境设施差。共对 34 个综合结果作出了证据分级，此处分别就限制自由、不正当评论和不实施镇痛措施3个结果进行描述和证据分级。

（一）限制自由

产妇在分娩机构中人身自由受到限制，如被绑于床上和封口。该结果共包含2个研究，方法学质量分别为高和低，故方法学局限性整体评价为高度局限性；2个研究的研究目的、对象等均与研究问题呈中度相关；因研究资料不足，故一致性不清楚；2个研究来自2个国家，资料单一有限，数据充分性整体不足。综上考虑，将该系统评价结果的证据质量由初始的"高"降为"低"。

（二）不正当评论

产妇的性行为受到医护人员的不正当评论而使之蒙羞，尤其在少女和未婚女性中多见，这让本身处于弱势地位的产妇感到屈辱，以致让她们觉得医护人员对其不尊重、冷漠和粗鲁。该结果共包含10个研究，2个方法学质量为高，6个为中，2个为低，故方法学局限性整体评价为中度局限性；相关性的评价中4个呈高度相关，5个呈中度相关，1个为低度相关，故相关性整体评价为中度相关；研究间较相似，尤其是来自撒哈拉以南非洲地区的研究，故一致性为高；10个研究分别来自8个国家，包括亚洲（1）、中东和北非（1）、北美（1）和撒哈拉以南非洲地区（7），其中中等、高收入国家各一个，数据充分性为中。综上考虑，该系统评价结果证据质量为"中"。

（三）不实施镇痛措施

产妇分娩时，医护人员未对其采取镇痛措施，在资源匮乏的机构常常是因为药品缺乏或患者医药费支付不足，但在资源充裕的机构患者的镇痛诉求也被拒绝。该结果共包含11个研究，5个方法学质量为高，6个为中，故方法学局限性整体评价为轻微局限性；相关性的评价中4个呈高度相关，5个呈中度相关，2个为低度相关，故相关性整体评价为中度相关；因研究间的差异在文中给出了合理解释，故不一致性为低；11个研究分别来自9个国家，包括亚洲（1），欧洲（2）、中东和北非（2）、北美（1）和撒哈拉以南非洲地区（5），其中高收入国家3个，中等收入国家2个，数据充分性为高。综上考虑，该系统评价结果证据质量为"高"。

最终将系统评价结果及CERQual分级通过结果总结表呈现出来，见表14-3。结果总结表简单直观，且能够使整个评价过程尽可能透明展示，因此我们提倡CERQual使用者能够使用结果总结表来呈现系统评价结果及其证据分级。

表14-3　定性系统评价结果总结表示例

综合结果	CERQual信度分级	评级解释	纳入研究
限制自由：产妇在分娩机构中的人身自由受到限制，如被绑于床上和封口	低	2个研究有轻微至严重的方法学局限性。纳入研究中度相关。研究只涵盖2个国家（坦桑尼亚和巴西），资料单一有限。因资料有限以致一致性也不明确	2个
不正当评论：产妇的性行为受到医护人员的不正当评论而使之蒙羞，尤其在少女和未婚女性中多见，这让本身处于弱势地位的产妇感到屈辱，以致让她们觉得医护人员对其不尊重、冷漠和粗鲁	中	10个研究有轻微至重大的方法学局限性。纳入研究中度相关。研究涵盖8个国家，主要以低收入国家为主，资料相对充分。一致性高	10个
不实施镇痛措施：产妇分娩时，医护人员未对其采取镇痛措施，在资源匮乏的机构常常是因为药品缺乏或患者医药费支付不足，但在资源充裕的机构患者的镇痛诉求也被拒绝	高	11个研究有轻微至中度的方法学局限性。纳入研究中度相关。研究涵盖9个国家，地域分布广泛，收入水平也多样化，资料充分。一致性高	11个

目前，CERQual作为GRADE工作组中的一个小组，主要对定性系统评价的证据进行分级，尝试对定性系统评价的质量评价进行改善和规范。GRADE CERQual工作组于2018年1月在实施科学杂志（Implementation Science）推出了7篇系列文章，分别介绍了CERQual证据总结表、如何评估方法学局限性、如何评估一致性、如何评估数据充分性、如何评估相关性以及对发表偏倚的介绍。CERQual正处于不断发展之中，同时其在以下方面仍需要不断探索完善：①包含定性和定量数据的混合方法综合的证据分级，仍然需要探索；②在某些决策过程中，定性评价与定量评价的GRADE结果可能同时被参考，此时则需要探索如何将这些评价内容呈现给证据用户；③对于非正式来源的证据，如博客、报纸等，仍需要进一步研究如何使用CERQual的方法来处理这些数据；④对于健康和保健研究以外领域的定性研究，我们依旧需要积累经验，必要时调整CERQual；⑤需要进一步研究CERQual以适用于综合的更多解释，如逻辑模型和综合方法的结果，Meta人种志等。虽然CERQual处于刚刚起步的阶段，需要不断完善并发展为定性证据推荐系统，但随着患者偏好、干预可推广性以及医学人文问题（如文化、信仰、生活方式对医学选择的影响）越来越受重视，定性原始研究越来越规范化，CERQual将会有更广阔的应用空间。

（拜争刚　张先卓　罗旭飞）

参 考 文 献

[1] 张宏伟. 定性研究的基本属性和常用研究方法［J］. 中国中西医结合杂志，2008，28（2）：167-169.

[2] Gulmezoglu AM，Chandler J，Shepperd S，et al. Reviews of qualitative evidence：a new milestone for Cochrane［J］. Cochrane Database of Systematic Reviews，2013，11（11）：ED000073.

[3] 黄崇斐，拜争刚，吴淑婷，等. 定性系统评价的撰写方法介绍［J］.

中国循证医学杂志，2015，15（9）：1106-1111.

［4］Lewin S，Glenton C，Munthe-Kaas H，et al. Using qualitative evidence in decision making for health and social interventions：an approach to assess confidence in findings from qualitative evidence syntheses（GRADE-CERQual）［J］. PLOS Medicine，2015，12（10）：e1001895.

［5］WHO Recommendations：Optimizing Health Worker Roles to Improve Access to Key Maternal and Newborn Health Interventions Through Task Shifting［J］. Geneva：World Health Organization，2012，23844452.

［6］Critical Appraisal Skills Programme（CASP）. Qualitative Appraisal Checklist for Qualitative Research. Available from：http://www.casp-uk.net/.［2020-04-17］.

［7］Spencer L，Ritchie J，Lewis J，et al. Quality in qualitative evaluation：A framework for assessing research evidence. A quality framework［M］. London：United Kingdom Government Chief Social Researcher's Office，2003.

［8］Bohren MA，Vogel JP，Hunter EC，et al. The Mistreatment of Women during Childbirth in Health Facilities Globally：A Mixed-Methods Systematic Review［J］. PLOS Medicine，2015，12（6）：e1001847.

［9］Toews I，Booth A，Berg RC，et al. Further exploration of dissemination bias in qualitative research required to facilitate assessment within qualitative evidence syntheses［J］. Journal of Clinical Epidemiology，2017，88：133-139.

［10］Lewin S，Booth A，Glenton C，et al. Applying GRADE-CERQual to qualitative evidence synthesis findings：introduction to the series［J］. Implementation Science，2018，13（Suppl 1）：2.

［11］Lewin S，Bohren M，Rashidian A，et al. Applying GRADE-CERQual to qualitative evidence synthesis findings-paper 2：how to make an overall CERQual assessment of confidence and create a Summary of Qualitative Findings table［J］. Implementation Science，2018，13（Suppl 1）：10.

［12］Munthe-Kaas H，Bohren MA，Glenton C，et al. Applying

GRADE-CERQual to qualitative evidence synthesis findings-paper 3: how to assess methodological limitations [J]. Implementation Science, 2018, 13 (Suppl 1): 9.

[13] Colvin CJ, Garside R, Wainwright M, et al. Applying GRADE-CERQual to qualitative evidence synthesis findings-paper 4: how to assess coherence [J]. Implementation Science, 2018, 13 (Suppl 1): 13.

[14] Glenton C, Carlsen B, Lewin S, et al. Applying GRADE-CERQual to qualitative evidence synthesis findings-paper 5: how to assess adequacy of data [J]. Implementation Science, 2018, 13 (Suppl 1): 14.

[15] Noyes J, Booth A, Lewin S, et al. Applying GRADE-CERQual to qualitative evidence synthesis findings-paper 6: how to assess relevance of the data [J]. Implementation Science, 2018, 13 (Suppl 1): 4.

[16] Booth A, Lewin S, Glenton C, et al. Applying GRADE-CERQual to qualitative evidence synthesis findings–paper 7: understanding the potential impacts of dissemination bias [J]. Implementation Science, 2018, 13 (Suppl 1): 12.

⬛⬛⬛ 第十五章 ⬛⬛⬛

GRADE在网状Meta分析中的应用

▨ 提要

网状Meta分析（Network Meta-Analysis, NMA）的最大优势在于可以量化比较同类疾病的不同干预措施，合并直接比较和间接比较的证据，提高结果的精确性和统计学效能，并按照某一结局指标的优劣排序，从而筛选最佳的方案，目前广受科研工作者和临床医生的关注。本章结合GRADE工作组最新发表的文章以及具体实例，介绍GRADE在NMA中应用的原理和方法。GRADE工作组对NMA的证据分级主要为"四步法"：首先呈现两个干预措施之间直接和间接比较的效应量与可信区间，其次分别对其进行证据质量评估，再次呈现NMA的结果，最后评估NMA结果的证据质量。直接证据的评估可以参考其他章节。间接证据的评估依据产生于间接结果的直接比较中证据质量低的组别。基于直接比较和间接比较的网状Meta分析结果证据质量取二者证据质量高的组别作为NMA的证据级别。目前GRADE工作组正在进一步完善相关的理论和方法，并提出"三步法"实现NMA的证据分级。

第一节 网状Meta分析概述

临床医生和患者决策时，常会从多个干预措施中选择最佳治疗方案。不断增多的药物和治疗方案使医生和患者选择增

243

多，增加临床决策难度。RCT的系统评价是临床实践指南和循证卫生决策的金标准，可定性或定量分析当前所有证据。但它通常只能比较2种干预措施，服务卫生决策的能力有限。20世纪90年代，研究者从不同研究中提取不同干预措施的数据，比较不同干预措施间的疗效差异，即为原始间接比较。1997年，布赫（Bucher）等提出了调整间接比较，即当多个干预措施在不存在直接比较的情况下，基于其与共同对照干预措施比较的Meta分析结果进行比较，从而得出不同干预措施之间的疗效差异。2002年，卢姆利（Lumley）等提出了NMA，并提供直接比较和间接比较的合并方法；当存在直接比较时，可以将直接和间接比较结果进行合并，进而提高结果的精确性和统计学效能（混合治疗效应），见图15-1。宋（Song）等提出了NMA的三个统计学假设，即同质性假设（用于传统Meta分析）、可传递性假设（又称"相似性假设"，为区别于直接比较研究之间的相似性，后文统一采用"可传递性"）（用于调整间接比较）和一致性假设（用于直接比较与间接比较证据、不同路径的间接比较证据合并），见图15-2。2011年，怀特（White）更新Stata软件mvmeta程序包，为开展频率学NMA提供程序支持。2012年，NICE发表NMA的系列论文，以WinBUGS软件为基础，提供线性回归模型进行NMA的统计学原理和具体方法。2014年，NMA中应用GRADE评价证据质量的论文相继发表，标志着NMA已经初步建立成熟的理论体系。

目前NMA证据质量分级方法有两种。第一种方法由萨兰蒂（Salanti）等人提出，基于GRADE主要原则和NMA的特点。研究局限性的评估主要结合风险评估和证据贡献图；间接性方面，不仅考虑人群、治疗措施和结局指标的间接性，还考虑间接比较假设是否成立；不一致性主要考虑直接比较的异质性以及直接和间接证据之间的不一致性；不精确性主要是考虑NMA结果的可信区间；发表偏倚主要依据各组直接比较和组

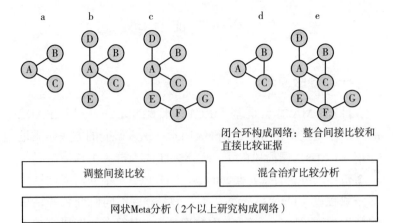

闭合环构成网络：整合间接比较和
直接比较证据

| 调整间接比较 | 混合治疗比较分析 |

网状Meta分析（2个以上研究构成网络）

a～c均为对B和C进行间接比较，而d～e形成了闭合环网络（A，B，C之间），
整合了间接比较和直接比较证据，在此基础上，形成了混合治疗分析

图15-1　NMA分析示意

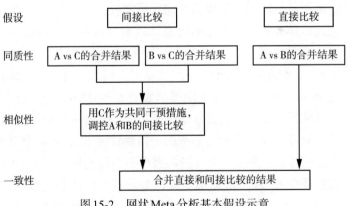

图15-2　网状Meta分析基本假设示意

间调整的漏斗图。第二种方法由GRADE工作组提出，本章主
要介绍该方法在NMA中的应用。

第二节　分级原理与注意事项

一、分级原理

目前NMA主要是基于RCT，因此NMA中应用GRADE的基本原则主要是考察5个降级因素：纳入研究的方法学质量（Risk of Bias，偏倚风险）；研究关注的人群、干预措施以及结局指标的外推性（Indirectness，间接性）；不同研究间结果的一致程度（Inconsistency，不一致性）；不同研究合并结果的精确程度（Imprecision，不精确性）；对符合标准研究纳入的全面程度（Publication Bias，发表偏倚）（详见第二章）。结合NMA的特殊性和GRADE在NMA中的应用进展，其证据分级步骤为：第1步，将直接证据、间接证据和NMA证据的效应量和可信区间（或置信区间，后文统称"可信区间"）分开呈现；第2步，不考虑不精确性因素，对每一个比较组的直接证据质量进行分级；若直接证据分级等级为"高"，且对NMA结果的贡献大于等于间接证据，则无需进行间接证据质量分级，直接基于直接证据质量评估NMA证据质量；否则，需进行间接证据质量分级；第3步，基于形成间接证据一阶环路的直接证据质量（不考虑不精确性因素），采取就低原则决定间接证据质量，此外尚需考虑不可传递性；第4步，基于直接证据和/或间接证据等级，考虑不一致性和不精确性，最终确定和呈现NMA的证据质量。图15-3为GRADE分级流程。

二、补充说明

（一）直接证据分级时间接性降级需谨慎

GRADE工作组建议对间接性的降级需要谨慎，因为理论上任何两个相关的试验之间都会存在间接性，只有存在重大间

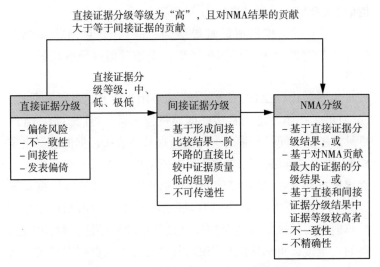

图15-3　网状 Meta 分析 GRADE 分级流程

接性才会考虑降级，并且分级者需要对降级理由给予详细的说明。

（二）对直接和间接证据质量分级时无须考虑"不精确性"

GRADE 工作组推荐在对系统评价进行分级时主要通过检查95%可信区间作为决定不精确性的最佳方法。根据先前推荐的方法，NMA 的不精确性需要基于直接证据和间接证据对不精确性的判断，然后取二者证据质量高者作为 NMA 的不精确性分级结果。然而该方法有待进一步完善，假设直接证据和间接证据对 NMA 结果贡献相等，且直接证据和间接证据分级均为"中"，根据先前推荐的方法，这里 NMA 证据质量应该评定为"中"。但设想两种情形，第一种是当导致直接证据降级的因素是由于偏倚风险、不一致性、间接性或者发表偏倚时，该方法是适用的。然而，第二种情形是假定降级因素仅仅是因为不精确性，其他降级因素均无严重问题时，由于 NMA 合并了直接证据和间接证据结果，其精确性均高于直接和间接证据，针对 NMA 的结果不应该对不精确性进行降级。因此在第二种情形下GRADE分级结果应当为"高"。

（三）若直接证据质量等级为"高"，且对网状Meta分析结果的贡献大于等于间接证据，无须对间接证据质量进行分级

为了简化GRADE在NMA中的应用，使其更具可操作性，GRADE工作组考虑当直接证据质量为"高"，且其对NMA的贡献大于等于间接证据时，可以直接基于直接证据的质量决定NMA的质量等级，无须再对间接证据质量进行分级。然而当直接证据对NMA的贡献较间接证据小时，即使直接证据质量等级为"高"，也应当考虑间接证据质量等级。GRADE工作组推荐通过可信区间的宽窄判断直接证据和间接证据对NMA结果的贡献度，可信区间较窄的证据对NMA的贡献度较大。另一种可选的判断证据贡献度的方法是采用Stata软件或者R软件制作贡献矩阵图，然而该方法只能用于频率学的NMA，目前尚不能实现贝叶斯NMA的贡献矩阵图的制作。此外，还应当考虑NMA的不一致性，当直接证据和间接证据存在不一致性时，考虑直接证据和间接证据对NMA结果的贡献度尤为重要。比如：当直接证据除可信区间较宽之外，其他降级因素无严重问题，此时直接证据等级为"高"；间接证据因为存在偏倚风险和间接性降级，其证据等级为"低"；然而由于间接证据的可信区间较窄，贡献度较大，此时NMA的证据等级为"低"；同时考虑直接证据和间接证据之间存在不一致性，尚需再降一级，因此，该NMA的最终分级结果为"极低"。

（四）分级间接证据质量时需考虑不可传递性

处理间接比较证据质量分级的过程中，需要注意不同组别在人群基线特征、共同对照以及结果测量方面是否存在明显差异，即不可传递性，这种差异会降低间接比较结果的可信程度。例如在图15-4的NMA案例中，关于"利塞膦酸钠 vs 维生素D＋钙剂"的间接比较，安慰剂是共同对照，有20个试验比较了"利塞膦酸钠 vs 安慰剂"的疗效，其中有一半的试验纳入人群患有会影响骨代谢的慢性疾病（如炎症性肠炎）或接受糖皮质激素治疗。而在"维生素D＋钙剂 vs 安慰剂"试验中已将这部分人群排除。也就是说"利塞膦酸钠 vs 安慰剂"和"维生素D＋钙剂 vs 安慰剂"这两组试验人群的基线特征存在较大差异，因此需要对这组间接证据质量再降低一级。

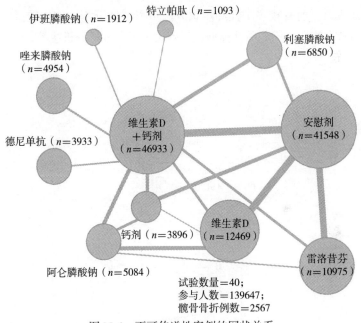

图15-4　不可传递性案例的网状关系

（五）NMA证据分级时不一致性降级需谨慎

在GRADE方法分级步骤的基础上，还需要考虑直接比较和间接比较结果的不一致性。如果直接比较和间接比较的一致性较好，那么上述的分级结果就是NMA结果的最后证据质量，如果二者的结果存在严重不一致，则NMA结果的最终证据质量还需要再降低一级。然而，不一致性降级需要谨慎，需要明确引起不一致性的原因，避免重复降级。导致不一致性产生的原因很多，基于GRADE降级的因素，可将其划分为3类，见

图15-5：①直接证据和/或间接证据的效应量可能会受到直接比较研究设计局限性（偏倚风险）或发表偏倚的影响，见图15-5，"1.偏倚"；②直接证据或间接证据的效应量均可能受到直接比较间接性的影响，见图15-5，"2.间接性"；③不可传递性可能会导致间接证据效应量出现偏差，从而导致直接证据和间接证据的不一致，见图15-5，"3.不可传递性"。关于不一致性判断的方法，当前有较多定性和定量方法可以帮助分析，如比较试验的基本特征、不同质性模型、回测法、析因方差分析法等。

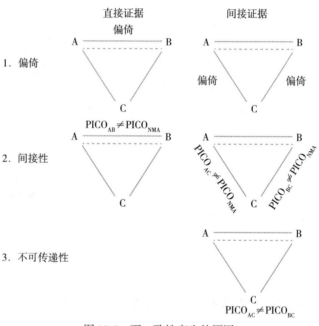

图15-5　不一致性产生的原因

在对不一致性进行评估时，可从以下3个方面进行考量：①直接证据和间接证据的点估计值；②95%可信区间；③直接证据与间接证据差异的统计学检验结果。基于以上3个方面，如果直接证据和间接证据不存在不一致性，则无须降级。如果存在不一致性，则需进一步考虑直接证据和间接证据对NMA

效应量的贡献度；此时，如果 NMA 效应量主要来自于直接证据或间接证据，那么可认为不一致性对 NMA 结果产生的影响较小，可不降级；相反，如果直接证据和间接证据对 NMA 效应量的贡献度相当，则需要因为不一致性而降级，见图 15-6。需要注意，有时候直接比较与间接比较的证据质量差异可能很大，但是结果的一致性较好，对于这种情况可能的解释是相关的降级因素虽然存在但没有对结果产生大的影响。

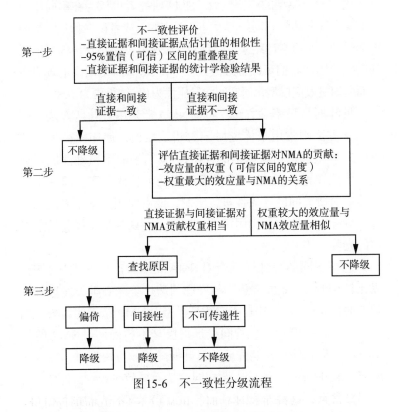

图 15-6　不一致性分级流程

（六）稀疏网络中 NMA 不精确性的判断需谨慎

NMA 的优势之一是在直接证据和间接证据存在不一致性时，通过合并两者，达到增加效应量的精确性（可信区间更窄）的目的。然而，在稀疏网络的 NMA 中，由于数据不足及研究之间采用共同的异质性参数，可能会导致NMA的可信区间较直接证据的更宽。此时，GRADE工作组推荐采用不同的模型进行NMA的敏感性分析，避免NMA精确性的错误判断。

固定效应模型与随机效应模型：由于随机效应模型考虑了研究之间的差异，针对同一比较组，研究间的异质性越大，相较于固定效应模型，采用随机效应模型合并的可信区间相对更宽。NMA更侧重于解决一个广泛的临床问题，因此数据可能不满足固定效应模型的模型假设。NMA研究者也认为在不同比较组的研究间异质性相同的假设是不现实的，或者说在稀疏网络中无法得到一个可靠的结果，并且会导致某些网络估计值的可信区间变宽，因此我们可以合理假设：进行NMA时使用固定效应模型而非随机效应模型，研究间的异质性为0，结果更为合理。

贝叶斯与频率学方法：目前NMA常采用贝叶斯方法，而频率学方法则常用于传统Meta分析。然而，使用模糊先验的贝叶斯模型进行稀疏网络的NMA，其结果的不精确性值得怀疑。因此在进行NMA时可考虑采用两种替代方案：即使用信息先验对研究间的异质性进行限制，或者使用频率学方法。此外，贝叶斯方法中使用固定效应模型，可认为是选择了信息丰富的先验方法。

选择不同的统计模型会对NMA的结果产生很大的影响。以比较5种抗心律失常药物与安慰剂治疗院外心脏骤停患者有效性的NMA为例，比较不同统计模型对NMA结果的影响，见图15-7。由图可知，尽管间接证据极其不精确，对NMA的贡献较小，但在使用模糊先验的贝叶斯随机效应模型时，假设在所有比较中研究间的异质性相同，从而导致NMA结果的可信区间异常宽，这种虚假的宽可能是由于对研究间异质性相同的不恰当的假设而导致的。然而，采用固定效应模型会得到更为可靠的结果。在这种情况下对NMA证据质量进行分级时，会由于NMA严重的不精确性对证据质量进行降级，这会使证据对于决策制定不再有用。为此，GRADE工作组建议NMA制作者可以考虑使用频率学固定效应模型、贝叶斯固定效应模型或者信息先验的贝叶斯模型进行敏感性分析，避免过宽的可信区间以及由于使用不恰当的统计方法而误导结果推论。

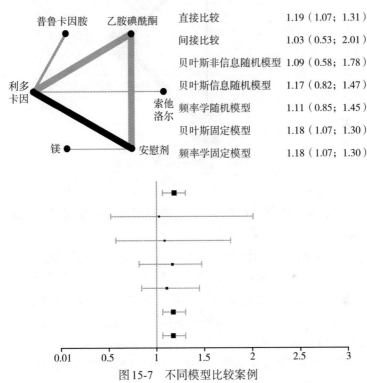

图15-7　不同模型比较案例

第三节　网状 Meta 分析应用 GRADE 的案例分析

为了更清楚地呈现 GRADE 方法在网状 Meta 分析中的应用，本节以复苏液体对脓毒血症患者死亡率影响的贝叶斯 NMA 为例，进一步阐述其分级步骤。该 NMA 共纳入了 14 个 RCT，比较 4 种复苏液体（白蛋白，羟乙基淀粉，晶体液和明胶），其网状关系见图15-8。

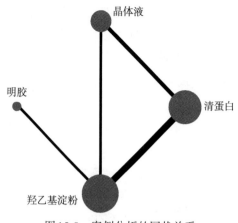

图15-8　案例分析的网状关系

第1步，将直接证据、间接证据和NMA证据比较的效应量和可信区间分开呈现。

通常情况下，比较直接证据，间接证据的统计检验效能较低，可信区间的范围也较宽；且间接证据经过的共同对照越多，分析的误差也随之增大。由此可看出直接证据和间接证据对NMA最终证据质量影响程度不一样。因此，在对NMA进行证据质量分级之前，首先需要将直接证据和间接证据的效应量和可信区间结果分开呈现，便于分别对直接证据和间接证据进行质量分级。

目前存在多种方法可以计算间接证据的效应量和可信区间，本章采用节点分析法（Node Splitting）进行计算。以"白蛋白 vs 晶体液"对脓毒血症患者死亡率的影响为例，进行节点分析后，可得出其直接证据OR ＝ 0.81［95%CI（0.64，1.03）］；间接证据OR ＝ 1.13［95%CI（0.18，5.14）］。表15-1为4种复苏液体6个比较组直接证据、间接证据和NMA证据的效应量OR值及其GRADE证据分级结果。

表15-1　案例分析中死亡率的效应量与证据分级结果

比较组	直接证据		间接证据		NMA证据	
	OR（95%CI）	证据质量	OR（95%CI）	证据质量	OR（95%CI）	证据质量
羟乙基淀粉 vs 晶体液	1.14（0.99, 1.30）	高	0.81（0.13, 5.14）	低[a]	1.13（0.99, 1.30）	高
清蛋白 vs 晶体液	0.81（0.64, 1.03）	中[b]	1.13（0.18, 7.32）	低[a]	0.83（0.65, 1.04）	中[b]
明胶 vs 晶体液	NA	–	1.24（0.61, 2.55）	低[a]	1.24（0.61, 2.55）	低[a]
清蛋白 vs 羟乙基淀粉	1.40（0.35, 5.56）	低[a]	0.71（0.54, 0.94）	高	0.73（0.56, 0.95）	高
明胶 vs 羟乙基淀粉	1.09（0.55, 2.19）	低[a]	NA	–	1.10（0.54, 2.22）	低[a]
明胶 vs 清蛋白	NA	–	1.51（0.71, 3.20）	低[a]	1.51（0.71, 3.20）	低[a]

注：a.不精确性非常严重；b.不精确性严重；OR：比值比；CI：可信区间；NA：不适用。

第2步，不考虑不精确性因素，对每一个比较组的直接证据质量进行分级。

直接比较的证据质量分级可参考GRADE在干预性系统评价分级的基本原则和方法，具体分级过程请参见第二章。在本章案例中，针对复苏液体对脓毒血症患者死亡率的影响，存在4个直接比较，见表15-1，4个直接比较在偏倚风险、不一致性、间接性和发表偏倚上均无严重问题，在不考虑不精确性因素情况下证据质量均为"高"，见表15-2。

第3步，基于形成间接证据一阶环路的直接证据质量（不考虑不精确性因素），采取就低原则决定间接证据质量。

间接证据质量分级首先需要遴选最佳的闭合环路。间接证据结果可以通过一个共同对照（如图15-8中"明胶 vs 清蛋白"

可通过"明胶-羟乙基淀粉-清蛋白"环路，又称一阶环路）或多个共同对照（"明胶 vs 清蛋白"也可通过"明胶-羟乙基淀粉-晶体液-清蛋白"环路，又称二阶环路）计算获得；共同对照越多，则结果的可信度越差。通常情况下，一阶环路对间接证据结果的贡献权重最大，为优选的最佳路径。选择最佳路径后，需要对路径中每个直接证据分别进行证据质量分级，然后选择其中证据水平低的证据等级作为该间接证据的质量等级。如上述案例中，对"明胶 vs 清蛋白"的间接比较，优选"明胶-羟乙基淀粉-清蛋白"环路，见图15-8，参考GRADE对干预性系统评价证据质量分级的原理和方法，分别对"明胶 vs 羟乙基淀粉"和"羟乙基淀粉 vs 清蛋白"这两个直接比较证据质量进行分级。在不考虑不精确性因素情况下，两组的分级结果均为"高"，因此"明胶 vs 清蛋白"间接证据质量等级为"高"（不考虑不精确性和不可传递性），见表15-2和图15-8。在对6个比较组进行可传递性评价后，均不存在严重的不可传递性，因此无须降级。

第4步，基于直接证据和/或间接证据等级，考虑不一致性和不精确性，最终确定和呈现NMA结果的证据质量。

NMA中对于任意两种干预措施效果的比较，一般有3种情形：①只有直接证据；②只有间接证据；③同时存在直接证据和间接证据。对于前两种情况，两种干预措施比较的证据质量取决于直接证据或间接证据质量。本案例中，一些干预措施只存在间接证据（如明胶 vs 白蛋白），在不考虑不精确性情况下，其间接证据等级就是NMA的证据水平。相对复杂的是第3种情形，即直接和间接证据同时存在。该情形下若直接证据与间接证据对NMA结果的贡献权重相当，在不考虑不一致性和不精确情况下，建议将证据级别较高的证据等级作为NMA结果的初步证据质量。如直接比较结果的证据质量为"中"，间接比较的证据质量为"低"，则NMA结果初步的证据质量为"中"。如此考虑的原因主要是：基于直接比较和间接比较的NMA结果因为样本量的增加而更加精确，一定程度上增加了结果的可信度，此外高质量证据对临床实践和决策的意义更大。若直接证据与间接证据对NMA结果的贡献权重有差异，在不考虑不一致性和不精确情况下，建议将贡献较大的证据级别作为NMA结果初步的证据质量。如本案例中"清蛋白vs羟乙基淀粉"对比组，其直接证据的95%CI为0.35～5.56，可信区间较宽；间接证据95%CI为0.56～0.96，可信区间较窄；间接证据对NMA的贡献较直接证据大，因此在不考虑不一致性和不精确性情况下，以间接证据质量作为NMA证据质量分级，"清蛋白vs羟乙基淀粉"NMA的初步证据质量分级为"高"。进一步考虑直接证据和间接证据是否存在不一致性，本案例中均不存在不一致性，因此无须降级。最后考虑NMA效应量的不精确性是否对NMA证据质量进行降级；"清蛋白vs羟乙基淀粉"NMA效应量为OR = 0.73［95%CI（0.56，0.95）］，无须对不精确性降级；因此该比较组NMA最终证据质量为"高"，见表15-2。

为了增加GRADE用于评估NMA证据质量的效率，GRADE工作组建议，当直接证据对NMA结果的贡献大于间接证据，且不考虑不精确性情况下，直接证据的质量分级为"高"，此时无须再对间接证据质量进行分级，NMA证据不考虑不精确性和不一致性的分级结果为"高"，以此简化GRADE证据分级步骤，节约证据质量分级的时间。

表15-2　GRADE的证据质量分级评估案例

干预措施	羟乙基淀粉 vs 晶体液	清蛋白 vs 晶体液	明胶 vs 晶体液	清蛋白 vs 羟乙基淀粉	明胶 vs 羟乙基淀粉	明胶 vs 清蛋白
直接证据						
偏倚风险	不严重	不严重	NA	不严重	不严重	NA
不一致性（异质性）	不严重	不严重	NA	不严重	不严重	NA

续　表

干预措施	羟乙基淀粉 vs 晶体液	清蛋白 vs 晶体液	明胶 vs 晶体液	清蛋白 vs 羟乙基淀粉	明胶 vs 羟乙基淀粉	明胶 vs 清蛋白
间接性	不严重	不严重	NA	不严重	不严重	NA
发表偏倚	未测量	未测量	NA	未测量	未测量	NA
初步评估结果	高	高	NA	高	高	NA
是否大于间接证据贡献权重？	是	是	NA	否	是	NA
是否需要评估间接证据？	否	否	NA	是	否	NA
不精确性	不严重	严重	NA	非常严重	非常严重	NA
直接证据评估结果	高	中	NA	低	低	NA
间接证据						
共同对照	清蛋白	羟乙基淀粉	羟乙基淀粉	晶体液	NA	羟乙基淀粉
直接证据1	高	高	高	高	NA	高
直接证据2	高	高	高	高	NA	高
就低原则	高	高	高	高	NA	高
不可传递性	不严重	不严重	不严重	不严重	NA	不严重
初步评估结果	高	高	高	高	NA	高
不精确性	非常严重	非常严重	非常严重	不严重	NA	非常严重
间接证据评估结果	低	低	低	高	NA	低
NMA证据						
直接和间接证据中较高质量的证据	高	高	高	高	高	高
不一致性	不严重	不严重	NA	不严重	NA	NA

第十五章
GRADE在网状Meta分析中的应用

续　表

干预措施	羟乙基淀粉 vs 晶体液	清蛋白 vs 晶体液	明胶 vs 晶体液	清蛋白 vs 羟乙基淀粉	明胶 vs 羟乙基淀粉	明胶 vs 清蛋白
不精确性	不严重	严重	非常严重	不严重	非常严重	非常严重
NMA评估结果	高	中	低	高	低	低

（葛　龙　张海荣　王建成）

参 考 文 献

[1] Jansen JP, Fleurence R, Devine B, et al. Interpreting indirect treatment comparisons and network meta-analysis for health-care decision making: report of the ISPOR Task Force on Indirect Treatment Comparisons Good Research Practices: part 1 [J]. Valuein Health, 2011, 14 (4): 417-428.

[2] Bucher HC, Guyatt GH, Griffith LE, et al. The results of direct and indirect treatment comparisons in meta-analysis of randomized controlled trials [J]. Journal of Clinical Epidemiology, 1997, 50 (6): 683-691.

[3] Sutton A, Ades A, Cooper N, et al. Use of indirect and mixed treatment comparisons for technology assessment [J]. Pharmacoeconomics, 2008, 26 (9): 753-767.

[4] 李伦, 杨克虎, 田金徽. 网状Meta分析相关术语和定义的研究 [J]. 中国药物评价, 2014, 31 (6): 321-326.

[5] Lumley T. Network meta-analysis for indirect treatment comparisons [J]. Statistics in Medicine, 2002, 21 (16): 2313-2324.

[6] Jansen JP, Crawford B, Bergman G, et al. Bayesian meta-analysis of multiple treatment comparisons: An introduction to mixed treatment comparisons [J]. Valuein Health, 2008, 11 (5): 956-964.

[7] White IR. Multivariate random-effects meta-regression: Updates to

mvmeta [J]. Stata Journal, 2011, 11 (2): 255-270.

[8] Dias S, Sutton AJ, Ades AE, et al. Evidence synthesis for decision making 2: A generalized linear modeling framework for pairwise and network meta-analysis of randomized controlled trials [J]. Medical Decision Making, 2013, 33 (5): 607-617.

[9] Dias S, Sutton AJ, Welton NJ, et al. Evidence synthesis for decision making 3: Heterogeneity-subgroups, meta-regression, bias, and bias-adjustment [J]. Medical Decision Making, 2013, 33 (5): 618-640.

[10] Salanti G, Del Giovane C, Chaimani A, et al. Evaluating the quality of evidence from a network meta-analysis [J]. Plos one, 2014, 9 (7): e99682.

[11] Puhan MA, Schunemann HJ, Murad MH, et al. A GRADE Working Group approach for rating the quality of treatment effect estimates from network meta-analysis [J]. British Medical Journal, 2014, 349 (349): g5630.

[12] Brignardello-Petersen R, Bonner A, Alexander PE, et al. Advances in the GRADE approach to rate the certainty in estimates from a network meta-analysis [J]. Journal of Clinical Epidemiology, 2018, 93: 36-44.

[13] Murad MH, Drake MT, Mullan RJ, et al. Comparative effectiveness of drug treatments to prevent fragility fractures: a systematic review and network meta-analysis [J]. Journal of Clinical Endocrinology and Metabolism, 2012, 97 (6): 1871-1880.

[14] Brignardello-Petersen R, Mustafa RA, Siemieniuk RAC, et al. GRADE approach to rate the certainty from a network meta-analysis: addressing incoherence [J]. Journal of Clinical Epidemiology, 2019, 108: 77-85.

[15] Brignardello-Petersen R, Murad MH, Walter SD, et al. GRADE approach to rate the certainty from a network meta-analysis: avoiding spurious judgments of imprecision in sparse networks [J]. Journal of Clinical Epidemiology, 2019, 105: 60-67.

[16] McLeod SL, Brignardello-Petersen R, Worster A, et al. Comparative effectiveness of antiarrhythmics for out-of-hospital cardiac arrest:

a systematic review and network meta-analysis［J］. Resuscitation，2017，121：90e7.

［17］Rochwerg B，Alhazzani W，Sindi A，et al. Fluid resuscitation in sepsis：a systematic review and network meta-analysis［J］. Annals of Internal Medicine，2014，161：347e55.

第十六章

GRADE在缺失病例数据系统评价中的应用

■ 提要

　　系统评价或Meta分析中缺失数据极为常见，若缺失数据与研究结果存在联系，可能会导致偏倚，并且偏倚风险也将被引入Meta分析的结果中。Cochrane系统评价手册中建议系统评价或Meta分析制作者就如何描述和评估缺失数据相关的偏倚风险给出说明。然而，它只针对系统评价中单个研究的缺失数据相关的偏倚风险，在评估系统评价/Meta分析证据体的缺失数据相关偏倚风险方面存在局限性。GRADE工作组推出了一套结构化、透明化和相对简易的能够评估证据体缺失数据相关偏倚风险的方法，其要点可概括为：①在评估证据体中缺失数据相关的偏倚风险时，推荐首先采用完整病例数据进行Meta分析；②如果完整病例Meta分析结果提示疗效有统计学差异时，通过填补缺失数据进行敏感性分析；③如果极端情况下Meta分析的结果稳定，由于缺失数据引起的偏倚风险无须降级，反之，则考虑降级。

第一节　缺失数据简介

一、概述

　　虽然系统评价的制作经过严谨的科研设计和实施，但是在其资料收集过程中，由于各种原因可能导致数据收集不全，从而产生缺失数据如实验研究中动物的意外死亡，受试对象的不依从，或观察性研究中调查对象的失访。

在数据处理工作中，缺失数据是一个常见和不可避免的问题，如果处理不当，可能会导致分析结果的精确度降低，出现偏倚甚至错误的结论。伍德（Wood）等对2001年BMJ、JAMA、Lancet和NEJM期刊上发表的RCT分析后发现，89%的RCT存在缺失数据，且没有被很好地处理和分析。阿克尔（Akl）等2012年开展了相似的研究，RCT中结局数据的缺失率为60%～89%。失访率的中位数为6%，其中干预组失访率为6%，对照组为7%。在失访的病例中，事件发生率的中位数为26%，其中干预组事件发生率为30%，对照组为23%。

二、缺失机制

缺失数据给研究结果带来的影响程度取决于数据缺失的机制、数据缺失的数量和造成缺失的原因，其中最为重要的是数据缺失的机制。数据缺失机制表述了缺失数据与数据集中变量值之间的关系，目前公认的分类方法是采用利特尔（Little）和鲁宾（Rubin）于1976年提出的理论框架，分为完全随机缺失、随机缺失和非随机缺失。

（一）完全随机缺失（Missing Completely At Random，MCAR）

MCAR指在已评价的结果或即将要评价的结果中，研究对象的缺失率是独立的。即缺失现象完全随机发生，与自身或其他变量取值无关。例如，在高血压危险因素研究的问卷调查中，调查人员不慎遗失了几份问卷，没有理由表明丢失问卷（数据缺失）这一事件与被调查者的高血压值或其他变量有任何关系，即缺失的发生完全随机，此时，可以把观察到的单元看作是从样本单元中简单随机抽取的子样本。

（二）随机缺失（Missing At Random，MAR）

MAR指缺失数据的发生与数据库中其他无缺失变量的取值

有关。某一观察值缺失的概率仅依赖已有的观察结果，不依赖未观察到的结果。此类数据缺失较为常见，不仅导致信息的缺失，更可能导致分析结论发生偏差。例如，研究某新药对高血压患者的疗效，但根据纳入标准，需要排除一些血压过高的患者。

（三）非随机缺失（Not Missing At Random，NMAR）

NMAR指缺失数据不仅与其他变量有关，也与自身取值有关。例如，对某人群进行收入调查，高收入者不愿填写家庭人均年收入值。这种缺失比较难于处理，进行处理时需要基于目标变量和协变量模型比较强的假定条件。

三、处理方法

要减少调查中的缺失数据，主要应从事前预防和事后补救两方面入手。事前预防是处理缺失数据最简便有效的方法，但现实中由于条件限制，往往不能完全解决问题。一般而言，需在事后补救，缺失数据处理方法大致可概括为以下几种方法：

（一）删除法

即不考虑缺失数据的影响，直接在目前获取的数据基础之上进行分析，包括列表删除和成对删除。

（二）加权调整法

即出现缺失单元时，通过某种方式把缺失单元的权重分解到非缺失单元（即观测值）。它通过增大调查中有观测数据的权重，以减小由于缺失数据可能对估计量带来的偏差。主要方法包括加权调整法、再抽样调整法、事后分层调整法、迭代调整法、校准法和双重稳健加权法等。

（三）填补法

即为每个缺失数据寻找替代值，这样可以得到"完整的数据集"，然后用标准的完全数据统计方法进行数据分析和推断，这些替代值称为填补值。可以分为简单填补法（如均值填补、演绎填补和回归填补等）和多重填补法（如联合模型法和全条件定义法）。

（四）极大似然估计法

这是在总体分布类型已知情况下的一种参数估计方法。在模型假定正确的情况下，若缺失机制为随机缺失，通过已观测数据的边际分布可以对未知参数进行极大似然估计，得到未知参数的准确估计值。

第二节　系统评价中缺失数据的类型和处理原则

一、类型

缺失数据的系统评价或Meta分析，即在系统评价或Meta分析中存在数据缺失，其表现形式多样。例如：缺失了一个完整研究，或者一个研究中可能缺失一个结局指标，或一个结局指标的汇总数据缺失，或者汇总数据中缺失某个体调查对象的数据详见表16-1。

表16-1　缺失数据系统评价类型

缺失数据类型	缺失数据可能原因
缺失研究	发表偏倚、检索不充分
缺失测量结局	结局未测量、选择性报告偏倚
缺失汇总数据	选择性报告偏倚、报告不完全
缺失单个病例数据	没有意向性分析、失访、选择性报告偏倚
缺失研究水平特征（主要用于亚组分析或Meta回归）	研究特征未测量、不完全报告

（一）缺失研究

Cochrane系统评价手册指出，缺失研究是系统评价中最为常见的缺失类型，最常见的原因是发表偏倚。很多研究者已经提供了多种检验发表偏倚的方法。未全面检索文献的主观原因有检索策略不合适、漏检数据库；客观原因可能有未公开发表、发表在冷门杂志、很少被引用或数据库标引不当等。在筛选文献时，系统评价作者可能对研究"不感兴趣"或因其"不受欢迎"，造成选择性偏倚。

（二）缺失测量结局和汇总数据

一些研究中可能没有报告系统评价作者所感兴趣的结局指标。例如，生存质量或严重的副作用等。究竟是未测量还是测量了但未报告，通常很难判断。同样地，结局指标的汇总数据（效应量）也可能会缺失，这些汇总数据常可以直接用于Meta分析。比如最常见的就是连续性变量资料的标准差缺失。特别是在干预前后差异分析比较时，前后变化差值的标准差常常缺失。可能出现缺失的汇总数据还有：样本含量（特别是各干预组的样本量）、阳性事件数、标准误、计算率时所需的随访时间，以及时间事件结果的详细信息等。

（三）缺失单个病例数据

在系统评价纳入的研究中，可能会出现单个病例数据的缺失。

（四）缺失研究水平的特征信息

当系统评价作者拟进行亚组分析或Meta回归分析时，需要掌握详细的研究水平的特征，用以区分研究间的异同，但却因为原始研究中没有提供相应的信息，不能获得模型分析时需要的效应修正因子，这可能需要联系原始研究作者索取相关数据。

二、处理原则

Cochrane系统评价手册建议，在处理系统评价中缺失数据时应当注意：①任何时候，都应该联系原始研究作者获取相关的缺失数据；②清楚报告缺失数据处理方法基于的假设，如缺失数据假设均按照最坏结局处理；③采用敏感性分析评估不同的假设对结果稳定性的影响；④系统评价讨论部分明确说明缺失数据对结果的潜在影响。目前常用的缺失数据处理策略包括：

（一）完整病例分析/可用病例分析

完整病例分析又称为可用病例分析，它忽略缺失数据，仅纳入可利用、数据完整的病例进行分析，是Meta分析中最普遍和常用的缺失数据处理方法。然而该方法完全忽略了缺失数据，会降低结果的精确度和研究的统计学效能，而且这种方法违背了意向性分析的基本原则。

（二）数据填补策略

数据填补策略是指采用适当的估计方法，以适合的数据填补代替缺失数据。主要分为简单填补法和多重填补法两类。

简单填补法是指将缺失值仅按某个填补方法结转一次。使用最广泛的简单填补法有末次观测值结转（Last Observation Carried Forward，LOCF）和基线观测值结转（Baseline Observation Carried Forward，BOCF），是分别将最后一次观察应答和基线观察应答视为研究终点时的应答。简单填补法简单易行，在实践中最常见，广泛应用于Meta分析中，但得出结果的可信区间失去其真实性，变得更"窄"。

多重填补法是指通过随机生成值来代替缺失值，从而得到多个原始数据集的衍生数据集进行分析，需要涉及贝叶斯理论、MCMC（Markov Chain Monte Carlo）方法等理论和算法。常用的多重填补法有多重热层填补法、趋势得分法、多重回归填补法和数据扩增法等，但这些高级方法需要有个体参与者的详细资料。

数据填补策略适用数据缺失属于非MCAR时使用，根据缺失的类型、机制，选择不同的方法，必要时采用多种方法进行填补，并进行敏感性分析证实其可靠性。

（三）缺失数据与观察数据关联模型

怀特（White）等提出一种由可提供缺失资料比值比（Informative Missingness Odds Ratio，IMOR）定量化的模型。主要用于描述缺失参与者测量结局未知比值比与已观察到参与者测量结局比值比之间的关系。

第三节　GRADE方法评估系统评价中缺失病例数据相关的偏倚风险

一、概述

当缺失数据与研究结果可能存在联系时，可能会导致试验偏倚，并且偏倚风险也将被引入到系统评价结果中，从而降低系统评价的可信度。Cochrane系统评价手册中建议系统评价或Meta分析制作者就如何描述和评估缺失数据相关的偏倚风险给出说明。然而，Cochrane系统评价手册只针对系统评价中单个研究的缺失数据相关的偏倚风险，对于评估系统评价证据体的缺失数据相关偏倚风险具有局限性。例如：我们以10%的数据缺失作为高偏倚风险的阈值，在一个纳入了6个研究的Meta分析中，3个研究不存在数据缺失，3个研究有12%的数据缺失，此时证据体是否会因为缺失数据而降级？为此，GRADE工作组修订了先前用于系统评价中缺失数据的方法，通过敏感性分析评估系统评价中缺失数据相关的偏倚风险。

GRADE方法主要针对试验水平数据的Meta分析，而不涉及单个病例数据的Meta分析。GRADE工作组对缺失病例结局数据定义为系统评价制作者不能获得的数据，比如无法联系原始研究的调查者或原始研究调查者可以获得却没有在发表物中报告或索要之后没有提供的数据。

目前的指南主要关注3种情形：二分类变量结局、测量工具相同的连续性变量结局和测量工具不同的连续性变量结局。在使用该指南推荐的方法之前，在任何可能的情况下都应向原始研究的作者获取未报告的结局数据，或者至少了解原始研究作者如何对缺失数据进行了处理。

二、基本原理

类似于其他关注缺失数据Meta分析的研究，GRADE工作组推荐系统评价作者应首先基于完整病例数据。使用填补法进行主分析，尤其是评价者关注与缺失数据相关偏倚的方向和大小时，该方法比较有效。目前公认的可选的方法都需要考虑与填补数据相关的不确定性，并且如此的考虑需要熟练统计学的方法。现在可获得的分析方法主要针对二分类变量结局和连续性变量结局。

针对偏向于试验干预的结局，如果不是特指，优先推荐采用工作组的方法对具有统计学差异的结果进行Meta分析。分析的主要目的是挑战推论的稳定性，针对某一特定结局的益处的确存在。

该方法对于原始研究的数据填补较为严格，假设：对比可以获得数据的病例，缺失数据病例的结局更偏向于对照组。然后再进行Meta分析观察结果的稳定性。针对安全性结局，类似的，假设在缺失的病例中，数据填补策略是干预组的不良反应发生率低于对照组。针对安全性的干预措施，填补的策略是治疗组的不良反应发生率更高。

三、处理策略

（一）二分类变量结局

1. 处理方法　二分类变量结局的处理策略主要包括传统填补法和比率填补法。

传统填补法：针对单个研究，目前有许多的数据填补方法。可能的假设包括：①所有缺失数据的病例在干预组和对照组都有发生；②两组的缺失病例无事件发生；③最坏的情形是缺失病例的不良反应发生全部出现在干预组，对照组无事件发生。

比率填补法：GRADE工作组建议的填补策略是基于假设：缺失数据病例的事件发生率相比较于同一比较组中可以获得的数据的事件发生率。主要包括三种比率填补法：①$RI_{MPD/FU}$：缺失数据病例的结局事件发生率相比于完成随访病例的结局事件发生率，即 $RI_{MPD/FU} = \dfrac{\text{缺失数据病例的结局事件发生率}}{\text{完成随访病例的结局事件发生率}}$；②IMOR；③贝叶斯的IMOR。GRADE工作组以$RI_{MPD/FU}$方法进行举例说明，以便于读者的理解。

2. 研究中有利结局的处理　为了简单明了，GRADE工作组建议设定对照组的$RI_{MPD/FU}$为衡量1，分析步骤依次为：①治疗组$RI_{MPD/FU}$值从最小开始，比如1.5，数据填补完成后重新做Meta分析，观察Meta分析结果的稳定性；②如果填补数据对结果没有实质性的影响（尤其可信区间不包含无效线），然后再取$RI_{MPD/FU}$的更大值，然而相应假设的真实性可能降低，比如$RI_{MPD/FU}$等于3或5。以$RI_{MPD/FU}$的最大值作为填补的最坏情形，研究员应当预先设定$RI_{MPD/FU}$的最大值，基于先前的方法学研究，$RI_{MPD/FU}$的取值可为1.5、2、3和5。③当$RI_{MPD/FU}$值增大的同时结果依然稳定，可以得出结论，缺失数据相关的偏倚风险无须降级；如果结果发生实质性变化，尤其结果由具有统计学差异变为无统计学差异，此时因为缺失数据需要降级。

为了更好理解该方法，列举以下2个例子。

例1：益生菌预防难辨梭菌感染　该系统评价共纳入20个RCTs，其中13个RCTs存在病例结局数据缺失，缺失率为5%～45%，其完整病例的Meta分析森林图见图16-1。假定在对照组缺失数据事件发生率与完成随访的事件发生率相等（$RI_{MPD/FU} = 1$），益生菌组的$RI_{MPD/FU}$依次取1.5、2.0、3.0和5.0，结果见图16-2（$RI_{MPD/FU} = 1.5$和2.0）和图16-3（$RI_{MPD/FU} = 3.0$和5.0），提示在每一个$RI_{MPD/FU}$假设下Meta分析的结果稳定，因此该Meta分析证据质量无须因为缺失数据而降级。

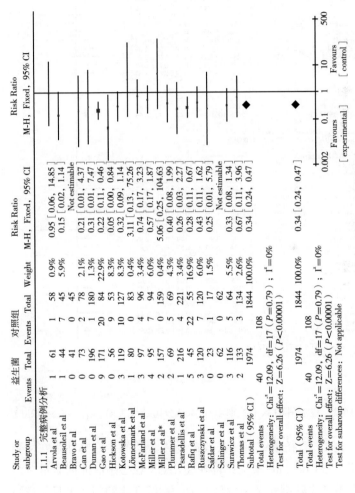

Study or subgroup	益生菌		对照组			Risk Ratio	Risk Ratio
	Events	Total	Events	Total	Weight	M-H, Fixed, 95% CI	M-H, Fixed, 95% CI
1.1.1 完整病例分析							
Arvola et al	1	61	1	58	0.9%	0.95 [0.06, 14.85]	
Beausoleil et al	0	44	7	45	5.9%	0.15 [0.02, 1.14]	
Bravo et al	0	41	0	45		Not estimable	
Can et al	0	73	2	78	2.1%	0.21 [0.01, 4.37]	
Duman et al	0	196	1	180	1.3%	0.31 [0.01, 7.47]	
Gao et al	9	171	20	84	22.9%	0.22 [0.11, 0.46]	
Hickson et al	0	56	9	53	8.3%	0.05 [0.00, 0.84]	
Kotowska et al	3	119	10	127	8.3%	0.32 [0.09, 1.14]	
Lönnermark et al	1	80	0	83	0.4%	3.11 [0.13, 75.26]	
McFarland et al	3	97	4	96	3.4%	0.74 [0.17, 3.23]	
Miller et al	4	95	7	94	6.0%	0.57 [0.17, 1.87]	
Miller et al*	2	157	0	159	0.4%	5.06 [0.25, 104.63]	
Plummer et al	2	69	5	69	4.3%	0.40 [0.08, 1.99]	
Psaradellis et al	1	216	4	221	3.4%	0.26 [0.03, 2.27]	
Rafiq et al	5	45	22	55	16.9%	0.28 [0.11, 0.67]	
Ruszczynski et al	3	120	7	120	6.0%	0.43 [0.11, 1.62]	
Safdar et al	3	23	1	17	1.5%	0.25 [0.01, 5.79]	
Selinger et al	0	62	0	62		Not estimable	
Surawicz et al	3	116	5	64	5.5%	0.33 [0.08, 1.34]	
Thomas et al	2	133	3	134	2.6%	0.67 [0.11, 3.96]	
Subtotal (95% CI)		1974		1844	100.0%	0.34 [0.24, 0.47]	◆
Total events	40		108				
Heterogeneity: Chi² = 12.09, df = 17 (P = 0.79); I² = 0%							
Test for overall effect: Z = 6.26 (P < 0.00001)							
Total (95% CI)		1974		1844	100.0%	0.34 [0.24, 0.47]	◆
Total events	40		108				
Heterogeneity: Chi² = 12.09, df = 17 (P = 0.79); I² = 0%							
Test for overall effect: Z = 6.26 (P < 0.00001)							
Test for subgroup differences: Not applicable							

Favours [experimental] 0.002   0.1   1   10   500 Favours [control]

图16-1 益生菌完整病例Meta分析结果

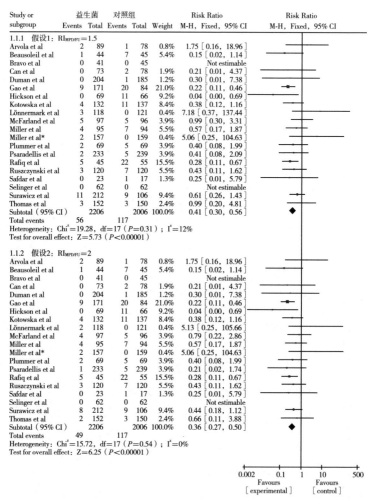

图16-2　益生菌RI缺失数据填补Meta分析结果（$RI_{MPD/FU}$＝1.5和2.0）

例2：噻托溴铵对比长效β-受体激动剂治疗慢性阻塞性肺疾病　该Cochrane系统评价在使用GRADE评估证据质量时没有考虑缺失数据相关的偏倚风险，系统评价的制作者只是将缺失人数添加到分母，分子没有添加，即假设缺失的病例无事件发生。以"病情恶化导致住院"结局为例，病例缺失率为5%～11%。原始研究和该系统评价都报告了不良反应的发生。

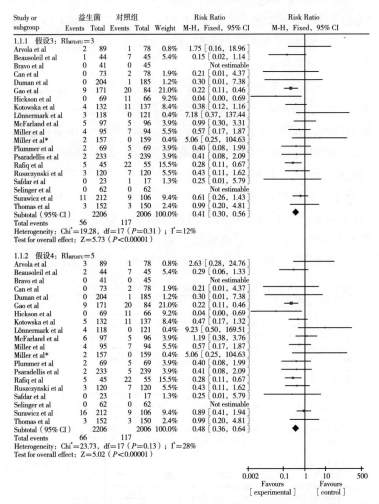

图16-3　益生菌RI缺失数据填补Meta分析结果（$RI_{MPD/FU}$＝3.0和5.0）

由于病情恶化可能是来自于不良反应，假设病情恶化导致住院不是不良反应引起，且所有出现不良反应的病例都随访到研究终止。在干预组总事件发生率为16%。考虑到具体临床事件的发生率，$RI_{MPD/FU}$＝5是不可能的，缺失病例中事件的发生率不可能为80%，因此$RI_{MPD/FU}$取1.5、2.0和3.0，当$RI_{MPD/FU}$＝3.0时，Meta分析结果不再有统计学差异OR＝0.83［95%CI（0.73，

$0.94)] \rightarrow OR = 0.95$ ［95%CI（0.84，1.07）］（图16-4），因此在对该结局指标的证据质量进行评估时，应当考虑存在缺失数据相关的偏倚风险而降级。

3. 研究中不利结局的处理　干预组 $RI_{MPD/FU} < 1$，对照组 $\geqslant 1$。与有利结局一致，如果假设对照组 $RI_{MPD/FU} = 1$，此时干预组的 $RI_{MPD/FU}$ 的最小值可以取到0.2；如果假设干预组 $RI_{MPD/FU} = 1$，此时对照组的 $RI_{MPD/FU}$ 的取值为1.5、2、3和5。以辛格（Singh）等发表的Meta分析为例，评价噻托溴铵对比其他对照措施治疗慢性阻塞性肺疾病的安全性，该Meta分析没有使用GRADE评估证据的质量，但是在结论中描述了缺失数据为低偏倚风险，以长期心血管事件复合结局为例，针对缺失病例，原始研究作者假设缺失病例中没有事件发生。纳入的原始

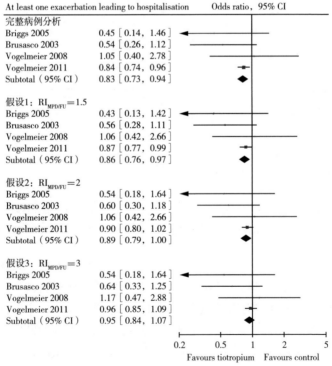

图16-4　病情恶化导致住院敏感性分析

研究病例缺失率为11%～29%，其中噻托溴铵组为5%～25%，对照组为10%～31%。干预组和对照组随访完成病例的总事件发生率分别为2.3%和1.2%。如果对照组$RI_{MPD/FU}=1$，干预组$RI_{MPD/FU}$取值分别为0.7、0.5、0.3和0.2，敏感性分析提示Meta分析结果稳定，此时不考虑降级。然而，两组的事件发生率都较低，对照组缺失病例多于干预组，进一步执行敏感性分析，设定干预组的$RI_{MPD/FU}=1$，对照组$RI_{MPD/FU}$取值分别为1.5、2、3和5，结果提示不稳定（图16-5），此时需要考虑因为缺失数据而降级。

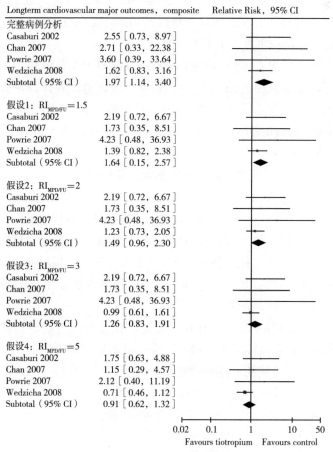

图16-5　长期心血管事件复合结局敏感性分析

4. 无统计学差异的结局　　与有利结局一致，GRADE方法依据在不同假设（即$RI_{MPD/FU}$不同取值）之后，观察结局是否转变为有统计学差异。如果结果稳定，则考虑不降级；如果结果由无统计学差异变为有统计学差异，则考虑降级。

5. 二分类变量结局中$RI_{MPD/FU}$取值的选择　　使用GRADE推荐方法的评价员需要决定$RI_{MPD/FU}$值的哪一种极端值是可取的，选择将是基于临床考虑（比如说心脏移植术后失访的患者可能发生更糟糕的结局，此时$RI_{MPD/FU}$值取更大）和事件发生率（比如说针对一个低频率发生事件，5%，$RI_{MPD/FU}$取5是可以的；但是针对高频率发生事件，40%，取2就已经足够，显然缺失病例的事件发生率不可能为100%）。

考虑到推荐方法运用的简便性，GRADE工作组建立了一个可以免费获得的Excel文件，帮助系统评价作者计算缺失数据的事件发生率，该文件的获取地址为：https://www.dropbox.com/s/opstwgm45qiq57k/Assumptions%20about%20MPD%20v5.xls?dl＝0。

（二）连续性变量结局——测量工具相同

评估连续性变量结局系统评价的缺失数据相关偏倚风险存在挑战，填补缺失数据的方法包括填补平均值和标准差。与二分类变量结局一致，GRADE工作组建议首先进行完整病例Meta分析，当合并结果有统计学差异时，建议采用填补缺失数据进行敏感性分析，通过判断结果的稳定性决定Meta分析证据质量是否需要降级。

针对填补平均值，使用"最好"描述最期待的健康状态（评分可能有高或低），"最差"描述最不期待的健康状态，主要考虑5种可能的填补数据来源：

A.纳入试验的干预组间最好的平均值；

B.纳入试验的对照组间最好的平均值；

C.进行分析的试验对照组的平均值；

D.纳入试验的干预组间最差的平均值；

E.纳入试验的对照组间最差的平均值。

通过上述5种数据来源，推荐4种数据填补策略，以判断结果的稳定性（表16-2）：

策略1：干预组和对照组的缺失数据都使用数据来源C填补；

策略2：干预组缺失数据使用数据来源D填补，对照组使用数据来源B填补；

策略3：干预组缺失数据使用数据来源E填补，对照组使用数据来源B填补；

策略4：干预组缺失数据使用数据来源E填补，对照组使用数据来源A填补。

表16-2 连续性变量结局干预组和对照组缺失数据填补假设矩阵

缺失数据病例平均值假设			干预组病例平均值假设				
			极端值 非极端值 极端值				
			来源A	来源B	来源C	来源D	来源E
极端值 非极端值 极端值		来源A					策略4
		来源B				策略2	策略3
		来源C			策略1		
		来源D					
		来源E					

针对填补标准差，GRADE工作组对所有的策略进行测试，发现结果是相似的，因此推荐使用最简单和最可信的方法，即采用对照组的中位标准差填补缺失的标准差。

此时每个试验的每个组都存在完整病例和缺失数据的平均

值和标准差，需要对其合并，推荐采用以下的公式：

1. $M_{XTi} = \dfrac{(M_{FTi} \times n_{FTi}) + (M_{LTi} \times n_{LTi})}{n_{FTi} + n_{LTi}}$

2. $M_{XCi} = \dfrac{(M_{FCi} \times n_{FCi}) + (M_{LCi} \times n_{LCi})}{n_{FCi} + n_{LCi}}$

3. $SD_{XTi} = \sqrt{\dfrac{(n_{FTi}-1) SD2_{FTi} + (n_{LTi}-1) SD2_{LTi}}{n_{FTi} + n_{LTi} - 2}}$

4. $SD_{XCi} = \sqrt{\dfrac{(n_{FCi}-1) SD2_{FCi} + (n_{LCi}-1) SD2_{LCi}}{n_{FCi} + n_{LCi} - 2}}$

5. $n_{XTi} = + n_{FTi} + n_{LTi}$

6. $n_{XCi} = + n_{FCi} + n_{LCi}$

注："M"平均值；"SD"标准差；"n"样本量；"X"合并估计；"F"随访组；"L"失访组；"T"治疗组；"C"对照组；"i"试验。

接下来计算每个研究的效应量，如均数差（Mean Difference，MD），再采用随机效应模型或固定效应模型进行Meta分析，根据结果的稳定性决定证据质量是否需要降级。

举例：无创通气对慢性阻塞性肺疾病运动能力的影响

该Cochrane系统评价共纳入2个研究，评价锻炼期间无创通气对慢性阻塞性肺疾病运动能力的影响，其中一个结局为恒定工作投入持续时间，2个研究的数据缺失率分别为21.6%和34.5%，作者采用GRADE方法评判缺失数据相关的偏倚风险为低风险。采用以上GRADE推出的方法对2个研究的缺失数据进行填补，发现结果由具有统计学差异变为无统计学差异（图16-6），因此考虑该结局因为缺失数据相关的偏倚风险而降级。

运用GRADE方法到危害性结局（结果提示不利于试验组），基于最极端的假设，填补策略为取两组最好的平均值

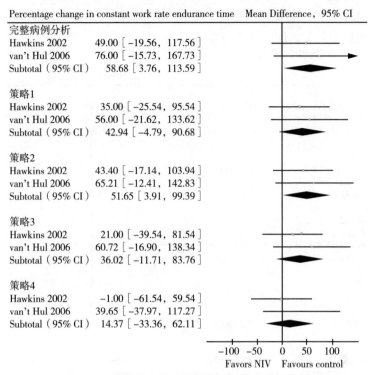

图 16-6　连续性变量（相同测量工具）结局案例

填补干预组的缺失均值，干预组最差的平均值填补对照组的均值。

　　运用到没有统计学差异的结局（结果提示干预组的危害性没有增加），基于最极端的假设，填补策略为取两组最差的平均值填补干预组的缺失均值，两组最好的平均值填补对照组的缺失均值。

　　举例：不同周期皮质激素治疗慢性阻塞性肺疾病急性加重

　　该Cochrane系统评价比较了短周期对比长周期皮质激素治疗慢性阻塞性肺疾病急性加重。其中结局之一为干预结束时呼吸困难程度，纳入2个研究，结果提示组间无统计学差异。作者未采用GRADE方法评估缺失数据相关的偏倚风险。2个研究数据缺失率为5.6%和5.8%。根据以上推荐的策略，重新进行

Meta分析，结果见图16-7，提示结果不稳定，因此考虑因为缺失数据相关的偏倚风险而降级。

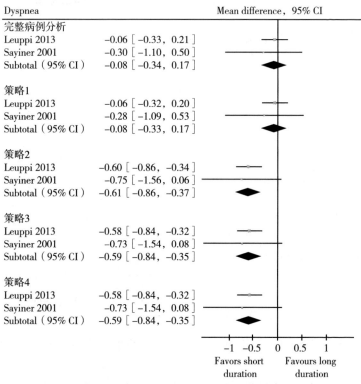

图16-7 连续性变量（相同测量工具）结局无统计学差异案例

考虑到推荐方法应用的简便性，GRADE工作组建立了一个免费可以获得的Excel文件，帮助系统评价作者计算缺失数据的平均值和标准差，同时提供完整病例和缺失数据平均值和标准差的计算结果，该文件的获取地址为：https://www.dropbox.com/s/3ie12qfwjnfwx0z/MPD%20for%20continuous%20outcomes_Template.xlsx?dl＝0。

（三）连续性变量结局——测量工具不同

针对部分连续性变量结局，比如生活质量，临床试验调查者经常采用不同的测量工具评价生活质量。比如：慢性阻塞性肺疾病的生活质量测量工具至少包括五种（慢性呼吸系统调查表、临床慢性阻塞性肺病调查表、肺功能状态和呼吸困难调查表、西雅图阻塞性肺疾病调查表和圣乔治呼吸调查表）。以上推荐的GRADE方法在用于测量工具不同的连续性变量时，需要进行修订。

首先选择某一测量工具作为参考工具，根据参考工具转化不同测量工具的结果，然后再填补缺失数据，合并完整病例和缺失数据的结果之后，再进行Meta分析。

在选择参考测量工具时，建议两个标准：一是测量工具的使用频率和对目标疾病的匹配度；二是测量工具的性能。在临床环境下，重要的测量性能可以通过工具的纵向有效性、响应性和可解释性来判断。

参考测量工具选定之后，假设A作为参考测量工具，B为其他工具之一，可以通过以下的公式计算B的平均值和标准差：

$$M_{Ai} = (M_{Bi}\text{-}L_B) \times (R_A \div R_{Bi}) + L_A$$
$$SD_{Ai} = SD_{Bi} \times (R_{Ai} \div R_{Bi})$$

注："M"平均值；L_A 和 L_B 是 A 和 B 最坏的结局评分；R_A 和 R_B 分别为每个试验中 A 和 B 最大结局评分减去最小结局评分。

以上推荐的方法是通过敏感性分析之后，观察效应量的95%可信区间是否包含1或0，或者通过 P 值取界值0.05。除此之外，缺失数据相关偏倚风险降级的可选阈值还可是患者考虑重要的最小效应。比如心肌梗死的预防，尽管治疗相关的负担和毒性是小的，但由于疗效甚微，可能1000病患中只能成功5例，此时患者不愿意接受此种治疗。因此是否因为缺失数据而降级不仅仅考虑敏感性分析后结果方向的转变。

GRADE工作组推出了一套结构化、透明化和相对简易的评估缺失数据相关偏倚风险的方法，然而该方法尚需进一步的完善，目前的推荐要点可概括为：①在评价证据体中缺失数据相关的偏倚风险时，推荐首先采用完整病例进行Meta分析；②如果完整病例Meta分析结果提示疗效有统计学差异时，通过填补缺失数据进行敏感性分析；③如果极端情况下Meta分析的结果稳定，由于缺失数据引起的偏倚风险无须降级，反之，则考虑降级。

（葛　龙　张　渊　王建成）

参 考 文 献

［1］武松，潘发明. SPSS统计分析大全［M］. 北京：清华大学出版社，2014.

［2］Wood A, White I, Thompson S. Are missing outcome data adequately handled? A review of published randomized controlled trials in major medical journals［J］. Clinical Trials, 2004, 1（4）: 368-376.

［3］Akl EA, Briel M, You JJ, et al. Potential impact on estimated treatment effects of information lost to follow-up in randomised controlled trials（LOST-IT）: systematic review［J］. British Medical Journal, 2012, 344: e2809.

［4］沈琳，陈千红，谭红专. 缺失数据的识别与处理［J］. 中南大学学报（医学版），2013, 38（12）: 1289-1294.

［5］Spineli LM, Pandis N, Salanti G. Reporting and handling missing outcome data in mental health: a systematic review of Cochrane systematic reviews and meta-analyses［J］. Research Synthesis Methods, 2015, 6（2）: 175-187.

［6］张天嵩，董圣杰，周支瑞. 高级Meta分析方法——基于Stata实现［M］. 上海：复旦大学出版社，2015.

［7］White IR, Higgins JPT. Meta-analysis with missing data［J］. The Stata Journal, 2009, 9（1）: 57-69.

［8］Guyatt GH, Ebrahim S, Alonso-Coello P, et al. GRADE guidelines 17: Assessing the Risk of Bias Associated with Missing Participant Outcome Data in a body of evidence［J］. Journal of Clinical Epidemiology, 2017, pii: S0895-4356（16）30811-3.

［9］Johnston BC, Ma SS, Goldenberg JZ, et al. Probiotics for the prevention of Clostridium difficile-associated diarrhea: a systematic review and meta-analysis [J]. Annals of Internal Medicine, 2012, 157 (12): 878-888.

[10] Chong J, Karner C, Poole P. Tiotropium versus long-acting beta-agonists for stable chronic obstructive pulmonary disease [J]. Cochrane Database of Systematic Reviews, 2012, 7 (7): CD009157.

[11] Singh S, Loke YK, Furberg CD. Inhaled anticholinergics and risk of major adverse cardiovascular events in patients with chronic obstructive pulmonary disease: a systematic review and meta-analysis [J]. The Journal of the American Medical Association, 2008, 300 (12): 1439-1450

[12] Menadue C, Piper AJ, van't Hul AJ, et al. Non-invasive ventilation during exercise training for people with chronic obstructive pulmonary disease [J]. Cochrane Database of Systematic Reviews, 2014, 5 (5): CD007714.

[13] Walters JA, Tan DJ, White CJ, et al. Different durations of corticosteroid therapy for exacerbations of chronic obstructive pulmonary disease [J]. Cochrane Database of Systematic Reviews, 2014, (12): CD006897.

第十七章

GRADE在动物实验系统评价中的应用

■ 提要

　　动物实验系统评价目前已经广泛地应用于基础医学领域，为基础研究的开展提供了科学的依据。对动物实验进行系统评价，不仅可以降低其结果向临床转化时的风险，也有利于基础研究领域资源的整合。本章将通过介绍GRADE在动物实验系统评价应用的必要性及步骤，为今后动物实验系统评价的评估提供一种新的方法和思路。

第一节　应用的必要性

　　近年来，系统评价方法逐渐被应用于动物实验在内的基础医学领域。1993年第一篇动物实验系统评价发表后，相关研究的发表呈逐年递增趋势。动物实验系统评价可让公众更好地了解动物生物学的合理性，不仅可促进其结果向临床研究或临床应用的转化，降低转化风险，且有利于基础研究领域的资源整合。特别是当研究问题涉及潜在危害及无期望的益处（如毒理学），动物实验也许是唯一可提供相关数据的证据来源。同时，对于一些突发公共卫生事件，当缺乏来自人体研究的证据时，基于动物实验的系统评价可为卫生决策者提供决策依据。

　　目前，对于如何制作动物实验系统评价计划书、如何制定广泛而全面的检索策略、如何评价纳入研究的偏倚风险及如何进行Meta分析均有了标准的方法和报告规范。但需要注意的是，在进行决策时，证据体的总体质量起着至关重要的作用，因此也有必要对动物实验系统评价的证据体质量进行分级评价。

2004年，GRADE工作组提出了用于分级、评价临床证据体质量的工具——GRADE系统。之后GRADE系统在不同领域不断拓展，GRADE工作组的动物实验小组正在研发基于GRADE系统的动物实验证据体分级、评价的指南。尽管最终指南尚未发布，但该小组及一些学者均已提出并发表相关理论，加之已有部分动物实验研究开始采用GRADE对其系统评价整体质量进行分析评价。因此，本章将详细介绍GRADE在动物实验系统评价中应用的原理、方法及面临的挑战。

第二节　GRADE系统在动物实验系统评价中的实施过程

一、适用范围

GRADE系统主要适用对干预性、定量研究系统评价的分级和评价。临床前干预性动物实验中研究者可以主动控制干预措施，通常被用来验证医疗干预的有效性和安全性，如在临床前阶段开发、了解疾病干预机制，与临床干预性试验在设计、实施等方面具有相似性。因此，本章节将主要探讨如何将GRADE系统用于评估临床前干预性动物实验证据的可信度。但值得注意的是，该框架不一定适用于毒理学和环境健康领域的动物研究证据分级。

二、GRADE在动物实验系统评价中的基本原理和注意事项

临床前干预性动物实验在实验设计和实施等方面与临床干预性试验具有一定的相似性。因此，在此领域依然将随机对照试验作为高质量证据。而对于其他设计类型的研究分级，如非

实验性（即观察性）动物研究、在健康环境下评估暴露的生态影响等，需进一步讨论。GRADE系统在临床前动物实验证据中的应用原则依然遵循GRADE系统的基本原则。总体而言，对于动物随机对照实验而言，主要考虑的降级因素包括：偏倚风险、不一致性、不精确性、发表偏倚和间接性。还需要特别考虑以下问题：①如何将动物实验结果向临床转化（GRADE中称为间接性）；②动物物种内和物种间的一致性；③升级因素（何时升级或如何确定升级因素）。

三、GRADE 在动物实验系统评价中的评级步骤

（一）降级因素

1. 偏倚风险　若实验在设计或实施等方面存在缺陷，则会产生错误结果的风险。GRADE在动物实验系统评价中的第一步就是对每一个结局的偏倚风险进行评估。虽然已有很多工具可用于评估动物实验的偏倚风险，但2014年，由荷兰动物实验系统评价研究中心基于Cochrane协作网偏倚风险（Risk Of Bras，ROB）评估工具（The Cochrane Collaboration's tool for assessing risk of bias）系统制订的动物实验研究的偏倚风险评价工具——SYRCLE（SYstematic Review Centre for Laboratory animal Experimentation）工具是目前唯一一个专门针对动物实验内在真实性进行评估的工具。临床随机对照试验和干预性动物实验偏倚风险评估工具的主要差异详见表17-1。

表17-1　临床随机对照试验和干预性动物实验偏倚风险
评估工具的主要差异

偏倚类型	领域	具体描述		差异
		Cochrane ROB工具	SYRCLE工具	
选择性偏倚	序列产生	由于不充分/不正确的方法导致选择性偏倚的产生	随机序列的产生方法是否充分/正确	两者一致

偏倚类型	领域	具体描述		差异
		Cochrane ROB工具	SYRCLE工具	
	基线特征相似性		组间基线是否相似或是否在分析阶段对混杂因素进行调整	新增条目：将动物进行随机分配在动物实验中并非标准做法。而且大部分动物实验的样本量相对较小，重要的基线特征差异有可能出现。因此，在动物实验中，评估实验组和对照组基线特征的相似性就显得尤为重要
	隐藏分组	由于隐藏随机分配序列的方法不充分/不正确，使得可以预知干预措施分配情况，最终导致选择性偏倚的产生	隐蔽分组的方法是否充分、正确	两者一致
实施偏倚	动物安置随机化		实验过程中动物是否被随机安置	新增条目：在动物实验中，通常由研究者/动物饲养者负责动物的安置方式，即确定动物笼放置的位置。由于安置的条件（光线、温度、湿度等）会在一定程度上影响实验的结果（特定的生化指标和行为等）。因此，在实验过程中，随机安置实验动物是降低实施偏倚的重要措施之一

续　表

偏倚类型	领域	具体描述		差异
		Cochrane ROB工具	SYRCLE工具	
	盲法（研究者或受试者）	未对研究者和受试者施盲/盲法实施不恰当，使其知晓受试者的干预措施，导致实施偏倚的产生	实验中是否对动物饲养者和/或研究者施盲，以使其不知晓动物所接受的干预措施	两者一致
测量偏倚	随机性结果评估		是否随机选择动物用于结果评估	新增条目：随机选择动物用于结果评估的主要原因是多数生物存在昼夜节律现象。未随机选择动物用于结果评估会影响实验效果的方向和大小。此外，随机结果评估对于保证盲法在结果测量中的有效实施亦非常重要
	盲法（结果测量）	未对结果测量人员施盲/盲法实施不恰当，使其知晓受试者的干预措施，导致测量偏倚的产生	是否对结果测量人员施盲	两者一致
减员偏倚	不完整结果数据	由于对失访、退出等数据的数量、性质或处理方法不恰当，导致检验性偏倚的产生	不完整的数据是否被充分/正确报告	两者一致
报告偏倚	选择性报告	由于选择性报告研究结果导致选择性报告偏倚的产生	研究报告是否与选择性结果报告无关	两者一致

偏倚类型	领域	具体描述		差异
		Cochrane ROB工具	SYRCLE工具	
其他偏倚	其他偏倚来源	由于其他一些原因导致的偏倚（除上述偏倚类型和领域之外的偏倚来源）	是否报告导致高偏倚风险的其他问题	两者一致

2. **不一致性**　不一致性通常通过考虑可信区间的重叠程度、各个纳入研究效应量的大小和方向、异质性检验的P值和I^2值（描述在效应评估中是异质性引起的百分率变化而非抽样误差）。在探索了所有可能解释异质性的假说之后，若各纳入研究结果间的异质性仍不可解释，GRADE分级方法则建议证据降级。如异质性可从纳入动物种属、干预措施、比较措施或纳入研究偏倚风险等不同方面解释，则Meta分析应该提供或实施恰当的亚组分析。如果纳入研究间偏倚风险差异可解释不一致性，则建议仅纳入低偏倚风险的研究。

目前，对不一致性的评估仍存在一些挑战。首先，由于动物实验属于探索性实验，异质性是可被预期的。部分异质性可能被实验人员刻意引入，在这种情况下，鉴于这部分异质性可解释，在评估一致性时可以不考虑。因此，不一致性的核心在于：①如何归纳和解释异质性；②如何解释I^2值。其次，异质性可能源于种属，应注意来自物种内和物种间两方面的不一致。如当分析中所有种属动物都显示出相同的效应方向时，那么不同物种间（包括人）的干预效应更加有力。在这种情况下，即使结果总体上有异质性，也不会降低一致性。在不一致性方面，动物实验系统评价证据分级的标准与临床试验系统评价证据分级相似。当点估计值的方向一致、可信区间重叠程度高，则考虑不存在不一致性。在探讨了可能的不一致性来源后，结局评估仍存在大的不一致性时，则考虑降低证据等级。

不一致性程度的判断可基于点估计值的相似性、可信区间的重叠程度以及统计学标准（包括异质性检验和I^2）。

3. **不精确性** 与基于临床试验系统评价证据体精确性评价的标准相似，动物实验系统评价中对证据体的精确性评估也主要从以下两个方面考虑：①样本是否达到最优信息样本量（Optimal Information Size，OIS）；②可信区间的宽窄程度。动物实验系统评价可基于OIS和可信区间宽窄判断是否因不精确性降级。如果结果所基于的动物数量少或事件发生率低，则会导致其可信区间变宽。

在动物实验中最重要的问题是如何计算OIS并设定临床相关有意义的阈值。在干预性动物研究中，实验单位通常为笼而非个体动物。虽然这类似于基于人群的随机试验，但如何将不同实验单位考虑到OIS的计算中仍需要进一步探索。2013年，查兰（Charan）等整理并发布的动物实验样本量计算公式可作为参考之一（具体公式见表17-2）。

表17-2　动物实验样本量计算公式

结局数据类型	公　式	备　注
连续性数据	样本量 $=2\times SD^2\times$ $(Z_{\alpha/2}+Z_\beta)\,2/d^2$	1. SD为之前同类研究或预实验的标准差 2. $Z_{\alpha/2}=Z_{0.05/2}=Z_{0.025}=1.96$（数值来源于Z值表），即 I 类错误概率为5%时的Z值 3. $Z_\beta=Z_{0.20}=0.842$（数值来源于Z值表），即 II 类错误检验效能为80%时的值 4. d为效应量，即两组均值的差值
二分类数据	样本量 $=2\times(Z_{\alpha/2}$ $+Z_\beta)^2\times P\times(1-P)/$ $(p1-p2)^2$	1. $Z_{\alpha/2}=Z_{0.05/2}=Z_{0.025}=1.96$（数值来源于Z值表），即 I 类错误概率为5%时的Z值 2. $Z_\beta=Z_{0.20}=0.842$（数值来源于Z值表），即 II 类错误检验效能为80%时的值 3. $p1-p2$为两组事件发生率的差值 4. P为合并的发生率，即（干预组发生率＋对照组发生率）/2

在解释临床前动物实验研究结果时，通常认为效应量的方向比其大小更为重要。因此，对于精确性的判断主要基于可信区间是否包含了无效值。对于效应量的大小可考虑进行分级，如SMD＜0.2为小，0.2～0.5为中，＞0.8为大。目前还没有严格、清晰的判断标准，建议如果可信区间包含了两个或多个级别，则可考虑降级，同时需要给出合理的解释。此外，也可基于药物疗效的效应量设定阈值以判断精确性。目前GRADE系统中就如何确定临床决策阈值仍然存在挑战，因此，对于动物证据临床阈值的相关性和转化性将是一个巨大的挑战。此外，类似于临床试验，对未实施Meta分析的动物实验系统评价如何描述及评价其精确性也是目前必须要面临的重要挑战之一。

4. 发表偏倚　塞纳（Sena）等基于发表在英国动物实验研究的系统评价或Meta分析研究协作组（CAMARARDS）上的急性缺血性卒中动物实验系统评价发现：约1/7的原始动物实验未被发表，这些未发表的原始动物实验导致的数据缺失使得系统评价结果比实际值高估了30%。科雷瓦（Korevaar）等的研究显示：近30%已发表的动物实验系统评价未对发表偏倚进行评估。因此，科学评估发表偏倚对解读动物实验系统评价结果的可信度具有重要意义。但对于动物实验而言，目前尚缺乏类似临床试验的注册制度，同时大多数动物实验纳入样本数量较少，因此，如何对其发表偏倚进行评估尚未形成共识，仍存在巨大挑战。在保证动物实验系统评价检索策略广泛而全面的前提下，考虑到动物实验系统评价的特殊性，除了可以借鉴运用漏斗图、埃格检验、贝格检验等多种统计方法对发表偏倚进行评估外，如出现以下问题，则需要高度怀疑发表偏倚的可能性：①纳入的研究多数为小样本研究，且结果均为阳性；②纳入的研究结果均为阳性，且均接受了药厂的资助却没有准确恰当的利益冲突声明；③动物实验相关证据以会议摘要、计划书或已详细报告了其方法学部分等形式出现，但其全文结果无法获得（例如在正式期刊发表等）；④同一动物实验研究的不同发表形式（如期刊论文、书籍相关章节、毕业论文等）、撰写的内容和重点方面存在明显区别；⑤动物实验的结果是以系统评价团队无法翻译的语言撰写；⑥现有研究显示动物实验的资助方、期刊编辑或其他资助方在其结果的呈现形式、类型等方面起到明显的主导作用。

5. 间接性　GRADE 系统中对动物实验系统评价提出了两个层面的间接性（详见图17-1）：第一层面是从临床前动物实验向临床前PICO的间接性，从以下4个方面考虑。①研究对象或疾病模型的间接性：a.临床前条件与临床场景的匹配性；b.评估疾病表型的多种表现；c.物种：多种物种被检测，不同物种间结果的可比性；d.动物模型与患者在临床场景下疾病、干预措施、性别、年龄与共病等情况的匹配度；e.动物属性特点的基线。②干预措施的间接性：a.复杂干预参数的优选，b.治疗时机与临床实践场景的匹配度，c.治疗方法和疗程与临床实践场景的匹配度，d.对治疗措施的定义，e.实验操作和干预与临床情景的理论关系，f.治疗反应的机制途径，g.基于验证试验评估分子通路，h.与临床相关共病的治疗相互作用。③对照措施的间接性：a.恰当的对照组，b.间接的比较，c.对照组特征与以往研究结果的可比性。④结局指标的间接性：a.所选择结果测量的特征和有效性，b.评估晚期和临床相关时间点的结果。第二层间接性是从动物模型（临床前动物实验）到人类（临床PICO）的间接性，这也称为可转化性。例如在动物实验中，通常会将组织学损伤和细菌移位作为衡量功能丧失和感染并发症的指标。然而，这些都是重要结局指标的替代结局，组织学损伤并不一定意味着功能丧失。此外选择动物模型是一个很大的挑战。如一个表达与人相同的转移蛋白的"低级"动物模型（转基因小鼠）比一个表达特定物种转移蛋白（猪）的"高级"动物模型能更好地反映临床病理生理学吗？不同的动物模型疾病间接代表着疾病的不同方面，但很少有一个模型能反映临床疾病的各个方面，且目前尚无指南说明哪种动物模型能更好地反映疾病和临床情况。

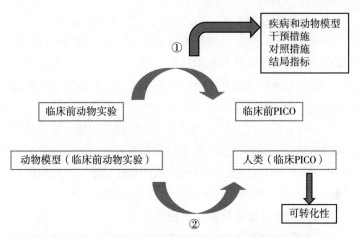

图 17-1 GRADE 在动物实验系统评价中间接性的考虑方面

图 17-2 总结了基于上述 5 个降级因素对动物实验系统评价证据进行分级的原理和方法。

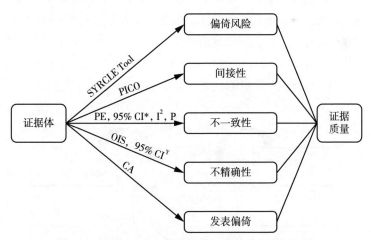

图 17-2 GRADE 在动物实验系统评价中的应用原则

注：PE，Point Estimates，点估计值；OIS，Optimal Information Size，最优信息样本量；CA，Comprehensive Assessment，综合评估；*，95% CI 重叠程度小或无重叠；γ，95% CI 过宽。

（二）升级因素

在GRADE系统中，观察性研究的起始证据级别为低质量，然而在某些情况下，证据质量从低升级为中（甚至可能高）是合理的。虽然临床前动物研究存在升级可能性，但其升级的概念与临床观察性研究却有所不同，如在不同物种间得到的效应的方向和大小一致，则可以升级。此外，在环境健康领域，如动物种属和模型的结果一致时，也可作为是升级因素之一。但问题是不同动物物种间的一致性是作为升级因素还是作为不一致性或间接性（可转化性）的一部分，还值得今后进一步研究探讨。

（三）从证据质量到推荐的转化

1. 基于动物实验系统评价证据进行临床试验转化　动物实验系统评价的结果为阳性时，如果证据质量越高，则对动物实验结果进行临床转化越有信心。即当证据质量为高或者中时，则建议可以进行临床转化；当证据质量为低或者极低时，则建议开展高质量的动物实验进一步确证结果。当动物实验系统评价的结果为阴性时，如果证据质量越高，则越确信动物实验结果不应该进行临床转化。即当证据质量为高或者中时，则建议不应该基于该动物实验结果开展后续的临床试验；当证据质量为低或者极低时，则建议开展高质量的动物实验进一步确证结果（图17-3）。

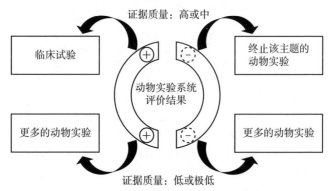

图17-3　基于证据质量等级进行动物实验的临床转化

注：⊕：动物实验系统评价结果为阳性；◌：动物实验系统评价结果为阴性。

2. 基于动物实验系统评价证据进行卫生决策　一般情况下，基于动物实验系统评价得到的证据不能直接应用于临床或公共卫生决策。然而在突发公共卫生事件中，如重症急性呼吸综合征（Severe Acute Respiratory Syndrome，SARS）、埃博拉等，我们需要基于实证研究进行卫生决策，但此时却缺乏人体研究。在这种情况下，动物实验的证据将为卫生决策者提供重要依据。例如：SARS暴发后，WHO指示SARS治疗专家组对当前SARS的动物实验研究和病例报告进行系统评价，确定可用于治疗SARS的可能方案，以防备SARS再次暴发时，卫生系统能够及时反应并控制疾病发展。

第三节　基础医学领域应用GRADE的挑战

GRADE的基本框架适用于对临床前干预性动物实验系统评价进行证据分级，但一些条目细则需要进一步改进，部分条目的内涵有所变化。当前仍存在较大的挑战和需要进一步探讨的领域包括：①如何计算OIS和定义临床相关阈值（不精确性）；②如何定义种属内和种属间的一致性（不一致性）；③如何规范和定义可转化性/间接性；④如何确定和定义升级标准等。因此，今后有必要建立临床前干预性动物研究GRADE分级框架，以更好地解释动物研究系统评价的结果和评估证据质量，从而降低动物实验结果向临床转化时的风险。此外，积极发挥GRADE从证据到决策的作用，可以在重大疾病或罕见病暴发中发挥其作用，为临床决策和指南制订提供依据。

通过GRADE工具的科学使用，可以避免动物实验领域资源的过度集中，更好地分配科研资源，提高科研投入的经济效益。GRADE在动物实验系统评价中的应用尚处于起步阶段，仍需要方法学家、基础科研工作者、临床医生等多学科团队完善其方法学体系。

目前，GRADE系统在基础研究领域的传播水平不足。动物实验系统评价数量远远少于临床研究的系统评价，在已发表的动物实验系统评价中应用GRADE方法的研究少之又少。这可能与GRADE的起源与传播有关，未来在动物实验研究领域不仅要重视系统评价的发表，更应该重视GRADE的应用。始终明确的是，系统评价的目的不是描述性地综述现有的证据，而是要通过基于证据的质量评价给予基础科研工作者、临床工作者甚至临床决策者方向性的指引。

（马　彬　韦　当　王建成）

参 考 文 献

［1］Hooijmans CR，Ritskes-Hoitinga M．Progress in using systematic reviews of animal studies to improve translational research［J］．PloS Medicine，2013，10（7）：e1001482.

［2］Roberts I，Kwan I，Evans P，et al．Does animal experimentation inform human healthcare? Observations from a systematic review of international animal experiments on fluid resuscitation［J］．British Medical Journal，2002，324（7335）：474.

［3］Leenaars M，Hooijmans CR，van Veggel N，et al．A step-by-step guide to systematically identify all relevant animal studies［J］．Laboratory Animals，2012，46（1）：24–31.

［4］Wei D，Tang K，Wang Q，et al．The use of GRADE approach in systematic reviews of animal studies［J］．Journal of Evidence-Based Medicine，2016，9（2）：98–104.

［5］Guyatt G，Oxman AD，Akl EA，et al．GRADE guidelines：introduction-GRADE evidence profiles and summary of findings tables［J］．Journal of Clinical Epidemiology，2011，64（4）：383–394.

［6］Krauth D，Woodruff TJ，Bero L．Instruments for assessing risk of bias and other methodological criteria of published animal studies：a systematic review［J］．Environmental Health Perspectives，2013，121（9）：985–992.

［7］Sena ES，van der Worp HB，Bath PM，et al. Publication bias in reports of animal stroke studies leads to major overstatement of efficacy ［J］. PloS Biology，2010，8（3）：e1000344.

［8］Ter Riet G，Korevaar DA，Leenaars M，et al. Publication bias in laboratory animal research：a survey on magnitude，drivers，consequences and potential solutions ［J］. PloS One，2012，7（9）：e43404.

第十八章

GRADE在诊断指南中的应用

■■ **提要**

　　诊断指南作为临床实践指南的一种，其推荐意见主要针对疾病的诊断方法、流程以及诊断所需仪器、设备和试剂等，制订流程与治疗指南基本相似。本章主要结合我国诊断指南的发展及现状，阐述诊断指南制订的过程及注意事项，并举例说明在诊断指南制订过程中如何运用GRADE进行证据分级。在诊断指南制订的过程中，GRADE证据分级的基本思路和方法仍然需要从研究的偏倚风险、不一致性、间接性、不精确性和发表偏倚来考量。

第一节　诊断指南的现状及制订方法

一、我国临床实践指南中诊断指南的现状

　　诊断指南作为临床实践指南的一种，其推荐意见主要针对疾病的诊断方法、流程、仪器和设备等。诊断指南的内容涵盖了体格检查、实验室检查（如生化、血液学、免疫学、病理学检查等）、影像学检查［如X线、CT、PET/PET-CT、磁共振成像（Magnetic Resonance Imaging，MRI）及放射性核素检查等］，以及其他特殊器械检查（如心电图、内镜等）。正如治疗领域的指南一样，高质量的诊断指南作为指导临床实践中诊断工作

的规范化文件，能够提高临床诊断的科学性和准确性。而在诊断指南中，影像诊断检查是最主要的类型，故下文以此为例，介绍我国影像诊断领域的指南现状，为指南制订者提供借鉴和参考。

（一）我国影像诊断领域指南的发表年份及关注疾病分布

我国诊断领域指南近10年来呈上升趋势，其中半数指南制订了影像相关的推荐意见。具体年份分布及疾病分布分别见图18-1和图18-2。

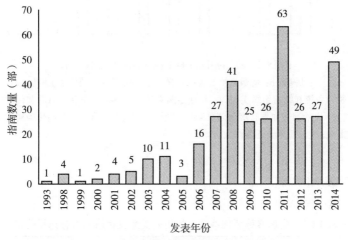

图18-1　我国影像诊断指南发表年份分布

（二）影像诊断推荐意见的呈现与所涉及的影像技术

在我国影像诊断指南中，166（48.7%）部指南制订了影像诊断推荐意见，推荐意见总量为534条，其中418（78.3%）条推荐意见来自于诊疗指南（表18-1）。在推荐意见的呈现方面，137（25.7%）条推荐意见有推荐强度和/或证据质量分级，101（18.9%）条推荐意见含有"推荐"、"建议"等提示字眼，296（55.4%）条推荐意见仅对所使用的影像技术进行了描述，但没有明确的分级和符号。在涉及的影像技术方面，按照数量排序依次为超声191（35.8%）部、CT 134（25.1%）部、X线130（24.3%）部、磁共振107（20.0%）部、核医学56（10.5%）部、血管造影

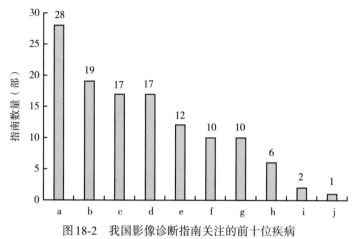

图18-2　我国影像诊断指南关注的前十位疾病

注：a：肿瘤；b：呼吸系统疾病；c：循环系统疾病；d：消化系统疾病；e：骨骼肌肉系统和结缔组织疾病；f：泌尿生殖系统疾病；g：内分泌、营养和代谢疾病；h：血液和造血器官疾病以及某些涉及免疫功能的异常；i：某些传染病和寄生虫病；j：皮肤和皮下组织疾病。

37（6.9%）部。

表18-1　含影像诊断推荐意见的指南类型及相应的推荐意见分布

指南类型*	指南数 ［部（%）］	含影像诊断推荐意见的 指南数［部（%）］	影像诊断推荐意见 数［条（%）］
诊疗	288（84.5）	150（90.4）	418（78.3）
诊断	8（2.3）	4（2.4）	24（4.5）
治疗	4（1.2）	2（1.2）	33（6.2）
防治	8（2.4）	0（0）	0（0）
医技	7（2.0）	1（0.6）	19（3.6）
综合	2（0.6）	2（1.2）	12（2.2）
其他	24（7.0）	7（4.2）	28（5.2）
合计	341（100.0）	166（100.0）	534（100.0）

注：*综合是指包含诊断、治疗、预防等两类以上的指南；其他包括康复、护理、筛查、监测等指南类型。

（三）影像诊断领域证据质量及推荐强度的分级

在含影像诊断推荐意见的指南中，23（13.9%）部指南对证据质量进行了分级，22（13.3%）部指南对推荐强度进行了分级，17（10.2%）部指南同时对证据质量和推荐强度进行了分级。在分级标准方面，28（16.9%）部指南报告了使用的分级方法（共6种），其余138（83.1%）部指南均未报告具体采用了何种分级方法，具体见表18-2。

在534条影像诊断推荐意见中，85（15.9%）条推荐意见同时报告了证据质量及推荐强度，具体见表18-3；在报告了推荐强度的119条推荐意见中，46（38.7%）条推荐意见为强推荐，19（16.0%）条推荐意见为弱推荐。证据质量和推荐强度的对应方面详见表18-4；没有指南对基于低质量证据的强推荐给予解释。

表18-2　含影像诊断推荐意见的指南证据质量及推荐强度分级标准

分级方法	指南数（部）	占比（%）
德尔菲	2	7.1
国际通用方式	5	17.9
GRADE	1	3.6
1992年AHCPR*分级方法	1	3.6
牛津循证医学中心分级系统	3	10.7
未报告依据的分级方法	16	57.1
合计	28	100.0

注：*美国卫生保健政策研究所（Agency for Health Care Policy and Research，AHCPR，现更名为Agency for Healthcare Research and Quality，AHRQ）。

表18-3　影像诊断推荐意见的证据质量及推荐强度的报告［条（%）］

推荐强度	证据质量	
	报告	未报告
报告	85（15.9）	34（6.4）
未报告	23（4.3）	392（73.4）

表18-4　影像诊断推荐意见中证据质量与推荐强度的关系［条（%）］

推荐强度	证据质量	
	高质量	低质量
强推荐	14（35.9）	11（23.9）
弱推荐	9（42.1）	2（33.3）

（四）我国含影像诊断推荐意见的指南制订及报告存在的问题

1. 影像诊断推荐意见报告不明确　临床指南研究与评估工具AGREE Ⅱ要求指南的推荐意见应该清晰易辨，应对所有的推荐意见突出显示、分类汇总，如通过表格、流程图、加粗、下划线等方式。但超过半数的影像诊断推荐意见既没有清楚的分级标准，也没有明显的类似"推荐""建议"等标识性文字，这将影响指南的使用者和研究者快速发现、理解和应用推荐意见。AGREE协作网2013年启动了一项针对指南推荐意见制订、报告和评价的项目——AGREE-REX项目，其重要产出之一就是对如何精准表述指南的推荐意见提出了相关的标准。

2. 影像诊断推荐意见的分级不规范　在影像诊断领域的指南中，80%以上未对影像诊断推荐意见的证据质量及推荐强度进行分级。在进行了分级的指南中，证据质量和推荐强度分级所采纳的标准存在严重不一致。GRADE系统是当前国际上证据质量和推荐强度分级的主流标准，较其他分级系统具有较大优势。建议我国在制订影像诊断指南时，可参考GRADE系统对证据质量和推荐强度进行分级。

3. 对推荐强度和证据质量之间的关系缺乏解释说明　AGREE Ⅱ工具强调在指南中应清晰描述形成推荐意见的方法以及推荐意见和支持证据之间的联系。诊断领域包含影像诊断推荐意见的指南中，约1/4的强推荐基于低质量证据，但指南均未对此进行解释说明。基于低质量证据进行强推荐，只有在特定的情况下才能实现。亚历山大（Alexander）等人对WHO指南推荐意见的证据质量和推荐强度进行分析后，总结了5种可以基于低或者极低质量证据形成强推荐的情况：①在危及生命的情况下低质量证据显示有利（有害的相关证据质量可以是低或者高）；②当低质量证据显示有利，而高质量证据显示有弊或成本非常高；③当低质量证据显示两项干预措施效果相当，但高质量证据显示其中一项干预措施的危害更大；④当高质量证据显示两项干预措施效果相当，但低质量证据显示其中一项干预措施的危害更大；⑤当高质量证据显示有微弱效果，而低或极低质量证据显示有重大不良反应的可能。我国在制订影像诊断指南时，如果要基于低或极低证据的质量进行强推荐，制订者应将以上5条标准作为重要参考，特别是强推荐CT或磁共振检查时，因为该类检查手段不仅可能对患者造成伤害，而且成本较高。

（五）含影像诊断推荐意见的诊断领域指南小结

疾病的正确诊断是开展有效治疗的前提，而科学、合理地利用影像诊断技术，可以帮助临床医生缩短诊断时间，提高诊断效果。对于诊断、诊疗和综合类临床实践指南，诊断推荐意见是其重要组成部分，我们建议，影像诊断推荐意见的产生应该基于当前可得的最佳研究证据，并对其证据质量和推荐强度进行分级。同时应考虑和平衡诊断技术可能给患者带来的潜在危害与经济负担。在对推荐意见进行表述时，也应遵循相关标准，进行清晰、准确和规范的报告。

二、循证诊断指南的制订方法

（一）循证诊断指南制订的方法与步骤

近年来，国内外不同组织和机构，针对如何制订循证实践指南，出版和发布了指南制订手册或指导文件。2011年，以GRADE工作组成员为主的指南制订研究小组发布了《指南2.0：为成功制订指南而系统研发的全面清单》。包含了指南制订涉及的18个主题，并详细给出了146个条目供指南制订者参考。然而，目前尚无专门针对如何制订诊断指南的手册或清单发表。我们在参考干预性指南制订方法与步骤的基础上，提出以下诊断领域指南制订的原则与方法。

1. 提出临床诊断问题　提出问题仍然应遵循PICO原则，但此时I为某种诊断措施，如B超、X线、CT或MRI；C根据实际情况可为空白对照或阳性对照；O在最理想的情况下应为患者的终点结局指标（如病死率），因为敏感度和特异度仅为反映诊断精确性的结局指标，是一种中间或替代结局指标。

2. 成立多学科团队　诊断指南制订的重要特点之一，是指南小组中除了影像诊断专家外，还应该包括目标疾病的专科医师。因为诊断的最终目的是为了提高疗效和改善患者病情，而非单纯诊断出某种疾病而不考虑治疗。同时还应邀请方法学家（如GRADE方法学家）、信息专家、卫生经济学家等多学科领域专家参与制订。

3. 制作诊断系统评价　基于PICO问题，指南小组除了系统检索和严格评价纳入的诊断准确性试验外，还应该纳入和考虑D-RCT，以便从终点结局指标判断该诊断措施对患者的意义和价值。有研究显示，通过D-RCT发现，仅1/5的诊断措施改善了患者的最终健康结局。

4. 形成推荐意见　正如治疗领域指南一样，证据本身仅为决定推荐强度的因素之一。除此以外，还需要考虑成本和平衡利弊。因为对于CT和MRI的检查费用，无论一般患者，还是医保机构，可能都会慎重考虑。故对诊断措施的成本效果分析应成为形成推荐意见时的重要参考。比如CT筛查肺癌高危人群，亚组分析显示，女性比男性的成本效益高，女性每获得一个质量调整生命年（Quality-Adjusted Life Year，QALY）的成本是46 000美元，而男性是147 000美元；在老年人群中，年龄越大成本效益越高，60～64岁人群每获得一个QALY的成本为48 000美元，而70～74岁人群则需要117 000美元；吸烟状况也导致了相当大的差异，当前吸烟者每获得一个QALY的成本是43 000美元，而既往吸烟者则需要615 000美元。同样是肺癌高危人群，指南小组有可能会对70岁以下人群、女性以及当前吸烟者强推荐进行CT筛查，但对70岁以上、男性和既往吸烟者可能会弱推荐甚至弱不推荐进行CT筛查。即使对于重度吸烟的人群，虽然具有成本效益，但D-RCT发现会造成大量误诊，平衡利弊后，指南小组可能会将强推荐调整为弱推荐。

（二）影像/放射领域循证指南制订的注意事项

1. **应考虑指南的制订形式** 与治疗领域的指南不同，诊断领域的指南可单独制订和发布，也可与治疗领域的指南联合制订与发布。比如，可单独制订《非小细胞肺癌诊断指南》，也可制订包含诊断和治疗推荐意见的《非小细胞肺癌诊疗指南》，也可制订《非小细胞肺癌临床实践指南》，该指南则不仅包括了非小细胞肺癌的诊断与治疗，还包括了预防、筛查、预后、管理等各个方面。因此，指南制订者应在一开始通过多方讨论，确定是单独制订还是联合制订，从而达到最优的效果。

2. **应考虑现有的同类指南与相似指南，以确定是否改编还是重新制订** 调查显示，一部标准指南的制订，一般需要1～2年时间，几十甚至上百名人员，花费也从数十万至数百万美元不等，故如果国内指南制订者在确定发起一部指南时，应该系统检索当前国际上的同领域和相似指南，特别考虑诸如美国放射学会（American College of Radiology，ACR）适宜性标准是否能够指导国内临床诊断。制订者可通过ADAPTE工作组提供的指南改编原则和流程对其进行充分评估，从而节约资源，提高效率。

3. **应考虑疾病治疗的效果** 对于部分疾病，即使有敏感度和特异度高的诊断方法，但未必一定会收到好的治疗效果，或对患者的最终结局有益。比如有系统评价证据显示CT相对于B超，能够极大提高阑尾炎诊断的敏感度和特异度，但同时D-RCT却发现，相对于常规阑尾炎的体格检查，无论增加B超还是CT检查，在阑尾炎患者的预后方面没有差异，只是提前了患者的手术时间而已。在制订诊断相关的推荐意见时，应特别注意不应仅凭诊断方法的优劣做出强推荐。

4. **应考虑防止过度诊断** 诊断指南或推荐意见的制订，既要将有益的诊断方法推荐给医生和患者使用，也应该将有害的检查告知医务人员和患者，防止过度诊断，免受其害。比如全身CT扫描，即进行头、颈、胸、腹部及盆腔CT扫描，是私营医院常见的检查项目之一。全身CT扫描常被认为能将潜在的疾病扼杀在摇篮中，或者提供正常的结果为患者增强自信心。然而，在无症状体征的人群中开展此类检查不仅价格昂贵，而且没有证据表明其有任何益处。相反，其对患者的辐射很大，CT扫描的辐射量比X线检查高400倍。鉴于此，2007年英国环境辐射医学委员会（Committee on Medical Aspects of Radiation in the Environment，COMARE）强烈推荐停止对无症状个体进行全身CT扫描。2010年，美国食品药品监督管理局（Food and Drug Administration，FDA）也提醒公众，这些扫描对健康人没有确切的益处，而且指出"多数人并没意识到接受全身CT扫描检查并不一定能如其所愿，使其'安心'，也未必能得到预防疾病的信息，异常的结果不一定有严重的影响，而正常的结果也可能不准确"。故指南制订者可结合具体临床情境明确提出反对全身CT的推荐意见。

（三）我国循证诊断指南的策略

1. 在协会/学会层面倡导循证诊断临床实践指南的制订 专业协会/学会是指南制订的最主要的发起者和实施者，例如美国放射学会、中华医学会放射学分会、中国医师协会放射医师分会应积极倡导循证诊断临床实践指南的理念，在其学术会议、继续教育培训项目中加入指南制订方法学的相关内容，在学术期刊和专著中发表系列方法学论文，以及在指南、官方声明和共识文件中系统应用当前可得的最佳研究证据。

2. 加强对国内外诊断临床实践指南的研究 GIN截至目前已经收录了超过上千部高质量循证指南，MEDLINE数据库以及其他中外文学术数据库中每年发表的临床实践指南也在快速增长，有学术组织已经开始对其中的诊断指南，以及诊疗等指南中的诊断内容进行分析研究。同时，建议国内关注该问题的同行应该加强合作，就诊断指南的选题、证据的检索与评价、证据分级、形成推荐意见的方法、更新的方法以及报告规范进行深度研究。

3. 加强循证诊断临床实践指南注册，提高指南制订透明性 2008年，WHO临床试验注册平台正式运行，成为临床研究发展史上的里程碑事件，到目前为止已经有超过22万个临床试验通过这一平台进行注册；2011年，英国约克大学系统评价注册项目启动，标志着全球系统评价注册拉开了序幕。10年间，已经有超过50 000多个系统评价在PROSPERO（International Prospective Register of Systematic Reviews）注册。2014年启动的国际实践指南注册平台，是继临床试验、系统评价之后，专门针对指南的注册机构，旨在促进指南制订过程更加科学、透明；促进相关指南制订组织通过该平台加强彼此之间的合作，避免不同学科对相同疾病或相关疾病领域指南的重复制订；促进不同指南制订者之间实现信息与证据的共享；以及促进指南的传播与实施。目前在该平台注册的指南已经涵盖了临床医学、公共卫生与卫生政策、中医/中西医结合等不同领域。而诊断指南的注册，既是未来指南发展的趋势，也是提高诊断指南质量和透明性的重要途径之一。

第二节 GRADE在诊断指南中的应用案例分析

一、GRADE在诊断指南中运用的原理

在诊断指南中，推荐意见的形成依旧基于PICO问题，因此，诊断指南中的GRADE对证据质量的分级原理及方法与诊断系统评价中的基本一致，具体参见第十二章，推荐意见的形成与治疗指南基本相同。

二、GRADE在诊断指南中运用举例

（一）实例来源

1. 题目 世界过敏组织针对牛奶过敏指南［World Allergy

Organization（WAO）Diagnosis and Rationale for Action against Cow's Milk Allergy（DRACMA）guidelines］的诊断和原理阐述。

2. 背景　过敏和临床免疫学会已经制订了一系列有关过敏的指导性文件，但在牛奶蛋白过敏（Cow's Milk Allergy，CMA）的管理中，仍然在使用过去十年共识得出的结论来指导临床，并无全面的指导性文件。2008年，世界过敏组织（World Allergy Organization，WAO）食品过敏委员会确定CMA需要基于临床证据及专家共识重新形成指导意见，来遏制全球严重的CMA这一公共卫生问题。正是在这种情况下，WAO针对牛奶蛋白过敏的基本原理及诊断（DRACMA）组建了包含儿科医生、消化科医生、皮肤科医师、流行病学家、方法学家、营养师、食品化学家和过敏患者在内的专家组，旨在制订一部高质量的临床诊断指南，其主要目标人群为CMA患者。

3. 制订机构　WAO。

4. 制订年份　2010。

5. 干预　皮肤点刺试验（skin prick test，SPT）。

6. 对照　口服激发测验（oral food challenge，OFC）。

7. 结局指标　真阳性（TP）、真阴性（TN）、假阳性（FP）、假阴性（FN），详见表18-5。

表18-5　皮肤点刺试验对比口服激发测验诊断Ig-E介导的牛奶蛋白过敏的精确性

问题：皮肤点刺试验是否可以用来诊断Ig-E介导的疑似牛奶蛋白过敏患者？	
人群	疑似CMA患者
干预	SPT
对照	OFC
结局指标	
TP	儿童将接受OFC，尽管处于非自然的环境下，排除牛奶自身因素和使用特殊配方，仍然被诊断为过敏的患者；一些接受OFC的具有很高患病预测风险和/或高度过敏风险的儿童将会停止并接受与OFC相同的治疗

续　表

TN	儿童将在家里服用牛奶，没有任何反应，没有家庭时间的负担和资源使用的减少（没有激发测试，没有配方），不能被诊断为过敏反应，应寻找症状的其他解释
FP	患者将接受OFC，结果为阴性，家庭中时间和焦虑成为不必要的负担。一些接受OFC的具有很高患病预测风险的儿童将会停止测试，并且没必要运用排除其他饮食和配方的方法去治疗，因为可能会导致营养缺陷（如发育受限、佝偻病、维生素D或钙缺乏症），同时也要强调家庭成员不必要携带肾上腺素自身注射器，这可能会很昂贵，同时也会延迟真正症状原因的诊断，这些都可能导致误诊
FN	儿童待在家里，并在家中对牛奶产生过敏反应（可能过敏），父母会高度焦急并可能会给孩子喂食其他食物，这样可能会导致症状产生的真正原因（即CMA）将会被忽略，导致不必要的检查和治疗，导致误诊
不确定性	无论是假阳性对照还是真阴性对照，儿童都将会重复SPT，这可能会使儿童及其父母感到痛苦，同时也会花费护理人员的时间，浪费诊所资源；或儿童将会接受sIg-E抗体注射或OFC
并发症	SPT可以引起不适，加重湿疹的恶化，引起父母的焦虑，OFC可引起过敏反应，加剧其他症状的恶化
成本	SPT增加更多额外的诊所预约时间，OFC具有更大的资源影响

注：TP：真阳性，正确归类为CMA的患者；TN：真阴性，正确归类为不患CMA的患者；FP：假阳性，错误归类为CMA的患者；FN：假阴性，错误归类为不患CMA的患者。这些结局指标都需要和金标准对比才成立（例如，牛奶的口服激发测试）。

（二）指南的制订过程

本指南制订过程，第一步，首先建立指南专家小组，纳入临床专家（如儿科医师、营养科医师）、方法学家以及患者等，同时设立专家组主席；第二步，达成方法学和整个指南流程的共识，收集利益冲突并进行管理；第三步，构建临床问题，同时确定推荐意见中重要的结局指标；第四步，系统检索证据并评价，其中包含已有证据的检索和新制作的系统评价；第五步，制作证据总结表，其中需要对结局指标进行GRADE分级；第六步，形成初步推荐意见，进行共识会议；第七步，形成最终推荐意见；第八步，指南的传播实施。详见图18-3。

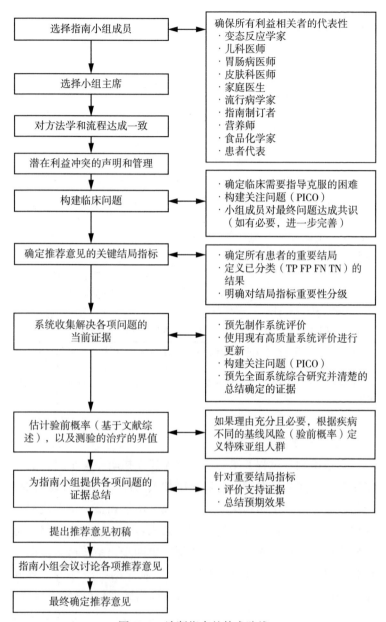

图18-3　诊断指南的技术路线

（三）从证据到推荐意见的过程

对于纳入的每一个临床问题，证据小组制作了一个或者多个相关结局指标的证据总结表，简洁呈现证据的估计效应和证据质量。指南证据小组系统检索数据库后也制作了相关的系统评价，同时对每一个诊断试验合并的敏感度和特异度进行了评估，运用GRADE来评估证据体的质量，用QUADAS工具来评价诊断试验的偏倚风险，其他考虑的方面包括证据的间接性，结果的不一致性和不精确性以及可能存在的发表偏倚。基于CMA不同的最初发生概率以及每一个诊断试验的估计准确度，指南小组估计了每1000患者按照TP、TN、FP以及FN分类的比例，详见表18-6。基于系统评价的结果，指南小组评估了每一个诊断试验的精确性，以SPT诊断Ig-E介导的疑似CMA患者的准确度为案例，呈现诊断指南中的证据总结表，详见表18-7。

表18-6 基于CMA 20%的患病率估算得到的每1000患者验前概率20%的TP/TN/FP/FN患者样本

诊断金标准		
诊断试验	患病组	非患病组
阳性	TP＝敏感度×200	FP＝（1−特异度）×800
阴性	FN＝（1−敏感度）×200	TN＝特异度×800
患病率：20%　200	800	1000

表18-7　基于系统评价的证据总结表

问题：皮肤点刺试验是否可以用来诊断Ig-E介导的疑似牛奶蛋白过敏患者

结果	研究数（患者数）	研究设计	可能降低证据质量的因素					最终质量	效应/1000[1]	重要性
			偏倚风险	间接性	不一致性	不精确性	发表偏倚			
真阳性	23（2302名患者）	连续或非连续系列	严重[2]	不严重	严重[3]	不严重	未发现	⊕⊕○○ 低	Prev 80%: 536 Prev 40%: 268 Prev 10%: 67	很重要
真阴性	23（2302名患者）	连续或非连续系列	严重[2]	不严重	严重[3]	不严重	未发现	⊕⊕○○ 低	Prev 80%: 108 Prev 40%: 324 Prev 10%: 486	很重要
假阳性	23（2302名患者）	连续或非连续系列	严重[2]	严重[4]	严重[3]	不严重	未发现	⊕○○○ 极低	Prev 80%: 92 Prev 40%: 276 Prev 10%: 414	很重要
假阴性	23（2302名患者）	连续或非连续系列	严重[2]	不严重	严重[3]	不严重	未发现	⊕⊕○○ 低	Prev 80%: 264 Prev 40%: 132 Prev 10%: 33	很重要
不确定性[5]	1（310名患者）	非连续系列	－	－	－	－	－	－	－	重要

续 表

问题：皮肤点刺试验是否可以用来诊断 Ig-E 介导的疑似牛奶蛋白过敏患者

结果	研究数（患者数）	研究设计	可能降低证据质量的因素					最终质量	效应/1000[1]	重要性
			偏倚风险	间接性	不一致性	不精确性	发表偏倚			
并发症	未报告	—	—	—	—	—	—	—	—	不重要
成本	未报告	—	—	—	—	—	—	—	—	不重要

注：1～5提供了分级的详细原理。1合并的敏感度为67%［95% CI（0.64，0.70）］，特异度为74%［95% CI（0.72，0.77）］。2大多数研究招募了具有高度特异特征的湿疹或胃肠道症状的患者，没有研究报告如果在其他测试结果的情况下了解指数试验或金标准，但是一个测试结果很可能解释其他结果；除了一项研究被退出，其他研究均没有解释患者退出的原因。3敏感度估计值为10%～100%，特异性估计值为14%～100%。我们不能用研究质量，使用的测试或纳入或纳入的人群来解释它。4对患者有不确定性结果；在诊断某些其他潜在严重情况时可能会延迟。5一项对12个月以下年龄儿童进行激发测试，但没有报告不确定性激发测试数。

（四）总结

GRADE在诊断指南中的运用，主要是通过诊断性系统评价来实现，同时应该考虑推荐意见形成的其他影响因素，如患者偏好与价值观、成本效益分析等。此外，诊断指南的制订需要考虑验前概率和阈值效应，整个指南的制订过程需要多学科团队参与来确保方法学的可靠性和临床的相关性。总之，应用GRADE方法学的结构化框架，有利于诊断指南证据及影响因素的透明化，并提高指南的质量。

（罗旭飞　王梦书　雷军强）

参 考 文 献

［1］AGREE-REX：Recommendation Excellence. Available from：https://www.agreetrust.org/resource-centre/agree-rex-recommendation-excellence/. ［2020-04-17］.

［2］Alexander PE，Bero L，Montori VM，et al. World Health Organization recommendations are often strong based on low confidence in effect estimates［J］. Journal of Clinical Epidemiology，2014，67（6）：629-634.

［3］Holger Schünemann，Wojtek Wiercioch，Itziar Etxeandia，等. 指南2. 0：为成功制定指南而系统研发的全面清单［J］. 中国循证医学杂志，2014，14（9）：1135-1149.

［4］Siontis KC，Siontis GC，Contopoulos-Ioannidis DG，et al. Diagnostic tests often fail to lead to changes in patient outcomes［J］. Journal of Clinical Epidemiology，2014，67（6）：612-621.

［5］National Lung Screening Trial Research Team. Reduced lung-cancer mortality with low-dose computed tomographic screening［J］. New England Journal of Medicine，2011，2011（365）：395-409.

［6］胡晶，陈茹，谢雁鸣，等. 科学和规范的改编临床实践指南［J］. 中国循证儿科杂志，2012，7（3）：226-230.

［7］International Clinical Trials Registry Platform（ICTRP）. Available from：http://www.who.int/ictrp/en. ［2020-04-17］.

[8] International prospective register of systematic reviews. Available from: https://www.crd.york.ac.uk/prospero/. [2020−04−17].

[9] Practice Guideline Register Platform. Available from: http://www. guidelines-registry.org. [2020−04−17].

[10] Fiocchi A, Brozek J, Schünemann H, et al. World Allergy Organization (WAO) diagnosis and rationale for action against cow's milk allergy (DRACMA) guidelines [J]. Pediatric Allergy and Immunology, 2010, 21 (Suppl 21): 1−125.

[11] Schünemann HJ, Mustafa RA, Brozek J, et al. GRADE guidelines: 21 part 1. Study design, risk of bias, and indirectness in rating the certainty across a body of evidence for test accuracy [J]. Journal of Clinical Epidemiology, 2020. In Press.

[12] Schünemann HJ, Mustafa RA, Brozek J, et al. GRADE guidelines: 21 part 2. Inconsistency, Imprecision, publication bias and other domains for rating the certainty of evidence for test accuracy and presenting it in evidence profiles and summary of findings tables [J]. Journal of Clinical Epidemiology, 2020. In Press.

第十九章

GRADE在罕见病指南中的应用

■ 提要

罕见病是一类特殊疾病，其发病率和患病率较低，给临床诊断、治疗以及开展相应临床研究都带来了困难和挑战。在临床证据普遍缺乏的情况下，探索既符合循证临床实践指南制订流程和原则，又适合于不同罕见病特点的指南制订方法，具有重要意义。本章在探讨罕见病临床研究及指南面临的挑战的同时，理论结合实例重点介绍了罕见病指南制订的过程，并实例解读推荐意见内容和GRADE分级情况。

第一节 罕见病指南概述

罕见病是指发病率和患病率较低的疾病。虽然每种疾病发病率低，但成千上万种罕见病所累人群总体数量并不小，严重影响此类患者的生活质量，增加了家庭、社会的经济负担。因此整体来看，罕见病仍是全球公共卫生优先领域之一。由于罕见病发病率低，普遍缺乏高质量的临床研究证据，给其临床诊断和治疗带来了很大困难，容易漏诊和误诊。制订高质量的罕见病指南具有重要意义，但面临巨大的挑战。

一、罕见病定义与特点

不同国家、地区对罕见病的定义不尽相同。美国将罕见病定义为单种疾病全美患者人数＜20万人的疾病，欧盟将其定义为患病率＜1/2000的疾病。有些国家在罕见病定义的基础上，进一步制定了罕见病目录，以明确需要管理和保障的具体罕见病。如日本将患病人数＜5万（或发病人数比例＜1/2500）的疾病定义为罕见病，其制定的罕见病目录共包括15类331种疾病。罕见病虽发病率低，但种类繁多，因此罕见病的患者数量并不少。欧洲数据显示：约6800种疾病被归为罕见病，受累人群约占总人口数的6%～8%，给社会和家庭带来很大的疾病负担。罕见病常为遗传性疾病，多于儿童时期发病，患病常伴随终生，病情通常比较严重，致死、致残率高，导致患者生活质量差。

近年来罕见病在我国日趋受到关注，当前我国主要采用目录方式管理罕见病。2016年《上海市主要罕见病名录（2016年版）》发布，包含56种罕见病。2017年，罕见病发展中心发布《中国罕见病参考名录（修订版）》，包含144种罕见病。2018年，《关于公布第一批罕见病目录的通知》（国卫医发〔2018〕10号）由国家卫生健康委员会、科学技术部、工业和信息化部、国家药品监督管理局、国家中医药管理局五部委联合发布，该目录共包含121种疾病。2019年2月27日，国家卫生健康委医政医管局主办，中国罕见病联盟、北京协和医院承办在北京召开《罕见病诊疗指南（2019年版）》发布会。该指南对所列121种罕见病的定义、病因和流行病学、临床表现、鉴别诊断和治疗进行了阐述，以流程图的形式呈现了各病种的诊断流程和治疗原则，对于指导广大医务人员识别和诊断罕见病，进一步提高我国罕见病规范化诊疗能力具有重要意义。

二、罕见病指南制订的挑战与对策

（一）罕见病指南制订面临的挑战

罕见病指南的制订受重视程度相对较低。相比常见病，罕见病患病人群数量少、研发成本高、市场需求相对较少，针对此类的研究项目和资金支持相对来说就更少，因此罕见病指南的制订受到很大限制。

罕见病指南的制订缺乏高质量临床研究的支持。罕见病临床研究方法学存在很大局限性，由于具体罕见病患病人群数量少、开展相关研究可获得的患者的样本量有限、异质性大、研究对象招募困难等因素影响，使得开展罕见病临床研究面临很大的困难和挑战。有研究基于美国临床试验数据库（Clinical Trials.gov）的数据分析显示，现有的罕见病临床试验很多是单臂、非随机、非盲法的开放研究，相比常见病的注册研究，罕见病临床试验更易出现研究终止。罕见病领域普遍缺乏 RCT 和大型观察性研究，常为病例报告或者病例系列研究。

罕见病指南的制订缺乏规范、清晰的指导。与常见病指南相比，其证据检索、评价和综合，形成推荐意见和知识转化等过程都存在更大困难。同时罕见病对其政策制定者、临床医生、患者及基金资助者都提出了很高的要求。有些罕见病没有令人满意的治疗方案，有些虽有价格昂贵的治疗方案，但缺乏证据支持，且大多数临床医生和政策制定者对于罕见病缺少实践经验。

（二）罕见病指南制订的对策

为了促进罕见病临床管理的最佳实践和知识共享，欧盟第七研发框架计划合作工作计划：资助了一个为期4年的"罕见病最佳实践（RARE-Bestpractices）项目（2013年1月至2016年12月）"，同时着力于罕见病指南方法学的研究、实践工作。针对罕见病的特点，罕见病最佳实践工作组（RARE-Bestpractices Working Group）建立了一种证据综合的框架，允许灵活、透明地使用间接的、基于专家的和新产生的证据。该框架主要包括4种方法：定性研究方法、专家为基础的证据、病例注册登记和间接证据。

1. 定性研究方法　常用于患者偏好与价值观、公平性、可接受性、可行性和可实施性相关证据的调查。在指南实施阶段可支持卫生决策者进行决策。

2. 利用系统化的观察表格收集基于专家的证据　可通过结构化的观察表格系统地收集基于专家的证据。此研究方法在已发表研究中很少见到，但是对罕见病而言，卫生保健提供者（罕见病的临床医生）在常年诊疗罕见病的临床实践中积累了大量经验。但并非每个临床医生都会基于临床开展科学研究，同时，已发表的研究中阴性结果总是占比较少，难免存在发表偏倚。对罕见病而言，如果我们能够以结构化方法收集"基于专家的证据"，这些证据对于支持形成指导罕见病临床实践的推荐意见仍然是弥足珍贵。

3. 病例注册登记　该方法可作为已发表研究的补充证据，特别是缺乏相关证据的数据的时候可考虑应用。病例注册相关数据可用于识别和探索患者相关亚组，也可用于提供疾病影响因素和自然病史的快照，以及某疾病所应用的干预措施的种类及其疗效。高质量的病例注册登记研究同样需要全面深入地收集数据，相当于一个高质量的观察性研究。

4. 间接证据　GRADE证据体系中区分了直接证据和间接证据，在基于证据体进行证据质量评估时，间接证据是其考虑的降级因素之一。有些情况下，指南制订者可能无法得到某一临床问题公开发表的直接证据，我们可考虑通过在研究对象、干预措施、对比措施和结局指标等方面较为相似的研究中获得间接证据。在罕见病研究中，难以获得直接证据的情况下，间接证据显得非常重要。

RARE-Bestpractices Working Group将此方法学框架合理地应用于指南制订的实践中，成功弥补了罕见病指南制订中所遇到的"证据鸿沟"问题。当然，以上研究方法在应用过程中，同样需要考虑采用良好的设计以尽可能减少偏倚。上述证据综合的框架，已被罕见病最佳实践工作组（RARE-Bestpractices Working Group）成功应用到血友病护理模式指南、灾难性抗磷脂综合征（Catastrophic Antiphospholipid syndrome，CAPs）诊疗指南及镰状细胞病（Sickle Cell Disease，SCD）指南的制订过程中，很好地验证了以上方法学应用于罕见病指南制订的科学性和可行性。

第二节　GRADE应用于罕见病指南制订的案例分析

罕见病指南制订流程总体上与常见病指南制订流程一致，但因罕见病发病率低、普遍缺乏高质量的比较证据，针对不同罕见病特点，指南证据检索与评价等也会有其特殊性。本节基于2016年发表在血友病：世界血友病联盟官方杂志（Haemophilia：the official journal of the World Federation of Hemophilia）上的《NHF-McMaster血友病护理模式的管理指南》进行罕见病指南制订过程的实例解读。该指南遵循了美国医学研究所（Institute of Medicine，IOM）、NGC、GRADE工作组制订透明、循证指南的建议原则而制订。

一、指南的目的

确定血友病护理的最佳实践，并讨论血友病患者最重要的护理提供者和服务范围。

二、指南的使用者

主要针对血友病患者和护理人员。此外，该指南也可为制定和实施具体血友病护理策略的相关医院和医疗保健系统、卫生决策者、私营医疗机构和公共保险公司以及卫生部门其他专业人员所使用。

三、制订小组组成

核心方法学小组（Core Methods Group，CMG）基于多学科（罕见病、血友病、方法学家等）、性别比例以及利益冲突等标准，最终由具有血友病护理专业知识的美国和非美国卫生保健提供者（包括医生、护士、理疗师和基因咨询师）、在卫生政策、医疗融资和血友病相关研究方面有经验的个人、血友病患者及其家属、其他罕见疾病患者以及方法学家组成。本指南选出两位共同主席，一位是血友病研究和实践方面的临床专家，另一位是有丰富的指南制订和指导经验的方法学家。

四、管理利益冲突

所有指南参与者要求填写利益冲突声明表，包括与当前指南相关的所有商业、非商业等活动。CMG基于参与者申报的利益冲突声明表，对其进行审查，权衡任何个人的学术或专业活动是否会对指南造成影响。CMG采用透明化的流程收集、量化、评定可能存在的利益冲突。分为经济相关利益冲突和非经济相关利益冲突。不同类型利益冲突被分为不存在、低、中、高四种程度，并予以评分。对各种程度的利益冲突进行管理，确定是否或如何参与到指南的制订过程中。

五、临床问题的提出和确定

通过电子邮件的形式，向国家血友病基金会医学科学咨询委员会成员、美国血友病治疗中心员工、国家血友病基金会分会主席以及护理、物理治疗和社会工作工作组成员发送调查问卷。要求参与者提供实践中有关不同护理模式和不同类型血友病患者（例如重度，中度或轻度）重要的问题与注意事项。通过对利益相关者的访谈等方法收集指南相关问题，并对其重要性进行评分。分值从 1 ～ 9, 1 表示该问题最不重要, 9 表示最重要。共 200 余人参与了此项调查, 结果经汇总提交到指南工作组, 最后通过召开一个面对面的共识会议, 协商、讨论后确定了本指南所要解决的临床问题, 并以 PICO 原则结构化构建每个临床问题。最终形成本指南需要解决的两个临床问题：

临床问题 1：对血友病患者应该使用综合护理还是非综合护理？

临床问题 2：对于血友病患者而言, 与组成较少的综合护理团队相比, 由血液科医生、血友病专科护士、物理治疗师、社会工作者或 24 小时不间断的专业凝血实验室组成的综合护理团队是否更好？

六、证据的综合与评价

1. **系统评价**　系统检索关于血友病不同护理模式的益处和危害、患者偏好与价值观、公平性、可接受性、可行性、成本和资源使用的证据。数据库来源包括 OVID MEDLINE, OVID MEDLINE In Process 和其他非索引引用, OVID Embase, EBSCO Cumulative Index to Nursing & Allied Health Literature（CINAHL）, 检索时间截至 2015 年 4 月 22 日, 无语种和研究设计类型限制。同时补充检索相关论文的参考文献, 包括会议摘要等, 检索 Cochrane 系统评价、联系专家组成员和其他临床专家, 以获取补充其他相关研究。因血友病为罕见病, 相关 RCT 等证据总体缺乏, 为此, 同时补充检索了慢性病领域的护理模式相关文献。如充血性心力衰竭（Congestive Heart Failure, CHF）、慢性阻塞性肺疾病（Chronic Obstructive Pulmonary Disease, COPD）和哮喘。这几种疾病与血友病有一些共同的特点：慢性、高资源利用、通过多学科综合模型参与（哮喘）生命周期和提供护理。

2. **系统观察**　由于缺乏比较研究证据和已发表的研究证据, 该指南采用了更系统和结构化的方法, 全面查找相关证据。针对性设计专门的表格，采用标准化的方法，调查指南专家组或非专家组该领域专家，收集通过他们自己的观察或未发表的数据所支持并确认的客观信息。这方面特别注意收集的是有助于判断的直接经验数据，而不是基于低质量的出版物或通常所获取到的"二手"专家意见。本指南系统观察结果见框19-1。

框19-1　指南小组成员系统观察结果总结

1. 血液科医生：大多数成员表示，对血友病患者所有的结局而言，血液科医生的参与有中等到较大的获益
2. 血友病专科护士：大多数成员表示，对血友病患者所有的结局而言，血友病专科护士的参与有中等到较大的获益
3. 理疗师：大多数成员表示，对血友病患者大多数结局而言，理疗师的参与获益较小，但对关节损伤或疾病结局有中等到较大的获益，对死亡率或成本结局的影响较小或没有
4. 社会工作者：大多数成员表示，对血友病患者大多数结局而言，理疗师的参与获益较小或没有，但对生活质量结局有中等到较大的获益
5. 专门的凝血实验室：大多数成员表示，对血友病患者大多数结局而言，专门的凝血实验室没有获益，但对成本结局有很大获益
6. 血友病患者病例数据观察：一名小组成员报告说，在普遍数据收集（UDC）项目开始之前，6个参与州的美国血友病治疗中心（Hemophilia Treatment Center，HTC）治疗的1600名血友病患者中，只有不到1%患者的病历中可以找到所有10个关节完整运动范围的数据，此外，这些HTC中60%的患者完全缺少关节运动范围的数据。然而，在13年的UDC数据收集过程中，增加了HTC训练有素的物理治疗师的访问量，在HTC平均5000～6000例血友病患者中，有近90%的患者在接受HTC护理的所有10个关节的运动范围数据，而这些数据完全缺失的患者不到5%。该小组成员指出，大多数HTC不得不聘请物理治疗师来进行这些测量

3. 证据综合和质量评价　对符合条件的研究和系统评价具体信息进行进一步数据提取和定量综合或者定性分析。对患者偏好与价值观、可接受性、可行性和公平性问题的数据进行描述性分析。比较研究的结果用GRADEpro GDT软件和GRADE在EP表中给出。对于非对照研究证据使用预后证据所提供的格式单独呈现证据信息。因为提供给专家组的证据有些

是间接证据，因此课题组专门设计表格供专家对证据是否"足够直接"进行判断，并进行直接性评级。因此"间接性"被纳入到证据总结信息中。

七、推荐意见的形成

指南制订小组于2015年5月在芝加哥举行了为期两天的面对面会议，以制订最终的推荐意见。第二次面对面小组会议的目标是通过总结证据、小组成员的意见和对证据质量的明确考虑，对核心方法组编写的GRADE EP表进行审查、评价，必要时修改和批准；对核心方法组编写的证据决策表（Evidence-to-Decision, EtD）（包括益处和危害、患者偏好与价值观、可接受性、可行性、公平性和资源使用）进行审查、整合和批准，最后制订指南的推荐意见。对于患者而言，薄弱的建议表明，许多患者会采取的行动方案，但并非所有患者都会采纳。在小组会议上，表决成员还以协商一致的方式就建议的措辞达成了一致意见。

八、外部评审

该指南进行了为期六周的开放性外部评审，邀请所有利益相关者（包括患者和公众）参加公开会议，针对指南文件进行评论并提交电子版建议或意见。核心课题组讨论了所有的意见并尽可能将合理的意见纳入到指南中。最终核心推荐意见和证据质量，以及指南制订的方法学，均无改变。

第三节　指南的推荐意见解读

一、指南推荐意见内容

本指南基于两个临床问题，最终形成3条推荐意见，其内容涵盖血友病患者护理模式和护理成员的范围组成。其中1条为基于中等质量证据的弱推荐，1条为基于中等质量证据的强推荐，1条为基于极低质量证据的弱推荐。具体推荐意见参见表19-1。

表19-1 《NHF-McMaster血友病护理模式的管理指南》
推荐意见总结表

推荐意见	推荐强度	证据质量
1.1对于血友病患者，指南小组建议采用综合护理模式，而不是非综合护理模式	弱推荐	中等质量
1.2对于使用抑制剂的血友病患者，以及使用抑制剂的高危人群，指南小组建议采用综合护理模式，而不是非综合护理模式	强推荐	中等质量
2.1对于血友病患者，指南小组建议，综合护理小组应包括一名血液科医生、一名血友病专科护士、一名理疗师、一名社会工作者，以及24小时不间断的专业凝血实验室，而不是一个不包括所有这些成分的综合护理小组	弱推荐	极低质量

二、指南推荐意见证据质量和推荐强度分级举例解读

我们遴选上述临床问题1（对血友病患者应该使用综合护理还是非综合护理？）形成的两条推荐意见进行解读，分别是基于中等质量证据的弱推荐和基于中等质量证据的强推荐。

推荐意见1.1：对于血友病患者，相比非综合护理模式，建议采用综合护理模式（弱推荐，中等证据质量）；推荐意见1.2：对于使用抑制剂的血友病患者或使用抑制剂的高风险患者，推荐采用综合护理模式（强推荐，中等证据质量）。

推荐意见说明 未检索到综合护理模式与非综合护理模式比较治疗血友病患者的RCT。课题组检索到6个系统评价（52个RCT）针对综合护理模式与非综合护理模式比较治疗哮喘或

慢性阻塞性肺疾病（4个系统评价）、心力衰竭（1个系统评价）和多发性慢性疾病（1个系统评价）。检索到8个非随机对照试验（non-Randomized Controlled Trial，non-RCT）比较了综合护理模式与非综合护理模式治疗血友病。有43个non-RCT报告了综合护理模式干预的这一组数据，其中24个因仅提供了描述性的非定量信息而被排除。

　　总体上判断为中等质量证据。在充分考虑证据质量、公平性、可行性、可接受性等因素后，指南制订小组考虑对血友病患者进行综合护理相比非综合护理更有益。指南制订小组也考虑到疾病程度、抑制物状态、年龄和感染性共病等因素对结果的影响而进行了亚组分析，对部分人群（如并发艾滋病和肝炎患者）推荐使用综合护理模式。

（刘雅莉　周　奇　王建成）

参 考 文 献

［1］Bashaw ED，Huang SM，Coté TR，et al．Clinical pharmacology as a cornerstone of orphan drug development［J］．Nature reviews Drug discovery，2011，10：795-796

［2］Schieppati A，Henter JI，Daina E，et al．Why rare diseases are an important medical and social issue［J］．The Lancet，2008，371，2039-2041．

［3］Song P，Tang W，Kokudo N．Rare diseases and orphan drugs in Japan：developing multiple strategies of regulation and research［J］．Expert Opinion on Orphan Drugs，2013，1（9）：681-683．

［4］Japan Intractable Diseases Information Center．Explanation of disease［EB/OL］．Available from：http://www.nanbyou.or.jp/entry/5479/#02．［2019-04-20］．

［5］上海市卫生和计划生育委员会．关于印发《上海市主要罕见病名录（2016年版）》的通知［EB/OL］．Available from：http://www.shanghai.gov.cn/nw2/nw2314/nw2319/nw12344/u26aw46702.-html.［2019-04-20］．

［6］上海四叶草罕见病家庭关爱中心. 大事记［EB/OL］. Available from：http://www.cord.org.cn/i-ntro/6.html.［2019-04-20］.

［7］国家卫生健康委员会，科技部，工业和信息化部，等. 关于公布第一批罕见病目录的通知［EB/OL］. Available from：http://www.nhc.gov.cn/yzygj/s7659/201806/393a9a37f39c4b458d6e83-0f40a4bb99.shtml.［2019-04-20］.

［8］EURORDIS Rare Diseases Europe，Rare diseases：understanding this public health priority.［EB/OL］. Available from：https://www.eurordis.org/sites/default/files/publications/princeps_d-ocument-EN.pdf.［2019-04-20］.

［9］蔡思雨，聂晓璐，彭晓霞. 罕见病临床试验设计的方法学进展［J］. 中国科学：生命科学，2018，48：1-6.

［10］Heemstra HE. From research on rare diseases to new orphan drug development［J］. Doctor Dissertation. Utrecht：Utrecht University，2010，5.

［11］马端，李定国，张学，等. 中国罕见病防治的机遇与挑战［J］. 中国循证儿科杂志，2011，6：81-82.

［12］Haffner ME. Adopting orphan drugs--two dozen years of treating rare diseases［J］. The New England Journal of Medicine，2006，354（5）：445-447.

［13］Bell SA，Tudur Smith CA. comparison of interventional clinical trials in rare versus non-rare diseases：an analysis of ClinicalTrials.gov［J］. Orphanet Journal of Rare Diseases，2014，9：170.

［14］Rare Bestpractices.［EB/OL］. Available from：http://www.rarebestpractices.eu/.［2019-04-20］.

［15］Pai M，Iorio A，Meerpohl J，et al. Developing methodology for the creation of clinical practice guidelines for rare diseases：a report from RARE-Bestpractices［J］. Rare Diseases，2015，3（1）：e1058463.

［16］Pai M，Yeung CHT，Akl EA，et al. Strategies for eliciting and synthesizing evidence for guidelines in rare diseases［J］. BMC Medical Research Methodology，2019，19（1）：67.

［17］Pai M，Key NS，Skinner M，et al. NHF-McMaster guideline on care models for Haemophilia management［J］. Haemophilia：the official journal of the World Federation of Hemophilia，2016，22（Suppl

3）：6-16.

［18］Pai M，Santesso N，Yeung CH，et al. Methodology for the development of the NHF-McMaster guideline on care models for Haemophilia management ［J］. Haemophilia：the official journal of the World Federation of Hemophilia，2016，22（Suppl 3）：17-22.

第二十章

GRADE在基因组学指南中的应用

提要

基因组学可以在疾病症状出现前开展预测和预防、分子水平的诊断和个性化治疗，是以人类基因组为基础的生命科学和临床医学的结合，将产生重大社会影响和经济效益。在诊断方面，预测性遗传检查能够将诊断和预防联系在一起；在治疗方面，以特定基因为目标的药物研发和针对特定基因型的个体化用药必将大力推动基因组学的发展。基因组学临床实践指南是研究人员根据最佳的可获得的证据和实践经验为特定条件的病人提供护理的建议，以供基因组学应用，但其制订目前仍存在巨大的挑战，本章将重点介绍GRADE在基因组学指南制订中的应用概述和原理。

第一节 GRADE应用于基因组学的必要性和现状

一、应用的必要性

基因组学是将个体的基因组信息用于其临床诊断、护理以及临床治疗决策的一门新兴的医学学科。因此，有科学方法保证的基因组学临床实践指南，对确保基因组学的结果，将其恰当而科学地应用于其他任何医学相关学科，以避免结果滥用所导致的任何相关潜在风险和并发症就显得至关重要。基因组学指南的定义是研究人员根据最佳的可获得的证据和实践经验为特定条件的病人提供护理的建议，以供基因组学应用。但目前就基因组学指南制订和推荐意见形成的过程及方法而言，尚存在巨大挑战。

基因组学在实践和预防中的应用评价（Evaluation of Genomic Application in Practice and Prevention，EGAPP）是基因组技术在HTA领域应用的一种工具，也是唯一一个针对基因组学指南制订的组织。EGAPP的优势在于评价基因组学证据体的灵活性和专用性，但其潜在的不足为仅关注单基因的检测。因此，将EGAPP广泛用于基因组学临床实践指南的制订可能存在一定的障碍。

GRADE和EGAPP均是证据分级推荐系统，但由于其组成不同，所以在基因组学临床实践指南的制订过程中，二者在纳入标准和主要考虑因素方面存在一定差异，详见表20-1。

表20-1　GRADE和EGAPP的区别

指南制订考虑的因素	GRADE方法	EGAPP方法
选择主要和结构化问题	是	是
支持证据的质量	是	是
资源使用（成本效益）	是	是
患者偏好与价值观	是	否
权衡有利/不利结局指标	是	否

基因组学中常缺乏对干预措施进行直接比较的试验性研究，而GRADE系统可通过从"权衡有利或不利结局指标、证据的质量、患者偏好与价值观，以及成本与资源配置情况"4个方面的考虑，给出综合的推荐强度。同时，由于RCT的研究类型并不总适用于基因组学领域，而GRADE系统对证据的

分级并不限制于原始研究的设计类型，它对不同级别和不同类型证据质量的升级和降级都有明确且清晰的判断标准。因此，这种综合、稳健和透明的分级推荐系统可以评价传统意义上被认为是低级别的证据，例如病例报告和无对照的临床观察性研究等，且基于这些研究类型的证据均有可能给出强推荐，反而 RCT 这样的高质量证据并不一定能支持给出强推荐。

此外，基因组学中除了考虑"证据的质量、患者偏好与价值观、医疗资源消耗和伦理"外，"合法性和社会影响"也会影响证据质量和推荐强度。因此，在制订基因组学临床实践指南和形成推荐意见时，就需要使用系统的方法全面考虑上述因素。GRADE 系统对上述因素都进行了全面的考虑，因此，非常有必要借鉴或使用 GRADE 系统进行基因组学指南的制订。

二、应用的现状

众所周知，GRADE 系统现已广泛用于医学众多领域的指南制订，如诊断牛奶过敏和治疗严重脓毒症的临床实践指南。目前，已有部分基因组学领域开始将 GRADE 系统用于其指南的制订过程，如孕前遗传检测、林奇综合征危险患者的基因检测、静脉血栓栓塞的基因检测，以及遗传性血色病的基因检测等。尽管 GRADE 系统为诊断试验的证据质量和推荐强度分级提供了全面而透明的方法，但基因组学指南制订所需的时间与基因组学的快速发展之间存在巨大鸿沟，导致证据常在指南制订完成和发布之前就过时了。因此，保证证据的时效性，指南制订、实施和验证的灵活性，使其跟上基因组学的发展，这都是基因组学指南制订相关机构和组织面临的巨大挑战。

目前，已有多个组织和机构支持和鼓励将 GRADE 系统用于基因组学指南的制订，如美国的国际遗传咨询协会

（National Society of Genetic Counselors，NSGC）和健康证据审查委员会（Health Evidence Review Commission，HERC）。其中，HERC已开始基于GRADE系统制订"产前基因检测"临床指南的推荐意见，包括血红素异常症、囊性纤维化、泰-萨克斯病及非整倍体的基因筛查。该委员会基于对GRADE系统中"权衡有利或不利结局指标、证据质量、资源配置、患者偏好与价值观"4个标准的考虑来形成推荐意见。

第二节　GRADE应用于基因组学指南制订的案例分析

一、GRADE在基因组学指南中运用的原理

GRADE系统是一个全面且结构化的系统，可用于评价系统评价证据质量或其他综合证据体的质量，但目前，其在基因组学临床实践指南制订方面的应用尚未形成系统化的应用原则。因此，仍可借鉴GRADE在临床干预性试验领域应用的基本原理，来指导基因组学指南的指订。

GRADE系统应用的基本原理具体可参见第二章，本章将侧重以HERC基于GRADE系统制订的"囊性纤维化产前基因筛查临床实践指南的推荐意见"为例，介绍如何在该指南形成推荐意见时应用GRADE，详见图20-1。

二、GRADE在基因组学指南中运用举例

（一）实例来源及背景

1. 来源　我们选取2009年8月发表在儿科年鉴（Pediatric Annals）的临床实践指南《产前基因检测（prenatal genetic testing）》一文进行实例解读。

2. 背景　囊性纤维化（Cystic Fibrosis，CF）是外分泌腺体的一种常染色体隐性遗传性疾病，其特点是早期出现严重的

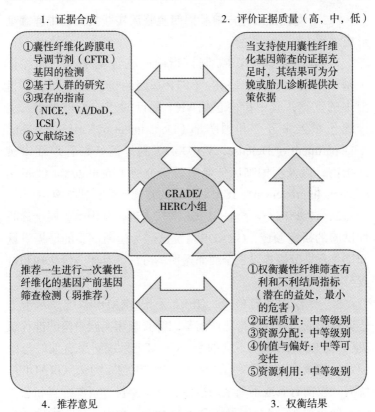

图20-1　HERC制订的产前囊性纤维化基因检测指南推荐意见（基于GRADE系统）

肠道吸收障碍、生长障碍和反复发生胸部感染和肺炎，如果不治疗，则会导致婴儿或儿童早期营养不良和呼吸衰竭。通过对囊性纤维化患者及携带者的主要突变基因进行识别，可确定哪些夫妇可进行遗传咨询和产前CF诊断，进而利用这些信息为生殖决策提供依据。但由于杂合子的携带者通常是无症状的，因此对于携带者进行基因筛查仅在其处于生育状态时才具有临床意义。

（二）囊性纤维化产前基因筛查临床实践指南的推荐意见形成过程

1. 证据来源　HERC制订指南时在证据来源方面综合了基于人群的研究、综述、CFTR基因的检测技术和现有指南中的证据，其中指南包括NICE制订的产前护理指南、美国退伍军人事务部和国防部（Department of Veterans Affairs & Department of Defense，VA/DoD）制订的妊娠管理临床实践指南，以及美国临床体制改善研究所（Institute for Clinical Systems Improvement，ICSI）制订的常规产前护理指南。

2. 证据评价和分级　对CF携带者进行基因筛查属于诊断性试验的研究领域，GRADE系统已经为诊断试验的证据质量和推荐意见分级提供了全面而透明的方法，具体分级原理和过程可参见第十二章。

3. 推荐意见的形成　HERC采用GRADE系统，基于上述证据形成"囊性纤维化产前基因筛查临床实践指南的推荐意见"。与EGAPP系统不同的是，GRADE系统对患者偏好与价值观、权衡有利或不利结局指标的影响加以考虑。GRADE系统对"权衡有利或不利结局指标、证据质量、资源配置和患者偏好与价值观"4个因素综合进行考虑，得出了"当囊性纤维化携带者进行基因检测的证据充足时，其结果可为分娩或胎儿诊断提供决策依据"的结论。这种基因检测对那些有风险且需要提供遗传咨询和产前诊断的夫妇是有益的，并且研究还发现在创伤最小的前提下进行筛检存在潜在益处。在评估了现有证据质量、权衡有利/不利结局指标、资源配置以及患者偏好与价值观后，HERC推荐一生进行一次囊性纤维化产前基因筛查检测，详见表20-2。

表20-2　CF携带者基因检测推荐过程

内容	权衡有利或不利结局指标	证据质量	资源配置	患者偏好与价值观	推荐意见
CF携带者基因检测	潜在的利益，最小的危害	中等级别	中等级别	中等可变性	推荐一生进行一次囊性纤维化基因筛查（弱推荐）

第三节　GRADE应用于基因组学指南制订的挑战

　　基因组学领域迫切需要制订高质量的临床实践指南，以指导临床实践。但如何将GRADE系统有效科学地整合在基因组学临床实践指南制订中，还需要基因组学指南制订的所有利益相关者进行更深层次的研究，评估其在基因组学推荐意见形成和指南制订中的可行性和适用性。当前，基因组学指南制订过程中面临的挑战主要有以下几点：①基因组学的不确定性以及难以确定的临床有效性；②缺乏直接的临床有效证据（即缺乏与临床结局直接挂钩的证据）；③基因检测大量快速化的发展和市场化；④缺乏强有力的基因检测监管基础设施，阻碍了将此类检测推广到临床实践的发展。此外，基因检测的系统评价是复杂的，因为从检测的指令到患者的健康结局之间有许多步骤，而这些步骤都是由患者的健康状况决定的。

　　今后有必要采取一些切实有效的手段和方式，进一步加强GRADE在应用过程中存在具体问题方面的探讨和研究，如基因组学系统评价的科学制作，对基因组学指南制订利益相关者的深入访谈，以有效评价GRADE系统在基因组学指南制订中的应用实施情况。在无法达成共识的情况下，可以采用其他方法对GRADE系统进行补充和完善，以提高基因组学指南制订的科学性和准确性，例如制订直接面向消费者的基因测试指南。此外，如何平衡GRADE系统应用于基因组学指南制订过程中的时限需求，以及与基因组学技术和手段快速发展之间的矛盾，仍需要进一步探讨。

（马　彬　王建成　孙　凤）

参 考 文 献

［1］NHGRI. Genomics and Medicine. Available from：https://www.genome.gov/health/Genomics-and-Medicine.［2020-04-19］.

［2］What is GRADE? Available from：https://bestpractice.bmj.com/info/toolkit/learn-ebm/what-is-grade/.［2020-04-19］.

［3］Rehfuess EA，Akl EA. Current experience with applying the GRADE approach to public health interventions：an empirical study［J］. BMC Public Health，2013，13：9.

［4］Guyatt GH，Oxman AD，Vist GE，et al. GRADE：an emerging consensus on rating quality of evidence and strength of recommendations［J］. British Medical Journal，2008，336（7650）：924-926.

［5］Alonso-Coello P，Rigau D，Juliana A，et al. Quality and strength：the GRADE system for formulating recommendations in clinical practice guidelines［J］. Archivos de Bronconeumologia，2013，49（6）：261-267.

［6］Brozek JL，Akl EA，Jaeschke R，et al. Grading quality of evidence and strength of recommendations in clinical practice guidelines：part 2 of 3. The GRADE approach to grading quality of evidence about diagnostic tests and strategies［J］. Allergy，2009，64（8）：1109-1116.

［7］Guyatt GH，Oxman AD，Kunz C，et al. GRADE Working Group. GRADE：going from evidence to recommendations［J］. British Medical Journal，2008，336（7652）：1049-1051.

［8］Veenstra DL，Piper M，Haddow JE，et al. Improving the efficiency and relevance of evidence-based recommendations in the era of whole-genome sequencing：an EGAPP methods update［J］. Genetic in Medicine，2013，15（1）：14-24.

[9] Schully SD, Lam TK, Dotson WD, et al. Evidence synthesis and guidelines development in genomic medicine: current status and future prospects [J]. Genetic in Medicine, 2015, 17 (1): 63-67.

[10] NSGC Practice Guidelines. Available from: https://www.nsgc.org/ practiceguidelines. [2020-04-19].

[11] Rafiq M, Boccia S. Application of the GRADE Approach in the Development of Guidelines and Recommendations in Genomic Medicine [J]. Genomics insights, 2018, 11: 1178631017753360.

GRADE在卫生政策与系统指南中的应用

■ 提要

卫生系统指南是在全球或国家层面上系统制订的推荐意见，以帮助决策者做出不同背景下应对卫生系统挑战的恰当方案并协助这些方案的实施、监测和评价。GRADE系统可用于卫生政策与系统指南的制订过程，综合考虑证据质量、利弊平衡、利益相关者的偏好与价值观、资源利用、可行性、可实施性等方面，为在卫生政策与系统指南中推荐强度分级提供正确方向。

第一节 卫生政策与系统指南的定义和意义

卫生系统是指包含致力于促进、恢复或保持健康的所有组织、全体人民以及各种行动方案。拥有良好的卫生系统，才能为所有人提供高质量卫生服务。而其中能有效加强卫生系统的举措之一，即制订和实施高质量的循证卫生系统指南，其定义为在全球或国家层面上系统制订的报告，以帮助决策不同背景下应对卫生系统挑战的恰当方案并协助这些方案的实施、监测和评价。

卫生系统干预可确定或改善卫生系统中的行政（如专业人员许可）、财政（如医疗保险机制）和供给（如保健提供者）

管理与实施战略（如改变卫生保健提供者行为的策略）。这些
干预的重点在于凭借自身实力加强卫生系统，或为需求者提供
符合成本效果的项目与技术（如药物和疫苗）。卫生系统加强
的决策（包括由政策制定者制订的推荐意见）需要干预效果的
证据和多种其他证据，如在评估可能的政策方案时，经济学评
价和对利益相关者观点的定性研究的再评价就很重要，因为此
类证据有助于分析以上方案的成本效果，并确定利益相关者所
认可的方案。

第二节　GRADE在卫生政策与系统指南中应用的方法和原理

一、GRADE在卫生政策与系统指南中的应用概述

对卫生系统干预的各种现有证据的信心评估，是决定将
其用于加强卫生系统的关键部分。"评估对指导加强卫生系统
决策证据信心"的重要性主要体现在：①此类证据使用者在对
证据的信心上几乎总是得出明确或不明确的结论；②此类证据
会有助于形成推荐意见，包括明确的推荐强度；③系统明确的
方法有助于促进证据的严格评价，降低偏倚风险，明确实施问
题，解决利益相关者的分歧，呈现关于证据和决策形成的信
息，以及基于这些信息的推荐；④系统透明的方法对多种卫生
系统干预的复杂性尤为重要。这些干预在以下方面可能比较复
杂：①离散但有效组分的数量及其相互作用；②干预针对的行
为数量；③干预针对的组织层面的数量；④干预实施的灵活度
与适合度；⑤干预实施所需的技能水平；⑥环境依赖程度。鉴
于这些干预的复杂性，基于证据的背景相关性作出决策至关
重要。

GRADE系统明确地区分了证据质量和推荐强度。而证据
质量只是评价推荐强度时的多个考虑因素之一。卫生系统干预

效果的证据带来了很多挑战，这在使用 GRADE 系统评价证据质量和形成推荐意见方面存在影响。①尽管试验性研究可用于部分卫生系统干预，但对于其他干预措施（特别是关于行政和财政管理的干预），其证据可能主要源于观察性研究，包括国家级或省级项目的评估。②卫生系统干预评估常使用整群设计，而这些研究设计的实施、分析及报告质量通常较差。③卫生系统干预倾向于测量替代结局，如针对服务或激励措施的应用情况，证据用户需要判断是否有充分证据说明替代结局与期望的健康结局之间的关系。而制订结局框架来帮助评价干预可有助于制订者判断替代结局是否充分。④未能充分描述对卫生系统和政策系统的影响因素以及实施注意事项时，可能难以提出符合背景的政策方案的推荐意见。GRADE 系统则致力于系统透明地对这些问题进行判断。

从证据到推荐意见备选方案，需要解释多种因素，而不仅仅是证据。多数情况下，我们需要透明地评估这些因素，特别是在推荐意见需要考虑多种复杂的卫生系统干预时（且每种干预都有其相应的证据质量评价）。另一个挑战是评估大量的卫生系统和政策系统因素所要面临的其他复杂性，该因素可影响不同环境下对某一卫生系统问题的各种方案的选择和实施。例如，一个卫生系统问题可能涉及很多利益相关者，而他们对现有方案却各持己见；此外，卫生系统干预在不同环境下也可能会有不同的系统效果。因此，相比临床指南制订单一的推荐意见，卫生系统指南从证据出发，并列出大量适用于不同环境的方案，可以更为有效地解决某个卫生系统问题。而这些方案反过来又可能需要在国家或次国家层面上得到协商或决策制订。

GRADE 等工具有助于对方案的推荐强度进行分级，也可用于卫生系统干预，但在明确纳入其他影响因素时才能发挥作用，详见表 21-1。这些因素的实用性需要进一步探索，但一般来说，任何指南推荐意见制订的工具都应通过清晰描述并解释其影响因素来提高透明性，以完善推荐意见的形成。

表21-1 影响决定政策方案推荐强度的可能因素

GRADE因素：

    利弊平衡是否具有不确定性

    系统评价证据的质量（极低、低、中、高）

    利益相关者的偏好与价值观是否具有不确定性或差异性

    不确定成本或资源利用是否取得了应有的净收益

    干预可行性（或影响证据转化为实践的地方因素，包括公平性问题）是否
      具有不确定性

可能有助于卫生系统干预考虑的其他因素：

    在系统层面促进实施，包括行政管理（如规范的改变）、财政管理（如具
      体环境中方案与筹资模式的契合度）、实施策略（如向实施者或辅助者
      提供所需技能与经验的方式）

    社会政治注意事项（如联系推荐方案与现有政策的方式），政策系统的价
      值标准（关于公平性或私有化等问题）以及经济改革

在GRADE系统中，推荐意见反映了对推荐方案应用效果利大于弊的信心程度。具体来说就是强推荐表示推荐意见的应用效果利大于弊，而弱（或"有限制的""有条件"）推荐则表示该推荐意见的应用效果可能弊大于利，具有不确定性。GRADE系统试图根据推荐意见所考虑的因素作出透明（通过文件记录）和系统（对指南考虑的所有问题使用同一方法）的判断。表21-2说明了GRADE方法在卫生系统干预中的应用，并呈现了卫生系统干预指南如何描述多种适用于不同环境的政策方案（该方法有待于进一步研究）。和其他分级系统一样，GRADE系统也没有提供有关对证据"可接受性"或"可行性"信心程度评估的指导。按照惯例，这些决定都是通过指南小组共识得出的，小组成员需要包括具备指南问题相关的专业知识和经验的个人。

表 21-2 影响推荐强度的因素：以非专业或社区卫生工作者降低儿童死亡率为例

人群：高死亡率环境中的儿童
干预措施：非专业卫生工作者（Lay Health Workers，LHWs）提供健康促进、治疗及转诊干预
对照措施：无非专业卫生工作者的干预或常规保健
结局指标：儿童死亡率

重要要因素	是否存在不确定性（是/否）	决策的说明
存在不确定性的方面		
证据质量	是	LHWs 参与妇幼保健项目可能会减少 5 岁以下儿童的死亡数（低质量证据）。此外，LHWs 可能会增加母乳喂养妇女的数量及参与实时免疫计划的儿童数量（两个结局指标的证据均为中等质量）。其他结局指标也与死亡率降低有关
利弊平衡	是	可能存在重要的效益（降低病死率），但在可信区间范围内仍有危害。其他关于 LHWs 的证据则表明了其有效性，如 LHWs 可促进实施明确符合成本效果的干预（免疫、母乳喂养）
可接受性	是	一些证据表明 LHWs 为服务对象所接受，并且应用广泛。对不同环境中的其他卫生服务提供者，其可接受性不同
资源利用	是	长期实施可能需要大规模投资，但替代方案可能更划算

续 表

| 可行性（或影响证据转化为实践的地方因素） | 是 | 扩大培训LHWs的规模并给予其支持可能会受到限制，但增加专业人才的可行性更低。现已有大量记录完好的LHWs项目，在确定某种监测的规模中有一定的效果，如在埃塞俄比亚和巴基斯坦 |

备选的推荐方案

评价更广泛的卫生系统背景下的证据可能有以下备选推荐：

·方案1：儿童死亡率高的地区；拥有可供LHWs快速发展的基础设施；其他人才的数量不太可能增加；LHWs被其他服务提供者及服务所接受，且有强大的政策支持

·强推荐实施LHWs项目以降低儿童死亡率（即对LHWs提供干预降低儿童死亡率很有信心）

·方案2：儿童死亡率高的地区；LHWs为其他服务提供者及服务对象所接受；但需要建立LHWs相关的行政与财政机制，而政策制定者缺乏项目管理经验且具有不确定性

·弱推荐实施LHWs项目来降低儿童死亡率（即LHWs提供干预降低儿童死亡率可能利大于弊。但具有不确定性）

·方案3：儿童死亡率中等的地区；拥有可供LHWs快速发展的基础设施；但有证据表明扩大LHWs规模可能会遭到卫生保健专业人员的反对

·弱推荐实施LHWs项目以降低儿童死亡率，取决于应对专业人员的反对的能力（即LHWs提供干预降低儿童死亡率可能利大于弊，但具有不确定性）

二、GRADE在卫生政策与系统指南中的应用挑战

目前已有不少的工具可对卫生系统政策方案的证据质量和推荐强度进行分级，但仍有不少问题需要解决：①需要应用这些工具进行系统透明的判断；②对很多卫生系统问题，证据质量可能较低，但这些领域需要更高质量的研究才能增加指南小组对证据的信心，以提出更强的推荐意见；③需要制订、构建以及呈现全球卫生系统指南的备选政策方案，这些方案要包括卫生与政策系统因素和实施注意事项的证据，还要完善相应的证据评价工具；④需要更加关注如何将卫生系统干预指南应用到某一区域。

而在应用GRADE评价证据质量以及形成政策方案的推荐意见方面也面临很多挑战。第一，评估推荐强度可能需要详细了解证据的产生和评价过程，但这一过程可能不太清楚。第二，将推荐意见分为"强"和"弱"两级存在困难，比如全球的指南制订小组可能不愿提出"弱"推荐，因为政策制定者认为"弱推荐"就等于"没有推荐"，故不会对此类推荐意见做出回应。第三，GRADE一般评价两种备选政策方案的证据质量，而很多卫生系统评价（实际上还有很多临床决策）包含多重干预，这增加了解释和决策制定的复杂程度，因此透明性显得更加重要。

应对以上挑战，需要在制订时解释系统评价以及应用GRADE等工具进行评估时具备方法学专业知识，因此卫生系统指南小组需要方法学家的支持。此外，还应将这些工具的输出结果"转化"成适当的语言及格式，以确保指南小组能够正确理解并应用其结果。相关研究正在各类计划中开展，如DECIDE（http://www.decide-collaboration.eu）协作网就可以向政策制定者呈现GRADE评价与政策方案信息。

第三节　GRADE在卫生政策指南
应用的案例分析

与临床实践指南相比，卫生政策指南的制订面临着更多特殊挑战。2010年7月，WHO提出"通过改进挽留政策提高农村和边远地区卫生人力的可及性"的全球政策建议，以应对困扰世界各国的农村和边远地区卫生人力资源不足的问题。该建议是WHO制订的关于农村卫生及卫生人力的首部政策指南（以下简称"指南"），它严格按照WHO指南评审委员会（Guidelines Review Committee，GRC）的要求，系统检索了各国研究证据和实例，采用GRADE系统对证据质量及推荐强度进行分级。

一、背景及问题的提出

该指南的制订主要基于以下背景：①农村和边远地区卫生人力资源不足、配置不合理成为全球性卫生问题。据统计，世界人口近1/2生活在农村和边远地区，而在这些地区服务的护理人员却仅占全球护理人员数的38%，医生则不足全球医生数的1/4。这种情况在57个卫生人力资源严重匮乏的国家表现尤其严峻。农村和边远地区缺乏合格的卫生工作者，难以满足当地居民对医疗卫生服务的需求。②各国政府一直致力于实现健康公平，满足其人口，特别是弱势人群的卫生需求。WHO"人人享有初级卫生保健"的阿拉木图宣言，联合国的千年发展目标，均以实现健康公平为目标。而各国实现健康公平面临的最复杂的一个挑战，则是确保农村和边远地区居民获得有效的卫生服务。在适当的环境，配备数量充足、技能熟练且态度积极的卫生工作者，是提供有效卫生服务并提高公众健康水平的关键。农村和边远地区缺少训练有素的卫生工作者，影响着各国实现健康公平的进程。③各国农村和边远地区卫生人力挽留策略层出不穷，虽有一定效果但力度不够。事实表明，政治承诺与政策干预对卫生人力资源合理配置起到核心作用，是解决农村和边远地区卫生人力紧缺、卫生服务不公平等系列问题的关键之一。中国、古巴、泰国等许多国家为提高农村和边远地区卫生人力的可及性，已从教育、监管、财政等方面采取多种干预手段，却未能完全改善这种状况。因此，更有效的政策干预措施备受期待。明确提出研究问题是制订指南的起点，同时决定了需要检索和评价的证据范围。根据以上背景，该指南提出的具体问题为：如何实现农村和边远地区卫生人力的吸引、招聘与挽留？

二、证据的检索与遴选

1. 检索策略及资料来源　针对上述具体问题，指南制订者全面收集农村和边远地区卫生人力挽留措施的研究证据。通过手工与计算机相结合的检索方式，系统检索了全球1995年～2008年9月发表的有关卫生人力的研究文献，检索语种包括英语、法语、葡萄牙语、西班牙语和斯堪的纳维亚语等。

2. 纳入与排除标准　科学遴选研究证据，能更有针对性地解决具体问题，一般需要考虑目标人群、干预措施、研究设计和干预结果等条件。对于证据的选择，该指南制定了严格、可行的遴选标准，其纳入标准为关注农村和边远地区卫生人力的挽留措施，清晰描述研究设计与研究方法，报告了干预措施的效果；其排除标准为未报告干预措施效果的新闻和社论。

3. 纳入研究的类型　基于上述对证据的遴选标准，该指南首先纳入了4篇系统评价，它们是形成推荐方案的主要依据，然而4篇系统评价在内容和形式上虽各具特点，但均存在局限性。为弥补证据空白，WHO特约弗雷希沃特（Frehywot）、迪勒曼（Dieleman）和德·鲁登贝克（De Roodenbeke）等人分别开展3个系统评价研究。弗雷希沃特（Frehywotd）等研究强制服务措施对招募及挽留农村卫生人力所产生的影响，用于推荐方案"强制服务"的证据参考；迪勒曼（Dieleman）等进行"现实"评价，验证农村和边远地区卫生人力挽留措施的理论方法，旨在理解这些干预措施在特定情况下发挥作用的原因和机制，用于支持该指南的背景文件；德·鲁登贝克（De Roodenbeke）等系统评价了外展支持活动对实现农村和边远地区卫生人力招募及挽留所产生的影响，提供更多农村地区卫生工作者外展支持活动的案例。同时，WHO还邀请澳大利亚、中国、埃塞俄比亚、老挝、马里、挪威、萨摩亚、塞内加尔、瓦努阿图和赞比亚等10个特征鲜明的国家，按照统一模板进行案例研究，以便更好地把握不同环境因素对实施卫生人力挽留措施的影响，为形成最终推荐方案提供证据参考。

三、证据质量分级与推荐方案形成

1. 证据质量分级标准　对于上述纳入研究证据，该指南将GRADE系统应用到卫生政策证据的分级，综合考虑了研究类型、降级因素和升级因素，评价结果见表21-3。

2. 推荐方案形成的影响因素　一般而言，GRADE证据质量等级越高，越有利于提出强推荐，但仍然需要考虑利弊平衡、偏好与价值观、资源利用及其他因素的影响。该政策指南在形成推荐方案时，首次针对卫生政策研究的特点，不但充分考虑了证据的质量分级，而且结合了影响推荐的五大要素，详见表21-4。

3. 最终推荐方案的形成　指南综合考虑纳入证据的质量以及影响推荐的主要因素，从教育、监管、经济激励、专业和个人发展支持等4个方面提出了16条政策建议，详见表21-3。

4. 政策建议的局限性　对证据质量缺乏考虑可能会产生误导性的推荐意见。尽管该指南系统收集、严格遴选研究证据，且运用GRADE系统对证据质量和推荐强度进行分级，但这些证据本身所存在的问题是不可忽视的。指南指出，涉及各种类型卫生工作者的研究证据少，证据质量低，RCT设计少，来自低收入国家的研究证据不足，研究中缺乏设计良好的政策干预评估方法等共性问题导致政策建议尚存在一定的局限性。

表21-3　实现农村和边远地区卫生人力吸引、招聘与挽留的干预措施

	干预措施分类	证据质量分级	推荐强度分级
A.教育建议	A1 采用有针对性的招生政策，招录具有农村背景的学生	中	强
	A2 医学院校和住院实习安排在大城市之外	低	根据情况*
	A3 使各类医学生有在农村地区临床实习的经历	极低	根据情况*
	A4 将农村卫生问题纳入医学教育大纲	低	强
	A5 发展针对于农村卫生工作者的医学继续教育	低	根据情况*
B.制度建议	B1 扩大农村卫生工作者的执业范围	极低	根据情况*
	B2 引进不同类型的卫生工作者	低	根据情况*
	B3 强制性服务（即采用强制措施使卫生服务人员去基层工作）	低	根据情况*
	B4 以提供奖学金、资助金或其他教育补贴作为交换条件	低	根据情况*
C.经济激励	C1 财政上可持续的各种经济奖励措施	低	强（短期）；根据情况*（长期）
D.专业和个人发展支持	D1 改善卫生工作者及其家人的生活条件并投资于基础设施和服务	极低	强
	D2 提供良好和安全的工作环境	极低	强
	D3 实施适当的外展活动和远程支持	低	根据情况*
	D4 制定和支持职业发展项目	极低	强
	D5 支持发展专业网络、农村卫生专业协会、农村卫生杂志等	低	强
	D6 采用公开表彰措施，提高公众认可度	低	强

注：* 根据情况推荐：同GRADE系统推荐意见的"弱推荐"，GRADE系统将推荐意见分为强、弱两级。

表21-4　推荐方案形成的影响要素

因素	判断	解释
证据质量	高；中；低；极低	证据质量越高，越有利于提出强推荐 若证据质量"低"或"极低"，仔细考虑以下因素，再决定推荐的强度
偏好与价值观	无显著差异	指卫生工作者、政策制定者、患者和其他利益相关者对某干预措施预期结果的看法
	有显著差异	如果偏好与价值观在各种利益相关者之间有很大差异，则此建议不太可能被强推荐
影响程度	长期较大影响 短期较小影响	指干预措施对增加农村或偏远地区卫生人力可及性的潜在影响力。这种效应通过结合其他干预措施可以被增强。要考虑增强干预效果的可能关联因素（或"捆绑因素"） 干预措施潜在影响越大，干预持续时间越长，越有可能被强推荐
利弊平衡	利大于弊 利弊均等 弊大于利	利应该考虑到在农村或偏远地区卫生工作者绝对缺乏的情况下，干预措施预计可以产生的影响 弊应该考虑到干预措施潜在的负面影响以及意想不到的影响 干预措施潜在的负面影响越少，越有可能被强推荐
资源利用	更少资源密集型 更多资源密集型	实施建议所需的资源，可能包括财政、人力、基础设施或设备。理想状态下，有益的干预措施应该建立在合理、可承担和可持续的成本之上。应该考虑成本，如基础设施的发展，即使最初成本很高，却可能产生长远利益 在其他情况相同的条件下，干预措施增量成本或定期成本越高，就越不太可能被强推荐
可行性	是，全球范围 是，根据情况	所有干预措施的实施以政治承诺和利益相关者广泛参与为先决条件。这包括人力资源规划和信息系统、人事管理系统、监管框架以及监测和评估过程 策略可行性的元素在不同国家或环境变化很大，但假如这些元素在不同环境下均有作用，则此干预更可能被强推荐

四、总结

该指南综合考虑了证据质量、利益相关者的偏好与价值观、利弊平衡、资源和可行性等影响因素，最终提出16条政策建议，为全球卫生政策制定者和决策者提供了清晰的行动方向：8条"强"推荐（"财政上可持续的各种经济奖励措施"为短期强推荐）中7条是基于"低"或"极低"质量的研究证据，仅1条"采用有针对性的招生政策，录取具有农村背景的学生"基于"中等"质量的研究证据，即尽管这些证据质量不高，但指南制订者认为，其潜在的实施效果总体利大于弊，值得在实际中推广应用；另外8条强调"根据情况"的推荐意见（"财政上可持续的各种经济奖励措施"为长期根据情况推荐）均基于"低"或"极低"质量的研究证据，要求各国政府在采纳推荐建议时要考虑当地的具体环境。由此可见，证据质量与推荐强度并不是一一对应的。特定情况下，"低级别证据"可能成为当前可得的最佳证据来指导决策；最终做出的推荐建议也必须考虑具体时间、条件和当地政策环境。随着证据分级理念的广泛传播，GRADE系统在卫生决策领域的应用将更加科学和严谨，进一步促进卫生决策者和管理者知证和用证。

基于高质量研究证据的实践指南可使卫生决策过程更加规范、透明和科学。研究者和决策者也应看到，卫生决策比临床决策更加复杂，其过程和结果更易受到多种因素的影响。瑞士学者博世·卡布兰驰（Bosch-Capblanch）等编写出版的《卫生系统指南的制订》一书，对如何应用GRADE进行卫生政策与系统的指南制订进行了更为详细的论述和举例，感兴趣的读者可进一步阅读。

（李秀霞　王　琪　罗旭飞）

参 考 文 献

［1］Bosch-Capblanch X，Lavis JN，Lewin S，et al. Guidance for evidence-informed policies about health systems：rationale for and challenges of guidance development［J］. PLoS Medicine，2012，9（3）：

e1001185. /Bosch-Capblanch X，Lavis JN，Lewin S，等. 卫生系统知证政策指导：指导制订的基本原理和挑战 [J]. 中国循证医学杂志，2014，（7）：777-782.

[2] Lavis JN，Røttingen JA，Bosch-Capblanch X，et al. Guidance for evidence-informed policies about health systems：linking guidance development to policy development [J]. PLoS Medicine，2012，9（3）：e1001186. /Lavis JN，Røttingen JA，Bosch-Capblanch X，等. 联系指导制订和政策制订 [J]. 中国循证医学杂志，2014，（7）：783-788.

[3] Lewin S，Bosch-Capblanch X，Oliver S，et al. Guidance for evidence-informed policies about health systems：assessing how much confidence to place in the research evidence [J]. PLoS Medicine，2012，9（3）：e1001187. /Lewin S，Bosch-Capblanch X，Oliver S，et al. 卫生系统知证政策指导：评估对研究证据的信心 [J]. 中国循证医学杂志，2014，（7）：789-794.

[4] Bosch-Capblanch X. Handbook for supporting the development of health system guidance [J]. Basel：Swiss Centre for International Health，2011.

[5] World Health Organization. Increasing access to health workers in remote and rural areas through improved retention：global policy recommendations [M]. World Health Organization，2010.

[6] 李秀霞，陈耀龙，王小琴，等. 通过改进挽留政策提高农村和边远地区卫生人力的可及性：WHO 2010全球政策建议解读 [J]. 中国循证医学杂志，2013，13（7）：1037-1042.

第二十二章

GRADE在公共卫生领域的应用

提要

　　循证公共卫生是将基于科学证据的干预措施与社区偏好相结合，以改善人群健康的过程。GRADE系统在该领域已有较多探索和尝试，结合公共卫生的背景特点，不仅可以用于公共卫生领域证据质量的评价，亦可用于公共卫生领域指南制订过程中推荐意见的形成，对于公共卫生领域的科学决策具有重要意义。

第一节　循证公共卫生概述

一、循证公共卫生的概念与发展

　　WHO在其《组织法》里明确指出："健康不仅是没有疾病或不虚弱，而且是身体的、心理的健康和社会适应的完美状态。"公共卫生（public health）是关系到一个国家或一个地区人民大众健康的公共事业，具体包括对重大疾病尤其是传染病（如结核、艾滋病、SARS和COVID-19等）的预防、监控和治疗，对食品、药品、公共环境卫生的监督管制，以及相关的卫生宣传、健康教育、免疫接种等。公共卫生区别于普通意义上的医疗服务，是通过评价、政策发展和保障措施来预防疾病、延长人寿命和促进人身心健康的一门科学和艺术。

　　循证公共卫生（Evidence-based Public Health，EBPH）是基于循证医学的方法与理念而发展起来的一个新兴领域，是遵循当前最佳证据制定公共卫生项目和宏观卫生政策的决策模式，旨在减少甚至消除无效的、不恰当的、昂贵的和可能有害的卫生实践，保证公共卫生决策基于科学证据并有效实施。它强调将以科学证据为基础的干预项目与社区的优先选择结合起来，以提高人群健康的过程。1997年，杰尼塞克（Jenicek）在探讨流行病学、循证医学、循证公共卫生三者关联性时提出，EBPH是在保护健康、预防疾病、维持健康和改善健康（促进健康）领域做出有关社区和人群护理的决策时，对当前最佳证据认真、明确和明智的使用。这是关于EBPH的第一个公开发表的定义。在1999年和2003年，罗斯·C.布朗森（Ross C.Brownson）等人对EBPH的概念进行了发展，将它定义为通过应用科学推理原理（包括系统地使用数据、信息系统以及程序规划模型）来制定、实施和评估有效的公共卫生计划和政策。在2004年，尼尔·科哈特苏（Neal Kohatsu）将EBPH定义为将基于科学的干预措施与社区偏好相结合以改善人群健康的过程。这个定义强调了社区优先选择的作用和将以科学为基础引入循证公共卫生定义之中。至此，EBPH的特征可以概括为：①科学基础（证据）的质量；②社区的参与；③对所需公共卫生服务的影响。

　　现如今，公共卫生、全球健康被赋予越来越高的意义和价值，以科学证据为基础的公共卫生决策将有效提升卫生资源的合理利用，惠及更广泛的人群健康。国际上，越来越多的国家引入EBPH来解决公共卫生干预措施的问题，如美国相继出台的《社区预防服务指南》《临床预防服务指南》《癌症控制指南》等。同时，越来越多的组织和机构正致力于公共卫生领域证据的生产、传播、转化与应用，如英国约克大学创办的英国国家卫生服务系统经济学评价数据库、卫生技术评估数据库，英国伦敦大学创立的伦敦大学循证决策与实践证据和协作中心数据库等。Cochrane图书馆是Cochrane协作网的主要产品，是目前得到广泛关注和重视的最全面的系统评价资料库，也是对EBPH非常重要的数据资源，截至2019年10月，其"Public Health"主题下已收录89篇Cochrane系统评价，40篇在线研究计划书，为公共卫生问题提供参考。此外，循证社会科学领域的Campbell图书馆在社会福利、教育、营养与食品安全、精神健康、残疾等领域也可以为公共卫生决策问题提供证据支持。

目前，我国虽未建立系统专业的EBPH数据库，但EBPH的研究却早已起步发展。以万方数据库为例，主题检索"循证公共卫生""循证公共健康"，截至2019年10月31日已有1602条文献记录。其中，第一篇关于EBPH的研究发表于2000年，题名为"新生儿乙肝疫苗高剂量免疫策略血清学与卫生经济学效果评价"，是一篇学位论文；自2006年，EBPH研究的数量呈现快速增长的趋势，此后每年的发表量在100篇左右。这些文献涉及的学科分类主要有医药卫生（698篇）、经济（328篇）、政治法律（209篇）等；文献发表数量居于前五位的研究机构为：中国人民大学（85篇）、山东大学（78篇）、南方医科大学（46篇）、复旦大学（43篇）、华中科技大学（37篇）和西南财经大学（37篇）；在作者中，李幼平教授、王朝昕教授、李立明教授、詹思延教授等参与的研究较多。于菲菲等人已在"循证公共卫生决策数据库的发展现状与展望"一文中，深入探讨了我国建立循证公共卫生决策数据库的必要性与侧重点。

二、循证公共卫生的证据质量评价

与EBM相同，EBPH的核心也是证据。但由于公共卫生项目构成要素及实施环境的复杂性，EBPH仅强调在决策时参考最佳证据，而非必须"遵守"。即便如此，毋庸置疑的是：高质量的公共卫生领域研究证据对科学决策仍然具有至关重要的作用。研究证据的质量高低会影响决策者使用证据的信心以及决策水平。

目前，可用于公共卫生领域证据质量评价的工具或方法众多，其中最具代表性的有：①美国纽约州立大学下州医学中心推出的"证据金字塔"，它将系统评价列为最高级别的研究证据，而将体外研究列为最低级别的研究证据。"证据金字塔"简洁明了，操作性强，但分级过于简单，科学性不够，特别适合用于证据质量的初步判断或对证据质量判断要求精确性不高的情况。②英国牛津大学循证医学中心（Oxford Center for Evidence-based Medicine，OCEBM）推出的OCEBM标准（2011版），这个标准不仅在研究设计的基础上考虑了精确性和一致性，而且在证据分级的基础上整合了分类概念，涉及问题更为全面，更具有针对性和适应性，但未充分考虑研究的间接性和研究偏倚问题，对专业知识要求较高，非专业人员使用有难度。③由国际指南方法学家小组推出的GRADE方法，不仅可以合理评估系统评价作为证据的质量，而且可以综合考虑证据质量、利弊平衡、利益相关者的偏好与价值观、资源利用、可行性等因素，可以为公共卫生领域指南中推荐意见的形成提供正确方向，已成为指南制订的核心技术，被100多个国际指南制订机构和组织认可和使用。

第二节　GRADE在公共卫生领域系统评价中的应用

GRADE方法已用于公共卫生领域的证据质量评价，同时可以在公共卫生领域指南制订过程中发挥重要作用，其基本原理详见第二章，本节主要介绍GRADE方法在公共卫生领域系统评价中应用的情况。

一、GRADE在公共卫生领域系统评价中的应用现状

Cochrane图书馆是国际上权威的循证医学专库。2019年10月，以Cochrane图书馆为代表，对其发表的有关公共卫生问题

的84篇Cochrane系统评价进行GRADE应用情况的分析发现：已有35篇（42%）采用了GRADE系统针对不同结局进行证据质量评价，且这些研究主要发表在2015年之后，2019年最多（10篇）。这些系统评价共纳入855个原始研究，其中RCT的占比达到53%（450个）；纳入415个结局指标，其中GRADE评价的占比达到84%（347个），被评为高质量证据的结局指标仅有22个（6%），而被评为低质量及极低质量证据的结局指标分别有105个（25%）和148个（36%）。可见，有关公共卫生问题的研究证据质量仍然有待进一步提升。

需要注意的是，目前在公共卫生领域中仍然以观察性研究和准试验研究为主，对于此类证据质量升级因素及降级因素的考量还需要充分把握公共卫生的背景特点，如健康分布（如社会不平等指标）、健康决定因素（因果关系网）、健康对个人和社会的影响及改变健康决定因素的方法等。

二、GRADE在公共卫生领域系统评价中的应用案例分析

以Cochrane图书馆2019年9月发表的一篇干预性系统评价 *Altering the availability or proximity of food, alcohol, and tobacco products to change their selection and consumption* 为例，具体说明GRADE在公共卫生领域定量系统评价的应用，在该领域定性系统评价中的应用可参考本书第十四章。

（一）案例背景

食品、酒和烟草产品的过度消费会增加非传染性疾病的风险。改变人们可能选择或消费这些产品的物理微环境（包括商店、餐馆、工作场所和学校）特性的干预措施，引起了公共卫生决策和研究者的广泛兴趣。此篇系统评价针对此问题探讨了两种类型干预措施的效果：①改变食品、酒和烟草产品的供应（选择的范围和/或数量）；②改变它们与潜在消费者的接近程度（放置的距离）。

（二）案例方法

此篇系统评价执行了较为广泛的检索，包括：CENTRAL、MEDLINE、Embase、PsycINFO、ProQuest、Web of Science、EPPI Centre 7个电子数据库，3个灰色文献数据库，5个试验注册平台及引文检索。纳入了截至2018年7月23日发表的平行组设计或交叉设计的RCT。纳入研究比较了食品、酒和烟草产品两种以上供应水平或接近程度对选择或消耗的影响，并报告了相关度量指标。采用修订的Cochrane偏倚风险评价工具（ROB 2.0）对纳入研究进行偏倚风险评估。以标准化均值差（standardized mean difference，SMD）为合并效应量，使用随机效应模型Meta分析和Meta回归分析分别对两种干预方法的结局进行结果合并，并评价Meta分析结果与纳入研究、干预措施特征或参与者特征之间的关联。使用GRADE方法评价每种结局的证据质量。

（三）案例结果与结论

①最终纳入24项研究，其中20项可能存在偏倚风险。纳入研究均针对食品进行干预，均在高收入国家/地区开展（美国14项），且有14项在实验室环境中进行，17项为成年参与者；②有6项研究采用关于食品供应的干预措施，其中2项关注供应数量的影响，4项关注供应比例的影响。对于选择结局，3项研究（154例参与者）结果显示，接触较少的选择会减少目标食品的选择量SMD＝-1.13［95％ CI（-1.90，-0.37）］。对于消耗结果，2项研究（150例参与者）结果显示，接触较少的选择可能会减少目标食品的消耗量SMD＝-0.55［95％ CI（-1.27，0.18）］，但差异不具有统计学意义；③有18项研究采用关于食品接近程度的干预措施，其中14项改变了零食或饮料放置的距离，4项调整了膳食成分列表中的顺序。对于选择结局，只有1项研究（41例参与者）进行了比较，结果显示把食物放在较远的位置会导致选择减少SMD＝-0.65［95％ CI（-1.29，-0.01）］。对于消耗结果，12项研究（1 098例参与者）结果显示，

把食物放在较远的位置会导致其消耗降低SMD＝－0.60［95%CI（－0.84，－0.36）］。Meta回归分析显示，当食品放置的距离越远，只有目标食品供应、参与者处于低匮乏状态或研究存在高风险偏倚时，这种影响更大。GRADE评价结果见表22-1和表22-2。

表22-1　案例的结果总结表（改变食品的供应）

低供应对比高供应对食品选择或消费量的影响
人群：成人或儿童
实施环境：现场或实验室
干预措施：食品供应量较低（选择较少）
对照措施：食品供应量较高（选择较多）

结局指标	绝对风险（95%CI）		相对效应（95% CI）	样本量（研究数）	证据质量（GRADE）
	食品供应量较高组风险	食品供应量较低组风险			
选择量	普通食品情况下选择的能量：200±63千卡[1]	普通食品情况下选择的能量会：-71千卡（-35.6%）[（-120，-23）；（-59.9%，-11.7%）]	SMD＝-1.13[95% CI（-1.90，-0.37）]	154（3个RCT，3组比较）	⊕⊕○○低[2,3]
消耗量	普通食品情况下摄入的能量：200±63千卡	普通食品情况下摄入的能量会：-35千卡（-17.3%）[（-80，11）；（-40%，5.7%）]	SMD＝-0.55[95%CI（-1.27，0.18）]	150（2个RCT，3组比较）	⊕⊕○○低[2,4]

　　注：食品供应量较高组风险基于英国成年人的代表性样本数据，这些数据来自英国国家饮食和营养调查。干预组风险基于对照组风险和干预措施的相对效应及其95%CI。相对效应由随机效应模型Meta分析得出。

　　解释：1. 假设所有选择的食品被消耗；2. 由于研究的局限性而降级：效应值很有可能与偏倚风险有关；3. 由于不精确性而降级：样本量小，且置信区间宽；4. 由于不精确性而降级：样本量小，置信区间较宽，而且可能引起消耗增加。

表22-2　案例的结果总结表（改变食品的接近程度）

低接近度对比高接近度对食品选择或消费量的影响

人群：成人或儿童

实施环境：现场或实验室

干预措施：食品低接近度（位置较远）

对照措施：食品高接近度（位置较近）

结局指标	绝对风险（95%CI）		相对效应（95% CI）	样本量（研究数）	证据质量（GRADE）
	食品高接近度组风险	食品低接近组风险			
选择量	普通食品情况下选择的能量：200±63千卡[1]	普通食品情况下选择的能量会：-41千卡（-20.5%）[（-81，-1）；（-40.6%，-0.3%）]	SMD＝-0.65[95%CI（-1.29，-0.01）]	41（1个RCT，1组比较）	⊕○○○极低[2, 3, 4]
消耗量	普通食品情况下摄入的能量：200±63千卡	普通食品情况下摄入的能量会：-38千卡（-18.9%）[（-53，-23）；（-26.5%，-11.3%）]	SMD＝-0.60[95% CI（-0.84，-0.36）]	1098（12个RCT，15组比较）	⊕⊕○○低[2, 5]

　　注：食品高接近度风险基于英国成年人的代表性样本数据，这些数据来自英国国家饮食和营养调查。干预组风险（及其95%置信区间）基于对照组风险和干预措施的相对效应及其95% CI。相对效应由随机效应模型Meta分析得出。

　　解释：1. 假设所有选择的食品被消耗；2. 由于研究的局限性而降级：效应值很有可能与偏倚风险有关；3. 由于不精确性而降级：效应值仅来自于一个小样本研究的结果；4. 由于间接性而降级：所有数据均来自于实验室环境下进行的研究，这可能与实际实施效果产生差异；5. 由于发表偏倚而降级：对漏斗图中存在的不对称程度进行分析，显示存在发表偏倚。

　　结论：当前证据表明，改变可获得食品的数量或改变其位置可能有助于购买行为的改变，可以采取政策行动在食物环境中促进这种改变。但GRADE评价结果却显示这些证据的确定性处于低或极低水平。为了获得关于这些潜在重要影响的更确定的结论，有必要进一步研究，关注更长时间的干预及更广泛的产品，如酒和烟草。

（四）结果解读

霍兰德（Hollands）等人利用GRADE系统分别对两种干预措施的选择量结局和消耗量结局进行了证据质量评价，因各结局的Meta分析结果均基于RCT，故在评价之初将其证据质量均假设为高等，之后则根据研究局限性、不一致性、不精确性、间接性、发表偏倚及其他可能影响因素的严重程度进行降级处理。当其中某一方面对结果产生严重影响时，证据质量降一级；影响特别严重时，证据质量降两级。GRADEpro GDT工具用于结果总结表的呈现，报告了每个结局指标的干预效果、研究数量及参与者数量、GRADE评级及降级因素等内容，详见表22-1和表22-2。最终GRADE评价结果显示：①低供应量减少食品选择量的证据质量因研究局限性（偏倚风险）、不精确性（样本量小，可信区间宽）严重各降一级，被评为低质量证据；②低供应量减少食品消耗量的证据质量因研究局限性（偏倚风险）、不精确性（样本量小，可信区间宽，可能增加食品消耗量）严重各降一级，被评为低质量证据；③低接近度减少食品选择量的证据质量因研究局限性（偏倚风险）、不精确性（效应值仅来自于一个小样本研究的结果）、间接性（实验室结果可能与实际结果有差异）严重各降一级，被评为极低质量证据；④低接近度减少食品消耗量的证据质量因研究局限性（偏倚风险）、发表偏倚（漏斗图不对称）严重各降一级，被评为低质量证据。

第三节　GRADE在公共卫生领域指南中的应用

一、GRADE在公共卫生领域指南中的应用现状

指南旨在为卫生保健供需双方及其他利益相关者做出知

情决策提供各种推荐意见。WHO指南是指任何包含了有关卫生干预推荐意见的文件，这些干预涉及临床、公共卫生或卫生政策。推荐意见告诉卫生政策制定者、卫生保健提供者或患者"应该做什么"，它指导我们在影响卫生保健和资源利用的不同干预之间做出选择。在制订过程中，WHO采用了国际认可的标准与方法，确保制订的指南没有偏倚，符合公共卫生保健的需求，且遵循原则。

2019年10月，以WHO为代表，对其发布的有关公共卫生问题的161部指南应用GRADE的情况进行调查发现：这些指南发布于2007年～2019年间，发布数量最多的年份是2016年（26部，16%），近5年的发布量达80部，约占总量的50%；共参考了302个系统评价及517个原始研究的结果；涉及的结局指标总数达1364个，其中采用GRADE评价的结局指标数为1150个（84%）。参考GRADE决策框架的相关指南有53部（33%），包括638个推荐意见，其中强推荐意见占比约70%（446个），而在这些强推荐意见中，只有约15%（67个）基于高质量的证据，而56%基于低质量（151个）和极低质量（100个）的证据。由此可见，证据质量并不等于推荐意见的推荐强度，结合专家意见，以及考虑实施要素及利益相关者的需求等，低质量的证据强度也有可能形成强推荐意见。

二、GRADE在公共卫生领域指南中的应用案例分析

以2019年WHO发布的5岁以下儿童的体力活动、久坐行为以及睡眠时间指南 *Guidelines on physical activity, sedentary behaviour and sleep for children under 5 years of age* 为例，对GRADE在公共卫生领域指南制订中的应用过程进行解读。

（一）案例背景

缺乏运动是全球死亡率的主要危险因素，也是超重和肥胖症增加的原因。幼儿期是身体和认知能力快速发展的时期，也

是孩子习惯养成、家庭生活习惯易于发生变化和调整的时期。儿童的一天基本由睡眠时间、久坐时间和轻度、中度或剧烈运动时间构成，为了满足日常体育锻炼时间的需要，要考虑整个24小时内的整体活动方式。该部指南的主要受众是各国卫生、教育和社会福利部门的决策者，非政府组织及儿童早期发展服务部门的工作人员，以及服务社区或家庭的医护人员或健康指导人员，旨在协助官员制定国家计划，以增加5岁以下儿童的体育锻炼，减少久坐时间，改善其睡眠时间。该指南对5岁以下儿童24小时内进行体育锻炼或睡眠的时间提出了建议，同时建议了儿童在屏幕前久坐的时间限制。由于5岁以下儿童没有被纳入2010年健康体育锻炼全球建议之中，故这些建议填补了WHO关于体育锻炼的建议空白，并且有助于执行"消除儿童肥胖委员会"和《2018～2030年全球体育锻炼计划》的建议。这些建议对形成更广泛的幼儿护理发展框架特别重要。

（二）构建PICO问题

该部指南的具体研究问题为：在5岁以下的儿童中，不同持续时间、频率、方式、类型和强度的身体活动、久坐行为，以及睡眠时间的长短，对其健康指标的影响。指南项目组（Guideline Development Group，GDG）在第一次会议时即确定了此部指南的PICO问题，并强调对这些问题的回答应基于最新的系统评价数据。即：P为5岁以下的儿童，分为1岁以内，1～2岁，3～4岁三个阶段；I与C为不同持续时间、频率、方式、类型和强度的身体活动、久坐行为以及睡眠时间的比较；O为健康结局指标，如社会心理健康、身高、体重变化等。

（三）GRADE的应用

1. 证据质量分级　指南项目组采用GRADE方法评价证据体的质量，综合考虑研究设计、偏倚风险、不一致性、不精确性、间接性、其他降级因素（如发表偏倚）和升级因素（绝对效应量等），完成证据分级并呈现在证据概要表和结果总结表中，以体育活动与社会心理健康之间的关系为例，见表22-3，其证据质量最终被评价为低级别。

表22-3　体育活动与社会心理健康之间关系的GRADE
证据概要表

| 研究数量及设计 | 质量评价 | | | | | 参与者数量 | 结果总结 | |
	偏倚风险	不一致性	间接性	不精确性	其他		绝对效应	质量
干预性研究								
2项RCT[a]	严重[b]	不严重	不严重	不严重	无	170	2项研究指出体育锻炼（有计划的被动骑自行车，舞蹈计划）与改善社会心理健康密切相关	低[c]
观察性研究								
2项纵向研究[d]	严重[e]	不严重	不严重	不严重	剂量反应梯度[f]	9989	2项研究的结果不一致，仅有一项研究支持体育锻炼与改善社会心理健康相关	极低[g]
6项横断面研究[h]	严重[i]	严重[j]	不严重	不严重	无	5517	1项研究支持体育锻炼与社会心理健康相关，而另外一项研究却认为二者无关 1项研究指出，中度至强烈体育锻炼不利于心理社会健康，而也有一项研究指出二者无相关性	极低[k]

续　表

研究数量及设计	质量评价					结果总结		
	偏倚风险	不一致性	间接性	不精确性	其他	参与者数量	绝对效应	质量
							2项研究指出骑自行车与社会心理健康不利相关，且步行与心理社会健康无关 1项研究指出，游戏锻炼（混合性别或同性别）可能对社会心理健康有利，而另外两项研究却不支持 2项研究指出，粗暴地玩耍与心理社会健康没有关系	

注：平均基线年龄为18.3周～57.6个月；未报告平均年龄的基线年龄为12个月～5岁。通过RCT（n＝2），纵向（n＝2）和横断面（n＝6）研究设计收集数据，并随访大约8～10年。通过社会能力、内化行为问题、外部化行为问题评估心理社会健康、生活质量、脾气发作频率、社交能力、情绪、可安慰性、行为问题、焦虑症状、课堂同伴接纳和个人社会行为等指标。

^a纳入两个RCT；^b没有意向性分析；一项研究排除了没有纳入管理的母婴二联症或因生病体育锻炼终止的对象；一项研究未有效测量身体活动量，因此尚不清楚干预措施是否显著改变了身体活动；^c因严重偏倚风险，证据质量由高降到低；^d纳入两个纵向调查研究；^e两项研究均未报告针对主观体育活动量的心理测量特性；一项研究未进行随访；^f在一项研究中，从高活动量到低活动量，生活质量变差的趋势很明显；^g因存在严重的偏倚风险，证据质量由低降到极低，并且因此未针对剂量反应梯度进行升级；^h纳入六项横断面研究；ⁱ五项研究使用便利抽样；一项研究仅在儿童保育期间测量了体育锻炼；在三项调整后的研究中未对潜在混杂因素进行调整；一项研究没有报告主观体育锻炼测量的心理测量特性；两项研究均未报告结果测量的心理测量特性；一项研究中缺少大量数据；^j研究间的结果不一致，既有报告有利关系，也有报告不利关系；^k因严重的偏倚风险和不一致性，证据质量从低降到极低。

2. 推荐意见的形成　根据GRADE决策框架，指南项目组在做出推荐意见时，不仅考虑了证据的性质和质量，还考虑了看护人与儿童的价值观和偏好，利弊平衡，推荐意见可能对性别、社会和卫生公平产生的影响，以及推荐意见的可接受性、可行性和对资源的依赖性等，最终通过专家讨论达成共识。例如，尽管体育锻炼对促进社会心理健康的证据是模棱两可的，但指南项目组仍然将加强体育锻炼列为强推荐意见，因为加强体育锻炼的理想效果要优于它可能带来的危害。对于婴儿，清醒时至少30分钟的俯卧姿势带来的好处有改善运动发育和降低变形性斜头畸形的可能性，每天至少5个小时的无限制运动则可以减少肥胖。对于1～4岁的儿童，加强体育活动则有利于改善运动能力、认知能力和身体虚弱。同时，尚无证据表明体育锻炼与任何年龄组的严重伤害或伤害风险有关。尽管指南项目组承认在某些情况下可能需要额外资源来确保幼儿达到体育锻炼的建议，但专家组认为，幼儿可从事的体育活动的类型和种类对资源的依赖性并不高，有些国家的项目甚至是免费的，在家或在幼儿园中即可实现体育锻炼的建议。目前还没有证据表明此项建议在中低收入环境中的价值观和偏好、可接受性或可行性。在加拿大和澳大利亚进行的研究表明，大多数1～4岁的儿童和大约30%的婴儿已经分别达到了体育锻炼和俯卧位的建议，这支持此项推荐意见的可行性。指南项目的结论是，加强体育锻炼的推荐意见是可行的，并且从长期效果来看，加强体育锻炼可能会通过改善健康状况来提高健康公平性。综合这些因素，该意见最终被强推荐。

三、存在问题与挑战

公共卫生领域研究问题广泛，其研究设计与研究方法也较多。标准化的RCT虽然被视为最高级别的原始研究证据，但面对公共卫生问题及其干预的复杂性，其应用也多受限制，哈威（Hawe）等则建议重新诠释标准化干预措施，以便在回答

EBPH相关问题时能够更广泛地使用RCT。对于GRADE系统而言，虽然设有针对RCT的降级因素，也有针对观察性研究的升级因素，但这些仍难以全面应对公共卫生研究的复杂情况，研究者在使用该工具时还常常因具体问题而产生疑惑。因此，有必要进一步探讨针对公共卫生领域干预问题的GRADE扩展版。

此外，目前在使用GRADE系统时，对于降级与升级的把握仍然缺乏定量的参考，例如，面对同一降级因素的评判，有的评价者采取降一级，有的评价者则采取不降级，这使得评价结果带有某种程度的主观性。重视GRADE系统的量化研究也是一种需求和趋势。

（李秀霞　王建成　孙　凤）

参 考 文 献

［1］陈耀龙. GRADE在系统评价和实践指南中的应用［M］. 兰州：兰州大学出版社，2017.

［2］杨克虎. 循证医学［M］. 北京：人民卫生出版社，2019.

［3］杨克虎，李秀霞，拜争刚. 循证社会科学研究方法 系统评价与Meta分析［M］. 兰州：兰州大学出版社，2018.

［4］陈耀龙，杨克虎，姚亮，等. GRADE系统方法学进展［J］. 中国循证儿科杂志，2013，8（1）：64-65.

［5］左群，范金山，刘辉. 从循证公共卫生看流行病学研究证据生产现状［J］. 现代预防医学，2010，37（20）：3833-3834.

［6］Kohatsu ND, Robinson JG, Torner JC. Evidence-based public health: An evolving concept［J］. American Journal of Preventive Medicine, 2004, 27（5）：417-421.

［7］Ross CB, Jonathan EF, Christopher M. Evidence-Based Public Health: A Fundamental Concept for Public Health Practice［J］. Annual Review Public Health, 2009, 30：175-201.

［8］Brownson RC, Baker EA, Leet TL, et al. Evidence-based public health［M］. New York: Oxford University Press, 2003.

[9] World Health Organization. Guidelines on physical activity, sedentary behaviour and sleep for children under 5 years of age. World Health Organization. Available from: https://apps.who.int/iris/handle/10665/311664. [2020-04-17].

[10] Durrheim DN, Reingold A. Modifying the GRADE framework could benefit public health [J]. Journal of Epidemiology & Community Health, 2010, 64 (5): 387-387.

[11] Rehfuess EA, Bruce N, Pruss-Ustun A. GRADE for the advancement of public health [J]. Journal of Epidemiology & Community Health, 2011, 65 (6): 559-559.

[12] Schünemann HJ, Mustafa R, Brozek J, et al. GRADE Guidelines: 16. GRADE evidence to decision frameworks for tests in clinical practice and public health [J]. Journal of Clinical Epidemiology, 2016, 76: 89-98.

[13] Roberts C, Steer T, Maplethorpe N, et al. National Diet and Nutrition Survey results from years 7 and 8 (combined) of the rolling programme (2014/2015 to 2015/2016). https://www.gov.uk/government/statistics/ndns-results-from-years-7-and-8-combined (accessed prior to 17 July 2019).

第二十三章

GRADE在免疫规划领域的应用

提要

免疫规划是指使用有效疫苗对易感人群进行预防接种所制定的规划、计划和策略，在人群中有计划地进行预防接种，以预防和控制特定传染病的发生和流行，通过国家免疫规划的实施，提高群众健康水平和卫生文明水平。为了提高免疫规划的覆盖范围，一方面，国家需要不断将安全有效的疫苗纳入国家免疫规划；另一方面需要扩大预防接种的受益人群。目前，中国在已有乙肝疫苗、卡介苗、脊灰疫苗、白百破疫苗、麻疹疫苗等国家免疫规划疫苗基础上，正在论证其他疫苗纳入常规免疫的可行性。疫苗纳入常规免疫可行性的评价，则可能涉及对疫苗保护效益的证据质量和推荐强度的评估。本章主要结合具体的实例，介绍GRADE在免疫规划领域的应用。

第一节 GRADE在免疫规划领域应用的原理

一、GRADE在免疫规划领域的概述

2010年，美国免疫接种咨询委员会（Advisory Committee on Immunization Practices，ACIP）在其会议上全票通过采用GRADE分级系统进行免疫规划领域的循证推荐和决策，其目的主要是保证免疫规划领域从证据到推荐的质量，使免疫规划工作与循证医学很好地结合。

　　与干预性研究系统评价相似，免疫规划领域GRADE分级也包含5个降级因素及3个升级因素。评估每种结局指标的证据质量始于研究设计，在免疫规划领域，定义RCT的起始质量为高，观察性研究（包括队列研究、病例对照研究、时间序列研究、病例系列以及病例报告等）的起始质量为低。

　　GRADE在免疫规划领域中的证据质量升降级因素的标准与干预性系统评价基本一致，但也有其特殊性，详见表23-1。

表23-1　GRADE标准在免疫规划的含义

研究设计	初始证据类型[a]	降级因素	升级因素[b]	最终证据类型[a]
RCT	1	偏倚风险	关联强度	1
		−1 严重	＋1 大	2
观察性研究	3	−2 非常严重	＋2 非常大	3
				4
		不一致性	剂量效应	
		−1 严重	＋1 渐变的证据	
		−2 非常严重		
			负向的混杂因素或偏倚	
		间接性		
		−1 严重	＋1 可以降低明显的效应，或者	
		−2 非常严重	＋1 当结果显示无效时，可能会有影响	
		不精确性		
		−1 严重		
		−2 非常严重		
		发表偏倚		
		−1 可能存在		
		−2 非常可能存在		

　　注：[a] 证据类型：

　　1. RCT，或者高质量的观察性研究；

　　2. 有局限性的RCT，或者强有力的观察性研究；

　　3. 观察性研究，或者存在重大缺陷的RCT；

　　4. 临床经验或者观察，存在重大缺陷的观察性研究或者存在多个重大缺陷的RCT。

　　[b] 有时，其他不符合列出的3个标准的升级因素可能会提高对结局的信心，因此也需要考虑升级。

二、GRADE 在免疫规划领域的降级因素

同干预性系统评价一致，评估免疫规划领域 GRADE 的标准有 5 项可以降低 RCT 和观察性研究的证据水平，即偏倚风险、不一致性、间接性、不精确性和发表偏倚。

（一）偏倚风险

偏倚风险，即研究的局限性，研究的局限性可能会使干预措施对健康结果的估计值产生偏差。评估研究局限性或偏倚风险（也称为内部有效性）的标准将取决于研究设计。研究数量不是偏倚风险的决定因素；一个设计良好的多中心 RCT 可能会使人们对疫苗接种对健康结果的估计影响产生较高的信心。

对于 RCT，依据 Cochrane 协作网推荐的偏倚风险评价工具（risk of bias，ROB），评价内容主要包括随机序列的产生、分配隐藏、盲法（受试者、实施者以及结局评价者）、不完整结局和选择性报告，具体评价方法详见 Cochrane 手册。对于群随机对照试验（cluster RCTs），Cochrane 协作网推荐的偏倚风险评价工具的评价内容包括以下几个方面：招募偏倚、基线不平衡、群组丢失、无法在分析中对群组解释、与个体 RCT 的可比性。

对于观察性研究，不同研究设计偏倚风险的评价工具不一样。对于队列研究和病例对照研究，我们一般使用 NOS 量表进行评价；对于时间序列研究和前后对照研究，可采用 EPOC 工具（Cochrane Effective Practice and Organization of Care Group，https://epoc.cochrane.org/resources/epoc-resources-review-authors）。对于病例系列和病例报告研究，仅调查接受干预的人员。对照组结果的来源是隐性的或不清楚的，因此，通常将它们归类为具有重要局限性的观察性研究。但是，不一定总是需要一个明确的对照组。例如，如果在一个大样本具有代表性的人群中，疫苗接种显示出较高的血清转化率，则可认为这个病例系列研究的结局具有较高的可信度。同样的，如果上市后的四期试验表明大量的疫苗接种者不良事件发生率低，并且如果

人们确信检测到了所有事件，那么即使是存在关联，绝对风险将很小。不良事件的绝对风险可能比相对风险对患者和人群更为相关。

分级人员应该考虑哪一个局限性可能会影响结果的可信程度，每一个结局指标的偏倚风险按照以下分类进行评价。①不严重（不降级）：对于评估研究局限性的所有关键标准，大多数包含证据的研究的偏倚风险均较低；②严重（降一级）：大多数研究在一个标准或多个标准都具有重要的局限性，从而降低了疫苗接种估计效果的可信度；③非常严重（降两级）：大多数研究在一个或多个标准都具有致命的局限性，而这大大降低了对效果的可信度估计。

若一个证据体中，一些研究没有局限性，一些研究有严重局限性，一些研究有非常严重局限性，不应该对整个证据体中每个研究赋分，从而求其局限性的平均分。此时，应遵循以下原则：①考虑每项研究在多大程度上有助于整体或综合评估的效果。具有更多结果事件发生的大型研究将占更大比例；②评估偏倚风险低的研究结果与偏倚风险高的研究结果是否有所不同，如果结果因偏倚风险而异，则应考虑侧重于偏倚风险较低的研究；③大多数研究中存在重大偏倚风险时，应该进行降级；④考虑与其他GRADE降级因素有关的限制（如果另一个GRADE因素也存在降级可能，请考虑联合两个GRADE因素至少降级一个等级）。

（二）不一致性

不一致性是指整个研究的效应量中无法解释的异质性（比如二分类结局中的相对风险或比值比；连续结局的均值差）。如果证据体只纳入一项研究，则不存在不一致性。可以使用点估计值，置信区间的重叠以及异质性和I^2的统计检验来评估不一致。以下情况表明可能存在不一致：①各研究点估计值差异很大；②95% CI不重合或者重合程度很小；③异质性统计检验显示$P < 0.05$；④I^2很大（$I^2 > 50\%$为中等异质性，而$I^2 > 75\%$则表明异质性相当大）。

不一致性的来源，可归结为以下几个方面：①人群（例如疫苗在患病人群中和正常人群中的效能可能不同）；②干预措施（例如不同剂次和不同剂量的比较）；③结局指标（例如不同的随访时间）；④研究方法（例如偏倚风险较高或者较低的研究）。

如果异质性很大，但无法给出合理的解释，则根据影响异质性的程度，应将证据等级降一级或两级。如果可以解释不一致的地方，则应该对解释观察到的异质性的分层分别进行效果估计。如果结果因研究方法而异，则可以优先考虑偏倚风险较低的研究结果。如果结果因人群而异，则可能针对不同的人群提出不同的建议。对于二分类变量和连续性变量的不一致性的判断，可参考GRADE在干预性系统评价中的应用。

（三）间接性

以下情况，证据可能存在间接性：①参与研究的人群可能与设定的主题人群不同；②评估的干预措施可能与设定的干预措施不同；③评估的结局指标可能与设定的指标不同；④想要观察疫苗A和疫苗B的对比效果，但纳入的研究是疫苗A和疫苗C以及疫苗B和疫苗C的对比结果。

间接性的举例如表23-2。对于间接性的判断和干预性系统评价基本一致。

表23-2　间接证据的举例

间接的方面	拟解决的问题	间接性的来源
人群	疫苗在预防患有慢性疾病老年人中的功效	研究适用于健康人群而不是针对患者慢性病的老年人
干预	新型疫苗预防疾病的功效	旧疫苗的研究提供了新疫苗有关的间接证据
对照	疫苗A与疫苗B相比在预防疾病中的功效	研究将疫苗A与安慰剂进行了比较，将疫苗B与安慰剂进行了比较，但尚无将A与B进行比较的研究
结局	疾病的预防	据报道接种疫苗后抗体滴度增加，但尚无公认的保护率标准与之关联

（四）不精确性

不精确性是指参与者相对较少且事件发生数较少的研究，这些研究导致较大的置信区间。因此，主要考察的是样本量和置信区间的宽窄。其余的降级方法可参考干预性系统评价的降级原理。应当指出，如果观察研究的补充信息支持RCT的结果，则可以减轻对RCT证据不准确的担忧。

（五）发表偏倚

由于有选择地发表研究，发表偏倚是对潜在的有益或有害效应的系统性低估或高估。当研究者未能发表研究（通常是那些阴性的研究），就会引起发表偏倚。如果现有研究规模较小且由行业资助，则应怀疑存在发表偏倚。研究的漏斗图可以帮助评估发表偏倚。不对称分布的漏斗图表明具有发表偏倚。

三、GRADE在免疫规划领域的升级因素

免疫规划领域升级因素和干预性系统评价基本一致，主要包括三个方面：关联强度、剂量效应以及负向混杂因素或偏倚。有时，疫苗领域某些研究设计可能也会提高证据等级。例如，顺利开展的观察性研究表明，疫苗可以减少因疫苗血清型而引起的疾病，但不能减少同非疫苗血清型而引起的疾病，如果认为因未测量的混杂因素而可能产生的偏差对疫苗血清型和非疫苗血清型的影响相似，则可以增加对结果的信心。

因任何原因（偏倚风险、不精确性、不一致性、间接性或发表偏倚）而被降级的观察性研究，不应再使用升级因素升级。除非在某些特殊情况下，否则降级的RCT通常不应再升级。由于半随机研究设计而降级的RCT（例如按星期进行随机分配）可能会进行升级。在某些情况下，由于间接性而被降级的RCT也可能会升级。

（一）关联强度

和干预性系统评价相似，关联性越强，则证据的可信度越高。如果至少两项研究的相对风险＞2或＜0.5，则可以将证据

水平升高一级；如果相对风险＞5或＜0.2，则可以将证据水平升高两个级别。对于优势比，当基线风险低于20％时，可以使用相似的阈值进行升级；当基线风险较高时，优势比不能近似于风险比，因此更高的优势比阈值可能是合适的。升级时应同时考虑点估计值和置信区间；如果置信区间与阈值实际上重叠，则通常不应提高证据水平，见表23-3。

表23-3 强关联和非常强关联举例

非常强关联举例：轮状病毒疫苗接种和肠套叠风险

结局指标	设计[a]（纳入研究数）	偏倚风险	不一致性	间接性	不精确性	其他考虑	证据等级
接种疫苗3～14天后患病风险增加	观察性研究（2）	不严重	不严重	不严重	不严重	是[b]	1

注：[a]在ACIP撤回使用轮状病毒疫苗的推荐时，纳入队列研究和病例对照研究；排除生态学研究；

[b]将初始证据级别3升高两个等级变为1，因为与未接种疫苗的婴儿相比，接种疫苗的肠套叠的相对风险大于5（关联强度）。

强关联举例：麻疹、腮腺炎、风疹和水痘联合疫苗1剂和热性惊厥的发生风险[a]

结局指标	设计（纳入研究数）	偏倚风险	不一致性	间接性	不精确性	其他考虑	证据等级
接种疫苗后5～12天的风险增加	观察性研究（2）	不严重	不严重	不严重	不严重	是[b]	2
接种疫苗后13～30天降低风险	观察性研究（2）	不严重	不严重	不严重	严重[c]	无	4

注：[a]对1～2岁的孩子注射麻疹、腮腺炎、风疹和水痘联合疫苗与分别注射麻风腮三联疫苗和水痘疫苗相比；[b]证据质量从3升级到2，因为基于两项观察性研究的证据一致且RR＞2；[c]因不精确性证据质量从3降低到4，因为一项研究表明显著相关，一篇研究发现没有关联。

（二）剂量效应

剂量效应的存在可以增加对观察性研究结果的信心，从而升高证据等级。例如，随着剂量增加，疫苗效力更高；随着人群疫苗接种率的提高，目标疾病的减少。

（三）负向的混杂因素或偏倚

所有可能的残余混杂或偏倚有时都可能会降低明显的效果（如果未观察到效应，则增加效果）。例如，如果怀疑疫苗与不良事件有关，并且宣传结果表明与未接种疫苗的人相比，接种疫苗的人对不良事件的自发报告增多，同时流行病学研究没有发现相关性，那么由于缺乏相关性证据级别可以升高。

第二节　GRADE在免疫规划领域应用的案例分析

一、案例来源

我们选取2020年2月由成都市疾病预防控制中心朱航等人发表在《实用预防医学杂志》的《季节性流行性感冒疫苗对儿童保护效果的Meta分析》进行GRADE案例分析。

二、案例背景

季节性流行性感冒可增加全人群特别是儿童的疾病负担。每年流感流行季节，儿童流感罹患率为20%～30%，在某些高流行季节，儿童流感年感染率可高达50%左右。既往研究表明，儿童流行性感冒病例和儿童感染流感病毒后并发重症疾病多见于5岁以下幼儿，而接种流感疫苗可有效预防儿童感染流感病毒及因感染流感病毒所致的严重并发症，但不同文献报道的保护效果有一定差异：沙利文（Sullivan）等在澳大利亚开展的病例对照研究显示，接种流感疫苗保护效果OR = 0.88 [95% CI（0.34，2.25）]，而乔希（Joshi）等在美国开展的病

例对照研究显示，接种流感疫苗保护效果OR = 0.14［95% CI
（0.03，0.71）］。不同的研究因开展时间、病例选择、研究设计
方法等因素造成研究结果有所差异，因此，该研究采用Meta
分析的方法定量综合现有研究结果，为儿童接种流感疫苗有效
性和计划免疫决策提供依据。

三、案例方法

采用Stata 12.0软件进行Meta分析。计数资料采用比值
比（OR）及其95% CI为效果分析统计量。如纳入研究在
统计学上显示同质性（$P > 0.05$，$I^2 < 50\%$）时，采用固定
效应模型进行Meta分析；若纳入研究间存在统计学异质性
（$P < 0.05$，$I^2 > 50\%$）时，采用随机效应模型进行分析。疫苗
效果（Vaccine Effectiveness，VE）与OR间换算公式为：VE =
（1−OR）×100%。

四、GRADE分级结果

我们以全程接种流感疫苗保护效果的Meta分析结果进行
分级，该结局共纳入17个病例对照研究，各研究间结果无统
计学异质性（$P = 0.06$），故采用固定效应模型进行Meta分析。
结果显示：全程接种季节性流感疫苗预防流感效果合并效应值
OR = 0.47［95%CI（0.43，0.51）］，对应VE为53%（49% ~ 57%）。
对此结局指标我们进行GRADE分级，由于纳入研究质量评分
均属于中、高质量，因此在偏倚风险方面不考虑降级；纳入研
究之间的存在较小的异质性（$I^2 = 36.2\%$），研究人群年龄均大
于6月龄，因此不考虑降级；纳入研究样本量大，且合并效应
量的置信区间窄，因此不考虑在不精确性方面降级；纳入研究
均与季节性流感疫苗相关，因此间接性不考虑降级；不存在发
表偏倚，因此发表偏倚不考虑降级。由于纳入研究为病例对照
研究，所以初始质量为低，此时无降级因素，考虑相关的升级
因素。首先，结局指标合并结果的相对风险<2，因此不考虑

升级；且不存在剂量效应关系和合理的混杂因素或偏倚，因此也不考虑升级，最终该结局指标的证据质量为3，详见表23-4。

表23-4　GRADE分级结果

结局指标	设计（纳入研究数）	偏倚风险	不一致性	间接性	不精确性	其他考虑[a]	证据等级[b]
全程接种流感疫苗保护效果	病例对照研究（17）	不严重	不严重	不严重	不严重	无	3

注：[a]证据类型

1. RCT，或者高质量的观察性研究；
2. 有局限性的RCT，或强有力的观察性研究；
3. 观察性研究，或者存在重大缺陷的RCT；
4. 临床经验或者观察，存在重大缺陷的观察性研究或者存在多个重大缺陷的RCT。

[b]有时，其他不符合列出的三个标准的升级因素可能会提高对结局的信心，因此也需要考虑升级。

五、小结

GRADE应用在不同的领域，如系统评价或实践指南，其表示方法和含义略有不同，但其最终的目标都是评估得出结论可靠程度，从而更好地指导实践，为临床和医务工作者提供高质量的证据。GRADE应用于免疫规划领域，一方面，使疫苗等免疫措施能够更好的得到评价；另一方面，由于进行了一些改编，也存在一定的局限性和挑战，使用者应该恰当地使用和评价。

（罗旭飞　田金徽　王建成）

参　考　文　献

［1］Ahmed F．US Advisory Committee on Immunization Practices（ACIP）handbook for developing evidence-based recommendations. Version 1.1

［M］. Atlanta，GA：US Department of Health and Human Services，CDC；2012. 2017.

［2］朱航，朱宝，李蕾，等. 季节性流行性感冒疫苗对儿童保护效果的Meta分析［J］. 实用预防医学，2020，27（2）：183-186.

［3］Bennett NM. The Role of the Advisory Committee on Immunization Practices in Ensuring Optimal Use of Vaccines［J］. The Journal of American Medical Association，2019，321（4）：341-342.

［4］Walton LR，Orenstein WA，Pickering LK. Lessons learned from making and implementing vaccine recommendations in the US［J］. American Journal of Preventive Medicine，2015，49（6）：S406-S411.

第二十四章

GRADE在卫生技术评估中的应用

■■■提要

卫生技术评估的概念形成于1976年，源于美国，后传播到欧洲，它是对卫生技术应用的短期和长期社会效应进行系统研究的一种综合政策研究形式，为决策者遴选出适宜卫生技术和制定卫生技术管理提供依据，同时对卫生技术的开发、应用、推广与淘汰实行政策干预，从而合理配置卫生资源，有效提高卫生资源的利用质量和效率。本章介绍卫生技术评估的定义、内容、步骤和报告，通过实例解析GRADE在卫生技术评估中的应用。

第一节 卫生技术评估概述

一、卫生技术评估定义与特点

卫生技术（health technology）是指用于卫生健康保健和临床医疗服务系统的特定知识体系，包括药物、医疗器械、卫生材料、诊疗方案、医疗技术程序、后勤支持系统和行政管理组织，也可泛指一切用于疾病预防、诊断、治疗及促进健康、提高生活质量等的技术手段。卫生技术评估（health technology assessment，HTA）是对卫生技术的有效性、安全性、经济学性和社会适应性进行全面系统的评价，其中有效性和安全性是技术评估的重要内容，一旦卫生技术存在安全性问题，便无须评估其他方面的问题。如果安全性和有效性很好，则可进一步评估经济性和社会适应性。根据评估的阶段和目的，HTA包括对未来技术的前瞻性评价、对已采用新技术的安全性和有效性评价、对广泛使用后的卫生技术评价以及对已过时的卫生技术进行淘汰性评价等。

HTA评估内容主要包括以下4个方面。①安全性：安全性是用来评价对卫生技术风险的可接受程度。风险是指卫生技术对人体健康伤害的可能性及其严重程度。如果一项卫生技术的风险被医生、患者、社会及相关决策者所接受，则该项技术可以认为是"安全"的。评价卫生技术安全性的数据主要来源于临床试验及观察性研究，后者尤其适合发现副作用大的卫生技术。应注意区分卫生技术的危害是短期的还是长期的，是设备或技术本身产生的还是使用不当造成的。②有效性：功效指在理想情况下使用卫生技术对某一特定的健康问题所带来的效益。而效果指在一般情况下或常规情况下使用卫生技术对某一特定的健康问题所产生的结果。系统评价是评价效果和功效的重要方法。③经济性：经济性是指卫生技术使用的成本、费用以及由于技术对疾病的作用所产生的效果与效益。其核心是使有限的卫生资源发挥最大的社会经济效益（效果）。在经济学分析中，不但要研究卫生技术的直接成本，还要研究间接成本，甚至无形成本，同时也研究它的直接效益、间接效益与无形效益。常用经济学分析方法，均以货币金额作为成本指标，根据不同分析方法所测得的结果不同，可分为成本效益分析、成本效果分析、成本效用分析和最小成本分析。④社会影响与社会适应性：主要评价卫生技术对社会在政治、经济、文化、伦理和道德等方面的作用和影响。卫生技术对社会发展或进步引起的一系列变化称为社会影响，包括在社会、传统观念、伦理学及法律法规等方面所造成的影响。而卫生技术符合社会政治、经济、文化及伦理等方面的发展称为卫生技术的社会适应性。HTA的执行和分析过程中需要考虑伦理、公平性等问题。

二、卫生技术评估制作过程与结果撰写

（一）HTA的制作过程

1. **确定评估主题** 遴选评估主题可参考以下标准：①评估项目涉及的疾病应是负担较重的疾病；②昂贵或医疗总费用高的卫生技术；③临床医疗实践中效能差别较大的卫生技术；④改善疾病结局或降低危险度尚不能确定的卫生技术；⑤卫生技术应用中可能存在伦理、法律、社会问题；⑥具备足够的资料可以用于评估；⑦公众、卫生决策等迫切需求，如用于制定卫生技术调控、费用支付政策。

2. **明确评估问题** 评估问题一般应包括：①具体疾病问题；②涉及的患者人群范围；③评估的技术类型；④技术的使用者；⑤技术应用环境；⑥评估内容等。评估机构应明确评估的目的和评价结果的用户，如医务人员、政府官员、科研人员、管理者和公司执行者等，因其对待问题的角度不同，可能影响评估内容、报告形式和结果传播等。

3. **确定评估方法** 不同的研究设计方案，所获得证据的论证强度不同。设计HTA方案时，需根据评估目的、评估问题及内容，考虑现有资料的可获得性，选择恰当的评估方法和研究设计。

4. **收集资料** 开展HTA需尽可能全面地收集与评估题目相关的信息。公开发表的文献、灰色文献（如企业和政府报告、专业协会报告和指南、市场调查报告、政策研究报告、会议论文集等）是HTA的主要数据来源。常用的检索资源有MEDLINE、Cochrane Library、Embase、各国HTA网站和相关文献的引文信息等。

5. **评价证据** 评估者需要对已有的资料按照评价标准进行系统、严格的评价。一般而言，不同的研究设计，所采用的质量评价方法及标准各有不同，如对于随机对照试验，可采用

Cochrane偏倚风险评估工具，同时，采用GRADE对证据体的质量进行分级。

6. 综合证据 由于收集的研究类型各异，且每项研究的目的不同，评估人员需要综合有价值的信息。综合证据的方法有定性的文献综述、系统评价、Meta分析及其他定量的文献分析方法、决策分析、小组决策或专家咨询。

7. 形成结论和建议 结论是经HTA后的结果或发现，建议是根据评估结果所做出的推荐意见。结论和建议必须基于已有的证据以及科学地进行分析，不能根据主观感觉进行推断。证据的价值和权重不同，结论的可靠性则不相同，建议比结论的操作性更强，提出建议时应结合证据的质量。

8. 传播结果和建议 评估的目的是为决策服务，如何将评估的结论和建议传播给需要的相关决策者，对于HTA的成功也是至关重要的。传播HTA的报告结果和建议应从3个方面考虑：目标人群（如临床医生、患者/用户、政府决策者等）、媒体（印刷品、广电信息产品）和传播技术或策略（如以患者为对象的大众媒体）。

9. 测量评价结果的影响 评估结果能否产生影响，受传播方法、目标人群的特点、环境因素和评估结果本身等因素影响。对于良好的HTA结果，其传播可产生多方面的影响，如影响企业投资策略、改变医务人员和患者的医患关系及行为、改变研究重点和经费使用、改变技术使用率等。

以上介绍了HTA的基本步骤，但是这并不意味着每一次评估都要进行所有步骤，它们可以实施其中的部分内容，且进行的顺序也无严格的要求。

（二）HTA结果的撰写

HTA的报告清单由国际卫生技术评估机构协作网（International Network of Agencies for Health Technology Assessment，INAHTA）制定，详见表24-1，INAHTA于2001年发布了首版HTA报告清单，并于2007年发布了更新版。该

清单共包含5个领域14个条目，其不但可以评价HTA报告的质量，还可以作为撰写HTA结果的依据。

表24-1 INAHTA 的 HTA 的报告清单

领　域	条　目
基本信息部分	1.是否提供了具体的联系方式，以便读者更进一步获取信息
	2.是否报告了本HTA撰写人员的选择方式及其扮演的角色
	3.是否提供了相关利益冲突的声明
	4.是否报告了本HTA接受了外部审查
	5.是否提供了非专业人员能理解的简短的摘要
实施HTA的原因	6.提供的参考是否能解决卫生系统政策问题
	7.提供的参考是否能解决可能涉及的研究问题
	8.是否确定了评估的范围
	9.是否对被评价的HTA问题进行了简短的描述
如何实施HTA	10.是否详细地描述了所使用的资料和数据源？ ● 检索策略 ● 数据库名称 ● 检索时间范围 ● 语言限制 ● 主要数据源 ● 其他信息源 ● 纳入研究完整列表 ● 排除研究列表 ● 纳入标准 ● 排除标准
	11.是否对选择的数据和信息进行了评估和分析 ● 数据提取方法的描述 ● 纳入研究质量评价方法的描述 ● 合成数据方法的描述 ● 评估结果是否进行了清晰的呈现，如证据表格

续　表

领　域	条　目
相关内容（并非所有HTA都呈现）	是否考虑了法律的影响 是否提供了经济学分析 是否考虑了伦理学影响 是否考虑了社会影响 是否从利益相关者、患者、消费者的角度考虑
影响评估的结果和结论	12.是否对HTA的结果进行讨论 13.是否提供了明确的结论 14.是否对今后的研究方向、评估和传播给出了建议

第二节　GRADE在卫生技术评估中应用现状与注意事项

一、GRADE在HTA中应用的现状分析

用卫生技术评估、推荐分级的评估、制订与评价、GRADE、Biomedical Technology Assessment、Health Technology Assessment、Health Technology Assessments、Biomedical Technology Assessments、High-Cost Technology、High Cost Technology、Grading Recommendations Assessment Development Evaluation检索主要中英文数据库，最终纳入27篇采用GRADE的HTA。

对使用GRADE的27篇HTA进行分析，主要基本特征：①在合并数据采用的方法方面，2篇HTA采用网状Meta分析方法，其余HTA采用Meta分析方法；②在纳入研究类型方面，10篇HTA同时纳入了随机对照试验和观察性研究，9篇HTA只纳入了随机对照试验，7篇HTA只纳入了观察性研究，1篇HTA同时纳入了系统评价和观察性研究；③在纳入研究数量方面，9篇HTA纳入研究数量介于1～5篇，14篇

HTA纳入研究数量介于6～10篇，4篇HTA纳入研究数量介于11～42篇；④在纳入研究偏倚风险评估方面，系统评价采用ROBIS和AMSTAR，随机对照试验采用Cochrane偏倚风险评估工具，观察性研究采用非随机干预性研究偏倚风险评估工具（Risk Of Bias In Non-randomized Studies-of Interventions，ROBINS-I）量表、诊断准确性研究的质量评价工具（Quality Assessment of Diagnostic Accuracy Studies，QUADAS-2）工具、非随机研究的偏倚风险评估工具（Risk of Bias Assessment Tool for Nonrandomized Studies，RoBANS）工具、非随机对照试验方法学评价指标（Methodological Index for Non-Randomized Studies，MINORS）量表、无对照组的前后对照试验［Before-After（Pre–Post）Studies with No Control Group］工具、美国医疗保健研究与质量局（Agency for Healthcare Research and Quality，AHRQ）医疗干预措施安全性评价量表、考科蓝有效实践和护理组织（Cochrane Effective Practice and Organisation of Care Group，EPOC）非随机对照试验和时间序列研究评价工具、NOS量表和自拟量表。

利用GRADE对HTA的证据体分级情况分析：①27篇HTA均考虑了升级因素和降级因素；②320个测量指标中，有12个结局指标没有给出具体的升降级数量和原因，只提供了最终分级结果；有15个结局指标在GRADE分级结果基础上，基于研究设计对GRADE分级结果重新进行二次分级；③在降级因素方面，偏倚风险降级更多基于研究对象失访和研究设计，间接性降级更多基于纳入研究包含的人群代表临床实际关注的人群，不一致性降级更多基于I^2值和未对趋势进行估计，不精确性降级更多基于样本量不足和宽的可信区间，发表偏倚降级更多基于发现未发表的随机对照试验；④在升级因素方面，升级更多基于大效应量。

二、GRADE在HTA中应用的注意事项

（一）分级原理

遵循GRADE基本原则的5个降级因素和3个升级因素，由于HTA纳入研究设计相对于系统评价和Meta分析要多，最终证据体分级需要综合考虑不同研究设计GRADE分级结果。

（二）分级步骤

第一，对HTA进行GRADE分级需要考虑采用何种分析方法合并数据和纳入何种研究类型，详见图24-1。第二，定性描述可以采用CERQual工具进行分级，详见十四章；定量分析采用网状Meta分析或Meta分析方法合并数据，详见十五章。第三，HTA同时纳入不同类型的研究设计，对随机对照试验和观察性研究均可降级，但随机对照试验应重点考虑降级，而观察性研究在不存在降级因素时，有升级因素存在则考虑升级；对系统评价或Meta分析，直接对证据体进行分级。第四，对基于不同研究设计的GRADE分级结果进行综合。

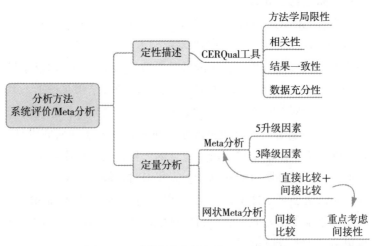

图24-1　不同数据分析方法GRADE分级

第三节　卫生技术评估GRADE运用的案例分析

一、案例来源

本节基于2018年安大略省卫生技术评估系列（*Ontario Health Technology Assessment Series*）期刊上发表的《双侧人工耳蜗植入：卫生技术评估》为例，解读GRADE在卫生技术评估中的具体应用。利用HTA评估人工耳蜗在感音神经性听力损失患者治疗中的临床获益、危害、经济性、对政府预算的影响和患者的偏好。该卫生技术评估问题PICO解构如下，P：感音神经性听力损失患者；I：单侧人工耳蜗植入；C：双侧人工耳蜗植入；O：临床获益、危害、经济性、对政府预算的影响和患者的偏好。

二、文献检索

该HTA共检索了MEDLINE，Embase，考科蓝对照试验注册中心（Cochrane Central Register of Controlled Trials），考科蓝系统评价数据库（Cochrane Database of Systematic Reviews），CRD卫生技术评估（CRD Health Technology Assessment），英国国家卫生服务系统经济学评价数据库（National Health Service Economic Evaluation Database，NHS EED）和效果评价摘要数据库（Database of Abstracts of Reviews of Effects，DARE）等数据库以及加拿大卫生技术评估数据库（HTA Database Canadian Repository），艾伯塔省卫生技术决策程序评价（Alberta Health Technologies Decision Process reviews），加拿大药品和卫生技术局（Canadian Agency for Drugs and Technologies in Health，CADTH），卓越卫生和社会服务国家研究所（Institut national d'excellence en santé et en services sociaux,

INESSS）, 卫 生 经 济 研 究 所（Institute of Health Economics, IHE）, 麦吉尔大学健康中心卫生技术评估部门（Health Technology Assessment Unit McGill University Health Centre）, 英国国家健康与临床优化研究所（National Institute for health and Clinical Excellence, NICE）, 美国医疗保健研究与质量局循证实践中心〔Agency for Healthcare Research and Quality（AHRQ）Evidence-based Practice Centers〕NICE, AHRQ, 澳大利亚政府医疗服务咨询委员会（Australian Government Medical Services Advisory Committee）, 医疗保险和医疗补助服务技术评估中心（Centers for Medicare & Medicaid Services Technology Assessments）, 临床与经济评价研究所（Institute for Clinical and Economic Review）, 爱尔兰卫生信息与质量管理局卫生技术评估（Ireland Health Information and Quality Authority Health Technology Assessments）, 华盛顿州卫生保健局卫生技术评价（Washington State Health Care Authority Health Technology Reviews）, 临床试验注册中心（ClinicalTrials.gov）和塔夫茨成本效益分析注册中心（Tufts Cost-Effectiveness Analysis Registry）等网站。

三、偏倚风险评价结果

采用Cochrane偏倚风险评估工具和ROBINS-I量表分别评价RCTs和non-RCTs的方法学质量，利用GRADE对证据体进行分级。针对临床获益和危害评价，数据库共检索3024篇文献，经过文献筛选后，最终纳入24篇研究，其中研究对象为成人10篇（RCTs：3篇；non-RCTs：7篇），研究对象为儿童14篇（non-RCTs：14篇）；针对经济学、并发症、对政府预算影响和患者的偏好评价，数据库共检索174篇文献，经过文献筛选后，最终纳入8篇研究。RCTs偏倚风险评估结果见表24-2，non-RCTs偏倚风险评估结果见表24-3。

表24-2 纳入RCTs偏倚风险评估结果

研究	随机序列产生	分配方案隐藏	盲法	不完整数据	选择性报告	其他偏倚
Smulders et al, 2016	L	L	L	L	H	H
Summerfield et al, 2006	L	U	L	L	U	H
Van Zon et al, 2017	L	L	L	L	L	H

注: L: 低风险; U: 不清楚; H: 高风险。

表24-3 纳入non-RCTs偏倚风险评估结果

研究	混杂偏倚	受试者/参与者选择偏倚	干预/暴露分类偏倚	暴露偏差偏倚	数据缺失偏倚	结局测量偏倚	选择性报告偏倚
研究对象: 成人							
Harkonen et al, 2015	S	M	L	L	L	M	S
Litovsky et al, 2006	S	M	L	L	L	M	L
Mosnier et al, 2009	S	M	L	L	L	M	L
Olze et al, 2012	S	L	L	L	L	M	L
Ramsden et al, 2005	S	L	L	L	L	M	L
van Zon et al, 2016	S	M	L	L	L	M	L
研究对象: 儿童							
Cullington et al, 2017	S	L	L	L	S	M	L
Galvin et al, 2016	S	S	L	L	L	M	L
Godar et al, 2010	S	S	L	L	L	L	M
Peters et al, 2007	S	S	L	L	M	M	L

续　表

研究	混杂偏倚	受试者/参与者选择偏倚	干预/暴露分类偏倚	暴露偏差偏倚	数据缺失偏倚	结局测量偏倚	选择性报告偏倚
Reeder et al，2017	S	M	L	L	M	L	L
Scherf et al，2007	S	S	L	L	M	S	L
Scherf et al，2009	S	S	L	L	M	S	L
Scherf et al，2009	S	S	L	L	M	S	L
Scherf et al，2009	S	S	L	L	M	S	L
Sparreboom et al，2011	S	M	L	L	M	L	L
Sparreboom et al，2012	S	M	L	L	M	S	L
Sparreboom et al，2014	S	M	L	L	M	S	L
Strom-Roum et al，2012	S	M	L	L	M	L	L
Tait et al，2010	S	M	L	L	L	L	L

注：L：低风险；M：中度风险；S：严重风险。

四、证据质量降级因素及GRADE分级结果

本HTA共纳入3篇RCTs和21篇non-RCTs。由表24-4可知，基于RCTs的成人单侧与双侧人工耳蜗植入，GRADE评价降级因素主要是偏倚风险（测量偏倚）、不一致性（RCTs之间存在不一致性）和不精确性（测试材料的影响），而基于non-RCTs的降级因素主要来自不一致性（non-RCTs之间存在不一致性）；由表24-5可知，基于non-RCTs的儿童单侧与双侧人工耳蜗植入，GRADE评价降级因素主要来自不一致性（non-RCTs之间评价儿童生活质量采用的量表不同），升级因素主要来自儿童植入人工耳蜗的时间。

表24-4 成人单侧与双侧人工耳蜗植入GRADE评价结果

研究数量（研究设计）	降低因素					升级因素	证据等级
	偏倚风险	不一致性	间接性	不精确性	发表偏倚		
言语知觉－安静环境							
2（RCTs）	不降级	不降级	不降级	降一级&	不降级	无	⊕⊕⊕○
5（OSs）	不降级§	不降级	不降级	不降级	不降级	无	⊕⊕○○
言语知觉－噪声环境							
2（RCTs）	不降级	降一级$	不降级	不降级	不降级	无	⊕⊕⊕○
6（OSs）	不降级§	不降级	不降级	不降级	不降级	无	⊕⊕○○
声源定位							
2（RCTs）	不降级	不降级	不降级	不降级	不降级	无	⊕⊕⊕⊕
3（OSs）	不降级§	不降级	不降级	不降级	不降级	无	⊕⊕○○
耳鸣							
1（RCTs）	降一级¶	降一级$	不降级	不降级	不降级	无	⊕⊕○○
2（OSs）	不降级§	降一级$	不降级	不降级	不降级	无	⊕○○○
主观幸福感							
3（RCTs）	降一级¶	不降级	不降级	不降级	不降级	无	⊕⊕○○

续　表

研究数量 （研究设计）	降低因素					升级因素	证据等级
	偏倚风险	不一致性	间接性	不精确性	发表偏倚		
4（OSs）	不降级§	不降级	不降级	不降级	不降级	无	⊕⊕○○
生活质量							
3（RCTs）	降一级¶	降一级§	不降级	不降级	不降级	无	⊕⊕○○
2（OSs）	不降级§	不降级	不降级	不降级	不降级	无	⊕⊕○○

注：RCT：随机对照试验；OS：观察性研究；&：测试材料的天花板效应会对检测单侧人工耳蜗植入效果的差异产生影响；§：观察性研究起始GRADE分级为低级；$：纳入研究在该测量指标存在不一致性；¶：患者基于同卷自我报告的方式评价耳鸣，主观幸福感和生活质量，会增加患者在选择双侧耳蜗植入倾向方面潜在的偏倚；GRADE证据等级：⊕○○○极低，⊕⊕○○低，⊕⊕⊕○中，⊕⊕⊕⊕高。

表 24-5　儿童单侧与双侧人工耳蜗植入 GRADE 评价结果

研究数量（研究设计）	降低因素					升级因素	证据等级
	偏倚风险	不一致性	间接性	不精确性	发表偏倚		
言语知觉-安静环境							
7（OSs）	不降级§	不降级	不降级	不降级	不降级	升一级§	⊕⊕⊕⊕
言语知觉-噪声环境							
7（OSs）	不降级§	不降级	不降级	不降级	不降级	升一级§	⊕⊕⊕⊕
声源定位							
4（OSs）	不降级§	不降级	不降级	不降级	不降级	升一级§	⊕⊕⊕⊕
语言发展							
1（OS）	不降级§	不降级	不降级	不降级	不降级	升一级§	⊕⊕⊕⊕
前语言交流行为							
1（OS）	不降级§	不降级	不降级	不降级	不降级	升一级§	⊕⊕⊕⊕
主观幸福感							
4（OSs）	不降级§	不降级	不降级	不降级	不降级	升一级§	⊕⊕⊕⊕

续表

研究数量（研究设计）	降低因素					升级因素	证据等级
	偏倚风险	不一致性	间接性	不精确性	发表偏倚		
生活质量							
1（OS）	不降级[$]	降一级（-1）[£]	不降级	不降级	不降级	升一级[$]	⊕⊕○○

注：RCT：随机对照试验；OS：观察性研究；§：观察性研究起始GRADE分级为低级；$：3.5岁之前实施双侧人工耳蜗植入，为最佳听觉发展关键时期；£：纳入研究用5种不同的问卷评价生活质量；GRADE证据等级：⊕○○○极低，⊕⊕○○低，⊕⊕⊕○中，⊕⊕⊕⊕高。

（田金徽 陈耀龙 王梦书）

参 考 文 献

［1］陈耀龙. GRADE在系统评价和实践指南中的应用［M］. 兰州：兰州大学出版社，2017.

［2］杨克虎，田金徽. 循证医学证据检索与评估［M］. 北京：人民卫生出版社，2018.

［3］Lee C，Falk L，Wells D，et al. Bilateral Cochlear Implantation：A Health Technology Assessment［J］. Ontario health technology assessment series，2018，18（6）：1-139.

［4］Sterne JA，Hernán MA，Reeves BC，et al. ROBINS-I: a tool for assessing risk of bias in non-randomised studies of interventions［J］. British Medical Journal，2016，355：i4919.

第二十五章

GRADE在中医（中西结合）领域证据分级标准的探索

▰ 提要

　　面对实际中种类繁多、质量良莠不齐的临床研究信息，医疗决策者及临床医生即使花费大量精力和时间也很难从浩瀚的信息海洋中筛选出真实而适用的证据，最终影响高效、科学、合理卫生决策的制定。科学合理地将最先进的、最有效的临床证据整合成有效推荐意见，根据证据分级合理评定推荐意见，使推荐意见更加符合临床实践，使指南能更加科学合理，从而更好地指导临床实践。中国是全球唯一一个在初级、二级和三级诊疗体系上中西医并行的国家，中医药占中国医疗服务的比例约为40%，因此基于中国国情，在中医（中西结合）领域制定出一个科学实用的证据分级系统，不仅有助于临床决策者及时有效利用研究证据，而且有利于科研人员探索新规律，推动转化医学的发展。本章将围绕中医（中西结合）领域分级标准的发展和初步探究进行阐述。

第一节　中医（中西结合）证据分级标准概述

一、中医（中西结合）领域证据质量分级标准的发展

　　国内中西医结合临床专家和指南制订专家近年来在中西医

结合和中医药领域证据分级方面做了大量有益的探索，阐述了在中医药领域创建分级系统的必要性和紧迫性。

自 2007 年 GRADE 系统引入中国以来，其被广泛应用于中医药领域，但由于 GRADE 自身也有其局限性，比如在中医药领域使用时，如何考虑古籍文献证据的使用，成为了 GRADE 系统完全适用于中医（中西结合）领域的阻碍。鉴于以上原因，2007 年，由北京中医药大学循证医学中心刘建平等人结合中医药临床实践的特点和当前临床研究的现状，提出了针对中医药的临床证据分级参考依据，将证据质量分为五级，推荐强度分为推荐使用、有选择性的推荐、建议不要使用以及禁止使用。2010 年，何庆勇等人基于专家共识、中医诊疗指南、标准和规范、系统评价以及国内外的研究成果，制定了中医特色的临床证据分级与评分体系。2016 年，衷敬柏等人在对当前循证诊疗指南及中医诊疗指南有关证据评价方法进行系统分析的基础上，结合中医理论与临床特色，确定了理论传承证据的分级及推荐级别。

二、中医（中西结合）领域研发的证据质量分级标准

以"标准"、"分级"、"中医"、"中西医"、"中药"等为检索词，采用主题词结合自由词的形式系统检索中文数据库（万方、中国知网、CBM），对纳入研究的参考文献进行追溯，对重要的证据分级系统评价进行分析，最终纳入中医（中西结合）领域专家或机构所制定的证据质量分级标准，截至 2018 年 7 月 31 日，我们共纳入 6 种分级标准，详见表 25-1。

表25-1　中医（中西结合）领域证据分级标准具体内容

分级级数	分级符号	分级依据说明
		2007年刘建平中医证据分级标准
8	Ⅰa	由RCT、队列研究、病例对照研究、病例系列这4种研究中至少2种不同类型的研究构成的证据体，且不同研究结果的效应一致
	Ⅰb	具有足够把握度的单个RCT
	Ⅱa	半随机对照试验（quasi-Randomized Controlled Trial，quasi-RCT）或队列研究
	Ⅱb	病例对照研究
	Ⅲa	历史性对照的病例系列
	Ⅲb	自身前后对照的病例系列
	Ⅳ	长期在临床上广泛运用的病例报告和史料记载的疗法
	Ⅴ	未经系统研究验证的专家观点和临床经验，以及没有长期在临床上广泛运用的病例报告和史料记载的疗法
		2009年李敬华中医证据质量分级标准
6	Ⅰa	辨证论治的RCT，设计及完成质量良好
	Ⅰb	辨证论治的其他类型临床研究，设计及完成质量良好
	Ⅰc	辨证论治的专家经验总结，记录者和专家层次高
	Ⅰd	辨证论治的个案，资料完整，疗效肯定
	Ⅱ	非严格辨证论治的研究
	Ⅲ	非辨证论治的研究
		2010年何庆勇中医证据分级标准
6	Ⅰa	目前仍在使用的四大经典医著【评分：每项10分】
	Ⅰb	目前仍在使用的国家标准及行业制定的标准【评分：每项9分】
		多个RCT的系统评价【评分：每项9分】
		经过系统整理的名老中医经验（以国家中医药管理局确认的名老中医为准）【评分：每项9分】
	Ⅱa	单个正确设计的RCT试验结果【评分：每项7分】

分级级数	分级符号	分级依据说明
	Ⅱb	目前仍在使用的国家统编教材【评分：每项6分】
		设计良好的quasi-RCT【评分：每项6分】
	Ⅲ	目前仍在使用的其他古代经典医籍【评分：每项5分】
		无对照的病理观察【评分：每项2分】
	Ⅳ	医案医话【评分：每项2分】

2012年任玉兰中医证据分级标准

6	Ⅰa	符合二者之一： （1）高质量古籍载录证据＋高质量RCT （2）高质量专家经验证据＋高质量RCT
	Ⅰb	符合四者之一： （1）高质量古籍载录证据＋高质量non-Randomized Controlled Trial，non-RCT （2）高质量专家经验证据＋高质量non-RCT （3）古代文献记载证据＋高质量RCT （4）专家经验证据＋高质量RCT
	Ⅰc	符合三者之一： （1）高质量古籍载录证据 （2）高质量专家经验证据 （3）高质量RCT
	Ⅱ	符合三者之一： （1）古代文献记载证据＋高质量non-RCT （2）名老专家经验证据＋高质量non-RCT （3）RCT
	Ⅲ	符合二者之一： （1）高质量non-RCT （2）RCT＋高质量病例序列研究
	Ⅳ	符合二者之一： （1）高质量病例序列研究 （2）高质量个案报道

续　表

分级级数	分级符号	分级依据说明
		2013年汪受传中医证据分级标准
5	I	大样本，随机研究，结果清晰，假阳性或假阴性的错误很低
	II	小样本，随机研究，结果不确定，假阳性和/或假阴性的错误较高
	III	非随机，同期对照研究和基于古代文献的专家共识
	IV	非随机，历史对照和当代专家共识
	V	病例报道，非对照研究和专家意见
		2016年衷敬柏证据分级标准（诊断措施和干预措施）
7	I a	《黄帝内经》《伤寒杂病论》《黄帝八十一难经》等东汉及东汉之前的著述支持
	I b	晋到清代医家相关的论述，具有较好的传承
	II	晋到清代医家相关的论述，传承存在不一致
	III a	近现代（民国-当代）名中医的著述中明确阐述
	III b	近现代（民国-当代）名中医的医案能体现
	IV a	教材、行业规范性文件（诊断还有专著）
	IV b	专著（诊断）；一定数量的单个病例报道（干预）

　　目前最早的分级标准是由刘建平等人于2007年所提出，其分级标准包括5个大等级和8个小分级。在机构方面，3种分级标准是由中国中医科学院研发，另外3种分级标准分别由北京中医药大学、成都中医药大学及南京中医药大学研发。在机构类型方面，3种分级标准由中医药大学研发，2种由医院研发，1种由研究所研发；在分级级数方面，5篇研究在某一级下进行了再次细化的分级；在分级符号类型方面，主要以罗马数字结合英文字母为主，详见表25-2。

表25-2　中医（中西结合）领域证据分级标准基本情况

研究	研发机构	机构类型	大级数	总级数	分级符号	符号类型
刘建平，2007	北京中医药大学循证医学中心	学校	5	8	Ⅰa、Ⅰb、Ⅱa、Ⅱb、Ⅲa、Ⅲb、Ⅳ、Ⅴ	罗马数字结合英文字母
李敬华，2009	中国中医科学院中医药信息研究所	研究所	3	6	Ⅰa、Ⅰb、Ⅰc、Ⅰd、Ⅱ、Ⅲ	罗马数字结合英文字母
何庆勇，2010	中国中医科学院广安门医院	医院	4	7	Ⅰa、Ⅰb、Ⅰc、Ⅰd、Ⅱ、Ⅲ、Ⅳ	罗马数字结合英文字母
任玉兰，2012	成都中医药大学	学校	5	8	Ⅰa、Ⅰb、Ⅰc、Ⅰd、Ⅱ、Ⅲ、Ⅳ、Ⅴ	罗马数字结合英文字母
汪受传，2013	南京中医药大学标准化研究中心	学校	5	5	Ⅰ、Ⅱ、Ⅲ、Ⅳ、Ⅴ	罗马数字
衷敬柏，2016	中国中医科学院西苑医院	医院	4	7	Ⅰa、Ⅰb、Ⅱ、Ⅲa、Ⅲb、Ⅳa、Ⅳb	罗马数字结合英文字母

中医（中西医结合）领域制定的标准中，4种分级标准的研发是基于文献，进行系统回顾性的分析；3种分级标准调查了利益相关者；2种分级标准在招募专家时，考虑了专家是否具有代表性；3种分级标准报告了形成方法；6种分级标准均未进行信度和效度的验证；6种分级标准均未对资助进行利益声明，详见表25-3。

表25-3　中医（中西结合）领域证据分级标准制订过程

研究	前期系统的文献回顾	调查利益相关者	专家招募的代表性	标准的形成方法	标准的验证过程	标准制定的利益声明
刘建平，2007	是	否	否	否	否	否

续　表

研究	前期系统的文献回顾	调查利益相关者	专家招募的代表性	标准的形成方法	标准的验证过程	标准制定的利益声明
李敬华，2009	是	否	否	否	否	否
何庆勇，2010	是	是	是	是	否	否
任玉兰，2012	是	是	是	是	否	否
汪受传，2013	否	是	否	是	否	否
袁敬柏，2016	否	否	否	否	否	否

三、中医（中西医结合）指南采用证据分级标准的情况

课题组以"指南""指引""中医""中西医""中药""Chinese Traditional Medicine""Guideline""Guidance"等为检索词，采用主题词结合自由词的形式系统检索中英文数据库（MEDLINE、万方、中国知网、CBM），纳入在期刊发表的采用证据质量分级标准的中医药和中西医结合领域的临床实践指南，排除指南摘要以及无法下载和获取的指南。检索日期为建库至2018年7月31日。最终纳入了128部中医（中西医结合）指南，其中61（48%）部采用了证据质量分级标准，共涵盖了9种证据质量分级标准，筛选流程见图25-1。

在发表年份方面，2017年发表的指南数量最多，为18（29.5%）部；由图25-2可知，采用分级标准的指南数量大体呈逐年上升的趋势，并且其在中国每年发表的中医药和中西医结合指南总数中所占的比例也越来越高；而在中医类型方

面，纯中医指南占绝大多数，共52（85.2%）部；在发表的期刊方面，28（45.9%）部发表在《中医儿科杂志》上；在指南制订机构的类型方面，33（54.1%）部由中医药领域相关专家组（个人制订的统称）制订；在指南制订主要的资金资助来源方面，国家中医药管理局资助的指南占多数，有38（62.3%）部，而有9（14.8%）部指南并未说明资助的来源，详见表25-4。

表25-4　采用证据分级标准的中医（中西医结合）
指南的基本情况

内　　容	数量（n，%）
发表年份	
2018	9（14.7%）
2017	18（29.5%）
2016	14（23.0%）
2015	6（9.8%）
＜2015	14（23.0%）
中医类型	
纯中医	52（85.2%）
中西医结合	9（14.8%）
证据质量分级标准	
2013年汪受传中医证据分级标准	26（42.6%）
2007年刘建平证据分级标准	14（23.0%）
2004年GRADE分级标准	7（11.5%）
2001年国际感染论坛（International Sepsis Forum，ISF）的分级标准	6（9.8%）
2012年刘建平证据分级标准改编版	3（4.9%）
2006年肝纤维化指南的分级标准	2（3.3%）

续　表

内　容	数量（n，%）
2011年痴呆中西医指南的分级标准	1（1.6%）
2016牛津大学循证医学中心分级标准改编版	1（1.6%）
2017中国脑梗死指南分级标准	1（1.6%）
发表期刊	
中医儿科杂志	28（45.9%）
中医杂志	9（14.8%）
中西医结合杂志	6（9.8%）
中国中西医结合外科杂志	3（4.9%）
世界睡眠医学杂志	3（4.9%）
其他	12（19.7%）
指南制订机构类型	
学会	25（41.0%）
中医药领域相关专家组（个人制订的统称）	33（54.1%）
协会	1（1.6%）
专业的学术机构	2（3.3%）
指南制订主要的资助来源	
国家中医药管理局	38（62.3%）
国家科技支撑计划项目	4（6.6%）
WHO西太地区项目	3（4.9%）
国家公益性行业科研专项	2（3.3%）
国家中医临床研究基地业务建设科研专项	2（3.3%）
国家自然科学基金	2（3.3%）
国家科技部	2（3.3%）
国家重点基础研究发展计划	1（1.6%）
其他非国家级资助项目	3（6.6%）
未说明资助来源	9（14.8%）

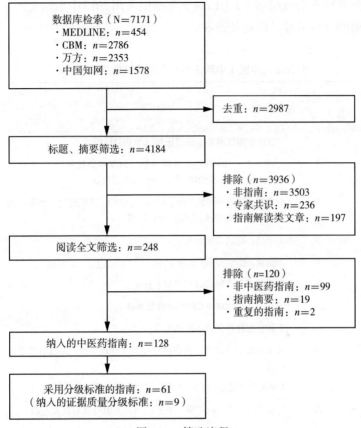

图25-1　筛选流程

在证据质量分级标准方面，61部指南中，共涉及9种证据质量分级标准。其中26（42.6%）部指南采用2013年汪受传证据分级标准，14（23.0%）部指南采用2007年刘建平分级标准，7（11.5%）部指南采用2004年GRADE分级标准，6（9.8%）部指南采用2001年ISF分级标准，3（4.9%）部指南采用刘建平分级标准的改编版，2（3.3%）部指南采用2006年肝纤维化指南的分级标准，1（1.6%）部指南采用2011年痴呆中西医指南的分级标准，1（1.6%）部指南采用牛津大学循证医学中心分级标准的改编版，1（1.6%）部指南采用2017中国脑梗死指南的分级标准，详见表25-5。

表25-5　中医（中西医结合）指南采用的分级标准

分级级数	分级符号	分级依据说明
		2001年国际感染论坛提出的德尔菲分级标准
5	Ⅰ	大样本（≥100例的高质量的单个RCT或系统评价），随机研究，结果清晰，假阳性或假阴性的错误很低
	Ⅱ	小样本（<100例的高质量的单个RCT），随机研究，结果不确定，假阳性和/或假阴性的错误较高
	Ⅲ	非随机，同期对照研究
	Ⅳ	非随机，历史对照和专家共识
	Ⅴ	病例报道，非对照研究和专家意见
		2004年GRADE分级标准
4	A	非常有把握观察值接近真实值
	B	对观察值中等把握：观察值有可能接近真实值，但也有可能差别很大
	C	对观察值的把握有限：观察值可能与真实值有很大差别
	D	对观察值几乎没有把握：观察值与真实值可能有极大差别
		2006年肝纤维化中西医结合诊疗指南的分级标准
5	Ⅰ	RCT
	Ⅱ-1	有对照但非随机的临床试验
	Ⅱ-2	队列研究或病例对照研究
	Ⅱ-3	多时间点病例系列分析，结果明显的非对照试验
	Ⅲ	专家的观点及描述性流行病学研究
		2007年刘建平传统医学证据体的构成及证据分级的建议
8	Ⅰa	由RCT、队列研究、病例对照研究、病例系列这4种研究中至少2种不同类型的研究构成的证据体，且不同研究结果的效应一致

分级级数	分级符号	分级依据说明
	Ⅰb	具有足够把握度的单个 RCT
	Ⅱa	quasi-RCT 或队列研究
	Ⅱb	病例对照研究
	Ⅲa	历史性对照的病例系列
	Ⅲb	自身前后对照的病例系列
	Ⅳ	长期在临床上广泛运用的病例报告和史料记载的疗法
	Ⅴ	未经系统研究验证的专家观点和临床经验，以及没有长期在临床上广泛运用的病例报告和史料记载的疗法

2011 年痴呆中西医结合临床实践指南的分级标准

分级级数	分级符号	分级依据说明
6	1a	有 RCT 的 Meta 分析支持
	1b	至少一项 RCT 的结果支持
	2a	设计优良的对照 non-RCT 支持
	2b	不属上述类型的准临床研究结果支持
	3	非实验的描述性研究
	4	专家观点

2012 年慢性胃炎中医临床实践指南的分级标准（改良 2007 年刘建平分级标准）

分级级数	分级符号	分级依据说明
8	Ⅰa	由 RCT、队列研究、病例对照研究、病例系列这 4 种研究中至少 2 种不同类型的研究构成的证据体，且不同研究结果的效应一致；实施较好的 RCT 的系统评价 /Meta 分析
	Ⅰb	具有足够把握度的单个 RCT
	Ⅱa	quasi-RCT 或队列研究（前瞻性）
	Ⅱb	病例对照研究
	Ⅲa	历史性对照的病例系列
	Ⅲb	自身前后对照的病例系列
	Ⅳ	长期在临床上广泛运用的病例报告和史料记载的疗法
	Ⅴ	未经系统研究验证的专家观点和临床经验，以及没有长期在临床上广泛运用的病例报告和史料记载的疗法

续 表

分级 级数	分级 符号	分级依据说明
		2016英国牛津大学循证医学中心对循证级别提出的分类方法
5	I	至少一个设计良好的RCT中获得的证据
	II A	设计良好的non-RCT中获得的证据
	II B	设计良好的队列研究或病例对照研究（最好是多中心研究）的证据
	II C	多个带有或不带有干预的时间序列研究得出的证据（non-RCT中得出的差异极为明显的结果有时也可作为这一等级的证据）
	III	临床经验、描述性研究或专家委员会报告的权威意见
		2013年汪受传中医证据体分级标准
5	I	大样本，随机研究，结果清晰，假阳性或假阴性的错误很低
	II	小样本，随机研究，结果不确定，假阳性和/或假阴性的错误较高
	III	非随机，同期对照研究和基于古代文献的专家共识
	IV	非随机，历史对照和当代专家共识
	V	病例报道，非对照研究和专家意见
		2017中国脑梗死中西医结合诊治指南分级标准
4	I	基于多个RCT的Meta分析或系统评价，所纳入的试验依据改良Jadad评分量表，50%以上试验评分为4～7分或1个样本量足够的RCT（高质量）或多个较高质量的RCT
	II	基于多个RCT的Meta分析或系统评价，所纳入的试验依据改良Jadad评分量表，50%以上试验评分为1～3分或基于至少1个较高质量的RCT或多个较高质量的小样本RCT，且结果相一致
	III	基于小样本RCT或quasi-RCT或队列研究或病例对照研究
	IV	基于无同期对照的系列病例分析或专家共识意见

四、中医（中西医结合）专家制定分级标准与中医（中西医结合）指南采用分级标准的对比分析

根据中医制定的分级标准结果，可知由中医领域专家制定的标准有6种，而在中医指南中涉及的分级标准有9种，基于上述两类研究的对比分析可知：中医领域专家制定的6种分级标准中，只有刘建平和汪受传等制定的2种分级标准在中医指南制订中使用，其他4种分级标准尚未发现被使用；中医领域指南中的9种分级标准中，7种源于西医分级标准。

五、小结

虽然上述证据质量分级和推荐强度分级或多或少地反映了中医药领域的证据现状，但仍然存在一定的局限性，比如制订小组缺乏多学科合作，制订方法未清楚说明，分级系统未得到进一步验证，外推性不强等。因此，中医药领域证据分级现状仍需要进一步完善和探索。

中医药不仅在防治重大疾病和应对突发公共事件上起到重要的作用，还在解决众多临床问题中扮演了不可或缺的角色，例如中草药青蒿素治疗疟疾，针灸治疗头痛、腰背痛等。而中医临床实践指南在传播和指导公共卫生决策方面起到了重要的作用，规范、科学的中医临床实践指南有助于将中医研究有效地转化到临床实践当中去。然而，目前中医领域绝大多数证据质量分级标准的制定过程不够清晰，缺乏信度和效度的验证、利益相关者调查、标准的形成方法等，并且多数中医领域制定的标准未被中医药指南的制订所采用，不具有普适性。因此，根据中医药的临床特性，亟待研发能被中医药指南普遍采用的证据分级标准。

第二节　中医（中西结合）证据分级的影响因素探究

　　证据质量会对中医（中西医结合）临床实践指南的推荐意见形成与实施造成重要的影响。经过全面收集的证据需进一步严格评价其质量，然后结合证据的质量、利弊平衡、患者偏好与价值观、健康公平性、经济成本等多方面的因素，经过专家共识后得出推荐意见，并呈现在指南中，为临床实践提供参考和指导。目前应用最广泛的证据质量分级系统GRADE，已被全世界100多个学术组织和机构采用，但其应用于中医（中西医结合）分级时，仍然有一定的局限性，比如，分级时如何考虑中医药古籍的证据分级，如何纳入知名老专家的经验等。在中医（中西医结合）领域，由于干预措施错综复杂，影响证据质量的因素可能更多、更复杂，因此，有必要厘清相关影响因素，为中医（中西医结合）分级人员提供更详尽和实用的分级系统。

　　兰州大学学者基于GRADE系统，通过文献调研、专家访谈、小组讨论、德尔菲及专家共识的方法，探索出了一系列影响中医（中西医结合）领域证据质量分级的因素。

一、方法

（一）文献调研及小组讨论

　　基于之前证据分级系统的现状，从检索到的文献中提取可能影响中医（中西医结合）领域证据质量分级的因素，然后通过核心小组成员讨论，初步形成影响因素的条目池。

（二）构建专家组

　　纳入GRADE方法学家、中医肿瘤、西医肿瘤、中医心脑血管、西医心脑血管专家，构建共识小组，其主要职责是对条目池中的影响因素进行共识，提出修改意见和建议，完善出可能影响中医（中西医结合）领域证据质量分级的因素清单。

（三）专家访谈

纳入中医肿瘤和中医心血管专家，通过电话访谈的方式，获取他们对影响中医（中西医结合）证据分级因素的观点和意见，然后进行记录，并整合进条目池。

（四）德尔菲及专家共识

召集专家组成员，进行1轮面对面的共识会议，就条目池中的影响因素进行讨论和共识，对于专家提出的意见和建议，经过反复讨论后，最终形成影响中医（中西医结合）领域证据质量分级的因素清单。

二、结果

（一）专家组构建

构建的共识专家组包含循证医学、脑血管、心血管、肿瘤、统计学、期刊编辑等多学科的多名专家，具体专家信息详见表25-6。

表25-6　专家组成员基本信息

序号	姓名	性别	职称	单位	研究方向
1	李　慧	男	正高	广东省中医院	中医内科
2	田金徽	男	正高	兰州大学循证医学中心	循证医学
3	马　彬	女	副高	兰州大学循证医学中心	循证医学
4	陆丽明	男	副高	广州中医药大学	流行病与统计学
5	李　博	男	副高	北京中医医院	中医内科
6	安光辉	男	副高	上海中医药大学	针灸推拿学
7	靳英辉	女	副高	武汉大学中南医院	转化医学
8	杜　亮	男	副高	四川大学华西期刊社	期刊编辑
9	李　迅	女	中级	北京中医药大学	循证中医药
10	申希平	男	中级	兰州大学公共卫生学院	统计学

续 表

序号	姓名	性别	职称	单位	研究方向
11	陈 燕	女	中级	兰州大学第一医院	临床口腔
12	张玉清	男	初级	重庆医科大学附属第二医院	神经内科
13	李 江	女	初级	国家癌症中心	肿瘤科
14	邢 丹	男	初级	北京大学人民医院	骨科
15	李秀霞	女	初级	兰州大学公共卫生学院	卫生政策
16	宋旭萍	女	初级	兰州大学公共卫生学院	公共卫生

（二）影响因素的确定

通过前期课题组对数据库相关文献的检索、筛选及挖掘，同时结合小范围专家访谈（1名中医肿瘤和1名中医心血管），初步确定影响中医（中西医结合）领域证据质量的因素，具体详见表25-7。

表25-7　影响中医（中西医结合）领域证据质量的因素

影响因素	
偏倚风险	● 选择偏倚（如随机序列的产生、分配方案隐藏等） ● 信息偏倚（如报告偏倚、回忆偏倚等） ● 混杂偏倚（如性别、年龄等） ● 其他：＿＿＿＿＿＿＿＿
结果的一致性	● 纳入研究的一致性（如 I^2 大小） ● 不同研究类型结果之间的一致性（如纳入RCT和未纳入研究如大数据、队列研究的结果是否一致） ● 研究与临床实践之间的一致性（如纳入研究的结果与临床医生实践观察之间的一致性） ● 研究与古籍文献之间的一致性（如纳入研究的结果与古籍文献描述是否一致） ● 其他：＿＿＿＿＿＿＿＿

影响因素	
数据的充分性	● 单个研究样本量是否足够 ● 证据体的样本量是否足够 ● 效应量的大小 ● 其他：_____
其他可增加或降低证据质量的因素	● 其他：_____

（三）专家共识会议

基于以上影响因素，2018年9月2日在兰州召开了一次面对面的专家共识会议，主要目的是讨论表25-7中影响中医（中西医结合）领域证据质量的因素。

（三）最终影响因素清单的形成

基于专家共识组的意见，核心课题组成员组织多次讨论和论证，形成了最终可能影响中医（中西医结合）领域证据质量分级的因素，详见表25-8。

表25-8　影响中医（中西医结合）领域证据质量的因素

影响因素	
偏倚风险	● 选择偏倚（如随机序列的产生、分配方案隐藏等） ● 实施偏倚（如盲法等） ● 信息偏倚（如报告偏倚、回忆偏倚等） ● 混杂偏倚（如性别、年龄等） ● 其他偏倚：_____
结果的一致性	● 纳入研究的一致性（如 I^2 大小） ● 不同研究类型结果之间的一致性（如纳入RCT、灰色文献以及未纳入研究如大数据、队列研究的结果是否一致） ● 纳入研究与临床实践之间的一致性（如纳入研究的结果与临床医生实践观察之间的一致性） ● 纳入研究与古籍文献之间的一致性（如纳入研究的结果与古籍文献描述是否一致） ● 其他：_____

续 表

影响因素
数据的充分性   ● 单个研究样本量是否足够   ● 证据体的样本量是否足够   ● 效应量的大小及可信区间宽窄   ● 其他：_____
其他可增加或降低证据质量的因素   ● 其他因素：_____

（四）小结

中医（中西医结合）领域证据质量的分级借鉴了西医证据质量分级的理念或思想，很大程度上为临床医生和证据使用者在应用证据时提供了证据可靠度的判断方法，促进了传统医学证据的传播和推广。然而由于传统医学的特殊性及其证据的复杂性，单纯采用西医证据分级体系（如GRADE）可能会造成分级的不科学甚至错误。因此，本文通过大量中医（中西医结合）文献的调研，结合专家访谈及专家共识的方法，在GRADE基础之上，探究了影响中西医结合领域证据质量分级的影响因素。

偏倚风险一直是影响证据可靠度最主要的因素，偏倚风险是由系统误差产生的，是不可能被消除的。而方法学质量则可以通过严格的试验设计和控制来提高。对于RCT，其只是局限于Cochrane协作网提供的7个评价条目，对于其中其他偏倚的判断，并没有给出特别的指导或者说明，因此在分级过程中给分级人员造成了操作不便。而基于GRADE中的偏倚风险，我们对中西医结合领域的偏倚风险进行了扩展，给分级人员提供了一些参考，同时对于其他偏倚，需要分级人员结合实际文献和临床判断，可以给分级人员更大的空间。

结果一致性也是影响证据质量的因素之一。在GRADE系统中，我们也称之为不一致性主要考虑临床异质性、方法学异质性和统计学异质性，其主要考虑纳入研究之间的一致性，而未考虑纳入研究与未纳入研究，纳入研究不同类型之间的结果一致性问题。在中医（中西医结合）相关领域，由于存在了大量的经典中医药古籍文献和资料，在结果一致性的判断上，也应该考虑这方面的内容。同时，随着近年来大数据以及真实世界研究的快速发展，这些类型的证据也应该作为判断结果一致性的影响因素。

数据充分性是指现有的相关资料能够充分支持目前得出的结论，主要反映在样本量以及效应量方面。在GRADE系统中，数据充分性称之为不精确性，主要考虑证据体的样本量和可信区间的宽窄。而在中医（中西医结合）相关领域，单个原始研究样本量较小，可能对合并后结果的可信度造成影响。同时，对于效应量的大小、可信区间宽窄的临床意义，也需要进行判断。此外，除了上述影响因素，再评价过程中，我们设置了可选的选项，即如果认为一些因素可能影响证据质量，但非上述中任何一种，则可放在其他可增加或降低证据质量的因素一栏中，并说明理由即可。

本文的优势及局限性：采用循证医学的方法（核心小组共识、文献回顾、专家访谈、德尔菲法等），调查得出影响中医（中西医结合）领域证据质量的影响因素，并且提出针对具体临床研究进行具体评价的思想，列出了其他可能影响证据质量的因素；但由于纳入访谈专家较少，可能存在一些因素的考虑不全或遗漏，且中医（中西医结合）相关领域证据较为复杂，在具体评级时还需临床医生联合方法学家共同商讨，以求客观真实的评价结果。

第三节　中西医结合领域证据质量分级影响因素的验证

一、目的

设计非随机的前瞻性对照研究，小范围检验本研究所制定的分级系统与GRADE系统相比较，其准确性和可操作性。

二、方法

（一）研究对象

20名方法学家（包括循证医学专家、统计学家、流行病学家、期刊编辑等），同时选取肿瘤和心血管领域临床医生各10名（共20名）。

（二）分组方法

按照1∶1配对的原则，一名方法学家配对一名临床医生，将40人分为两组，A组：10名方法学家＋5名肿瘤医生＋5名心血管医生；B组：10名方法学家＋5名肿瘤医生＋5名心血管医生。A组分为2个亚组，为A1（5名方法学家＋5名心血管医生）和A2（5名方法学家＋5名肿瘤医生），同理，B组分为B1（5名方法学家＋5名心血管医生）和B2（5名方法学家＋5名肿瘤医生）。

（三）问卷设计

基于第五部分形成的分级影响因素，制作问卷，问卷分为四套，即A1，A2，B1，B2，分别对应方法学家＋临床医生分组，即A1组专家填写A1问卷。同时，A问卷为本研究所制定的分级内容，主要包括问卷填写人的基本信息、不同结局指标中分级影响因素的判断以及评分。B问卷为GRADE分级内容，主要包括问卷填写人的基本信息、对结局指标进行GRADE分级等。

（四）问卷材料

选取两篇系统评价（1篇心脑血管，1篇肿瘤），然后提取其中各3个结局指标，将其制作成为AB问卷，A1问卷纳入心血管系统评价的3个结局指标，A2问卷纳入肿瘤系统评价的3个结局指标；同理，B1问卷纳入心血管系统评价的3个结局指标，B2问卷纳入肿瘤系统评价的3个结局指标，结合第5部分，本课题组研发分级系统时需给出判断的理由，GRADE分级也需要给出降级原因。

（五）结局指标

结局指标：一致性，平均分数。

（六）统计分析

对于本课题研发的组内，采用均值和标准差呈现平均分，对于GRADE组统计其分级范围以及A、B两组之间的一致度。

三、结果

（一）纳入方法学家及临床医生的基本信息

纳入的临床医生及方法学家地域分布详见图25-2。纳入的40名专家中分别来自北京、广东、甘肃、江苏等12个省市、自治区、直辖市以及1名来自加拿大和1名来自瑞典的专家，覆盖了28家医院或科研机构。

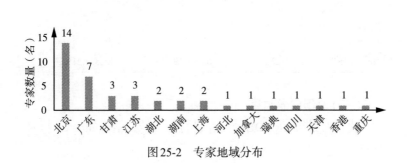

图25-2　专家地域分布

（二）A组问卷结果

我们对A组GRADE的问卷进行了分析，结果如表25-9和表25-10。

表25-9　A1组分级结果

组别	临床总有效率	神经功能缺损评分	生活能力评分
1	75	60	70
2	35	45	50
3	55	50	60
4	60	80	80
5	45	55	50
Mean ± SD	54±15.16	58±13.50	62±12.03

表25-10　A2组分级结果

组别	近期有效率	白细胞减少发生率	消化道不良反应
1	77.5	77.5	50
2	40	45	20
3	30	50	20
4	50	45	40
5	80	85	70
Mean ± SD	55.5±22.39	60.5±19.24	40±21.21

（三）B组问卷结果

我们对B组GRADE的问卷进行了分析，结果如表25-11和表25-12。

表25-11　B1组GRADE分级结果

组别	临床总有效率	神经功能缺损评分	生活能力评分
1	C	D	B
2	C	D	B
3	C	D	C
4	C	D	C
5	B	D	B
分级	B～C	D	B～C

表25-12　B2组GRADE分级结果

组别	近期有效率	白细胞减少发生率	消化道不良反应
1	C	D	D
2	C	C	C
3	B	D	C
4	C	D	D
5	C	C	D
分级	B～C	C～D	C～D

（四）两组结果对比

根据GRADE手册，GRADE分级中A级证据的可信度为86%～100%，B级证据可信度为60%～85%，C级证据可信度为30%～59%，D级证据可信度为0～29%。根据以上原则，将本课题研发的分级的可信度转化为等级资料，即A、B、C、D，对比结果如表25-13所示。

表25-13　心血管和肿瘤GRADE及本课题研发的分级标准对比

心血管		
结局指标	临床总有效率	神经功能缺损评分	生活能力评分
本课题组分级标准	C	C	B
GRADE	C～B	D	C～B
肿　瘤		
结局指标	近期有效率	白细胞减少发生率	消化道不良反应
本课题组分级标准	C	B	C
GRADE	C～B	C～D	C～D

（五）小结

通过一项non-RCT，探究了本课题研发的分级和GRADE分级之间结果的一致性。我们招募20名临床医生（10名肿瘤科医生和10名心脑血管科医生）和20名方法学家，来自北京、上海、广州等12个省、市、自治区、直辖市，覆盖了28家医疗机构和单位，具有较好的代表性。

研究结果显示，本课题研发的分级和GRADE分级结果具有较高的一致度。在心血管领域系统评价中，结局指标临床总有效率、神经功能缺损评分和生活能力评分组内专家的一致度分别为80%、100%和60%；肿瘤领域，结局指标近期有效率、白细胞减少发生率和消化道不良反应组内专家一致度分别为80%、60%和80%，A组专家各自对不同结局指标的评价一致度较高；同时，B组专家对不同领域不同结局指标分级的一致度也均较好。GRADE分级和本课题研发的分级系统结果也均有较高的一致性。主要原因可能是临床医生和方法学家在进行不同分级时，均进行了充分的讨论和沟通，特别是在进行本课题研发的分级时，需要分级人员将具体判断理由进行列举，透明直观地呈现分级影响因素，同时，由二者合作给出一个比较可靠的可靠度评分，在临床上具有较高的指导意义。

本研究的优势：本研究首次提出在进行证据质量分级时应该纳入临床医生和方法学家同时进行评价。如果需要，可考虑纳入患者一起进行讨论，以提高分级的透明度和可靠度。同时，这也是首次将分级系统进行连续性量化，之前的分级系统均为等级资料，不利于结果之间的对比和量化。此外，本研究纳入专家覆盖地域广泛，具有很好的代表性。本研究的局限性：①纳入的专家配对未实施随机的方法，可能对结果造成一定的偏倚；②纳入的系统评价为中文发表，可能存在一定的偏倚，且其报告的结局指标不规范，不同分级人员之间分级理解可能存在较大的偏差；③纳入研究及结局指标均较少，仍需要多样本、大规模试验验证二者之间的相关性和一致度。

本课题研发的分级系统更为开放，可纳入考虑的因素更多，譬如文献古籍等中医特色因素，同时评价人员采用临床和方法学相结合，避免了单纯由方法学家或临床医生分级所产生的专业偏倚。此外，采用百分制而非四分法打分，结果更为量化也更容易理解。且通过试验可知，其分级的准确性与GRADE分级相似。

（周　奇　王梦书　商洪才）

参 考 文 献

［1］Bastian H，Glasziou P，Chalmers I. Seventy-Five Trials and Eleven Systematic Reviews a Day：How Will We Ever Keep Up［J］. ? PLoS Medicine，2010，7：e1000326.

［2］陈耀龙，李幼平，杜亮，等. 医学研究中证据分级和推荐强度的演进［J］. 中国循证医学杂志，2008，8（2）：127-133.

［3］Hesketh T，Zhu WX. Health in China. Traditional Chinese medicine：one country，two systems［J］. British Medical Journal，1997，315（7100）：115-7.

［4］刘建平. 传统医学证据体的构成及证据分级的建议［J］. 中国中西医结合杂志，2007，27（12）：1061-1065.

［5］李敬华. 中医治疗文献质量评价方法及示范应用研究［D］. 北京：中国中医科学院，2009.

［6］何庆勇，王阶，王师菡，等. 中医临床证据分级与评分体系研究［C］. 中国科学技术协会年会. 2010.

［7］汪受传，陈争光，徐珊，等. 建立循证中医临床实践指南证据分级体系的构想［J］. 世界科学技术–中医药现代化，2013，15（7）：1488-1492.

［8］任玉兰，吴曦，梁繁荣. 基于循证医学针灸临床研究证据评价体系的初步构建［J］. 辽宁中医杂志，2012，39（2）：205-209.

［9］衷敬柏. 建立适合中医临床诊疗证据评价方法的建议［J］. 中华中医药杂志，2016，31（4）：1146-1148.

［10］刘为民，刘保延，何丽云. 引入GRADE体系制定中医药国际标准的思考与实践探析［J］. 亚太传统医药. 2011，7（1）：1-4.

［11］GH Guyatt，AD Oxman，GE Vist，et al. GRADE: an emerging consensus on rating quality of evidence and strength of recommendations［J］. British Medical Journal，2008，336（7650）：924-926.

第二十六章

GRADE在MAGIC中的应用

提要

MAGIC（making GRADE the irresistible choice）是基于GRADE系统快速制订与传播高质量临床推荐意见的新兴方法体系，其通过指南推荐快速制订方法体系快速生产可信的推荐意见，以确保临床实践指南制订的科学和高效；通过推荐意见的发布系统（即MAGICapp）快速传播和动态更新指南推荐意见；通过指南推荐意见的制订发现现有证据不足之处，反向促进相关高质量原始研究证据的生产，反哺和促进指南的制订，最终形成证据从生产、转化到使用的完整闭环——数字化和可信的证据生态系统。本章简要介绍MAGIC产生的背景，以及MAGIC所提出的证据生态系统、快速推荐、临床决策等概念框架和解决方案。

GRADE作为一种证据可靠性的评价工具，为循证临床实践指南的制订提供了可靠的方法学支持，也为循证临床实践的实施创造了条件。传统临床实践指南的制订周期往往较长，在临床证据快速更新的今天，确保指南推荐与时俱进的难度越来越高。早在2001年的一项研究显示，超过75%的美国AHRQ指南因为新证据的产生而亟需更新。甚至在一些证据迭代较快的领域，部分临床实践指南由于种种原因，刚刚发布就已经无法与最新的循证医学证据相对应。

　　与此同时，传统循证临床实践指南往往以文字的形式在网络和学术期刊上发布。一些指南性文本，如中华医学会发布的一些指南以纸质版形式发表于中华医学学术期刊上，需要付费订阅才能阅读，这给非教学医院的临床医生，特别是给基层医生的指南获取带来了较大的困难。而国外的一些指南和专家共识虽然大多数都可免费获取，但由于语言限制，也不适合我国的基层临床医生阅读。此外，即使指南的获取和语言障碍都能得到解决，传统指南往往需要临床医生在提供诊疗服务前花费较长的时间阅读、学习和领会指南推荐的内容，并通过实践和与同行交流实现指南的实际应用。由于语言表达的局限性，有时候还可能因为阅读理解的偏差造成一些误解。同时，国内外大多数临床医生事实上都存在工作繁忙，很难自发花费临床外时间进行相关学习的问题。包括我国和美国在内的部分国家，强制性积累毕业后继续医学教育（Continuing Medical Education，CME）学分是激励临床医生学习临床实践指南和最新研究进展的重要手段，但CME活动培训的质量和效果尚缺乏系统性考量。低质量或者带有商业性质的CME培训甚至可能对临床医生产生巨大的误导。在我国，包括指南推广在内的很大一部分CME培训内容由于需要花费大量经费，往往会引入部分医药企业人员不同程度的参与，这给CME培训内容的公正性和真实性都带来了隐患。这些问题可能通过影响临床医生的决策思维，进而对患者的医疗安全和医保合理花费等造成威胁。因此，研发一套实时更新的证据生态系统就显得尤为重要，MAGIC系统应运而生。

第一节　证据生态系统与 MAGIC体系

　　事实上，如图26-1所示，证据的流向和运转也是存在生态系统的。通常无须特殊的组织，当重要的临床原始研究，特别是那些大样本高质量的有重要临床参考价值的RCT完成并发表后，系统评价员会自发捕捉这些信息，并采用系统评价的方法，对证据进行加工、整理、评价和合成，最终撰写并发表系统评价。另一些研究者会基于这些系统评价中的合成证据，采用GRADE系统进行评估和整理，制订高质量的HTA和指南性文本，并递交卫生政策制定者或通过临床医生应用于患者的临床诊疗。当指南应用于临床后，临床流行病学家会利用登记注册研究、电子病例系统（Electronic Health Records，EHR）等真实世界研究数据，在真实世界中验证指南的实效性和适用性，发现指南中存在的局限性和有待改进的地方，将这些信息以论文和会议交流的形式传递给从事临床试验和观察性研究的学者和医药企业，后者设计高质量临床试验或观察性研究解决，从而进入下一循环。

从证据生态系统中不难看出，其存在大量"限速节点"使得循环发生滞后。而任何环节的滞后都有可能导致证据流

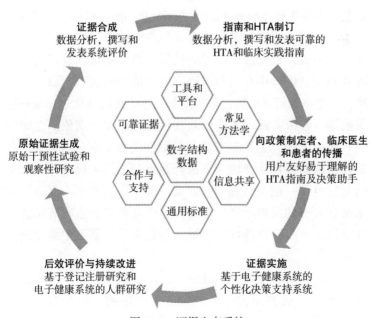

图26-1　证据生态系统

通不畅，从而阻碍广大患者接受到基于最佳证据的临床决策。首先，虽然现阶段系统评价的发表数量逐年增加，但却很少有系统评价员专注于某一临床问题进行跟踪评价。事实上，Cochrane协作网创立之初，Cochrane系统评价即有意识地鼓励某一团队对某一临床问题实时跟进，并随时发表更新的系统评价。然而，并非所有注册的Cochrane系统评价都能如愿做到及时更新，而在非Cochrane系统评价中能够做到及时更新的就更少了。与此同时，虽然GRADE系统已经被学术界广泛认可，但目前并非所有系统评价均采用GRADE对证据进行分级，能够科学、正确地使用GRADE进行证据评价的系统评价则可能更少。其次，从系统评价到指南的流向也并不完全顺畅，因为指南制订者与系统评价员之间往往缺乏沟通，因此大多数发表的系统评价并不能完全服务于指南制订者对临床场景的解读和指南中临床实践的需求。近年来，包括美国心脏病学会（American Heart Association，AHA）和欧洲心脏病学会（European Society of Cardiology，ESC）等在内的不少学会都逐渐采纳了指南团队与系统评价员合作撰写系统评价的模式，且收到了良好的效果。但大多指南制订者并没有能力独立或合作开展与指南直接对应的系统评价研究。再次，在指南制订完成后，从指南向临床实践的转化过程也有层层阻隔。临床实践指南的后效评价工作，如指南依从性研究的开展由于研究工具和方法的局限性而并不多见。此外，在临床试验的设计和实施中，医药企业起到了关键的作用，但同时它也是一把双刃剑。一方面，商业资金的注入促进了临床医学研究的发展；另一方面，这些商业资金也很有可能主导选题，从而导致选择性忽视一些真实世界研究中所发现的问题。

上述种种问题并非最近一二十年才被发现，但很多情况下都由于研究手段、工具和方法的限制，缺少有力、可靠、系统的解决方案。作为连接证据与指南的证据质量评价工具 GRADE，正是解决这些问题的重要契机。然而，仅仅有 GRADE 工具是不够的，毕竟 GRADE 只能解决到某一临床场景的循证决策和指南推荐，并不能涉及证据生态系统中指南到临床实践的"最后一公里"问题。因此，MAGIC 体系应运而生。

MAGIC 的英文全称是 making GRADE the irresistible choice，意为"使 GRADE 成为无法抵抗的选择"，同时与英文"魔法"的拼写和读音相同。事实上，在加拿大麦克马斯特大学戈登·盖亚特（Gordon Guyatt）教授建立 GRADE 方法不久后的 2009 年，挪威奥斯陆大学的佩尔·奥拉夫·范德维克（Per Olav Vandvik）教授等随即与之联合开始构建 MAGIC 体系。MAGIC 最初是作为一项研究项目和创新计划来开展的，项目组于 2013 年推出了 MAGIC 体系中的重要工具——MAGICapp，于 2014 年提出了"证据生态系统"的概念，于 2016 年与 BMJ 成功合作完成了"BMJ 快速推荐"的系列循证临床实践指南。这一系列的举措，同时从理论和方法两个方面串接了从证据到指南应用流通中的诸多关键环节，促成 MAGIC 体系的建立。2018 年，佩尔·奥拉夫·范德维克教授在 MAGIC 体系的基础上与林·勃兰特（Linn Brandt）教授、戈登·盖亚特教授和托马斯·阿格利茨（Thomas Agoritsas）教授一起在挪威创建了独立的非营利性组织——MAGIC 基金会，成为循证医学发展史上的一个重要里程碑。

第二节　快速推荐

指南应基于系统评价证据制订，以保证其可信度。然而，并非所有指南都足够让人信服。2019 年一项针对高尿酸血症和痛风指南及专家共识的系统评价结果显示，24 部指南中，约有 50 个临床问题在不同指南中存在相反的推荐意见。"黑匣子"式的指南制订流程使指南推荐意见的重复性差，对于大多数不熟悉循证医学方法的临床医生而言，阅读指南好像"撞大运"，或许能遇到可靠的指南给出可靠的推荐，在接下来的临床实践中帮助患者，但或许也可能遇到指南制订过程中因未知差错给出的不恰当推荐，进而可能危害一系列就诊患者的安全，特别是在学术交流较少的基层医院中，不恰当地推荐很有可能危害一方人民。与此同时，阅读"大量"文献的临床医生也可能会因为存在矛盾的推荐而无法选择，甚至丧失对指南学习和CME项目的兴趣和信心。

为提高指南制订流程的透明性和规范性，MAGIC基金会与BMJ合作创立了BMJ快速推荐栏目（https://www.bmj.com/rapid-recommendations）。2016年，佩尔·奥拉夫·范德维克教授与国际多名临床与方法学专家一起制订了严重主动脉狭窄患者经导管和开放手术主动脉瓣置换术的指南，作为首个BMJ快速推荐，该推荐也同步发表了1篇介绍BMJ快速推荐的述评和3篇系统评价，分别针对干预的疗效及安全性对比、患者预后，以及患者价值观与偏好。同时，该指南被同时上传至MAGICapp，迅速进入决策支持系统。这一模式开启了MAGIC快速推荐的新的指南形式。

BMJ快速推荐是一个包含6个主要步骤，为期90天的标准化流程：

第一步，证据监测。MAGIC团队成员及合作者实时跟进最新的医疗研究进展，并快速识别可能改变临床实践的研究证据。当发现"可改变实践的证据"后，由BMJ在内的MAGIC快速推荐委员会进行讨论，并确定是否作为指南的选题（当日为起始日）。

第二步，成立专家委员会（起始日起7天内完成）。由MAGIC团队成员和发起人跟进指南选题，并在全球范围内招募指南核心成员和专家委员会成员，审查其参与资质（主要包括临床经历、利益冲突和语言能力等），并注意平衡地区、性别等特点。当专家委员会完成资质审查并成立后，指南项目即可开始。

第三步，系统评价的开展（起始日起45天内完成）。由专家委员会采用PICO的形式总结并提出临床问题，并交由外部系统评价团队完成。该系统评价可以是指南干预的疗效和安全性，也可以是预后或患者价值观与偏好。系统评价通常需要根据具体情况进行讨论。

第四步，起草指南（起始日起60天内完成）。由临床和方法学主席带领全体专家委员会成员完成该指南的撰写。

第五步，将指南及相应的系统评价提交同行评议。指南及系统评价提交BMJ出版社旗下学术期刊，并由杂志社递送同行评议。

第六步，发布指南及系统评价（起始日起90天内完成）。指南与系统评价经同行评议接收后，由BMJ出版社旗下学术期刊和MAGICapp同步向全球发布。

BMJ快速推荐的核心要点包括：①采用GRADE对证据的可靠性进行评价，并生产推荐意见；②由可改变实践的证据驱动，针对某一相对局限的临床问题，独立撰写基于指南需求的系统评价，确保系统评价和研究结果的独立性；③引入患者伙伴，充分考虑其价值观与偏好，并确保临床医生帮助其考虑的风险与获益的确符合患者的实际考虑；④给出基于绝对风险变化、患者利益的数字化决策体系，即快速推荐中临床医生与患者可以分享可视化的交互量化风险及获益评估，以帮助临床决策。

在首个BMJ快速推荐中，指南制订者针对特定主动脉狭窄人群进行了高质量系统评价，并据此给出了相关推荐（https://www.bmj.com/content/354/bmj.i5085）：年龄越大越倾向于使用介入治疗，而年龄越轻，越倾向于使用开胸手术。该决策主要基于年龄的系统评价和包括死亡、卒中等在内的9个重要结局指标的绝对风险改变。同时，指南中还罗列了患者价值观与偏好的证据、医疗资源及其他临床实践中需要注意的问题。

目前，BMJ快速推荐已针对主动脉狭窄、低强度脉冲超声骨愈合、关节镜手术治疗退行性膝关节炎和半月板撕裂、HIV感染孕妇的抗反转录病毒治疗、糖皮质激素治疗咽喉痛、抗生素治疗无并发症的皮肤脓肿、腰椎穿刺、隐源性卒中、糖皮质激素治疗败血症、前列腺癌筛查、内科急症患者氧疗、双重/单一抗血小板治疗对比、成人肩痛、甲状腺激素治疗亚临床甲状腺功能减退症、结直肠癌筛查、危重症患者胃肠道出血的预防等多个临床问题给出了高质量循证指南。

第三节　临床决策支持与MAGICapp

MAGICapp是MAGIC组织构建的用于发布指南和证据总结的出版平台，该平台允许作者使用GRADE方法，以高度结构化的形式撰写并出版其指南和证据总结。MAGICapp是基于网页的协作工具（https://app.magicapp.org/app），无须安装任何软件即可在任何设备上使用。此外，MAGICapp具有包括多层次交互界面、电子病历系统整合和决策工具等在内的独特功能。

多层次交互界面是MAGICapp最大的功能特色。该功能借助智利Epistemonikos平台，将GRADE结果总结SoF表升级为交互式结果总结表（iSoF）。用户可以根据自己的需求调整其所关注的内容。在结直肠癌筛查的BMJ快速推荐中，MAGIC引入了交互性更强的界面，允许用户自行选择终点和对比方法。该功能为循证指南脱离纯文字，让读者在交互界面有限的边界范围内快速地浏览所需信息，并且在任何地点（包括急诊、病房、门诊、医生办公室、图书馆等）都可以使用指南和其他决策支持工具。

传统意义上的临床决策支持系统（clinical decision support system，CDSS）在很大程度上忽略了临床决策规则（参考指南）的可靠性，而MAGIC体系下的快速推荐则是经过严格方法学质量控制后制订出来的循证指南。基于这些高质量指南的临床决策无疑优于那些缺乏证据支持的临床决策规则。MAGICapp 可作为 CDSS 通过应用程序接口直接嵌入 EHR 中，并利用 BMJ 快速推荐中推荐意见的高度结构化特点，在必要时直接提醒临床医生注意指南的使用，甚至直接给出用药建议。临床医生在对推荐意见、证据支持及建议进行阅读和审核后，即可在短时间内作出临床决策。甚至可以与患者分享这些信息，以达成医患共同决策。当这样的模式进一步扩大，临床医生就有可能被从下班后大量的 CME 项目中解救出来，只在需要用到证据时即时学习。向 EHR 系统的嵌入中，还需要注意本地化特点，可能需要进行必要的修饰，从而成为更加优秀的决策工具。

针对不同用户，MAGICapp 的用法和意义也有所不同。对于指南制订者而言，MAGICapp 是一个可自我编辑的指南发布平台，指南制订者可在 MAGICapp 平台上采用其所提供的流程和方法对指南进行在线编制和修改；对系统评价员而言，MAGICapp 可以在线创建和发布证据总结，并创建适合自己偏好的多层次结构化证据总结；对于临床医生、患者而言，可直接通过 EHR 系统、连接互联网的电脑或移动终端即时检索并访问 MAGICapp 上的指南推荐意见和证据总结帮助临床决策。由于 MAGICapp 的指南内容是高度结构化和可视化的，临床医生可以通过简单的操作让患者更直观地看到仅针对自己的个性化证据总结和推荐意见，使得复杂疾病的医患共同决策成为现实。

2019 年 4 月中国 MAGIC 中心（MAGIC China Center）正式在四川大学华西医院中国循证医学中心成立，旨在与国内外研究者共同研究和探讨临床证据的快速合成与评价，指南推荐意见的快速制订，以及临床实践的快速转化等一系列重要问题，真正实现循证临床实践的快速转化。中国 MAGIC 中心成立以来，已经参与了多个 BMJ 快速推荐的制订。同时，也参考

BMJ快速推荐模式，创立了华西推荐体系。新型冠状病毒肺炎流行期间，中国MAGIC中心在快速推荐的基础上，原创性地建立了适用于公共卫生突发事件的"华西紧急推荐"模式，利用GRADE等工具，采用7天标准流程，完成从选题到出版的全过程。疫情期间，中国MAGIC中心牵头，临床、教学团队合作制订了针对医院内感染防控和学生感染防控的两个华西紧急推荐。由此，华西推荐体系包括了华西快速推荐（基于高质量系统评价支持）、华西紧急推荐（基于已发表间接证据支持）和华西经验（基于经验的非循证共识性文本）3个层次的建议性文本。中国MAGIC中心今后将致力于构建中国快速循证指南的制订和国际指南本土化应用体系，从而打通指南转化的"最后一公里"。

（李舍予　杨　楠　陈耀龙）

参 考 文 献

[1] Shekelle PG, Ortiz E, Rhodes S, et al. Validity of the Agency for Healthcare Research and Quality Clinical Practice Guidelines: How Quickly Do Guidelines Become Outdated? [J]. The Journal of American Medical Association, 2001, 86 (12): 1461-7.

[2] Li Q, Li X, Wang J, et al. Diagnosis and treatment for hyperuricemia and gout: a systematic review of clinical practice guidelines and consensus statements [J]. BMJ Open, 2019, 9 (8): e026677.

[3] Siemieniuk RA, Macdonald H, Agoritsas T, et al. Introduction to BMJ Rapid Recommendations [J]. British Medical Journal, 2016, 354: i5191.

[4] Siemieniuk RA, Agoritsas T, Manja V, et al. Transcatheter versus surgical aortic valve replacement in patients with severe aortic stenosis at low and intermediate risk: systematic review and meta-analysis [J]. British Medical Journal, 2016, 354: i5130.

[5] Foroutan F, Guyatt GH, O'Brien K, et al. Prognosis after surgical replacement with a bioprosthetic aortic valve in patients with severe

symptomatic aortic stenosis: systematic review of observational studies [J]. British Medical Journal, 2016, 354: i5065.

[6] Lytvyn L, Guyatt GH, Manja V, et al. Patient values and preferences on transcatheter or surgical aortic valve replacement therapy for aortic stenosis: a systematic review [J]. British Medical Journal Open, 2016, 6: e014327.

[7] Vandvik PO, Otto CM, Siemieniuk RA, et al. Transcatheter or surgical aortic valve replacement for patients with severe, symptomatic, aortic stenosis at low to intermediate surgical risk: a clinical practice guideline [J]. British Medical Journal, 2016, 354: i5085.

[8] Helsingen LM, Vandvik PO, Jodal HC, et al. Colorectal cancer screening with faecal immunochemical testing, sigmoidoscopy or colonoscopy: a clinical practice guideline [J]. British Medical Journal, 2019, 367: l5515.

[9] 孙鑫, 李玲, 李舍予, 等. 促进高质量临床实践指南快速制订与有效使用: MAGIC 体系与中国行动 [J]. 中国循证医学杂志, 2020, 20 (1): 2-6.

[10] 李舍予, 黄文治, 廖雪莲, 等. 新型冠状病毒感染医院内防控的华西紧急推荐 [J]. 中国循证医学杂志, 2020, 20 (2): 125-133.

[11] 张凤英, 李舍予, 李玲利, 等. 新型冠状病毒肺炎疫情间高校学生管理的华西紧急推荐 [J]. 中国循证医学杂志, 2020, 20 (3): 252-257.

[12] 羊丹, 李真林, 潘雪琳, 等. 四川大学华西医院放射科在抗击新型冠状病毒肺炎中的管理经验 [J]. 华西医学, 2020, 35 (3): 249-254.

下篇

实 例

第二十七章

GRADE在《中国万古霉素治疗药物监测指南》中的应用

提要

以万古霉素治疗药物监测（Therapeutic Drug Monitoring，TDM）指南制订为例，描述了GRADE在临床实践指南制订中的应用。指南项目组严格按照循证指南制订的核心原则和方法，针对构建的9个PICO问题制作系统评价，采用GRADE方法对其证据质量进行分级，结合患者偏好与价值观、经济学因素，基于GRADE网格通过德尔菲法达成共识，形成9条推荐意见。其内容涵盖需要进行万古霉素TDM的人群、TDM的主要参数、万古霉素目标谷浓度等。其中3条推荐意见为基于低质量证据的强推荐（1C），3条为基于极低质量证据的弱推荐（2D），2条为基于低质量证据的弱推荐（2C），1条为基于中等质量证据的强推荐（1B）。2019年指南项目组按照指南方法学手册对指南进行更新，经指南指导委员会与指南专家组的确认，本次指南的更新类型为"部分更新"，更新后指南的适用人群范围变更为使用万古霉素的成人与儿童，第一版指南有4条推荐意见需要更新，同时纳入13个新的临床问题。最终，在万古霉素治疗药物监测的更新版中形成了新的12条推荐意见。

第一节　指南制订背景与目的

万古霉素是治疗耐甲氧西林金黄色葡萄球菌（Methicillin-Resistant Staphylococcus Aureus，MRSA）感染的一线药物，系统评价表明万古霉素TDM可以显著提高临床治愈率，并降低肾毒性发生率。

一项研究系统地评价了2015年前全球发布的12部万古霉素TDM指南，结果发现：①仅有美国感染病学会、美国卫生系统药师学会和感染病药师学会于2009年联合制订的《成人患者万古霉素治疗药物监测专家共识》，以及日本化疗学会和日本治疗药物监测学会于2013年联合发布的《万古霉素治疗药物监测实践指南》为国家层面的指南，其余10部则为地区层面的指南；②12部指南均存在不同程度的局限性，包括指南在形成推荐意见时没有考虑患者偏好与价值观以及成本问题，没有将临床问题按照PICO格式结构化，没有基于临床问题制作针对性系统评价，甚至有部分指南仍采用1979年的CTFPHE分级系统；③由于人群和地域的不同，国外现有万古霉素指南的推荐意见并不完全适合国内临床情况，比如MRSA对万古霉素的最小抑菌浓度（Minimum Inhibitory Concentration，MIC）可能不同。

鉴于国内缺乏统一的万古霉素治疗药物实施规范和监测标准，中国药理学会治疗药物监测研究专业委员会在2015年组织全国医院药学专家应用GRADE制订发布了国内首部万古霉素TDM指南。在2020年组织全国医院药学专家应用GRADE制订发布了国内万古霉素TDM指南的更新版。

第二节　指南制订过程与方法

万古霉素TDM指南由中国药理学会治疗药物监测研究专业委员会发起组织、北京大学治疗药物监测与临床毒理中心负责实施、兰州大学循证医学中心/兰州大学GRADE中心提供方法学支持。整体设计参考《世界卫生组织指南制定手册》和指南研究与评价工具AGREE Ⅱ，分级标准采用GRADE系统，报告格式采用卫生保健实践指南的报告条目RIGHT标准。该指南的目的是为万古霉素TDM提供统一规范的标准，促进万古霉素TDM的开展，提高万古霉素治疗MRSA感染的疗效，降低肾毒性发生率。指南适用于使用万古霉素进行抗感染治疗的医疗机构，其使用者为临床医师、临床药师和护师。

一、注册指南与撰写计划书

指南项目组在国际实践指南注册平台（International Practice Guidelines Registry Platform，IPGRP）注册该指南，注册号为IPGRP-2014CN003（更新版的指南注册号为：IPGRP-2019CN054）。注册条目主要包括：①指南题目；②指南版本；③指南类型；④指南设计；⑤涉及的疾病或问题；⑥目标人群；⑦目标用户；⑧检索数据库；⑨证据分级系统；⑩利益声明；⑪资助来源；⑫负责人和注册者的基本资料和联系方式。注册后，指南项目组撰写了详细的计划书，主要包括：①指南原则；②指南制订机构、目标用户和目标人群；③指南项目组；④利益冲突和资助来源；⑤形成临床问题并遴选结局指标；⑥证据检索和综合；⑦证据评价；⑧患者偏好与价值观调查；⑨推荐意见的形成与共识；⑩同行评审；⑪形成指南报告、发表与更新；⑫进行指南传播、实施与评价。

二、成立指南项目组

指南项目组由指导委员会、共识专家组和制订工作组构成。指南指导委员会主要由来自7个单位/机构的8名临床专家组成，包括3名临床药学专家、2名呼吸内科医生、1名抗感染专家、1名药理学家和1名方法学家；设有2名主席，其中1名为专业主席，1名为方法学主席，2名主席均不存在与本指南相关的利益冲突，负责审核指南项目组其他成员的利益声明。指导委员会的主要职能为：①确定指南的主题和范围；②审定PICO问题；③批准指南计划书；④监督指南制订流程，如证据检索、系统评价的制作和证据质量的分级等；⑤批准推荐意见和指南全文。

共识专家组在充分考虑地域、学科、性别代表性和平衡性的基础上由来自20余个机构的30名成员组成，包括17名临床药学专家、2名呼吸内科医生、2名微生物与生化药学专家、2名医学检验学专家、2名方法学家、1名儿科医生、1名抗感染医生、1名药理学家、1名经济学家和1名护士。其主要职能为：①拟定PICO问题；②指南制订工作组完成系统评价和证据分级；③指南制订工作组提出初步的推荐意见草案；④采用德尔菲法形成推荐意见；⑤发表和推广指南。

指南制订工作组主要由指南发起单位中具有相关研究经历的成员构成，总共16人，主要职能为：①制作系统评价；②开展经济学评价；③调查患者偏好与价值观；④协助指南制订相关事项，如协助开展指南外审工作；⑤撰写指南初稿；⑥详细记录指南制订整个过程等工作。

三、利益声明和基金资助

指南项目组的所有成员在参加指南会议之前均要求填写利益声明表，其中指导委员会负责管理共识专家组和指南制订工作组成员的利益冲突，主席负责管理指导委员会其他成员的利益冲突。需要报告的内容主要包括：①个人经济利益（相关的收益）或专业相关的利益；②与指南项目组工作主题或结果有利益关系的商业机构所提供的资助或奖金；③相关商业机构的股份或债券；④雇佣关系或咨询服务关系。凡是会影响个人客观性和独立性的任何利益关系都要纳入并进行利益冲突回避。

签署完毕后交予指南项目组主席进行核查与审批，以确证所有参与人员对指南可能造成影响的经济利益和专业利益。所有成员的利益声明及管理均在指南终版文件中报告。

本指南制订项目得到了北京大学治疗药物监测和临床毒理中心以及中国药理学会治疗药物监测研究专业委员会的立项支持，同时浙江医药股份有限公司新昌制药厂和礼来公司资助了指南项目组成员参加指南启动会和推荐意见共识会的部分差旅费及会务费，但未参与指南证据综合、评价和推荐意见的形成过程。

四、构建 PICO 问题

共识专家组对临床问题中结局指标的重要性按照 GRADE 工作组推荐的方法进行评估打分，经过指南指导委员会审批，最终确定 9 个 PICO 问题，详见框 27-1。其中病死率、感染治疗有效率或失败率以及肾毒性发生率为关键结局指标，治疗费用、达到目标浓度的比例为重要结局指标，药代动力学参数（稳态血药浓度、半衰期、表观分布容积、药物清除率、药时曲线下面积）、住院天数、万古霉素疗程和病原学清除率为一般结局指标。

框 27-1 《中国万古霉素治疗药物监测指南》的 PICO 问题一览表

1. 接受万古霉素治疗的患者是否应该进行 TDM
P：接受万古霉素治疗的患者
I：进行万古霉素 TDM
C：未进行万古霉素 TDM
O：病死率、感染治疗有效率、肾毒性发生率、住院天数、病原学清除率
2. 进行万古霉素 TDM 是否具有经济学效益
P：接受万古霉素治疗的患者
I：进行万古霉素 TDM
C：未进行万古霉素 TDM
O：治疗费用
3. 特殊人群是否需要重点监测万古霉素的血药浓度

续 框

P：接受万古霉素治疗的特殊人群（如烧伤患者、肿瘤患者、器官功能不全患者、合并使用肾毒性药物的患者、重症监护室患者、肥胖人群、老年人群等）

I：进行万古霉素TDM

C：未进行万古霉素TDM

O：病死率、感染治疗有效率或失败率、肾毒性发生率、达到目标浓度的比例、药代动力学参数、万古霉素疗程

4. 哪些监测参数与万古霉素的疗效和肾毒性最相关

P：接受万古霉素治疗的患者

I：监测谷浓度

C：监测峰浓度、曲线下面积（Area Under Curve，AUC）/MIC

O：病死率、感染治疗有效率、肾毒性发生率

5. 何时开始首次监测万古霉素的血药浓度

P：接受万古霉素治疗的患者

I：首次给药48小时后取样开始监测

C：其他时间取样开始监测

O：病死率、感染治疗有效率或失败率、肾毒性发生率、达到目标浓度的比例

6. 万古霉素目标谷浓度应该是多少

P：接受万古霉素治疗的患者

I：谷浓度为＞15mg/L、＞10mg/L或＞20mg/L

C：谷浓度＜15mg/L、＜10mg/L或＜20mg/L

O：病死率、感染治疗失败率、肾毒性发生率、住院天数、万古霉素疗程、病原学清除率

7. 万古霉素首剂是否应该给予负荷剂量

P：接受万古霉素治疗的患者

I：给予首剂负荷剂量

C：未给予首剂负荷剂量

O：感染治疗有效率、肾毒性发生率、达到目标浓度的比例

8. 万古霉素的输注方式应该持续输注还是间断输注

P：接受万古霉素治疗的患者

I：间断输注万古霉素

C：持续输注万古霉素

O：病死率、感染治疗失败率、肾毒性发生率

9. 万古霉素最佳的初始给药方法和调整给药方法是什么

P：接受万古霉素治疗的患者

I：按实际人群群体药代动力学初始给药或调整给药

C：未按实际人群群体药代动力学初始给药或调整给药

O：感染治疗有效率或失败率、肾毒性发生率、达到目标浓度的比例、病原学清除率

五、证据的检索与生产

指南项目组系统地检索了MEDLINE（via PubMed）、Embase、Cochrane Library、CNKI、CBM、万方数据等中英文数据库，检索词为"vancomycin"和"万古霉素"，检索时间为建库至2014年1月16日，未限定发表语言，并进一步追溯了纳入文献的参考文献。

基于所纳入文献，本部指南课题组成员制作完成了17篇系统评价，详见表27-1，其中1篇为针对万古霉素治疗药物监测经济学的系统评价，1篇为针对全球现有万古霉素治疗药物监测指南的系统评价。

表27-1 《中国万古霉素治疗药物监测指南》系统评价一览表

序　号	题　　目	对应推荐意见
1	Guideline for Therapeutic Drug Monitoring of Vancomycin：A Systematic Review	/
2	Benefits of Therapeutic Drug Monitoring of Vancomycin：A Systematic Review and Meta-Analysis	1，2
3	Association between the AUC0 ～ 24/MIC ratio of vancomycin and its clinical effectiveness：a systematic review and meta-analysis	3
4	万古霉素血药谷浓度与肾毒性相关性的验证：基于双变量模型的Meta分析	3
5	万古霉素血药谷浓度和临床结局相关性的系统评价和Meta分析	4，5
6	万古霉素治疗药物监测经济学评价的系统评价	1，2
7	万古霉素血药峰浓度与临床结局相关性的系统评价	3

续　表

序　号	题　目	对应推荐意见
8	肿瘤患者万古霉素治疗药物监测的系统评价和Meta分析	/
9	万古霉素个体化给药方法与临床结局相关性的Meta分析	8
10	万古霉素持续输注与间断输注的系统评价与Meta分析	/
11	万古霉素首剂是否给予负荷剂量的系统评价	9
12	重症监护患者万古霉素治疗药物监测的系统评价	1
13	肥胖患者万古霉素治疗药物监测的系统评价	1
14	合用影响肾功能药物增加万古霉素所致肾毒性风险的系统评价和Meta分析	1
15	老年人群万古霉素治疗药物监测的系统评价	2
16	重要器官功能不全患者万古霉素治疗药物监测的系统评价	1，2

注：/表示无。

六、证据质量分级

指南项目组采用GRADE方法评价证据体的质量，完成证据分级后，呈现于证据概要表和结果总结表中，举例见表27-2。

表27-2 万古霉素目标谷浓度（≥15mg/L vs ＜15mg/L）的 GRADE证据概要与结果总结表

研究数量及设计	质量评价						病例数		结果总结	质量
	偏倚风险	不一致性	间接性	不精确性	发表偏倚	升级因素	干预组	对照组	相对危险度，95%CI	
感染治疗失败率（5队列研究）	不严重	不严重	存在一定[a]	严重[b]	未发现	无	110/334 45/186 65/148	163/414 65/254 98/160	合并：RR 0.74（0.61，0.88） 非重症：RR 0.76（0.57，1.03） 重症：RR 0.72（0.58，0.89）	极低
病死率（5队列研究）	存在一定[c]	存在一定[d]	不严重	严重[b]	未发现	无	45/152 28/101 17/51	68/236 35/150 33/86	合并：RR 0.95（0.63，1.43） 非重症：RR 1.16（0.77，1.74） 重症：RR 0.72（0.25，2.08）	极低
肾毒性发生率（16队列研究）	存在一定[c]	不严重	不严重	不严重	未发现	效应量大	272/1196 158/764 114/432	202/1741 134/1180 68/561	合并：RR 2.15（1.81，2.55） 非重症：RR 2.21（1.76，2.78） 重症：RR 2.06（1.58，2.69）	中

注：干预组：谷浓度＞15mg/L，对照组：谷浓度＜15mg/L。

a.结局指标的定义又不同或未知；b.样本量不足，置信区间跨过临床决策阈值；c.部分研究队列之间基线不一致；d.一篇研究结果为阴性，其余研究结果为阴性。

七、调查患者偏好与价值观

指南项目组通过问卷调查的形式系统收集了可能会接受万古霉素进行治疗的患者的偏好与价值观，共调查了北京大学第三医院、中日友好医院、兰州大学第一医院、中国医科大学盛京医院、四川省人民医院、苏州大学第一医院六所医疗机构的呼吸内科、外科、儿科、血液科、肾内科、急诊科的167名患者。在综合考虑两种不同输注方式的有效性、安全性、不便性等方面后，104名患者（62%）选择持续输注，63名患者（38%）选择间断输注；结合现有的临床证据及药代动力学理论，有35%的患者愿意接受万古霉素首剂负荷给药；结合患者自身特点并综合考虑万古霉素TDM的有效性、安全性、经济性、必要性和不便性五个因素后，有134名患者（80%）愿意接受万古霉素TDM。

八、推荐意见的共识

本指南基于GRADE网格，详见表27-3利用改良的德尔菲法，通过3轮调查就推荐意见达成共识。指南项目组于2014年12月21日正式举行了推荐意见共识会议，来自10个省份15家医院的18位专家参与了共识会，会议内容包括指南主席向与会者介绍该指南从立项到完成GRADE分级的全过程，以及方法学家介绍该指南的方法学和证据分级过程。所有投票均基于问卷星网络调查问卷系统在线完成，指南制订工作组陈述每条推荐意见所基于的证据质量、患者偏好与价值观的调查数据以及相关经济学分析数据，各位共识专家进行投票。达成共识的规则如下：若除了"0"以外的任何一格票数超过50%，则视为达成共识，可直接确定推荐意见方向及强度；若"0"某一侧两格总票数超过70%，亦视为达成共识，可确定推荐方向，推荐强度则直接定为"弱"；其余情况均视为未达成共识，进入下一轮推荐意见投票。

第一轮投票共历时1小时，14条推荐意见达成共识，14条未达成共识，共识率50%；第二轮投票历时30分钟，5条推荐意见达成共识，9条未达成共识，共识率36%；第三轮投票历时15分钟，0条推荐意见达成共识，9条未达成共识，共识率为0；三轮结束后，共有19条推荐意见达成共识，9条未达成共识，共识率68%。推荐意见达成共识后，交由指南指导委员会审定通过，指南指导委员会在征得共识专家组2/3成员同意的情况下，对推荐意见存在的重要问题进行了修订和完善，并由指南制订工作组如实记录整个修订过程。

表27-3 《中国万古霉素治疗药物监测指南》的共识表格

	等级分数				
	1	2	0	2	1
干预措施的利弊权衡	明显利大于弊	可能利大于弊	利弊相当或不确定	可能弊大于利	明显弊大于利
推荐意见拟推荐意见	强推荐	弱推荐	无明确	弱不推荐	强不推荐

九、推荐意见的审定与批准

未参与共识会议投票的指导委员会成员就达成的推荐意见按照指南评审要求和流程逐一进行审核，经过面对面讨论（一位指导委员会成员通过邮件参与），批准了19条达成共识的推荐意见，对未达成共识的其中1条推荐意见进行讨论修订后按达成共识通过审批，并对该条推荐意见共识的原因和过程做了详细记录；其余8条未达成共识的推荐意见不写入最终的指南。最终，与会专家达成共识并批准了20条推荐意见，并将其合并成14条推荐意见。

十、推荐意见的外审

为进一步征求临床医务工作者的意见，了解推荐意见表述的明晰性和在临床实践中的可行性，指南制订工作组针对14条推荐意见开展了外审工作，采用形式为封闭式和开放式相结合的自填问卷调查。共有4家医院的40名一线医务人员参与了本次外审工作，包括来自11个科室的临床医师、临床药师和护师。所有的调查对象均具有丰富的万古霉素使用临床经验，且未以任何形式参与本指南制订。

问卷包括基本信息和推荐意见两部分，前者包括被调查者的职称、职务、专业及联系方式，后者针对指南的14条推荐意见，包括以下4个方面：①对推荐意见的赞成程度的评价（设计"赞同、不赞同、不知道"3个选项）；②对推荐意见表述清晰程度的评价（设计"清楚、不清楚、不知道"3个选项）；③对推荐意见临床可行性的评价（设计"可行、不可行、不知道"3个选项）；④对推荐意见或指南总体的主观建议。指南主席、共识专家组及制订工作组根据外审结果重新修订了8条（57%）推荐意见。其中，由于赞成程度低、可行程度差、指导意义低等原因，删除4条推荐意见；由于指导意义不明确，将2条推荐意见合并为1条新的推荐意见；根据建议部分修改了2条推荐意见。指导委员会批准通过了上述推荐意见的修订。最终指南包含了9条推荐意见。

此外，指南项目组于2014年12月25日将指南推荐意见上传至中国药理学会治疗药物监测研究专业委员会网站（http://www.tdmchina.org）公示2个月，以收集公众反馈。

第三节　指南的推荐意见内容

该指南共包括9条推荐意见，内容涵盖了需要进行万古霉素TDM的人群、监测可提高万古霉素疗效和降低肾毒性的主要参数、临床使用的剂量与目标谷浓度等。应用GRADE对其进行分级，4条推荐意见为强推荐，其中3条推荐意见的支持证据质量为低（C级），1条证据质量为中等（B级）；5条推荐意见为弱推荐，其中3条推荐意见的支持证据质量为极低（D级），2条证据质量为低（C级）。具体推荐意见参见表27-4。

表27-4 《中国万古霉素治疗药物监测指南》推荐意见总结表

推荐意见	推荐强度	证据质量
1.合用肾损害药物的患者、ICU患者、肥胖患者、烧伤患者及肾功能不全的患者推荐进行万古霉素 TDM	1	C
2.建议老年患者及合并肝疾病的患者进行万古霉素 TDM	2	C
3.推荐监测万古霉素血药谷浓度以提高疗效和降低肾毒性	1	C
4.对于一般成人患者，推荐万古霉素目标谷浓度维持在10～15mg/L	1	C
5.对于严重MRSA感染的成人患者，建议万古霉素目标谷浓度维持在10～20mg/L	2	C
6.对于肾功能正常的患者，建议第3天（首次给药48h后）开始监测万古霉素血药谷浓度	2	D
7.对于肾功能不全的患者，推荐首次给药72h后开始监测万古霉素血药谷浓度	1	B
8.建议基于群体药代动力学方法个体化计算和调整万古霉素给药剂量	2	D
9.对于严重MRSA感染的成人患者，建议给予首剂负荷剂量	2	D

注：ICU：重症监护病房；MRSA：耐甲氧西林金黄色葡萄球菌。

第四节 指南证据质量和推荐强度分级举例解读

本节遴选了以上推荐意见当中的4条进行解读，分别是基于中等证据质量的强推荐（1B）、基于低证据质量的强推荐（1C）、基于低证据质量的弱推荐（2C）和基于极低证据质量的弱推荐（2D）。

一、推荐意见1

合用肾损害药物的患者、重症监护病房（ICU）患者、肥胖患者、烧伤患者及肾功能不全的患者推荐进行万古霉素TDM。（1C）

（一）解释说明

ICU患者和非ICU患者的万古霉素药代动力学参数不同，ICU患者的肌酐清除率常常更高或更低，导致不容易准确预测万古霉素谷浓度，且ICU患者的肾毒性发生率更高，因此推荐ICU患者进行万古霉素TDM。肥胖患者和烧伤患者的万古霉素药代动力学参数不同于普通患者，不容易准确预测万古霉素谷浓度，因此推荐肥胖患者和烧伤患者进行万古霉素TDM。合用肾损害药物的患者肾毒性发生率更高，监测谷浓度能有效减少肾毒性发生风险。老年患者和肾功能不全患者的万古霉素半衰期更长，药物蓄积风险也更高，监测万古霉素谷浓度可以降低肾毒性发生风险。

（二）证据

与非ICU患者相比，ICU患者的肾毒性发生率更高RR＝3.51［95%CI（1.03，11.98）］；肥胖患者RR＝2.67［95%CI（1.34，5.34）］及合用肾损害药物的患者RR＝3.52［95%CI（2.07，6.00）］的肾毒性发生率也更高。

（三）患者偏好与价值观

98.2%的合用肾损害药物的患者选择接受万古霉素TDM；在肾功能不全的患者中，83%的患者选择接受万古霉素TDM。

（四）经济学评价

血液恶性肿瘤、肿瘤患者、合用肾损害药物的患者及ICU患者进行万古霉素TDM有经济学效益；肾功能正常患者及没有合用肾损害药物的患者进行万古霉素TDM没有经济学效益。

二、推荐意见5

对于严重MRSA感染的成人患者，建议万古霉素目标谷浓度维持在10～20mg/L。（2C）

（一）解释说明

万古霉素谷浓度应该维持在10mg/L以上以避免MRSA对万古霉素耐药。对于非严重MRSA感染的成人患者，万古霉素谷浓度不建议超过15mg/L。而对于严重MRSA感染的患者（如菌血症、心内膜炎、骨髓炎、脑膜炎和医院获得性肺炎），控制感染非常重要，万古霉素谷浓度可以维持高于15mg/L以降低感染治疗失败率。当万古霉素谷浓度高于15mg/L时，临床医师和药师应注意监测患者的肾功能。

（二）证据

与万古霉素谷浓度低于15mg/L相比，万古霉素谷浓度高于15 mg/L可以显著降低感染治疗失败率RR＝0.83［95%CI（0.70，0.97）］和增加肾毒性发生率RR＝1.99［95%CI（1.56，2.53）］。万古霉素谷浓度越高，肾毒性发生率越高，无论是以10、15还是20mg/L为分界点。万古霉素谷浓度与死亡率没有相关性。

三、推荐意见7

对于肾功能不全的患者，推荐首次给药72h后开始监测万古霉素血药谷浓度。（1B）

（一）解释说明

谷浓度应该在达到稳态时监测。肾功能正常的患者万古霉素半衰期为6～12小时，按照药代动力学理论，一般在4～5个半衰期达稳，也就是24～48小时达稳，这和证据一致。因此，肾功能正常的患者在第3天（首次给药后48小时）开始监测谷浓度。对于肾功能不全的患者，其万古霉素半衰期延长，达到稳态血药浓度的时间也延长，证据也显示在肾功能不全的患者中，首次给药后48小时和72小时的谷浓度值差异有统计学意义。因此，肾功能不全的患者在首次给药72小时后开始监测万古霉素谷浓度。

（二）证据

肾功能正常的患者首次给药后48小时和72小时的谷浓度值差异无统计学意义，肾功能不全的患者首次给药后48小时和72小时的谷浓度值差异有统计学意义。

四、推荐意见9

对于严重MRSA感染的成人患者，建议给予首剂负荷剂量。（2D）

（一）解释说明

尽管首剂给予负荷剂量没有显著提高感染治疗有效率和目标浓度达标率，但从药代动力学理论来看，首剂给予负荷剂量可以快速达到稳态血药浓度，可能有助于控制严重感染。因此，对于成人严重MRSA感染患者，建议给予首剂负荷剂量以帮助控制感染症状。

（二）证据

与首剂未给予负荷剂量相比，首剂给予负荷剂量并没有显著改变感染治疗有效率、肾毒性发生率和目标浓度达标率。

（三）患者偏好与价值观

34.7%的患者选择接受万古霉素首剂负荷剂量，但严重MRSA感染的成人患者的数据缺乏。

第五节　指南的更新

一、指南更新的背景与目的

指南制订工作组持续地对指南进行审查，并在必要时开始更新是保证指南时效性和质量的关键步骤。既往研究显示，50%的指南的有效时间为5.8年，约1/5的推荐意见将在3年后过时。而在《中国万古霉素治疗药物监测指南》制订计划书中，计划在五年内对该指南进行更新。因此，中国药理学会治疗药物监测研究专业委员会继续发起《中国万古霉素治疗药物监测指南》的更新工作，北京大学第三医院药剂科团队于2019年开始了该指南的更新。

指南更新是通过收集并评估指南发布后新的证据等，对指南推荐意见的内容和推荐强度进行审查，同时调查未满足的临床需求，在必要时进行更新的过程。其目的在于确保并提高指南推荐意见的时效性和质量，进而帮助临床医生、药师等正确、合理地监测万古霉素的血药浓度，促进万古霉素TDM的规范开展。

二、指南更新的过程与方法

指南更新将主要参照《西班牙国家卫生系统方法学手册》《英国国家卫生与临床优化研究手册》《世界卫生组织指南制定手册》的更新方法与美国医学研究所的最新指南定义，以满足更新后的AGREE Ⅱ的要求。指南将同时根据RIGHT及更新版指南报告清单（Checklist for the Reporting of Updated Guidelines，CheckUp）撰写指南计划书和正式指南文件。

其相较于指南制订的主要不同在于：①指南项目组将根据指南更新的范围和目的进行调整；②在开始更新前需要评估更新的必要性并确定更新类型；③在指南更新版本中根据CheckUp标注指南更改的部分，以便与上一版本区分。在指南更新的过程中，证据的筛选、综合和质量评价，以及推荐意见的共识、指南外审等步骤和方法均可参照指南制订。以下将主要介绍指南更新与制订的不同。

（一）指南项目组的筹建

指南项目组由指南指导委员会、指南专家组、指南制订工作组和指南外审组构成，其中指南指导委员会与指南专家组在基本延续上一版指南制订成员组成的同时，根据指南更新的范围和目的，新增8位对万古霉素TDM实践和研究有深入了解的专家，指南制订工作组和指南外审组将重新组建。

（二）评估更新的必要性

指南制订工作组将通过检索新的证据、咨询指南专家组、收集使用人群意见和对比相关指南四个途径，收集指南推荐意见的新证据和修改意见，以及未满足的临床需求，并综合以上的结果形成证据表交由指南专家组评估指南更新的必要性。评估时主要考虑以下几个角度：①是否出现了新的干预措施（诊断或治疗）；②新的证据是否显著影响了推荐意见；③推荐意见的推荐强度是否需要发生更改；④是否有证据表明临床实践已达到最优，不再需要指南。对于原有的推荐意见是否更新将通过德尔菲法达成共识。

新的问题的确定方法将与指南制订相同，由专家组成员按照重要性对每个问题进行评分，采用三轮德尔菲法进行确定。

（三）指南的报告

更新后的指南将严格按照RIGHT及CheckUp进行报告。每条推荐意见需要标注其是否改动，以及改动的部分，删除的推荐意见也需要额外说明。此外，本次更新考虑基于推荐意见，利用流程图的形式将万古霉素TDM的临床实践流程可视化，促进指南使用者对推荐意见的理解。

三、指南更新的初步结果

经开题会指导委员会与指南专家组的确认，本次指南的更新类型为"部分更新"，更新后指南的范围变更为使用万古霉素的成人与儿童。同时，上一版指南有4条推荐意见需要更新，其中2条需要重新检索证据修改推荐意见，1条删除，1条修改指南推荐意见说明。需要更新的推荐意见及更新理由如下：①"推荐监测万古霉素血药谷浓度以提高疗效和降低肾毒性。"因近些年来有研究发现关于监测AUC较谷浓度能有更好的临床获益，本次也将考虑将AUC纳入监测指标。②"建议基于群体药代动力学方法个体化计算和调整万古霉素给药剂量。"由于这几年有更多的证据表明该条推荐意见有更高的临床获益，所以将根据新的证据判断该条推荐意见的推荐强度是否发生更改。③"推荐合用影响肾功能药物的患者进行万古霉素TDM。"因为该条推荐意见未具体说明影响肾功能的药物为哪些，在新的指南中将进行补充说明。④"建议合并肝疾病的患者进行万古霉素TDM"。由于万古霉素并不经肝代谢，且上版指南关于本条推荐意见纳入的证据的患者类型多为多功能脏器衰竭患者，考虑删除此条推荐意见。

此外指南新纳入了13个临床问题。新的临床问题主要包括如：特殊患者如新生儿儿童、肾功能不全患者的初始给药方案，负荷剂量的具体剂量，需要进行万古霉素TDM的人群等问题。新纳入的临床问题具体参见表27-5。

**表27-5 《中国万古霉素治疗药物监测指南》(2020更新版)
新纳入的临床问题**

推荐意见

1.接受肾脏替代治疗的患者（如连续性肾脏替代治疗、间歇性肾脏替代治疗等）是否需要进行TDM

2.肾移植术后患者是否需要进行TDM

3.肾功能不稳定患者是否需要进行TDM[肾功能不稳定指在用药过程中肾功能出现显著恶化或显著提升，如在48小时内血清肌酐上升超过26.5 μmol/L（0.3 mg/dl）]

4.什么情况下应重复监测万古霉素血药浓度

5.首次TDM后，应什么时候再次监测万古霉素血药浓度

6.肾功能不全患者万古霉素的初始给药方案

7.新生儿/儿童是否需要进行TDM

8.体重过低患者是否需要进行TDM（体重过低指BMI＜18.5 kg/m²）

9.肾功能亢进患者是否需要进行TDM

10.心功能不全患者是否需要进行TDM

11.新生儿/儿童万古霉素的初始给药方案

12.肥胖患者万古霉素的初始给药方案为（肥胖指BMI≥25 kg/m²）

13.对于需要给予负荷剂量的患者，推荐给予的负荷剂量是多少

　　新的推荐意见的形成过程与指南制订相同。指南制订工作组系统检索了与制订时相同的数据库，但对于每一个临床问题，分别制订检索策略进行检索。同时基于所纳入文献，本指南课题组成员制作完成了相应的系统评价与Meta分析，并采用GRADE方法评价证据体的质量。在2019年8月27日，本指南基于GRADE网格，利用3轮德尔菲，就新的推荐意见达成共识。本次推荐意见形成会共形成12条推荐意见，其中包含2条更新的推荐意见，所有新的推荐意见初稿参见表27-6。

表27-6 《中国万古霉素治疗药物监测指南》（2020版）新推荐意见初稿

推荐意见	推荐强度	证据质量
1.推荐新生儿/儿童患者、接受肾脏替代治疗患者、肾功能不稳定患者进行万古霉素TDM	1	D
2.建议心功能不全患者、成人体重过低患者、肾功能亢进患者进行万古霉素TDM	2	D
3.推荐监测万古霉素血药谷浓度以提高疗效和降低肾毒性。如有条件可选择监测AUC	1	C
4.推荐万古霉素AUC的目标范围在400～650（mg·h）/L	1	B
5.推荐儿童万古霉素谷浓度的目标范围是5～15 mg/L	1	C
6.若初始TDM后调整了患者的给药剂量，推荐在剂量调整后48h重复进行TDM	1	D
7.无论TDM后万古霉素剂量是否发生调整，对于入住重症监护室、接受血管活性药物治疗、接受肾脏替代治疗或严重感染患者，推荐至少每周监测一次谷浓度	1	D
8.推荐基于药代动力学原理和方法，个体化地设计万古霉素给药方案	1	B
9.当患者需要给予负荷剂量时，推荐给予成人25～30 mg/kg，儿童30 mg/kg的负荷剂量	1	C

推荐意见	推荐强度	证据质量
10.对于日龄为0～1月的新生儿，推荐在初始给药时给予以下方案：	1	D

日龄 （day）	负荷剂量 （mg/kg）	剂量 （mg/kg）	给药间隔 （h）
＜7	15	10	12
≥7	15	10	8

推荐意见	推荐强度	证据质量
11.对于1月～18岁的患儿，推荐至少给予60 mg/（kg·d）的初始剂量（分为3次或4次给药）	2	C
12.对于年龄1岁～6岁的儿童，可考虑增加万古霉素剂量至70～80 mg/（kg·d）	2	D
13.推荐肾功能不全患者在初始给药时给予以下方案：	1	D

肌酐清除率 （ml/min）	剂量 （mg）	给药间隔 （h）
＜20	500	48
20～29	500	24
30～39	750	24
40～54	500	12
55～74	750	12
75～89	1000	12

（苏　珊　翟所迪　王梦书）

参　考　文　献

[1] Liu C，Bayer A，Cosgrove SE，et al. Clinical practice guidelines by the Infectious Diseases Society of America for the treatment of methicillinresistant Staphylococcus aureus infections in adults and

children［J］. Clinical Infectious Diseases，2011，52（3）: e18-e55.

［2］Ye ZK，Tang HL，Zhai SD. Benefits of therapeutic drug monitoring of vancomycin: a systematic review and meta-analysis［J］. PLoS One，2013，8（10）: e77169.

［3］Ye ZK，Li C，Zhai SD. Guidelines for therapeutic drug monitoring of vancomycin: a systematic review［J］. PLoS One，2014，9（6）: e99044.

［4］陈耀龙，陈恳，叶志康，等. 中国万古霉素治疗药物监测指南的制定［J］. 中国循证医学杂志，2015，15（2）: 236-239.

［5］翟所迪，贺蓓，王睿，等.《中国万古霉素治疗药物监测指南》解读［J］. 中国临床药理学杂志，2016，32（17）: 1633-1636.

［6］世界卫生组织. 世界卫生组织指南制定手册［M］. 杨克虎译. 兰州: 兰州大学出版社，2013.

［7］Brouwers M，Kho ME，Browman GP，et al. AGREE II: Advancing guideline development，reporting and evaluation in healthcare［J］. Journal of Clinical Epidemiology，2010，63（12）: 1308-1311.

［8］Guyatt GH，Oxman AD，Akl EA，et al. GRADE guidelines: 1. Introduction-GRADE evidence profiles and summary of findings tables［J］. Journal of Clinical Epidemiology，2011，64（4）: 383-394.

［9］Jaeschke R，Guyatt GH，Dellinger P，et al. Use of GRADE grid to reach decisions on clinical practice guidelines when consensus is elusive［J］. British Medical Journal，2008，337: a744.

［10］陈耀龙. 卫生保健实践指南的报告规范研究［D］. 兰州大学，2015.

［11］Chen YL，Yang KH，Ana Marušić，et al. A Reporting Tool for Practice Guidelines in Health Care: The RIGHT Statement［J］. Annals of Internal Medicine，2017，166（2）: 128-132.

［12］Ye ZK，Chen K，Zhai SD. A protocol for developing a clinical practice guideline for therapeutic drug monitoring of vancomycin［J］. Huazhong University Science and Technology［Medical Sciences］，2016，36（3）: 469-472.

［13］解染，陈耀龙，陈昊，等. 循证指南制定中患者价值观和偏好的研究方法［J］. 中国循证医学杂志，2015，15（5）: 586-591.

［14］Xie R，Xu XH，Chen K，et al. Values and preferences in therapeutic drug monitoring of vancomycin in infectious patients [J]. Chiniese Jouenal of Pharmaco Epidemiology, 2016, 25: 390-395.

[15] 陈恳, 王琪, 陈耀龙, 等.《中国万古霉素治疗药物监测指南》推荐意见的外审调查 [J]. 中国循证医学杂志, 2015, 15（6）: 719-722.

[16] Ye ZK, Chen YL, Chen K, et al. Therapeutic drug monitoring of vancomycin: a guideline of the Division of Therapeutic Drug Monitoring, Chinese Pharmacological Society [J]. Journal of Antimicrob Chemother, 2016, 71（11）: 3020-3025.

[17] Shekelle P G, Ortiz E, Rhodes S, et al. Validity of the Agency for Healthcare Research and Quality clinical practice guidelines: how quickly do guidelines become outdated?. The Journal of American Medical Association. 2001, 286（12）: 1461-1467.

[18] Laura MG, Andrea Juliana S, Elvira GA, et al. The validity of recommendations from clinical guidelines: a survival analysis. Journal of I'Association medicale canadienne, 2014, 186（16）: 1211-1219.

[19] Ye ZK, Chen K, Chen YL, et al. A protocol for developing a clinical practice guideline for therapeutic drug monitoring of vancomycin [J]. Journal of Huazhong University of Science and Technology [Medical sciences], 2016, 36（3）: 469-472.

[20] Working Group on CPG Updates. Updating Clinical Practice Guidelines in the Spanish National Health System: Methodology Handbook [M]. Madrid: National Plan for the National Health System of the Spanish Ministry for Health and Social Policy; Aragon Health Sciences Institute（I＋CS）, 2009.

[21] National Institute for Health and Clinical Excellence, The guidelines manual [M]. London: National Institute for Health and Clinical Excellence, 2012.

[22] IOM（Institute of Medicine）. Clinical Practice Guidelines We Can Trust [M]. Washington, DC: The National Academies Press, 2011.

[23] Vernooij R W, Alonso-Coello P, Brouwers M, et al. Reporting Items for Updated Clinical Guidelines: Checklist for the Reporting of Updated Guidelines（CheckUp）. PLoS Medicine. 2017, 14（1）:

e1002207.

［24］Shekelle P G，Eccles M P，Grimshaw J M，et al．When should clinical guidelines be updated?［J］．British Medical Journal．2001，323（7305）：155-157.

［25］陈恳，梁舒瑶，闫盈盈，等．用德尔菲法确定伏立康唑个体化用药指南临床问题与结局指标［J］．中国临床药理学杂志，2016，32（4）：368-369.

［26］Na He，Shan Su，Zhikang Ye，et al．Evidence-based Guidtline for Therapeuthc Drug Nonitoring of Vancomycin：2020 Update by the Division of Therapeutic Drug Monitring，Chinese Pharmacological Society［J］．Clirical Infectious Diseases，2020，71（S4）：S303-371.

第二十八章

GRADE在《2016中国痛风诊疗指南》中的应用

■ 提要

《2016中国痛风诊疗指南》由中华医学会风湿病学分会发起和负责制订，严格遵循循证指南制订的核心原则和方法，针对我国临床医师和药师在痛风诊疗过程中存在的具体问题，对当前可得的最佳相关临床证据进行系统检索和评价，并采用GRADE方法对证据体进行分级，共形成12条推荐意见。其内容涵盖痛风的诊断、急性发作期的治疗、慢性期或间歇期的降尿酸治疗、急性发作的预防、生活方式的管理等，其中8条推荐意见为基于中等质量证据的弱推荐（2B），3条为基于低质量证据的强推荐（1C），1条为基于低质量证据的弱推荐（2C）。

第一节　指南制订背景与目的

痛风是一种单钠尿酸盐（Monosodium Urate，MSU）沉积所致的晶体相关性关节病，与嘌呤代谢紊乱和/或尿酸排泄减少所致的高尿酸血症直接相关，属于代谢性风湿病范畴。痛风可并发肾脏病变，严重者可出现关节破坏、肾功能损害，常伴发高脂血症、高血压病、糖尿病、动脉硬化及冠心病等。

截至2020年4月，全球共发布了来自12个不同国家或地区的17部痛风临床实践指南，基本信息见表28-1，其中包括2016年由中华医学会风湿病学分会制订的《2016中国痛风诊疗指南》。在此之前虽已有10余部指南可为痛风的诊疗和管理提供有效指导，但这些指南在当前我国痛风诊疗和管理的临床实践中主要存在以下问题：①国外指南中临床医生所关注的痛风诊疗问题与我国临床医生所关注的不完全一致，如别嘌醇的超敏反应，该指南工作组所进行的前期调查显示，该问题是我国风湿免疫科医生关心的首要问题；②国外指南几乎未引用来自中国的痛风研究，而近年来我国不断有痛风诊疗相关的高质量研究发表；③国外指南中的痛风治疗药物与我国临床实践不完全相符，如苯溴马隆未在美国上市，美国痛风指南推荐促尿酸排泄应使用丙磺舒，但我国临床实践中促尿酸排泄的药物主要为苯溴马隆；④近年来我国专业学会制订的指南，尚未及时将新的痛风分类标准、新型影像诊断技术（高频超声和双源CT）应用于临床，以及未将治疗领域新证据，尤其是系统评价和Meta分析的证据纳入。综上，为更好地指导我国风湿免疫科临床医生制订恰当的痛风诊疗方案，中华医学会风湿病学分会按照国内外指南制订的方法与步骤，基于当前最佳证据，推出《2016中国痛风诊疗指南》。

此外，痛风和高尿酸领域的研究人员和临床工作者先后针对痛风和高尿酸指南的方法学质量、推荐意见的呈现以及推荐意见的内容等进行了分析和对比，这也为在该领域制订高质量的临床实践指南提供了条件和基础。

第二节　指南制订过程与方法

该指南由中华医学会风湿病学分会发起和负责制订，由兰州大学GRADE中心/兰州大学循证医学中心提供方法学与证据支持。指南设计与制订步骤依据2014年《世界卫生组织指南制订手册》、2016年中华医学会发布的《制订/修订＜临床诊

疗指南>的基本方法及程序》以及指南研究与评估的评价工具
AGREE Ⅱ；其报告和撰写参考卫生保健实践指南的报告条目
RIGHT。

一、指南注册与计划书的撰写

指南已在国际实践指南注册平台（IPGRP）进行注册（注册号为IPGRP-2015CN006），读者可联系该注册平台索要指南的计划书。指南目标用户为中国风湿免疫科医师、临床药师、影像诊断医师及与痛风诊疗和管理相关的专业人员；目标人群为中国痛风患者。

二、指南工作组

指南成立了多学科专家工作组，包括风湿免疫科、肾内科、心内科、内分泌科、影像诊断、循证医学等。工作组具体分为指南专家小组、证据评价与分级小组。

三、利益冲突声明

指南工作组成员均填写了利益声明表，不存在与该指南直接相关的利益冲突。

四、临床问题的遴选和确定

指南工作组通过系统检索痛风领域已经发表的指南和系统评价，第一轮收集了125个临床问题和180个结局指标，对其进行去重合并后，邀请临床医生对其进一步修改和补充，第二轮形成44个临床问题和45个结局指标。临床问题按其重要性分为1～7分，结局指标按其重要性分为1～9分。在中国痛风诊疗指南启动会（20位专家）和全国风湿免疫科（101家医院的285名风湿免疫科医生）中进行问卷调查。基于调查结果，纳入该指南最需要解决的临床问题与结局指标，在推荐意见中予以体现。

五、证据的检索

针对最终纳入的临床问题与结局指标，按照PICO原则对其进行解构，并根据解构的问题进行系统的检索和筛选：①检索MEDLINE、Embase、Cochrane Library、Epistemonikos、CBM、万方和CNKI数据库，纳入系统评价、Meta分析、网状Meta分析，检索时间为建库至2016年4月15日；②检索Up To Date、DynaMed、CBM、万方和CNKI数据库，纳入原始研究（包括随机对照试验、队列研究、病例对照研究、病例系列、流行病学调查等），检索时间为建库至2016年10月31日。

六、证据的评价

证据评价与分级小组使用系统评价的方法学质量评价工具AMSTAR对纳入的系统评价、Meta分析、网状Meta分析进行方法学质量评价，使用Cochrane偏倚风险评价工具（针对随机对照试验）、QUADAS-2（针对诊断试验）、NOS量表（针对观察性研究）对相应类型的原始研究进行方法学质量评价；使用GRADE系统对证据体和推荐意见进行分级。

七、推荐意见的形成

指南专家小组基于证据评价与分级小组提供的有关痛风诊疗的有效性和安全性的国内外证据，初步形成18条推荐意见，经过一轮德尔菲法和一轮面对面专家共识会，以及一轮反馈问卷调查，最终形成12条推荐意见。

八、未来需开展的研究

该指南结果提示，需要在以下领域进一步开展相关研究，从而为指南的修订提供更高质量的证据：①2015年美国风湿病学会/欧洲抗风湿联盟（American College of Rheumatology, ACR/The European League Against Rheumatism, EULAR）。痛风分类标准对中国痛风患者的敏感度和特异度。②不同非甾体抗炎药对痛风的疗效、安全性及卫生经济学分析。③不同降尿酸药物的疗效、安全性及卫生经济学分析。④肝、肾功能受损的痛风患者降尿酸治疗的药物选择。⑤我国痛风患者降尿酸治疗的血尿酸目标值。⑥痛风急性发作期能否开始降尿酸药物治疗。⑦痛风患者的监测指标及其与结局的关系。⑧痛风患者是否需终身服药，或者何时应该停药。⑨痛风患者合并其他疾病时的联合用药。⑩难治性痛风患者的治疗。

第三节　指南的推荐意见内容

一、本指南的推荐意见内容

该指南共包括12条推荐意见，内容涵盖痛风的诊断、急性发作期的治疗、慢性期或间歇期的降尿酸治疗、急性发作的预防、生活方式的管理等。应用GRADE对其进行分级，其中3条为基于中等质量证据的强推荐（1B），8条为基于中等质量证据的弱推荐（2B），1条为基于低质量证据的弱推荐（2C）。具体见框28-1。

框28-1　2016中国痛风诊疗指南推荐意见一览表

推荐意见1：2015年ACR和EULAR制订的标准痛风分类标准较1977年ACR制订的痛风分类标准在敏感度和特异度方面更高，建议使用2015年新的痛风分类标准（2B）

推荐意见2：对于临床表现不典型的痛风疑似患者，可考虑使用超声检查受累关节及周围肌腱与软组织以辅助诊断（2B）

推荐意见3：对于血尿酸正常的痛风疑似患者，在医院有相关设备和条件的情况下，可考虑使用双源CT进行辅助诊断（2B）

推荐意见4：痛风急性发作期，推荐及早（一般应在24h内）进行抗炎止痛治疗（2B）

推荐意见5：痛风急性发作期，推荐首先使用非甾体抗炎药缓解症状（1B）

续 框

推荐意见6：痛风急性发作期，对于非甾体抗炎药有禁忌的患者，建议单独使用低剂量秋水仙碱（2B）

推荐意见7：痛风急性发作期，短期单用糖皮质激素，其疗效和安全性与非甾体抗炎药类似（2B）

推荐意见8：对急性痛风关节炎频繁发作（＞2次/年），有慢性痛风关节炎或痛风石的患者，推荐进行降尿酸治疗（1B）

推荐意见9：痛风患者在进行降尿酸治疗时，抑制尿酸生成的药物，建议使用别嘌醇（2B）或非布司他（2B）；促进尿酸排泄的药物，建议使用苯溴马隆（2B）

推荐意见10：对于合并慢性肾脏疾病的痛风患者，建议先评估肾功能，再根据患者具体情况使用对肾功能影响小的降尿酸药物，并在治疗过程中密切监测不良反应（2C）

推荐意见11：痛风患者在降尿酸治疗初期，建议使用秋水仙碱预防急性痛风关节炎复发（2B）

推荐意见12：调整生活方式有助于痛风的预防和治疗。痛风患者应遵循以下原则：①限酒；②减少高嘌呤食物的摄入；③防止剧烈运动或突然受凉；④减少富含果糖饮料的摄入；⑤大量饮水（每日2000ml以上）；⑥控制体重；⑦增加新鲜蔬菜的摄入；⑧规律饮食和作息；⑨规律运动；⑩禁烟（1B）

二、该指南与其他指南的推荐意见比较

17部指南共纳入369条推荐意见。共涉及7个方面内容，分别为痛风诊断、急性痛风性关节炎药物治疗、间歇期及慢性期降尿酸药物治疗、生活方式干预、预防、无症状性高尿酸血症的处理与其他。其他方面包括患者教育、降尿酸相关监测、停药、促尿酸排泄药（非特指苯溴马隆、丙磺舒）、非特定痛风治疗（即治疗方案或药物不确定）、其他痛风治疗及非痛风管理和诊断直接相关推荐意见。17部痛风指南的推荐意见比较见表28-2、表28-3、表28-4、表28-5。

三、该指南推荐内容与表述方式的特点

（一）推荐内容

①将2015年ACR/EULAR痛风分类标准首次明确引入推荐意见；②将如何恰当使用影像学技术（高频超声和双源CT）

辅助诊断引入推荐意见；③明确提出痛风急性发作期药物治疗的时间点；④提供高、低剂量秋水仙碱对比的疗效与安全性的直接证据支持；⑤基于中国人群的随机对照试验证据，提出在痛风急性发作期，患者单独口服糖皮质激素（短期、小剂量）可达到与非甾体抗炎药同样的效果和安全性；⑥提供了秋水仙碱可用于预防急性痛风关节炎复发的直接证据；⑦为痛风患者生活方式干预措施提供直接证据支持；⑧整合利用了国家风湿病数据中心（Chinese Rheumatism Data Center，CRDC）大数据的资料。

（二）表述方式

①该指南将每条推荐意见单独列出并加粗，以便读者迅速定位与阅读；②每条推荐意见后清楚标记GRADE分级符号，明确区分推荐意见的方向与强度，并应用"建议"或"推荐"字样，以便读者进一步明确推荐级别；③每条推荐意见后附有说明文字，用以解释该条推荐意见的原理，并清楚呈现支持该条推荐意见的主要证据。

第四节　指南证据质量和推荐强度分级举例解读

我们遴选了以上推荐意见当中的3条进行解读，分别是基于中等证据质量的强推荐（1B）、基于中等证据质量的弱推荐（2B）、基于低证据质量的弱推荐（2C）。

一、推荐意见3

对于血尿酸正常的痛风疑似患者，在医院有相关设备和条件的情况下，可考虑使用双源CT进行辅助诊断。（2B）

（一）解释说明

双源CT能够特异性识别尿酸盐结晶，可作为影像学筛查手段之一，尤其是双源CT表现有尿酸盐结晶时，可有效辅助诊断痛风，但也应注意其可能出现假阳性。考虑到双源CT的价格，建议仅在必要时进行检查。根据患者临床特征和使用影像学检查仍然无法确诊时，可进行关节穿刺抽液，检查尿酸盐结晶。

（二）证据

共纳入1篇英文系统评价、1篇中文系统评价和1篇中文诊断试验。其中：1篇2015年的英文系统评价结果显示：双源CT检查关节肿胀患者的尿酸盐沉积的汇总敏感度为0.87［95%CI（0.79，0.93）］，汇总特异度为0.84［95%CI（0.75，0.90），$P < 0.05$］，汇总受试者工作特征曲线下面积为0.90。1篇2015年的中文系统评价结果显示：双源CT诊断痛风关节炎的汇总敏感度为0.92［95%CI（0.84，0.96），$P < 0.05$］，汇总特异度为0.88［95%CI（0.83，0.92），$P < 0.05$］，汇总受试者工作特征曲线下面积为0.91［95%CI（0.88，0.93），$P < 0.05$］。1篇2015年的中文诊断试验结果显示：双源CT诊断痛风关节炎的假阳性率为16.7%。

（三）证据评价和推荐意见分级的解读

该推荐意见纳入了3篇研究，包括2篇系统评价和1篇诊断试验，应用AMSTAR评价了纳入的2篇双源CT系统评价，结果表明1篇英文系统评价符合8个条目，1篇中文系统评价符合7个条目，在"提供前期设计方案""纳入标准考虑发表情况""发表偏倚"等方面质量较差；应用QUADAS-2评价了纳入的1篇中文诊断试验，结果表明，在"所有患者均接受金标准"和"所有比例均纳入分析"等方面存在偏倚风险。综上考虑，我们对于3篇研究所构成证据体的效应量有中等程度的信心，因此证据质量为中等（B级）。除证据质量外，在进行推荐意见强度的判断时，我们考虑了利弊平衡和经济学因素。在利弊平衡方面，双源CT在识别尿酸盐结晶时具有较高的特异度和敏感度，但也存在一定的假阳性率；而在经济学因素方面，双源CT检查费用较高，对医疗单位有一定的设备和操作技术要求。综上考虑，双源CT辅助诊断痛风的干预措施可能利大于弊，建议使用，即为弱推荐。

二、推荐意见5

痛风急性发作期，推荐首先使用非甾体抗炎药（Non-Steroidal Anti-Inflammatory Drugs，NSAID）缓解症状。（1B）

（一）解释说明

痛风急性发作时，首先考虑缓解患者临床症状。目前仅有间接证据比较非选择性NSAID用于痛风的相对疗效与安全性。选择性环氧化酶2（COX-2）抑制剂能更有针对性地抑制COX-2的作用，减少胃肠道损伤等副作用，可应用于有消化道高危因素的患者。

（二）证据

共纳入1篇英文网状Meta分析、2篇英文系统评价和2篇中文随机对照试验。其中1篇2015年的英文网状Meta分析结果显示：针对骨关节炎和类风湿关节炎（Rheumatoid Arthritis，RA）患者，双氯芬酸和萘普生、布洛芬在6周、12周的疼痛缓解程度，6周、12周的身体功能改善程度和心血管不良事件发生率方面的差异均无统计学意义；但双氯芬酸胃肠道不良事件发生率低于萘普生RR=0.30［95%CI（0.20，0.60），$P<0.05$］和布洛芬RR=0.50［95%CI（0.30，0.90），$P<0.05$］。1篇2016年的英文系统评价结果显示：依托考昔在研究者治疗应答整体评估方面优于吲哚美辛WMD=−0.18［95%CI（−0.30，−0.07），$P<0.05$］，在疼痛缓解方面优于双氯芬酸WMD=−0.46［95%CI（−0.51，−0.41），$P<0.05$］，在总不良反应RR=0.77［95%CI（0.64，0.93），$P<0.05$］、药物相关不良反应RR=0.64［95%CI（0.50，0.81），$P<0.05$］、胃肠道不良反应RR=0.42［95%CI（0.27，0.66），$P<0.05$］、头晕RR=0.37［95%CI（0.16，0.85），$P<0.05$］等方面优于吲哚美辛和双氯芬酸。1篇2011年的英文系统评价结果显示：以下药物发生心血管事

件的风险比例依次为：依托考昔 OR = 2.05 [95%CI（1.45，2.88），$P > 0.05$]，依托度酸 OR = 1.55 [95%CI（1.28，1.87），$P < 0.05$]，罗非昔布 OR = 1.45 [95%CI（1.33，1.59），$P < 0.05$]，双氯芬酸 OR = 1.40 [95%CI（1.27，1.55），$P < 0.05$]，吲哚美辛 OR = 1.30 [95%CI（1.19，1.41），$P < 0.05$]，布洛芬 OR = 1.18 [95%CI（1.11，1.25），$P < 0.05$]，萘普生 OR = 1.09 [95%CI（1.02，1.16），$P < 0.05$]。1篇2016年的中文随机对照试验结果显示：与双氯芬酸组相比，依托考昔组患者的临床症状具有明显的改善（$P < 0.05$）；双氯芬酸组患者的治疗总体有效率（79%）显著低于依托考昔组患者（96%）。且依托考昔组不良反应发生数为3例，双氯芬酸组为9例（$P < 0.05$）。1篇2015年的中文随机对照试验结果显示：依托考昔组治疗急性痛风患者（样本量 = 80）在疼痛缓解程度方面优于塞来昔布（$P < 0.05$）。

（三）证据评价和推荐意见分级的解读

应用AMSTAR评价了纳入的1篇英文网状Meta分析和2篇英文系统评价，结果表明3篇系统评价均符合9个条目，网状Meta分析在"提供前期设计方案""纳入标准考虑发表情况"等方面质量较差，2篇英文系统评价在"发表偏倚"等方面质量较差；应用Cochrane偏倚风险评价工具评价了纳入的2篇中文随机对照试验，结果表明研究均在"试验对象和实施者盲法"等方面存在高偏倚风险。此外，目前尚无直接证据支持非甾体抗炎药用于痛风的相对疗效与安全性，其中系统评价研究关注的人群为非痛风患者，即骨关节炎和类风湿关节炎患者，因此证据可能存在间接性。综上考虑，我们对于5篇研究所构成证据体的效应估计值（效应量）有中等程度的信心，因此证据质量为中等（B级）。

除证据质量外，在进行推荐意见强度的判断时，我们考虑了利弊平衡，即非甾体抗炎药具有较好的缓解症状的作用，不良反应发生情况少，且不太严重。综上考虑，非甾体抗炎药可在痛风急性发作期缓解症状，明显利大于弊，推荐使用，即为强推荐。

三、推荐意见10

对于合并慢性肾脏疾病的痛风患者，建议先评估肾功能，再根据患者具体情况使用对肾功能影响小的降尿酸药物，并在治疗过程中密切监测不良反应。（2C）

（一）解释说明

慢性肾功能受损会影响降尿酸药物的半衰期和排泄时间，对药物的药代动力学和药效动力学产生影响，进而影响降尿酸药物的有效性和安全性。同时较高的血尿酸水平或尿酸盐沉积也会影响肾功能。抑制尿酸生成的药物（别嘌醇和非布司他）和促进尿酸排泄的药物（苯溴马隆）均可降低肾小球尿酸负荷，别嘌醇用于肾功能不全患者时应降低起始剂量，逐渐增加剂量，并密切监测有无超敏反应发生。非布司他应用于轻中度肾功能不全的患者，无需要调整剂量。促尿酸排泄的药物应注意慎用于存在尿酸性肾结石的患者和重度肾功能不全的患者。

（二）证据

共纳入1篇英文系统评价和2篇英文临床研究。其中1篇2014年的英文系统评价结果显示：对于有轻中度肾功能不全的痛风患者，使用非布司他和苯溴马隆安全、有效。1篇2016年的英文前瞻性观察性研究结果显示：黄嘌呤氧化酶抑制剂和苯溴马隆均能降低痛风患者尿酸肾小球负荷，黄嘌呤氧化酶抑制剂组的肌酐清除率显著改善。此外，血尿酸达标（＜360μmol/L）的痛风患者的排泄功能显著改善。1篇2010年的随机对照试验结果显示：对于痛风患者（样本量＝2269，其中65%为肾功能受损者），80mg/d非布司他的降尿酸效果优于40mg/d非布司他和别嘌醇（200～300mg）（$P < 0.001$）；其中对于肾功能受损的痛风患者，80mg/d非布司他的降尿酸效果优于40mg/d非布司他和别嘌醇（$P < 0.001$），40mg/d非布司他优于别嘌醇

（$P < 0.001$）。在不良反应发生率方面，两种降尿酸药物均无差别。

（三）证据评价和推荐意见分级的解读

应用AMSTAR评价了纳入的1篇英文系统评价，结果表明符合7个条目，在"提供前期设计方案""发表偏倚"与"说明利益冲突"等方面质量较差；应用NOS量表对纳入的1篇观察性研究，结果表明总分为7分，存在随访时间不够长的问题；应用Cochrane偏倚风险评价工具评价了纳入的1篇英文随机对照试验，结果表明研究偏倚风险较高，在"随机化"和"试验对象和实施者盲法"等方面均存在高偏倚风险。综上考虑，我们对于3篇研究所构成证据体的效应量的确信程度较小，因此证据质量为低（C级）。

除证据质量外，在进行推荐意见强度的判断时，我们考虑了利弊平衡，即降尿酸药物应用于合并慢性肾脏疾病的痛风患者时，其半衰期和排泄时间会受影响，即其有效性和安全性会受影响。此外，较高的血尿酸水平或尿酸盐沉积会影响肾功能，抑制尿酸生成的药物（别嘌醇和非布司他）和促进尿酸排泄的药物（苯溴马隆）均可降低肾小球尿酸负荷，降尿酸药物应用于肾功能不全患者，需要密切观察不良反应。综上考虑，降尿酸药物应用于合并慢性肾脏疾病的痛风患者时，可能利大于弊，建议使用，即为弱推荐。

对于此类基于现有证据形成推荐意见的临床实践指南，在应用GRADE对证据质量和推荐意见进行评价和分级时需注意以下几点：①考虑纳入证据的质量，应用相应质量评价工具对其进行评级，如使用AMSTAR对纳入的系统评价、Meta分析、网状Meta分析进行方法学质量评价，使用Cochrane偏倚风险评价工具对随机对照试验进行方法学质量评价；②考虑纳入证据的人群、干预、对照和结局，是否与指南的推荐意见关注的问题和结局指标存在间接性；③考虑不精确性，若纳入研究的样本量较小，可能存在不精确性；④考虑证据之间的不一致性，未对数据进行综合，则重点考虑临床异质性；⑤指南制订者一般针对指南最终确定的临床问题与结局指标进行详细的检索，所以存在发表偏倚的可能性较小；⑥除证据质量外，需要考虑利弊平衡（即有利与不利结局的平衡）、经济学因素（如价格、资源）等方面，对推荐强度进行分级。

表28-1　全球痛风指南基本信息表

编号	指南名称	国家和地区	制订机构	制订年份	推荐意见数量
1	Clinical Practice Guidelines: Management of Gout	马来西亚	马来西亚卫生部	2008	23
2	Management of initial gout in adults	美国	美国得克萨斯大学	2009	15
3	Management of chronic gout in adults	美国	美国得克萨斯大学	2009	31
4	Japanese Guidelines for the Management of hyperuricemia and Gout: 2nd Edition	日本	东京女子医科大学	2011	22
5	2012 American College of Rheumatology Guidelines for Management of Gout	美国	美国风湿病学会	2012	80
6	Multinational evidence-based recommendations for the diagnosis and management of gout: integrating systematic literature review and expert opinion of a broad panel of rheumatologists in the 3e initiative	国际	国外风湿免疫科相关专家小组	2013	10
7	Clinical practice guidelines for management of gout	西班牙	西班牙风湿病学会-医学专业团体	2013	69
8	Italian Society of Rheumatology recommendations for the management of gout	意大利	意大利各单位	2013	12

续　表

编号	指南名称	国家和地区	制订机构	制订年份	推荐意见数量
9	Portuguese recommendations for the diagnosis and management of gout	葡萄牙	78名风湿病学家组成的小组	2014	12
10	Australian and New Zealand recommendations for the diagnosis and management of gout: integrating systematic literature review and expert opinion in the 3e Initiative	澳大利亚和新西兰	亚太风湿病学联盟协会	2015	11
11	2016中国痛风诊疗指南	中国	中华医学会风湿病学分会	2016	12
12	2016 updated EULAR evidence-based recommendations for the management of gout	欧洲	EULAR	2016	14
13	Management of Acute and Recurrent Gout & Diagnosis of Acute Gout: A Clinical Practice Guideline from the American College of Physicians	美国	美国内科医师协会（American College of Physicians，ACP）	2017	5
14	The British Society for Rheumatology Guideline for the Management of Gout	英国	英国风湿病学家多学科工作组	2017	21
15	2018 updated European League Against Rheumatism evidence-based recommendations for the diagnosis of gout	欧洲	EULAR	2018	8
16	台湾痛风与高尿酸血症诊疗指引/Management of gout and hyperuricemia: Multidisciplinary consensus in Taiwan.	中国台湾	中国台湾地区风湿病医学会	2018	14
17	中国高尿酸血症与痛风诊疗指南	中国	中华医学会内分泌学分会	2019	10

表28-2 全球痛风指南中诊断推荐意见比较

指南编号	7	9	10	11	15	17
超声						
使用条件	NR	无明显痛风石的患者	NR	临床表现不典型的痛风疑似患者	临床表现不典型的痛风疑似患者	无症状高尿酸血症患者
价值	帮助并支持痛风诊断	帮助痛风诊断	NR	辅助痛风诊断	辅助痛风诊断	亚临床痛风的诊断依据
CT						
使用条件	NR	无明显痛风石的患者	NR	血尿酸正常的痛风疑似患者	NR	无症状高尿酸血症患者
价值	不建议使用	帮助痛风诊断	NR	辅助痛风诊断	NR	亚临床痛风的诊断依据
X线						
使用条件	NR	NR	无抽液的条件时	NR	NR	无症状高尿酸血症患者
价值	不建议使用	NR	临时诊断	NR	NR	亚临床痛风的诊断依据

注：NR: not reported（未报告）。

表28-3 全球痛风指南中急性痛风药物治疗推荐意见比较表

指南编号	1	3	4	5	6	7	8	9	10	11	12	13	14	17
非甾体抗炎药（NSAID）														
治疗选择	NR	一线	NR	NR	NR	NR	一线	NR	NR	首选	一线	NR	首选	一线
剂量	全剂量	萘普生500mg bid, 口服吲哚美辛50mg tid, 或其他NSAID相应对比剂量	相对高剂量	FDA或EMA批准的抗炎/镇痛剂量全剂量	NR	最大剂量	NR	NR	NR	NR	NR	最大剂量	最大剂量	足量
秋水仙碱														
治疗选择	替代药物	二线	—	首选	NR	NR	一线	NR	NR	NR	一线	NR	首选	一线
剂量	0.5mg~0.6mg BD-QDS	一剂1~1.2mg, 之后每2~3小时服用0.5~0.6mg	—	负荷剂量1.2mg, 1小时后再服用0.6mg	低剂量	低剂量	低剂量	低剂量	低剂量	低剂量（1.5~1.8 mg/d）	负荷剂量1mg, 1小时后再用0.5mg	低剂量	0.5mg bd~qds	首剂1mg, 1小时后追加0.5mg, 12小时后改为0.5mg qd或bid

续表

激素

指南编号	1	3	4	5	6	7	8	9	10	11	12	13	14	17
治疗选择	NR	三线	NR	NR	NR	NR	NR	NR	NR	NR	一线	一线	首选	二线
给药途径	关节内注射、口服或肌注	多关节受累者：泼尼松龙（口服）或曲安奈德（肌内注射）仅累及1～2个关节者：曲安奈德（关节内注射）	口服	累及1～2个关节者：糖皮质激素（口服）1～2个大关节受累者：糖皮质激素（关节内注射）所有情况：曲安奈德（肌内注射）	关节内注射、口服或肌注	单关节受累：关节内注射 多关节受累：全身给药	关节内注射	全身给药或关节内注射	口服、肌内注射或关节内注射	NR	口服（泼尼松龙）或关节内注射	NR	关节内注射、口服或单次肌内注射	口服泼尼松0.5mg/（kg·d），3～5d停药；其他激素：如地塞米松、倍他米松的用法按照等效抗炎剂量交换

注：NR: not reported（未报告）；-：未涉及；FDA：美国食品药品监督管理局；EMA：欧洲药物管理局。

表28-4 全球痛风指南中慢性期降尿酸治疗推荐意见比较表

指南编号	1	3	4	5	6	7	8	9	10	11	12	13	14	16	17
治疗选择															
别嘌醇	NR	一线	NR	一线	一线	NR	NR	一线	一线	NR	一线	NR	一线	NR	一线
非布司他	-	一线	-	一线	替代药物	NR	替代药物	NR	二线	NR	NR	NR	二线	一线	非一线
苯溴马隆	-	-	NR	-	替代药物	NR	-	NR	二线	NR	NR	-	首选（轻度至中度肾功能不全患者）	NR	一线
丙磺舒	替代药物	二线	-	不推荐一线	替代药物	-	-	NR	二线	-	-	-	首选（肾功能正常或轻微受损者）	NR	-
降尿酸治疗目标	<6mg/dl	<6mg/dl	<6mg/dl	<6mg/dl，或<5mg/dl（痛风石患者）	<6mg/dl	<6mg/dl	<6mg/dl	<6mg/dl，或<5mg/dl（痛风石患者）	<6mg/dl，或<5mg/dl（痛风石患者）	<6mg/dl	<6mg/dl，或<5mg/dl（痛风石患者）	NR	<300μmol/L	<6.0mg/dl，或<5mg/dl（痛风石患者）	240～420μmol/L

续表

指南编号	1	3	4	5	6	7	8	9	10	11	12	13	14	16	17
降尿酸治疗指征	反复发作的急性痛风性关节炎、引起骨侵蚀的痛风石、肾结石或慢性痛风石性关节炎和影像学改变的患者	每年急性发作超过2次、慢性关节炎、痛风石、骨侵蚀的痛风石或肾结石或痛风性关节炎和影像学改变的患者	NR	痛风性关节炎的患者；并且，临床或影像学检查发现痛风结节或痛风石、急性痛风性关节炎频繁发作（≥2次/年）；2期或2期以上的慢性肾病；有尿路结石病史	NR	NR	反复急性发作、有慢性关节炎、有痛风石或者典型痛风影像学改变的患者	NR	NR	急性痛风性关节炎发作频繁（>2次/年），有慢性痛风性关节炎或痛风石的患者	急性痛风性关节炎复发、风石、尿酸盐结晶和肾结石的患者	每年急性痛风性发作超过2次	反复发作（≥2次/年）、痛风石、慢性痛风关节炎、关节损伤、肾功能损害（eGFR<60ml/min）、有尿路结石和利尿剂治疗、幼年平始的原发性痛风	NR	痛风患者：建议血尿酸≥480μmol/L时，开始降尿酸药物治疗（2C）；血尿酸≥420μmol/L且合并下列任何情况之一时起始降尿酸药物治疗：痛风发作次数≥2次/年、慢性痛风石、慢性痛风关节炎、肾结石、肾脏疾病、高血压、糖尿病、血脂异常、缺血性脑卒中、缺血性心力衰竭和发病年龄<40岁（2B）；建议痛

续表

指南编号	1	3	4	5	6	7	8	9	10	11	12	13	14	16	17
															风急性发作完全缓解后2~4周开始降尿酸药物治疗，正在服用降尿酸药物的痛风急性发作患者，不建议停用降尿酸药物

注：尿酸：1mg/dl＝59.5µmol/L

NR：not reported（未报告）；-：未涉及。

表28-5 全球痛风指南中生活方式干预推荐意见比较表

指南编号	避免高嘌呤饮食	避免过度饮酒	进行适当体重控制	进行低果糖摄入	进行低脂或脱脂乳制品的摄入
1	√	√	√	/	√
2	√	√	√	√	√
3	√	√	√	√	√
4	√	√	√	√	/
5	√	√	√	√	√
6	/	√	√	√	/
7	/	/	√	/	/
8	/	√	/	√	/
9	√	√	√	√	/
10	/	√	√	√	/
11	√	√	√	√	/
12	√	√	√	√	√
14	√	√	√	√	/
15	√	√	√	/	/
16	√	√	√	/	/
17	√	√	√	√	√

注：√表示存在该推荐意见，/表示没有相关内容。

（吕　萌　曾小峰　王梦书）

参 考 文 献

[1] Richette P, Bardin T. Gout [J]. The Lancet, 2010, 375 (9711): 318-328.

[2] 中华医学会风湿病学分会. 原发性痛风诊断和治疗指南 [J]. 中华风湿病学杂志, 2011, 15 (6): 410-413.

[3] Medical of Health Malaysia. Management of gout. 2008. Available:

http://www.acadmed.org.my/index.cfm?menuid = 67.

[4] The University of Texas at Austin, School of Nursing, Family Nurse Practitioner Program [J]. Management of initial gout in adults. 2009.

[5] The University of Texas at Austin, School of Nursing, Family Nurse Practitioner Program [J]. Management of chronic gout in adults. 2012.

[6] Yamanaka H. Japanese guideline for the management of hyperuricemia and gout [J]. Nucleosides, Nucleotides and Nucleic Acids, 2011, 30 (12): 1018-1029.

[7] Khanna D, Fitzgerald JD, Khanna PP, et al. 2012 American College of Rheumatology guidelines for management of gout. Part 1: systematic nonpharmacologic and pharmacologic therapeutic approaches to hyperuricemia [J]. Arthritis care & research, 2012, 64 (10): 1431-1446. /Khanna D, Khanna PP, Fitzgerald JD, et al. 2012 American College of Rheumatology guidelines for management of gout. Part 2: therapy and antiinflammatory prophylaxis of acute gouty arthritis [J]. Arthritis care & research, 2012, 64 (10): 1447-1461.

[8] Sivera F, Andrés M, Carmona L, et al. Multinational evidence-based recommendations for the diagnosis and management of gout: integrating systematic literature review and expert opinion of a broad panel of rheumatologists in the 3e initiative [J]. Annals of the Rheumatic Diseases, 2014, 73 (2): 328-335.

[9] Spanish Society of Rheumatology (SER) [J]. Clinical practice guidelines for management of gout. 2013.

[10] Manara M, Bortoluzzi A, Favero M, et al. Italian Society of Rheumatology recommendations for the management of gout [J]. Reumatismo, 2013, 65 (1): 4-21.

[11] Santos MJ, Branco JC. Portuguese recommendations for the diagnosis and management of gout [J]. Acta Reumatol Port, 2014, 39 (2): 158-171.

[12] Graf SW, Whittle SL, Wechalekar MD, et al. Australian and New Zealand recommendations for the diagnosis and management of gout: integrating systematic literature review and expert opinion in the 3e Initiative [J]. International Journal of Rheumatic Diseases, 2015, 18 (3):

341-351.

［13］中华医学会风湿病学分会. 2016中国痛风诊疗指南［J］. 中华内科
杂志，2016，55（11）：892-899.

［14］Richette P，Doherty M，Pascual E，et al. 2016 updated EULAR
evidence-based recommendations for the management of gout［J］.
Annals of the Rheumatic Diseases，2017，76（1）：29-42.

［15］Qaseem A，McLean RM，Starkey M，et al. Diagnosis of Acute
Gout：A Clinical Practice Guideline from the American College of
Physicians ACP Guideline on Diagnosis of Acute Gout［J］. Annals of
Internal Medicine，2017，166（1）：52-57.

［16］Qaseem A，Harris RP，Forciea MA. Management of Acute and Re-
current Gout：A Clinical Practice Guideline from the American College
of Physicians ACP Guideline on Management of Acute and Recurrent
Gout［J］. Annals of Internal Medicine，2017，166（1）：58-68.

［17］Hui M，Carr A，Cameron S，et al. The British Society for Rheu-
matology guideline for the management of gout［J］. Rheumatology，
2017，56（7）：e1-e20.

［18］Richette P，Doherty M，Pascual E，et al. 2018 updated European
League Against Rheumatism evidence-based recommendations for the
diagnosis of gout［J］. Annals of the Rheumatic Diseases，2020，
79（1）：31-38.

［19］Yu K H，Chen D Y，Chen J H，et al. Management of gout and hy-
peruricemia：multidisciplinary consensus in Taiwan［J］. International
Journal of Rheumatic Diseases，2018，21（4）：772-787.

［20］世界卫生组织. 世界卫生组织指南制定手册［M］. 世界卫生组织.
2015.

［21］蒋朱明，詹思延，贾晓巍，等. 制订/修订《临床诊疗指南》的基
本方法及程序［J］. 中华医学杂志，2016，96（4）：250-253.

［22］International Practice Guideline Registry Platform. Available from：
http://www.guidelines registry.cn/index. php?m ＝ content&c ＝ index-
&a ＝ page_project&guestid ＝ 96.［2020-04-19］.

［23］Shea B J，Grimshaw J M，Wells G A，et al. Development of AM-
STAR：a measurement tool to assess the methodological quality of sys-
tematic reviews［J］. BMC Medical Research Methodology，2007，

71：10.

［24］Higgins JPT，Altman DG，Gøtzsche PC，et al. The Cochrane Collaboration's tool for assessing risk of bias in randomised trials［J］. British Medical Journal，2011，343：d5928.

［25］Whiting PF，Rutjes AWS，Westwood E，et al. QUADAS-2：a revised tool for the quality assessment of diagnostic accuracy studies［J］. Annals of Internal Medicine，2011，155（8）：529−536.

［26］Wells GA，Shea B，O'connell D，et al. The Newcastle-Ottawa Scale（NOS）for assessing the quality of nonrandomised studies in meta-analyses［J］. Ottawa Hospital Research Institute，2000. Availoble：http：//www.ohri.ca/pragrams/dinical-epidniology/oxford. asp.

［27］中华医学会内分泌学分会. 中国高尿酸血症与痛风诊疗指南（2019）［J］. 中华内分泌代谢杂志，2020，36（01）：1−13.

［28］Yang N，Yu Y，Zhang A，et al. Reporting，presentation and wording of recommendations in clinical practice guideline for gout：a systematic analysis［J］. BMJ open，2019，9（1）：e024315.

［29］Li Q，Li X，Wang J，et al. Diagnosis and treatment for hyperuricemia and gout：a systematic review of clinical practice guidelines and consensus statements［J］. BMJ open，2019，9（8）：e026677.

［30］Yu Y，Wang D，Zhou Q，et al. Recommendations in clinical practice guidelines on gout：systematic review and consistency analysis［J］. Clinical and Experimental Rheumatology，2020，38（5）：964-972.

第二十九章

GRADE 在《循证针灸临床实践指南：单纯性肥胖病》中的应用

提要

2011年，WHO 西太区和国家中医药管理局联合立项，中国针灸学会牵头，针对临床针灸诊疗中的常见病多发病，应用循证医学指南方法学，启动了首批五个病种的《循证针灸临床实践指南》的制订。这是中医药领域首次应用循证医学方法学制订中医药临床实践指南。2013年在总结首批五部指南制订经验的基础上，结合循证医学方法学的发展，中国针灸学会应用最新的 GRADE 方法学启动了9个病种的《循证针灸临床实践指南》的制订。这是中医药领域首次应用 GRADE 方法学制订循证实践指南，是 GRADE 方法学应用于针灸实践指南制订的初次尝试。本章以2015年发布的《循证针灸临床实践指南：单纯性肥胖病》为例，对 GRADE 方法学在针灸临床实践指南制订中的应用进行解读。该指南通过系统评价的方法汇总当时针灸治疗单纯性肥胖病的最佳临床证据，应用 GRADE 方法对证据体进行质量评价，同时考虑患者偏好与价值观及卫生经济学因素，最终形成6条推荐意见。其内容主要涉及单纯性肥胖病的针灸治疗总原则，不同针灸方法的推荐意见等，由于原始研究的证据质量较低，综合考虑临床针灸对该病的诊疗特点、经济学因素以及医师和患者对于针灸治疗的偏好，6条推荐意见中4条均是基于极低质量证据的强推荐（1D），2条为基于低质量证据的弱推荐（2C）。

第一节　指南制订的背景及目的

肥胖是指摄入热量超过消耗热量，而以脂肪形式存储于体内，并以肥胖为主要临床表现，可伴有代谢方面的障碍，但经病史、体征和实验室检查排除神经、内分泌等方面异常表现的疾病。WHO超重和肥胖的定义是可损害健康的异常或过量脂肪累积。肥胖一般可分为单纯性肥胖和继发性肥胖两种，临床所指的肥胖多指单纯性肥胖，不包括内分泌及其他因素所致的继发性肥胖，WHO在1997年就明确指出肥胖是一种疾病，认为肥胖已成为当今全球侵袭人类健康的流行病之一，并指出肥胖与艾滋病、吸烟、酗酒并列成为世界四大医学社会问题，已经成为21世纪发展最快的慢性疾病之一。目前的研究表明，肥胖与许多疾病关系密切。有文献报道：当体质指数＞28时，患糖尿病的概率是常人的2倍，卒中是1.5倍，心脏血管疾病是1.7倍，癌症是1.2倍；当体质指数＞29时，患冠心病的概率增加4倍；当体质指数＞35时，糖尿病是非肥胖者发生率的2～5倍。另一方面，因肥胖所带来的经济负担也不容忽视。2003年，中国超重和肥胖所造成的高血压、糖尿病、冠心病、脑卒中的直接经济负担分别占2003年中国卫生总费用和医疗总费用的3.2%和3.7%。美国、澳大利亚、法国、荷兰及新西兰的研究结果表明肥胖造成的疾病负担占到国家医疗支出总费用的2%～7%，其中美国最高，达到了7%。这充分说明了超重和肥胖给各国带来的严重经济负担。现代医学对于单纯性肥胖的治疗主要分为生活方式的调控、药物治疗和手术3种干预方法。其中体育生活方式的调整是治疗超重和肥胖常用的安全有效的途径，但因为依从性差，往往患者无法长期坚持；药物治疗则由于明显的副作用以及经济负担较重，限制了临床应用；手术治疗则由于主要针对重度肥胖患者以及有着严格的适应证，在临床中并未作为该病的主要治疗手段。因此，现代医学对于单纯性肥胖的治疗尚无简便、安全、有效、经济的干预措施。

针灸作为一种传统的中医药治疗方法，在临床中已经被应用于单纯性肥胖的治疗。但截至2011年3月，全球尚未出现关于单纯性肥胖病的针灸临床实践指南。因此，为总结针灸治疗单纯性肥胖的临床证据，规范单纯性肥胖病的针灸治疗方案，提高单纯性肥胖病针灸治疗的临床疗效，并在具体使用时考虑地区、人群的特殊性及临床的实际情况，有必要根据循证临床实践指南的方法学要求，制订一部符合临床实际和针灸临床特点的针灸治疗单纯性肥胖病的临床实践指南。

第二节　指南制订过程与方法

《循证针灸临床实践指南：单纯性肥胖病》由南京中医药大学第二临床医学院负责组织制订，兰州大学GRADE中心/兰州大学循证医学中心提供方法学咨询。指南设计与制订步骤参考了2014年《世界卫生组织指南制定手册》，该指南项目从2011年3月正式开始，2015年11月发布指南全文。

一、指南的注册与计划书的撰写

指南已在国际实践指南注册平台进行注册（注册号为IPGRP-2014CN001），本指南的应用人群主要为执业中医师、执业助理中医师、非针灸专业的医务人员、患者以及针灸科研人员。本指南应用的目标环境包括中国内地的各级医院针灸科门诊部或住院部、有针灸专业医师的基层、社区、医院科室及医院、各针灸相关的科研及评价机构。

二、成立指南工作组

指南制订的工作组由两部分组成，专家指导委员会和指南编写小组。前者主要由临床针灸专家和方法学专家组成，后者主要由项目负责人、学术秘书、方法学家组成，同时吸纳内分泌专业临床医师，针灸临床医师及患者代表参加。

三、构建临床问题

指南工作组通过发放调查问卷和现场访谈，最终确定了本指南拟关注和解决的临床问题，具体分为共性问题和个性问题两大类：

（一）共性问题

1. 针灸疗法适用于哪类人群？
2. 当前治疗单纯性肥胖病的针灸方法有哪些？
3. 针灸治疗单纯性肥胖病患者如何选择针灸方法？
4. 针灸治疗单纯性肥胖病患者有哪些注意事项？
5. 针灸治疗单纯性肥胖病患者如何进行护理和自我护理？
6. 针灸治疗单纯性肥胖病患者的不良反应及禁忌证？

（二）个性问题

1. 单用某种针灸方法治疗单纯性肥胖病是否有效？
2. 毫针刺法、电针疗法、温针疗法、耳穴压丸疗法、穴位埋线疗法是否适用于治疗单纯性肥胖病患者？每种疗法具体的适应群体是哪些？

四、关注的结局指标与分级

结局指标是临床疗效评估的基础和关键。GRADE方法学指出，证据体的综合证据质量取决于最关键结局指标的证据质量。因此制订指南首先需要对结局指标的重要程度进行分级评估。本指南基于现有的西医干预单纯性肥胖的指南，通过向临床医师发放问卷以及召开工作小组会议，最终确定指南关注的结局指标有：体重、体质指数（body mass index，BMI）、体脂百分比（body fat percentage，F%）、腰臀比（waist hip ratio，WHR）、WHO生存质量量表（WHO Quality of Life

Scale，WHOQOL）和综合评价指标（有效率/无效率）（参照1997年第五届肥胖病研究学术会议修订的《单纯性肥胖病的诊断及疗效评定标准》）并对结局指标进行了1～9分的分级，1～3分为一般结局指标，4～6分为重要结局指标，7～9分为关键结局指标（表29-1）。

表29-1　结局指标分级

疗效评价指标	分级
BMI	8
生存质量量表	8
有效率	7
体重	7
体脂百分比	7
腰臀比	6

五、证据的检索

（一）检索范围
检索范围分为古代文献和现代研究两大部分。

（二）检索策略
1. 古代文献　古代文献检索主要通过检索《中华医典》光盘，检索古代文献中有关针灸治疗单纯性肥胖病的相关记载。

检索词主要为："肥人""膏""脂""肥满""身重""轻身延年""针刺""针灸""灸"。

2. 现代研究　指南的证据检索一般基于循证医学PICO原则，分部分层进行检索。即首先检索相关指南，再进一步检索回答指南提出问题的系统评价，再检索相关的原始研究。

本指南制订过程中，首先检索了国内外主流指南数据库：NGC，NICE，GIN，SIGN，医脉通。并未检出中医及针灸治疗单纯性肥胖的相关指南。

进一步通过检索中英文数据库CBM、CNKI、万方、MEDLINE（via PubMed）、Embase、Cochrane Library检索针灸治疗单纯性肥胖病的临床研究及系统评价。检索时间为1979年12月至2013年12月。

中文检索词为："肥胖""单纯性肥胖""超重""减肥""针刺""针灸""电针""穴位埋线""温针""灸""耳穴""腹针"。英文检索词为："obesity""lose weight""overweight""weight gain""fat""acupuncture""acupressure""acupoint""electroacupuncture""moxibusition""auriculotherapy""otopuncture therapy""auriculoacupuncture""abdomen acupuncture""abdominal acupuncture""auricular plaster""catgut implantation at acupoint""acupoint catgut embedding""catgut embedding"。

3. 检索方法 采用主题词和自由词相结合。

（三）现代文献纳入标准

现代文献的纳入标准如下：

1. 被明确诊断为单纯性肥胖病的患者。

2. 临床随机对照试验及针灸治疗单纯性肥胖病的系统评价。

3. 试验组仅一种针灸方法作为干预措施。

4. 对照组为不同的针灸疗法或非针灸疗法。

（四）检索结果

1. 古代文献 经检索，未发现《中华医典》中有论述针灸治疗单纯性肥胖病相关的记载。

2. 现代文献 共检出现代文献5995篇，其中中文文献5770篇，英文文献225篇，去重后，对照文献纳入标准阅读标题及摘要后，最终纳入现代文献60篇，其中中文53篇，英文7篇；临床研究58篇，系统评价2篇。

六、证据的评价

通过Meta分析方法，综合检索到的证据，形成相应结局的证据体。并通过GRADE方法学，以结局指标为单位评价证据体质量，并以结局指标中的最低证据质量作为证据体的总质量。由于纳入的原始研究偏倚风险较高，研究之间的不一致性较大，Meta分析纳入的原始研究较少，且合并效应量95%CI较宽，跨过了专家组认可的临床推荐阈值（从临床角度分析，体重至少降低5kg或体质指数至少降低$3kg \cdot m^{-2}$，才有推荐价值），因此各结局指标的证据质量均为极低，综合来看，针灸治疗单纯性肥胖病的最终证据质量为极低。

七、患者偏好与价值观及资源消耗的调查

本指南获取患者价值观与偏好的研究方法主要是基于现场访谈和调查问卷，调研患者在面临临床实际问题时，选择针灸疗法作为治疗方法的一致性。通过研究发现：患者对针灸疗法治疗单纯性肥胖病一致性较好。

对资源消耗的评估主要基于现有文献证据的结果，以及江苏省针灸疗法的直接成本和间接成本来测算。通过进行初步成本测算，2013～2015年江苏省单纯毫针针刺的平均费用为15元/次，35元/周；电针疗法的平均费用为25元/次，75元/周，耳穴贴压疗法的平均费用为8元/穴，90元/周，穴位埋线疗法的平均费用为100元/穴，900元/周。国际上经过美国FDA认证且应用于临床的唯一减肥药物为奥利司他，目前国内的最低价格约为10元/粒，210元/周。同时考虑到针灸疗法已经被纳入江苏地区医保范畴，而奥利司他目前不仅尚未进入医保目录，而且美国原装的尚需海外代购，综合分析，针灸疗法相对于药物疗法有一定优势。

对于患者偏好与价值观的考虑，本指南基于一项面对面调查，即充分向患者解释针灸及其他疗法的可能有效性及安全

性后，让患者在一个仅标有0刻度和10刻度的长10cm的线段上画出截点，该截点表明患者自主选择其选择针灸的可能性的截点（0刻度表示不可能选择针灸疗法，10表示100%选择针灸疗法）。经收集数据后统计，发现与药物疗法和不治疗相比，患者更偏向于选择针灸（$P=0.013$）；而针灸与生活方式调控之间的对比以及不同针灸疗法之间的对比，患者选择偏好的差异无统计学意义（$P=0.104$）。

八、推荐意见形成

指南编写小组用SoF表和EP表展示形成的证据体，通过德尔菲调查初步确定推荐意见并获取修改反馈，在此基础上召开面对面共识会议最终形成指南的推荐意见。基于推荐意见，形成指南的初稿如下：

（一）针灸治疗的总体思路

推荐针灸治疗单纯性肥胖病，可以减轻患者体重，降低BMI值。（1D）

推荐解释：本指南小组共纳入系统评价2篇，涉及针灸（毫针刺法、电针疗法、耳穴压丸）与安慰针灸、生活方式调控、药物疗法的比较。经Meta分析显示：

在有效率方面，针灸疗法优于不治疗RR = 2.76［95%CI（1.64,4.64）］、优于安慰针灸 RR = 1.61［95%CI（1.20,2.17）］、优于生活方式调整RR = 1.48［95%CI（1.23, 1.78）］，优于药物奥利司他RR = 1.54［95%CI（1.27, 1.87）］。

在体重降低方面，针灸疗法优于不治疗MD = 4.1kg［95%CI（2.01, 6.19）］，优于安慰针灸 MD = 1.56kg［95%CI（0.74, 2.38）］，优于生活方式调整MD = 1.72kg［95%CI（0.5, 2.93）］；而与药物芬氟拉明相比MD = −0.26kg［95%CI（−1.2, 0.68）］，差异无统计学意义。

在降低BMI方面，针灸疗法优于不治疗MD = 2.65 kg·m^{-2}［95%CI（1.43, 3.87）］，优于安慰针灸MD = 2.01 kg·m^{-2}

［95%CI（0.44，3.58）］，优于药物西布曲明MD = 0.83 kg・m^{-2}［95%CI（0.29，1.73）］。

经GRADE方法学评价，可能存在的降级因素有：①纳入的原始研究方法学偏倚风险较高；②两篇系统评价纳入的原始研究异质性较大；③系统评价汇总的总样本量较少，且Meta分析合并后的95%CI较宽（从临床角度来讲，体重降低5kg才具备临床意义，但两篇系统评价合并效应量的95%CI下限均未超过5kg）；④纳入的原始研究数量较小，存在较大的发表偏倚风险。因此针灸治疗单纯性肥胖病，在有效率、降低体重、降低BMI 3个方面的证据体质量均为极低（D），最终总的证据体质量等级亦为极低（D）。

形成推荐意见时，考虑根据系统评价报道针灸疗法副作用较小，无严重副作用，结合之前综合调研的患者偏好与价值观及卫生经济学结论，经专家组综合考虑，给予强推荐。

（二）毫针刺法

单纯性肥胖病患者，证型特征不明显者推荐使用毫针刺法，可以减轻体重，降低BMI值。（1D）

取穴：足三里，天枢，三阴交，血海，曲池，丰隆，内庭。

操作方法：穴位常规消毒，毫针针刺，行平补平泻手法，行针得气后留针30分钟，其间每10分钟行针1次，隔日1次。

疗程：3个月。

推荐解释：本指南小组共纳入毫针刺法治疗单纯性肥胖病相关文献30篇，涉及毫针刺法与电针疗法、穴位埋线疗法、温针疗法、耳穴压丸疗法、腹针疗法的比较。经Meta显示：在有效率方面，毫针刺法弱于电针疗法相比RR = 0.89［95%CI（0.80，0.99）］，弱于穴位埋线疗法RR = 0.92［95%CI（0.88，0.96）］，而与温针疗法相比RR = 0.89［95%CI（0.79，1.00）］，两种疗法有效率的差异无统计学意义。

在降低BMI方面，毫针刺法优于耳穴压丸疗法MD

$= -0.63$ kg·m^{-2} [95%CI（-1.36，-0.10）]，毫针刺法弱于与电针疗法 MD $= 0.5$ kg·m^{-2} [95%CI（0.08，0.92）]，毫针刺法弱于穴位埋线疗法 MD $= 2.57$ kg·m^{-2} [95%CI（1.05，4.10）]。而毫针与于温针疗法相比 MD $= -2.27$ kg·m^{-2} [95%CI（-4.68，9.22）]，毫针刺法与腹针疗法相比 MD $= -0.13$ kg·m^{-2} [95%CI（-1.46，1.2）]，差异无统计学意义。

在降低体重方面，毫针刺法优于耳穴压丸疗法 MD $= -0.53$ kg·m^{-2} [95%CI（-0.81，-0.25）]、穴位埋线疗法 MD $= -2.57$ kg·m^{-2} [95%CI（-1.05，-4.1）] 和温针疗法 MD $= -1.52$ kg·m^{-2} [95%CI（-0.70，-2.35）]，且疗效差异具有统计学意义。而毫针刺法与电针疗法 MD $= 1.30$ kg·m^{-2} [95%CI（-0.62，1.98）] 和腹针疗法 MD $= 0.13$ kg·m^{-2} [95%CI（-5.18，5.44）] 相比，差异均无统计学意义。

经 GRADE 方法学评价，可能存在的降级因素：①纳入的原始研究方法学偏倚风险较高；②纳入的原始研究不一致性较大；③多个 Meta 分析纳入的研究仅为 1 个，且 Meta 分析合并后的 95%CI 较宽，超过临床常用的推荐阈值；④ 纳入的原始研究数量较小，存在较大的发表偏倚。

因此得出结论：有效率方面，毫针刺法弱于电针疗法（证据质量极低），毫针刺法弱于穴位埋线疗法（证据质量极低），毫针刺法与温针疗法没有差异（证据质量极低）。

降低 BMI 值方面，毫针刺法优于耳穴压丸疗法（证据质量极低），毫针刺法弱于与电针疗法（证据质量极低），毫针刺法弱于穴位埋线疗法（证据质量极低）。毫针与温针疗法、腹针疗法相比疗效相当（证据质量极低）。

形成推荐意见时，考虑根据原始研究中报道针灸疗法副作用较小，无严重副作用，结合之前综合调研的患者偏好与价值观及卫生经济学结论，并考虑毫针疗法是传统针刺方法的代表方法，经专家组综合考虑，结合临床常见中医证型，给予强推荐。

（三）电针疗法

单纯性肥胖病患者证见实证（胃火亢盛，肝郁气滞），推荐使用电针疗法治疗，可以减轻体重，降低BMI值。（1D）

取穴：曲池，合谷，天枢，滑肉门，水分，足三里，丰隆，内庭。

操作方法：穴位常规消毒，毫针针刺，得气后先行泻法，再接电针仪，每次任选两组穴位，频率选用5～10Hz，电流强度以局部肌肉微颤动为宜。留针30分钟，隔日1次。

疗程：3个月。

注意事项：①首次接受治疗患者需做好充分解释工作；②电针操作不能横贯通电，避免电流回路通过心脏；③电针仪开机时调节输出强度应逐渐从小到大，切勿突然增大，且刺激强度不宜过大。

推荐解释：本指南小组共纳入电针治疗单纯性肥胖病相关文献29篇，涉及电针疗法与毫针刺法（结论见推荐2）、穴位埋线疗法、温针疗法、耳穴压丸疗法的比较。经Meta分析显示：

在有效率方面，电针疗法与穴位埋线疗法相比无统计学差异RR = 0.93［95%CI（0.85，1.01）］。

在降低BMI方面，电针疗法弱于温针疗法MD = 1.82 kg·m^{-2}［95%CI（0.02，3.62）］；而电针与耳穴压丸疗法相比MD = 0.3 kg·m^{-2}［95%CI（−0.96，0.36）］，与穴位埋线疗法MD = 0.28 kg·m^{-2}［95%CI（−0.26，0.82）］相比，差异无统计学意义。

在降低体重方面，电针疗法弱于温针疗法MD = 2.2kg［95%CI（0.26，4.14）］，电针疗法与穴位埋线疗法MD = 0.45kg［95%CI（−3.13，4.03）］相比，差异无统计学意义。

经GRADE方法学评价，可能存在的降级因素：①纳入的原始研究方法学偏倚风险较高；②纳入的原始研究异质性较大；③多个Meta分析纳入的研究仅为1个，且Meta分析合并后的95%CI较宽，跨过临床常用的推荐阈值；④纳入的原始研究数量较小，存在较大的发表偏倚。

因此得出结论：有效率方面，电针疗法与温针疗法疗效相当（证据质量极低），优于毫针刺法（证据质量极低）。

降低BMI值方面，电针疗法优于毫针刺法（证据质量极低），电针疗法弱于温针疗法（证据质量极低）。电针疗法与耳穴压丸疗法和穴位埋线疗法疗效相当（证据质量极低）。

形成推荐意见时，考虑根据原始研究中报道电针疗法副作用较小，无严重副作用，结合之前综合调研的患者偏好与价值观及卫生经济学结论，经专家组综合考虑，结合临床常见中医证型，给予强推荐。

（四）温针疗法

单纯性肥胖病患者证见脾胃虚弱，兼气虚阳虚者，推荐使用温针疗法治疗，可以减轻体重，降低BMI值。（1D）

取穴：脾俞，章门，关元，气海，天枢，足三里，阴陵泉，三阴交。

操作方法：常规消毒，针刺得气后，先行补法后，在气海，天枢，足三里穴位针柄上穿置一段长约2cm的艾条，每穴两壮。隔日1次。

疗程：3个月。

注意事项：①首次接受治疗的患者需做好充分解释工作；②治疗时应待患者情绪状态平和，充分做好消毒工作；③治疗过程中注意观察，防止烫伤。

推荐解释：本指南小组共纳入温针疗法治疗单纯性肥胖病相关文献7篇，涉及温针疗法与毫针刺法、电针疗法比较。具体解释参照前述推荐解释。

形成推荐意见时，考虑根据原始研究中报道温针疗法容易烫伤患者，且艾灸烟刺激，患者接受度不高，结合之前综合调研的卫生经济学结论，经专家组综合考虑，结合临床常见中医证型，给予强推荐。

（五）耳穴压丸疗法

单纯性肥胖病患者畏针者，可考虑使用耳穴压丸疗法治疗，可以减轻体重，降低BMI值（2D）。

取穴：耳穴胃、大肠、小肠、脾、神门、饥点、内分泌、三焦。

操作方法：耳郭皮肤常规消毒后，取王不留行籽用0.5cm×0.5cm小胶布将王不留行籽压在所取穴位上按压，每餐前半小时按压1分钟，3天更换1次。

疗程：3～4个月。

注意事项：

1. 严格做好治疗部位的消毒工作；

2. 防止治疗部位皮肤过敏情况。

推荐解释：本指南小组共纳入耳穴压丸疗法治疗单纯性肥胖病相关文献6篇，涉及耳穴压丸疗法与毫针刺法，电针疗法的比较。具体解释参照前述推荐解释。

形成推荐意见时，考虑根据原始研究中报道耳穴压丸疗法无副作用，但刺激量较小，疗效较弱，结合之前综合调研的卫生经济学结论，经专家组综合考虑，给予弱推荐。

（六）穴位埋线疗法

单纯性肥胖病患者多种疗法效不显者，可以考虑使用穴位埋线治疗，可以减轻体重，降低BMI值。（2D）

取穴：曲池、中脘、关元、天枢、足三里。

操作方法：具体操作方法参见《针灸技术操作规范第10部分：穴位埋线》每2周埋线1次。

疗程：3个月。

注意事项：①穴位埋线应严格掌握操作禁忌证，严格执行无菌操作，严防感染；②出现术后反应者，按照《针灸技术操作规范第10部分：穴位埋线》相关规范处理。

推荐解释：本指南小组共纳入穴位埋线治疗单纯性肥胖病相关文献33篇，涉及穴位埋线疗法与毫针刺法、电针疗法的比较。具体解释参照前述推荐解释。

形成推荐意见时，考虑根据原始研究报道，并结合专家意见，穴位埋线疗法易出现埋线不吸收，感染等副作用，结合之前综合调研的卫生经济学结论，经专家组综合考虑，给予弱推荐。

九、指南的外审

指南的外审由中国针灸学会标准化委员会统一负责，指南初稿送交20名专家评审，根据评审意见进行修改后，再次交审。经过两次评审后，形成指南终稿。

十、指南的发布与更新

针灸系列指南由中国针灸学会统一负责，由中国中医药出版社出版发行，于2015年11月正式发布，并计划每两年更新一次。

十一、中医药循证实践指南制订的难点

（一）中医药临床实践特点和循证实践证据体系的构建

由于中医药临床自身的特点，例如疾病与证候的诊断、相关诊疗手段（如针灸，推拿）等，在临床研究中很难做到真正意义上的RCT。另一方面，中医药大量的临床依据来源于古代医籍的记载和历代名家经验，当前的中医药临床研究多数为非随机对照研究。针对这一现状，有学者研究指出：与纳入RCT的Meta分析结果比较，纳入非随机的对照试验并未改变RCT综合结果，两者结果的差异无统计学意义。当缺乏或无足够数量的RCT时，可进行非随机对照研究的系统评价，RCT与观察性研究在某种程度上可以起到互补作用。在重视RCT研究的同时，需要关注中医药临床非随机对照研究的系统评价。Cochrane协作网目前已成立了非随机对照研究方法学小组，专门从事医疗卫生干预措施非随机研究的系统评价和方法学研

究，随着其方法学质量的提高，势必对中医药循证医学研究以及证据体系的构建起到巨大的推动作用。

（二）中医药经典医案医籍在中医药临床实践指南中的应用和体现

从GRADE方法学角度来说，经典医案医籍及名家经验不能作为严格意义上的证据在指南中推荐。但中医药临床诊疗大量来源于古代医籍的记载和历代名家经验，有观点认为，中医药经典医案医籍可看作一类特殊证据，可称为证据的前体，即"前体证据"。中医药经典医案医籍和名家经验，亦是历代医家临床治疗病例的总结，若当前有相关名家经验的临床研究，则可通过循证医学方法进行汇总评价及分析，生产可直接使用的证据。若当前尚无对相关经验的研究，则此类医案医籍和名家经验可作为一种证据体的补充，附录在指南文本之后，作为参考，亦可提示指南使用者关注这类医案医籍及名家经验的研究与转化，作为决策的参考。

（三）患者偏好与价值观与卫生经济学的研究

患者偏好与价值观及卫生经济学证据是当前指南制订中的又一重点和难点。对卫生经济学研究，我们可借鉴相关研究方法，采用成本－效用分析评价中医药临床实践的卫生经济学。

对患者偏好与价值观的研究目前国际上尚未有统一的方法。通过比较不同干预措施间的效用值来初步评价患者的偏好与价值观，效用在医疗卫生服务领域中指社会或个人对某种健康状况的偏好或价值观，反映社会或个人某种价值观的取向。其范围在0～1之内，0表示死亡，1表示完全健康。效用值的测量方法分为直接测量和间接测量两种。直接测量法有视觉尺度板，标准博弈法，时间权衡法等。间接测量方法主要有健康效用指数系统，欧洲健康质量量表，六维健康效用系统等。国际上最常用标准博弈法来测量不同干预措施的健康效用值。

总之，GRADE在针灸指南中的应用，机遇与挑战并存。一方面，应该加大针灸的临床研究力度，提高原始研究的质量，丰富针灸临床证据基础；另一方面，应该加强针灸指南方法学家的培训，建立人才队伍，科学规范制订循证指南，让针灸指南和规范走出国门，走向世界。

（陈　昊　王　玲　王梦书）

参 考 文 献

［1］Reaven GM. Role of Insulin Resistance in Human Disease［J］. Diabets，1988，37（12）：1595-1607.

［2］Marette A. Mediators of cytokine-induced insulin resistance in obesity and other inflammatory settings［J］. Current Opinion in Clinical Nutrition & Metabolic Care，2002，5（4）：377-383.

［3］中国肥胖问题工作组. 中国成人超重和肥胖症预防与控制指南（节录）［J］. 营养学报，2004，26（1）：1-4

［4］施杞. 现代中医药应用与研究大系. 第15卷老年病科［M］. 上海：上海中医药大学出版社，1995.

［5］Evans JL，Goldfine ID，Maddux BA，et al. Oxidative stress and stree-actived signaling pathways：a unifying hypothesis of type 2 diabetes［J］. Endocrine Reviews，2002，23（5）：599-633.

［6］赵文华，翟屹，胡建平，等. 中国超重和肥胖造成相关慢性疾病的经济负担研究［J］. 中华流行病学杂志，2006，（7）：555-559.

［7］Segal L，Carter R，Zimmet P. The cost of obesity［J］. Pharmacoeconomics，1994，5（1）：45-52.

［8］Colditz GA. Economic costs of obesity and inactivity［J］. Medicine and Science in Sports and Exercise，1999，31（11 Suppl）：S663-667.

［9］黄乐春. 埋线治疗单纯性肥胖病的临床疗效及成本-效果分析［D］. 广州中医药大学，2009.

［10］刘建平. 非随机研究的系统评价［J］. 中国循证医学杂志，2001，1（3）：137-139.

第三十章

GRADE在《中医内科临床诊疗指南——头痛》中的应用

■ 提要

新版《中医内科临床诊疗指南——头痛》是2015年国家中医药管理局批准立项，由广东省中医院发起和组织制订，严格遵循循证指南制订的核心原则和方法，针对我国临床医生在头痛中医药诊疗中存在的具体问题，对当前可得的最佳临床证据进行系统检索和评价，并采用GRADE方法对证据体进行分级，综合考虑利弊平衡、患者偏好与价值观、卫生经济学因素，最终形成了27条推荐意见。这些推荐意见中，有4条为基于中等质量证据的强推荐（1B），2条为基于专家共识的强推荐，2条为基于低质量证据的强推荐（1C），10条为基于低质量证据的弱推荐（2C），7条为基于极低质量证据的弱推荐（2D），有2条推荐意见证据质量为极低，推荐强度未达成共识。上述推荐意见涵盖头痛的辨证论治、中成药治疗及非药物疗法。

第一节　指南制订的背景与目的

头痛是指外感或内伤所致脉络绌急或失养，清窍不利而引起的以患者自觉头部疼痛为主要表现的临床常见病证。病位在头，风、火、痰、瘀、虚为致病之主要因素，脉络受阻、神明受累、清窍不利为其病机，临床多虚实夹杂、本虚标实证。本病证相当于西医的原发性头痛、继发性头痛及颅面神经痛等。

头痛是临床上极为常见主诉，被 WHO 列为前10位失能性疾患。患者会因为头痛干扰，而不能很好地完成在正常状态下力所能及的事，这些会对身体和心理健康造成严重的危害，影响患者的工作和日常生活。有研究显示，头痛属于患病率极高（仅次于感冒）的常见病，几乎每个人一生中都遭遇过头痛。从全球情况看，当前成人头痛（过去一年中至少出现过一次症状）患病率为47.0%。有流行病学调查显示，我国原发性头痛的年患病率达23.8%，其中对生活造成中重度影响的患者比例可达1/3甚至更高。在这些头痛患者中，最常见的两种头痛是紧张型头痛和偏头痛，患病率分别为10.8%和9.3%。我国原发性头痛患病率与亚洲其他国家相似，女性高于男性；从城乡情况来看，偏头痛、紧张型头痛，农村高于城市，而慢性每日头痛，城市则高于农村。按18 ~ 65岁人群折算，我国患者因原发性头痛花费高达1214亿元人民币，占 GDP 的3.9%。

中医药诊疗头痛历史悠久、临床实践经验丰富，临床研究显示中医药可有效减轻头痛症状和预防复发，并且不良反应较少。中华中医药学会于2008年发布了《中医内科常见病诊疗指南》，其中包括2008版头痛指南，该指南为规范中医头痛临床诊疗工作、提高临床诊疗水平与医疗服务质量发挥了积极的作用。

2008版头痛指南发布已有7年，期间出现了大量中医药治疗头痛的临床研究报道，为头痛的中医药诊疗临床决策提供了新的证据。WHO 建议指南应在发表后的2 ~ 5年内进行修订。同时，指南制订方法学的不断发展和完善，如《指南2.0：为成功制订指南而系统研发的全面清单》、GRADE 的发布与应用，都为2008版头痛指南的修订提供了方法学支持。

2008版头痛指南为共识性指南，因此本次未采用指南改编与更新程序，而是全面重新构建指南主题，遴选临床问题，基于循证医学原则，系统研究制订完整版头痛指南。本指南遵循国际指南制订流程和标准（WHO指南制订手册），采用GRADE方法系统地完成了指南制订工作。

第二节　指南制订的过程与方法

本指南由广东省中医院发起和组织制订，由兰州大学GRADE中心/兰州大学循证医学中心提供方法学与证据支持，遵循国际指南制订流程和标准，指南的撰写参考了RIGHT报告条目。

一、指南注册与计划书的撰写

本指南已在国际实践指南注册平台进行注册（注册号为IPGRP-2015CN005），读者可联系该注册平台获取指南的计划书。其适用于各级中医（中西医结合）医疗机构和开展了中医药服务的医疗机构。临床使用者为中医（中西医结合）各专业执业中医师、执业助理中医师（儿科除外），临床执业医师可参考使用。

二、指南项目组

为确保指南的质量和水平，成立了由指南工作组和指南专家指导组构成的指南项目组。其涵盖中医脑病、中医康复、针灸学、传统疗法、中医情报学、护理、指南方法学、卫生统计学领域的专家。

三、利益冲突声明

指南项目组成员均填写了利益冲突声明表，不存在与该指南直接相关的利益冲突。

四、临床问题的遴选和确定

指南工作组通过文献研究搜集头痛中医药诊疗领域的临

床问题和结局指标及头痛证型，并进行整理归纳和补充，形成头痛的临床问题与结局指标及中医证型的重要性评分问卷。头痛各证型在1～5分的范围内进行打分，1分表示完全不重要，5分表示非常重要；在1～9分的范围内对结局指标进行打分，7～9分表示关键结局指标，4～6分表示重要结局指标，1～3分表示一般结局指标。邀请中医脑病领域的22名专家参与本次问卷调查，确定本指南所涉及的关键临床问题与结局指标。

五、证据的检索

（一）指南检索

指南工作组对涉及中医药诊疗的头痛指南主要从以下4个方面进行了系统检索：①文献数据库：中文（CBM、CNKI、万方、维普）、英文［MEDLINE via（PubMed）］；②指南数据库：GIN、NGC、医脉通；③指南制订机构：WHO、美国神经病学会（American Academy of Neurology，AAN）、NICE、SIGN；④头痛研究专业机构网站：欧洲神经病学学会（European Academy of Neurology，EAN）。具体检索策略见框30-1。

框30-1　涉及中医药诊疗的头痛指南检索策略

英文检索策略： #1 headache* #2 "practice guideline" #3 consensus #4 statement #5 regulation #6 recommendation #7 OR #2 ～ #6 #8 #1 AND #7 中文检索策略： #1 头痛 #2 头部痛 #3 头疼

续　框

#4 OR #1 ～ #3
#5 指南
#6 指引
#7 共识
#8 推荐
#9 声明
#10 规范
#11 OR #5 ～ #10
#12 #4 AND #11
检索时间范围: 1996 年至 2015 年 12 月

　　根据以下纳入排除标准对指南进行筛选, 纳入标准: 纳入所有中文和英文的头痛指南 (符合 IOM 对指南的定义); 排除标准: ① 无中医药疗法的头痛指南 (中草药: 中药方剂、中成药和中药提取物; 中医理疗: 针刺、灸、按摩、推拿和整骨); ② 国际指南的中文翻译、改编或总结版, 以及其他对指南的解读和评价; ③ 同一指南较早的版本或试行版, 具体流程见图 30-1。

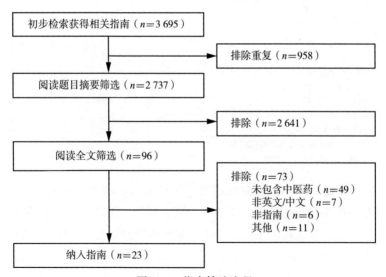

图 30-1　指南筛选流程

（二）系统评价检索

指南工作组对头痛中医药诊疗领域的系统评价进行了系统检索。中文：CBM、CNKI、万方；英文：MEDLINE（via PubMed）、Web of science、Cochrane Library、Embase。具体的检索策略见框30-2。

框30-2 系统评价检索策略

英文检索策略：
#1　headache* OR cephalgia* OR "head pain*" OR cephalodynia* OR "cranial pain*" OR cephalalgia* OR "cerebral pain" OR cephalea OR cranialgia OR headache
#2　"Chinese traditional medicin"e OR "Chinese herbal drugs" OR "complementary therapies" OR "Chinese medicine" OR "Chinese herb" OR "alternative medicine" OR acupuncture OR massage OR "plant extracts" OR "complementary therapy" OR "complementary medicine" OR "alternative therapy" OR "alternative therapies"
#3　"systematic review*" OR meta-analysis OR meta-analyses OR "meta analysis" OR "meta analyses" OR metaanalyses
#4　#1 AND #2 AND #3
中文检索策略：
#1　头
#2　脑
#3　头疼
#4　头风
#5　OR #1 ～ #4
#6　循证
#7　系统评价
#8　meta
#9　荟萃分析
#10　系统分析
#11　系统综述
#12　OR #6 ～ #11
#13　#5 AND #12
发表时间范围：建库时间至2015年11月

根据以下纳入排除标准对系统评价进行筛选，纳入标准：① 诊断为原发性头痛的患者（性别、年龄、头痛类型、地域不限）；② 中医药（中药、针灸）对比西药或中医药（中药、针灸）联合西药对比西药；③ 系统评价；排除标准：重复文献、摘要（包括系统评价的摘要、会议摘要等）、系统评价计划书、

系统评价再评价（多个系统评价研究的再合成研究、系统评价的质量评价），具体流程见图30-2。

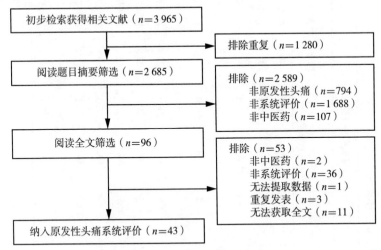

图30-2　系统评价筛选流程

（三）原始研究检索

根据遴选的临床问题检索原始研究，并进行系统评价的制作。主要检索CNKI，万方，CBM，MEDLINE（via PubMed），Cochrane Library，Web of Science，Embase数据库，同时使用百度等搜索引擎进行补充检索。主要纳入研究对象为非合并其他系统疾病的头痛患者。

六、对纳入研究方法学质量的评价

采用AGREE Ⅱ对检索到的指南进行评价，评价后只推荐使用SIGN和NICE发布的头痛指南（表30-1）。使用AMSTAR对纳入的系统评价进行方法学质量评价，纳入25篇评分≥70分且对纳入原始研究进行了方法学质量评价的系统评价（表30-2）。运用Cochrane偏倚风险评价工具（针对随机对照试验）、QUADAS-2（针对诊断准确性试验）、NOS量表（针对观察性研究）对相应类型的原始研究进行方法学质量评价。

表30-1 纳入指南 AGREE II 领域得分

序号	指南（年份）	各领域得分（%）						指南全面评价
		范围和目的	参与人员	严谨性	清晰性	应用性	独立性	
1	成人偏头痛诊断和治疗指南（2008）	77.8	69.4	71.9	86.1	67.7	60.4	推荐使用
2	青少年和成人偏头痛诊断和治疗指南（2012）	88.9	76.4	83.3	91.7	78.1	77.1	推荐使用
3	针灸循证临床实践指南－偏头痛（2011）	50	55.6	46.4	61.1	18.8	0	修改后使用
4	偏头痛中医临床实践指南（2011）	40.3	45.8	38.5	51.4	7.3	6.3	修改后使用
5	初级医疗机构偏头痛循证指南：药物预防治疗偏头痛（2000）	58.3	34.7	43.2	50	21.9	25	修改后使用
6	偏头痛循证指南：运动和理疗法（2000）	65.3	37.5	40.6	48.6	18.8	22.9	修改后使用
7	实践参考：偏头痛循证指南（2000）	70.8	43.1	40.6	63.9	20.8	22.9	修改后使用
8	卫生护理指南：头痛的诊断和治疗（2011）	76.4	65.3	45.3	65.3	47.9	52.1	修改后使用
9	EFNS药物治疗偏头痛指南（2009）	55.6	30.6	47.9	59.2	12.5	60.4	修改后使用
10	医疗从业人员诊断和治疗偏头痛、紧张型头痛，丛集性头痛，药物过度使用性头痛指南（2010）	61.1	45.8	21.9	56.9	36.5	10.4	修改后使用
11	EFNS紧张型头痛治疗指南（2010）	58.3	33.3	46.4	59.7	17.7	52.1	修改后使用

续表

序号	指南（年份）	各领域得分（%）						指南全面评价
		范围和目的	参与人员	严重性	清晰性	应用性	独立性	
12	意大利原发性头痛指南（2012）	55.6	29.2	45.8	69.4	25	37.5	修改后使用
13	参考指南：头痛症和面部疼痛诊断与治疗（2012）	52.8	44.4	19.3	50	34.9	31.3	修改后使用
14	法国指南修订：成人和儿童偏头痛的诊断与治疗（2014）	61.1	51.4	35.4	52.8	26	43.8	修改后使用
15	偏头痛诊断与防治专家共识（2006）	34.7	33.3	4.7	18.1	5.2	0	不推荐
16	紧张型头痛诊疗专家共识（2007）	23.6	11.1	2.1	18.1	2.1	0	不推荐
17	中医内科常见病诊疗指南－偏头痛（2008）	19.4	15.3	4.7	20.8	2.1	0	不推荐
18	中医内科常见病诊疗指南－头痛（2008）	18.1	13.9	5.7	25	1	0	不推荐
19	中国偏头痛诊断治疗指南（2011）	43.1	38.9	24.5	54.2	29.2	0	不推荐
20	非药物疗法治疗偏头痛临床实践指南（1998）	48.6	41.7	41.7	47.2	16.7	18.8	不推荐
21	儿童青少年偏头痛诊断和治疗指南（2007）	38.9	15.3	9.4	3.8	20.8	0	不推荐
22	药物治疗急性偏头痛和偏头痛的预防（2012）	51.4	43.1	27.6	63.9	21.9	16.6	不推荐
23	拉美慢性偏头痛治疗专家共识LAPCMT（2013）	48.6	33.3	21.9	29.2	14.6	18.8	不推荐

表30-2　R-AMSTAR评分列表

序号	题　名	R-AMSTAR 得分	标化得分
1	Acupuncture for migraine prophylaxis（Review）	35	100
2	Acupuncture for tension-type headache（Review）	35	100
3	针刺治疗偏头痛近期效应的系统评价	31	88.57
4	Factors Associated with Conflicting Findings on Acupuncture for Tension-Type Headache：Qualitative and Quantitative Analyses	31	88.57
5	Acupuncture for the Management of Chronic Headache：A Systematic Review	29.75	85
6	Acupuncture for recurrent headache a systematic review of randomized controlled trials	29.25	83.57
7	Chuanxiong chadiao powder，a famous Chinese herbal prescription，for headache：A systematic review and meta-analysis	29.25	83.57
8	Traditional Chinese patent medicine for prophylactic treatment of migraine：a meta-analysis of randomized，double-blind，placebo-controlled trials	28.25	80.71
9	养血清脑颗粒联合盐酸氟桂利嗪治疗偏头痛的系统评价	27.5	78.57
10	中成药治疗紧张型头痛的Meta分析	26.75	76.43
11	都梁软胶囊治疗偏头痛的Meta分析	26.5	75.71
12	针刺与氟桂利嗪对偏头痛疗效的系统评价	26.5	75.71
13	针刺治疗紧张型头痛的系统评价	26.25	75
14	川芎茶调散治疗偏头痛的Meta分析	26.25	75
15	天舒胶囊联合氟桂利嗪治疗偏头痛的系统评价	26.25	75
16	刺络放血疗法治疗偏头痛疗效的Meta分析	26	74.29
17	头痛宁与西药治疗偏头痛有效性与安全性的Meta分析	26	74.29
18	头痛宁治疗偏头痛效果及安全性的Meta分析	25.75	73.57

序号	题　名	R-AMSTAR 得分	标化得分
19	血府逐瘀汤治疗偏头痛的Meta分析	25.75	73.57
20	针刺治疗偏头痛的Meta分析	25.75	73.57
21	Effect of Tianshu capsule in treatment of migraine: a meta-analysis of randomized control trials	25.75	73.57
22	养血清脑颗粒治疗偏头痛的系统评价	25.5	72.86
23	天舒胶囊治疗偏头痛疗效的系统评价	25.25	72.14
24	针灸疗效的系统分析及四白穴与胃相关的机理研究	24.75	70.71
25	Systematic Review on Randomized Controlled Clinical Trials of Acupuncture Therapy for Neurovascular Headache	24.5	70

七、证据体质量的评价

使用GRADE对证据体质量进行评价，以推荐意见"通窍活血汤加减治疗瘀血阻络证头痛"为例，其证据体由8个RCT组成，其中有5个RCT的Meta分析结果显示通窍活血汤的临床有效率显著优于氟桂利嗪RR＝1.22［95%CI（1.13，1.32），$P < 0.001$］；有2个研究的Meta分析结果显示通窍活血汤对比非甾体类止痛药在头痛强度改善方面差异无统计学意义MD＝-0.01［95%CI（-1.89，1.87），$P = 0.99$］；有1个研究报道出现瞌睡、疲劳、锥体外系症状、胃肠道不适和皮疹等不良反应。上述研究均报道了具体随机方法；结局数据均完整；无选择性报告；在分配方案的隐藏及盲法方面，仅有1个研究报道采用，其余研究均未提及。结果表明在分配隐藏和盲法方面存在高偏倚风险，故在偏倚风险方面降一级，而不一致性、不精确性、间接性和发表偏倚方面均不存在重大问题，故未降

级。综上考虑，我们对于8篇RCT构成的证据体的效应量有中等程度的信心，因此其证据质量为中等（B级）。

八、头痛指南对患者偏好与价值观的考虑

本指南通过问卷调查考虑了患者偏好与价值观。该调查共纳入研究对象217人。年龄在17～82岁之间，其中男性72人，女性145人；大中专及以下79人，本科56人，硕士56人，博士26人。

采用协方差分析方法控制了性别、文化程度因素的影响，结果显示：在选择头痛治疗措施时，患者关注的7个因素的重要性评分存在显著性差异。其中，治愈、预防与减少复发、不良反应少重要性评分最高，接受治疗的便捷程度、快速止痛次之，治疗费用、是否在医保范围内最低。采用协方差分析控制了年龄、性别因素的影响后，结果显示：相对于药物疗法，患者更倾向于选择非药物疗法。采用协方差分析控制了年龄、文化程度因素的影响后，结果显示：患者在选择药物疗法时，对中药汤剂、中成药及西药的倾向性存在显著性差异。对中成药的倾向性高于中药汤剂、西药，中药汤剂与西药间无显著性差异。采用协方差分析控制了性别、年龄、文化程度因素的影响后，结果显示：患者在选择非药物疗法时，对针灸、推拿、其他疗法的倾向性存在显著性差异。其中，对针灸、推拿的倾向性都高于其他疗法，而针灸与推拿间的倾向性无显著性差异；在治疗瘀血阻络头痛时，患者对通窍活血汤与血府逐瘀汤的倾向性无显著性差异；在治疗偏头痛时，患者对不同干预措施的倾向性存在显著性差异，其中，对针刺、刺络放血的倾向性高于天舒胶囊；在治疗紧张型头痛时，患者对不同干预措施的倾向性存在显著性差异。其中，对推拿的倾向性要高于头痛宁胶囊、穴位注射；在治疗三叉自主神经性头痛时，患者对不同干预措施的倾向性无显著性差异。

九、头痛指南对卫生经济学因素的考虑

在制订临床决策时，医生通常会考虑资源和成本，因此将卫生经济学证据整合入临床指南有助于促进其实施。此外，GRADE工作组提出在确定推荐意见的方向以及强度时，不仅需要考虑证据质量、利弊平衡、患者偏好与价值观，还要考虑卫生经济学因素。本指南主要从方药费用、传统疗法费用、中成药费用3方面考虑了卫生经济学因素，见表30-3。

表30-3　不同疗法费用情况表

序号	分类	名称	单价（元）	平均疗程（天）	平均治疗费用（元）
1	方药	半夏白术天麻汤	12.526/剂	21	263.046
2		川芎茶调散	17.851/剂	26	464.126
3		大补元煎	24.652/剂	28	690.256
4		羌活胜湿汤	15.689/剂	28	439.292
5		散偏汤	9.251/剂	30	277.53
6		四物汤	4.538/剂	17	77.146
7		通窍活血汤	9.963/剂	29	288.927
8		天麻钩藤饮	12.99/剂	25	324.7
9		芎芷石膏汤	11.239/剂	23	258.497
10	传统疗法	推拿	40/次	12	480
11		穴位注射	2个穴位15元，每增加1个8元	10	150
12		刺络	30*10穴	27	810
13		针刺	30*10穴	27	810

续　表

序号	分类	名称	单价（元）	平均疗程（天）	平均治疗费用（元）
14	中成药	养血清脑颗粒	7.32	18	131.76
15		川芎茶调散颗粒	3.6	26	93.6
16		都梁软胶囊	9.99	45	449.99
17		天麻注射液	1.1	14	15.4
18		天舒胶囊	10.5	66	693
19		头痛宁	8.89	30	266.99

十、推荐意见的形成

专家指导组综合证据质量、干预措施的利弊平衡、患者偏好与价值观及经济学因素，采用GRADE网格对推荐意见强度进行专家共识。共识规则如下：若除了"0"以外的任何一格票数超过50%，则视为达成，可直接确定推荐意见方向及强度；若"0"某一侧两格总票数超过70%，亦视为达成共识，可确定推荐方向，推荐强度则直接定为"弱"；其余情况视为未达成共识，推荐意见进入下一轮投票。专家共识采用改良的德尔菲法，通过第3轮专家共识形成27条推荐意见，见框30-3。

框30-3　指南主要推荐意见

推荐意见1：头痛患者诊疗流程（无证据，基于专家共识形成强推荐），具体如下：
（1）采集病史：了解头痛的性质、发作频率、持续时间、疼痛程度及伴随症状，头痛发作的时间特点、诱发因素、发展过程、头痛加重或缓解的因素。此外，还需了解患者的工作生活习惯、既往病史和伴随疾病、外伤史、药物治疗、家族史等情况。

（2）体格检查：系统体格检查及神经系统检查。

（3）记录警惕性信号：有头痛表现并伴随下列某种症状：①发烧伴严重头痛；②突发头痛5分钟内达到最大强度；③新发神经功能障碍；④新发认知障碍；⑤性格改变；⑥意识损害；⑦巨细胞动脉炎引起的症状；⑧急性窄角青光眼的症状和体征；⑨患者头痛特征本质的改变；⑩近期头部外伤（特别是过去3个月内）等。

（4）辅助检查，明确头痛类型：根据病史、体格检查及有关警惕性信号，考虑是否需要进行神经影像学检查、脑电图检查、腰穿与脑脊液检查、超声检查及相关实验室检查。结合检查结果，判断有无引起头痛的疾病和诱因，明确原发性头痛、继发性头痛及其他相关头痛诊断，进一步明确头痛亚型。

（5）中医辨证分型：进行中医辨证分型诊断。

（6）辨证论治

原发性头痛：在辨证分型的基础上，结合患者意愿，进行中药汤剂治疗。

继发性头痛：首先应对原发病进行积极治疗，如病情需要，进行辨证分型与中药汤剂治疗。需要注意的是，危重的继发性头痛（如：真头痛），应首先针对严重的原发病进行抢救治疗。

（7）对症治疗：对于原发性头痛，在进一步明确头痛亚型的基础上，结合患者意愿，进行非药物疗法及中成药等的对症治疗。

（8）管理与调摄：对头痛患者进行疾病管理、健康教育及日常生活指导。

辨证论治。

推荐意见2：川芎茶调散（2C）加减治疗风寒证头痛。川芎9g 防风10g 荆芥10g 羌活15g 白芷15g 细辛3g 薄荷[后下]10g，1日1剂。

推荐意见3：芎芷石膏汤（2D）加减治疗风热证头痛。川芎9g 白芷15g 羌活15g 石膏[先煎]20g 菊花10g 藁本15g，1日1剂。

推荐意见4：羌活胜湿汤（2D）加减治疗风湿证头痛。羌活10g 独活12g 防风12g 藁本15g 川芎15g 蔓荆子15g 甘草10g，1日1剂。

推荐意见5：天麻钩藤饮（1C）加减治疗肝阳上亢证头痛。天麻15g 钩藤[后下]15g 石决明[先煎]20g 牛膝15g 黄芩10g 杜仲15g 桑寄生15g 茯苓15g 夜交藤15g 益母草15g。1日1剂。

推荐意见6：半夏白术天麻汤（1B）加减治疗痰浊上扰证头痛。半夏15g 橘红10g 白术15g 茯苓15g 天麻15g 甘草5g 生姜6g 大枣9g，1日1剂。

推荐意见7：通窍活血汤（1B）加减治疗瘀血阻络证头痛，川芎15g 赤芍15g 桃仁10g 红花15g 益母草15g 大枣9g，1日1剂。

推荐意见8：血府逐瘀汤（2C）加减治疗瘀血阻络证头痛。桃仁12g 红花9g 当归9g 生地黄9g 牛膝9g 川芎5g 桔梗5g 赤芍6g 枳壳6g 甘草6g 柴胡3g，1日1剂。

推荐意见9：四物汤（2）加减治疗气血亏虚头痛，白芍30g 当归15g 熟地黄30g 川芎15g 党参20g 茯苓15g 白术15g 甘草10g，1日1剂。

续　框

推荐意见10：大补元煎（2C）加减治疗肝肾阴虚证头痛。熟地黄15g 山茱萸12g 枸杞子12g 杜仲12g 党参15g 山药15g 当归9g 川芎9g 制何首乌30g，1日1剂。

推荐意见11：散偏汤（2C）加减治疗肝郁气滞证头痛。川芎30g 白芍15g 白芷10g 白芥子10g 柴胡10g 制香附10g 郁李仁6g 生甘草3g，1日1剂。

中成药治疗。

推荐意见12：天舒胶囊治疗偏头痛（2C），使用方法：每次4粒，1日3次

推荐意见13：川芎茶调散颗粒治疗偏头痛（2D），使用方法：汤剂，1日1剂

推荐意见14：都梁软胶囊治疗偏头痛（2D），使用方法：每次3粒，1天3次

推荐意见15～17：头痛宁治疗偏头痛（2C）、紧张型头痛（2C）、丛集性头痛（2D），使用方法：每次3粒，1天3次。

推荐意见18～19：养血清脑颗粒治疗偏头痛（2C）、紧张型头痛（2D），使用方法：每次1袋，1天3次。

推荐意见20：天麻注射液治疗丛集性头痛（推荐强度未达成共识，证据质量为极低），使用方法：肌注每次2～4ml，每日1～2次；穴位注射每次1ml，每日1次。

非药物疗法治疗

推荐意见21～23：针刺治疗偏头痛（1C）、紧张型头痛（1B）、丛集性头痛（2C）。

推荐意见24：推拿治疗紧张型头痛（1B）。

推荐意见25：刺络放血治疗偏头痛（2C）。

推荐意见26：穴位注射治疗紧张型头痛（推荐强度未达成共识，证据质量为极低）。

推荐意见27：使用头痛日记协助对患者进行诊断和健康管理（无证据，基于专家共识形成强推荐）。

注：对于临床具有重要意义（推荐意见1、推荐意见27）、有古籍文献证据（推荐意见9），缺乏现代文献研究的干预措施未进行证据质量分级，而是直接进行专家共识，形成推荐意见强度。

（刘　萧　李　慧　陈耀龙）

参 考 文 献

［1］黄培新，连新福. 中医内科常见病诊疗指南中医病证部分－头痛［M］. 北京：中国中医药出版社，2008.

［2］Stovner LJ, Hagen K, Jensen R, et al. The global burden of head-ache：a documentation of headache prevalence and disability worldwide

［J］. Cephalalgia，2007，27（12）：193-210.

［3］刘娜，刘涛. 以头痛为临床表现的相关疾病特点［J］. 医学理论与
　　实践，2014，07：864-865＋921.

［4］Aseth K，Grande RB，Lundqvist C，et al. Interrelation of chronic ten-
　　sion-type headache with and without medication overuse and migraine
　　in the general population：the Akershus study of chronic headache［J］.
　　Cephalalgia，2009，29（12）：331-337.

［5］World Health Organization. Available from：http://www.who.int/me-
　　diacentre/factsheets/fs277/zh/. ［2020-04-17］.

［6］Yu S，Liu R，Zhao G，et al. The prevalence and burden of prima-
　　ry headaches in China：a population-based door-to-door survey［J］.
　　Headache，2012，52（4）：582-591.

［7］World Health Organization. WHO Handbook for Guideline Develop-
　　ment. 2nd edition［M］. World Health Organization，2014.

［8］Schünemann HJ，Wiercioch W，Etxeandia I，et al. Guidelines 2.
　　0：systematic development of a comprehensive checklist for a success-
　　ful guideline enterprise［J］. Canadian Medical Association Journal，
　　2014，186（3）：E123-E142.

［9］Higgins JPT，Altman DG，Gøtzsche PC，et al. The Cochrane Collab-
　　oration's tool for assessing risk of bias in randomised trials［J］. British
　　Medical Journal，2011，343：d5928.

［10］Whiting PF，Rutjes AWS，Westwood E，et al. QUADAS-2：a re-
　　vised tool for the quality assessment of diagnostic accuracy studies［J］.
　　Annals of Internal Medicine，2011，155（8）：529-536.

［11］Wells GA，Shea B，O'connell D，et al. The Newcastle-Ottawa
　　Scale（NOS）for assessing the quality of nonrandomised studies in
　　meta-analyses［J］. Ottawa Hospital Research Institute，2000.

［12］李慧，陈耀龙，谢秀丽，等. 中医（中西医结合）临床实践指南制
　　修订方法——推荐意见与共识［J］. 中华中医药杂志，2016，31（7）：
　　2657-2661.

第三十一章

GRADE在《中国乙型肝炎病毒母婴传播防治指南（2019版）》中的应用

■ 提要

《中国乙型肝炎病毒母婴传播防治指南（2019年版）》由中华医学会感染病学分会发起和负责制订，由兰州大学GRADE中心/兰州大学循证医学中心提供方法学与证据支持。本指南严格遵循循证指南的制订方法和步骤，以我国临床医师最关注的临床问题为导向，基于当前最佳的临床证据进行系统检索和评价，并采用GRADE方法对证据体进行分级，最终形成13条大方面的推荐意见，包含24条细分推荐意见。其内容涵盖背景（乙型肝炎母婴传播率）、诊断、围产期管理、孕期阻断及新生儿免疫等。本章将阐述本指南具体的制订方法与过程，并实例解读推荐意见内容和GRADE分级情况。

第一节　指南制订背景与目的

母婴传播是乙型肝炎病毒（HBV）感染的最主要传播途径，新生儿期感染后90%以上表现为慢性感染，和终末期肝病密切相关，是家族聚集性HBV感染的主要原因。母婴传播聚集性家族中，感染子代患肝硬化、肝癌风险显著升高且发病年龄逐代提前。阻断母婴传播可显著降低乙肝表面抗原

（HBsAg）流行率，是降低HBV相关疾病负担的关键。

2000～2018年国内外包含HBV母婴传播防治处理意见的指导性文件共29部，绝大部分仅将妊娠妇女作为特殊人群给予少量推荐意见，在孕前指导、孕期监测及干预、产后免疫策略等方面推荐意见强度不一，个别意见甚至相左。国外指南纳入中国人群研究证据较少，对我国乙肝母婴传播防治临床实践领域的指导作用有限。而国内乙肝母婴传播指南制订时间较早，存在一定滞后性；专家共识未系统评估证据、未考虑患者偏好与价值观，不能满足乙肝母婴传播阻断规范化实施及推广的需求。

鉴于此，为系统有效地指导我国HBV母婴传播防治临床实践，中华医学会感染病学分会遵循国际指南制订方法和步骤，基于当前最佳证据，综合感染、肝病、妇产及生殖等多学科专家的临床经验，平衡干预措施的利弊，制订《中国乙型肝炎病毒母婴传播防治指南（2019年版）》。

第二节　指南制订过程与方法

本指南由中华医学会感染病学分会发起和负责制订，由兰州大学GRADE中心/兰州大学循证医学中心提供方法学与证据支持。本指南的制订步骤主要基于2014年WHO发布的《世界卫生组织指南制定手册》以及2016年中华医学会发布的《制订/修订＜临床诊疗指南＞的基本方法及程序》，同时依据指南研究与评价工具AGREE Ⅱ和卫生保健实践指南的报告条目RIGHT制订及报告指南全文。

一、指南注册与计划书的撰写

本指南已在国际实践指南注册平台进行注册（注册号：IPGRP-2018CN040），读者需要时可联系该注册平台索要指南计划书。本指南供感染科、肝病科、妇产科及妇幼保健相关工作者及与HBV感染母婴传播防治管理相关专业人员使用。指南推荐意见的目标人群为育龄期慢性HBV感染女性及其婴幼儿。

二、指南工作组

本指南成立了多学科专家组，主要纳入感染科、肝病科、妇产科及循证医学等学科专家，工作组具体分为共识专家小组和证据评价小组。

三、利益冲突声明

指南项目组的所有成员在参加指南会议之前均要求填写利益声明表，其中指导委员会负责管理共识专家组和证据评价组成员的利益冲突，主席负责管理指导委员会其他成员的利益冲突。需要报告的内容主要包括：①与指南项目组工作主题或结果有利益关系的商业机构所提供的资助或奖金；②相关商业机构的股份或债券；③雇佣关系或咨询服务关系。凡是会影响个人客观性和独立性的任何利益关系都要纳入。签署完毕后交予指南主席进行核查与审批，以确证所有参与人员对指南可能造成影响的经济利益和专业利益。所有成员的利益声明及管理均在指南终版文件中报告。

本指南制订项目得到了北京陈菊梅公益基金会的立项支持，资助了指南项目组成员参加指南启动会、推荐意见共识会及指南定稿会的差旅费及会务费，但未参与指南证据综合、评价和推荐意见形成的过程。

四、临床问题的遴选和确定

本指南工作组经过两轮问卷调研和一轮专家会议，遴选临床医生关注的临床问题。第一轮调研采取小范围、开放式问卷填写的方式，由全国21个省市自治区、32名专家提出了53个临床问题，涵盖了背景（母婴传播率）、危险因素、诊断、治疗、分娩、喂养、特殊人群及婴儿免疫等12个方面。第二轮基于第一轮得到的53个临床问题进行重要性调研，共收集到全国26个省市自治区、98家医疗机构的230名临床医生反馈，其中24名临床医生另外补充提出了13个临床问题，最后根据平均分排序选出了最为关注的排名前30的问题，进一步总结、合并为17个临床问题。基于上述两轮调研结果，经33位专家研讨会讨论，最终纳入了本指南拟回答的16个临床问题，涵盖背景（母婴传播率）、诊断、围产期管理、孕期阻断及新生儿免疫5个方面，在推荐意见中予以体现。

五、证据的检索

针对最终纳入的临床问题，按照PICO（人群、干预、对照和结局）原则对其进行解构，并根据解构的问题以主题词与自由词相结合的方式进行文献检索，数据库如下：①系统评价、Meta分析和网状Meta分析：MEDLINE、Cochrane Library、Epistemonikos、CBM、万方数据和中国知网数据库；②原始研究（包括随机对照试验、非随机对照试验、队列研究、病例对照研究、病例系列及流行病学调查等）：MEDLINE、Embase、Web of Science、CBM、万方数据和中国知网数据库；③指南和共识：NICE、GIN等官方网站和MEDLINE和中国知网数据库；④补充检索网站：谷歌学术和医脉通等。检索时间为建库至2018年7月10日。检索筛选到112部相关系统评价和Meta分析，经评价后发现仅1篇为最新、高质量系统评价可直接应用，其余15个临床问题需要制作新的系统评价。全面系统检索后纳入43351篇文献，新制作了11篇系统评价回答14个临床问题，详见表31-1，1个临床问题经系统检索后发现原始研究有限，按良好实践声明给出推荐意见。

表31-1　乙型肝炎病毒母婴传播防治指南系统评价一览表

序号	题　　目	对应推荐意见
1	prevalence of mother-to-child transmission of hepatitis B virus：A systematic review and Meta-analysis	2
2	dynamic changes of HBsAg and/or HBV DNA in infants born to HBsAg（＋）mothers：A systematic review and network Meta-analysis	1
3	A bayesian network analysis of the efficacy and safety of antiviral therapy for chronic hepatitis B infection during different trimesters of pregnancy	4
4	incidence of birth defect among pregnant women under different antiviral agents for hepatitis B virus	3，5
5	慢性HBV感染孕妇抗病毒干预后HBV DNA水平变化的Meta分析	7
6	role of infertile female chronic hepatitis B virus infection in assisted reproduction and infantile outcomes：A systematic review and Meta-analysis	8
7	caesarean section versus vaginal delivery to prevent mother-to-child transmission of hepatitis B virus：A Meta-analysis	10
8	hepatic flare after antiviral treatment withdraw in post-partum for pregnancy of chronic hepatitis B viral infection：A pairwise and Bayesian network Meta-analysis	11
9	the safety of breast-feeding on infant transmission of hepatitis B virus after combined immunoprophylaxis：A systematic review and Meta-analysis	12
10	The efficacy of two different dosages hepatitis B immunoglobulin in interrupting mother-to-infant transmission of hepatitis B virus：A systematic review and Meta-analysis	13
11	慢性HBV感染孕妇抗病毒干预后HBV DNA水平变化的Meta分析	13

六、证据的评价

证据评价小组运用系统评价和Meta分析方法学质量评价

工具AMSTAR对纳入的系统评价、Meta分析和网状Meta分析进行偏倚风险评估。使用Cochrane偏倚风险评价工具ROB、纽卡斯尔-渥太华量表NOS对相应类型的原始研究进行方法学质量评价。使用GRADE方法对证据体和推荐意见进行分级。

七、推荐意见的形成

基于证据评价小组提供的证据汇总表，同时考虑中国患者的偏好与价值观、干预成本和利弊平衡后，拟定了36条推荐意见。经一轮德尔菲法调查，34条推荐意见达到共识，同时共识组专家提出71条反馈建议。在推荐意见方面，新增1条、删除1条、修改3条推荐意见。2019年4月25日在兰州召开面对面专家共识会，对以上5条推荐意见充分讨论，最终合并形成13条推荐意见。

第三节　指南的推荐意见内容

指南最终形成13条大方面的推荐意见，包含24条细分推荐意见。其内容涵盖背景（乙型肝炎母婴传播率）、诊断、围产期管理、孕期阻断及新生儿免疫等，其中2条推荐意见为基于高质量证据的强推荐（1A），4条为基于中等质量证据的强推荐（1B），1条为基于低质量证据的强推荐（1C），3条为基于中等质量证据的弱推荐（2B），12条为基于低质量证据的弱推荐（2C），2条为基于极低质量证据的弱推荐（2D）。具体推荐意见参见表31-2。

表31-2 《中国乙型肝炎病毒母婴传播防治指南（2019年版）》
推荐意见总结表

推荐意见	推荐强度	证据质量
1.婴儿7～12月龄静脉血检测HBsAg和/或HBV DNA阳性，可诊断发生母婴传播	1	B
2.1 HBV DNA＞2×10⁵IU/mL的孕妇，推荐口服抗病毒药物以阻断母婴传播	1	B
2.2 1×10⁴≤HBV DNA≤2×10⁵IU/ml时，可与患者充分沟通后决定是否干预	2	C
3.1 推荐妊娠期服用富马酸替诺福韦二吡呋酯（TDF）或替比夫定阻断母婴传播	1	B
3.2 对拉米夫定或替比夫定经治、耐药者，推荐TDF治疗	1	B
4.HBV DNA＞2×10⁵IU/ml的孕妇，建议妊娠24～28周之间开始服用抗病毒药物以阻断母婴传播	2	C
5.1 抗病毒治疗期间意外妊娠者，若服用TDF或替比夫定，建议继续妊娠	2	B
5.2 若服用阿德福韦酯或恩替卡韦，可不终止妊娠，建议更换为TDF治疗	2	C
5.3 若正在接受干扰素治疗者，建议向孕妇和家属充分告知风险，由其决定是否继续妊娠，如继续妊娠应换用TDF治疗	2	C
6.1 妊娠期肝生物化学指标异常者，若HBV DNA≤2×10⁵IU/ml、ALT＜2×正常值上限时，建议随访监测	2	C
6.2 若评估后符合慢性乙型肝炎抗病毒治疗指征的孕妇，按照慢性乙型肝炎防治指南进行治疗、随访及监测	1	C
7.1 妊娠期口服抗病毒药物的孕妇，如果肝生物化学指标正常，建议在抗病毒治疗后4周以及分娩前监测肝生物化学指标和HBV DNA	2	C
7.2 如果肝生物化学指标异常，建议抗病毒期间按照慢性乙型肝炎患者监测，增加监测频率，密切随访	2	D
7.3 服用TDF期间还需监测肾功能和血磷，服用替比夫定期间需同时监测肌酸激酶	2	C
8.慢性HBV感染不孕症女性，行辅助生殖后的卵裂率、种植率、临床妊娠率及流产率等与非HBV感染者相比差异无统计学意义，建议可正常进行辅助生殖，孕期常规进行母婴阻断及随访	2	C

续　表

推荐意见	推荐强度	证据质量
9.对于HBV DNA ≥ 10^6 IU/ml的孕妇，羊膜腔穿刺术会增加胎儿发生宫内感染的风险，妇产科医师评估后若获益显著，可行羊膜腔穿刺术；HBV DNA < 10^6 IU/ml的孕妇，权衡利弊后可行羊膜腔穿刺术	2	B
10.对妊娠期未进行抗病毒阻断、分娩时HBV DNA > $2×10^5$ IU/ml且存在胎儿窘迫、巨大儿及过期妊娠等情况时，孕妇有可能从剖宫产中获益	2	C
11.1妊娠期以母婴阻断为目的进行抗病毒者，产后立即、4周或12周停药不影响ALT异常率	2	C
11.2停药后病毒反弹伴有肝生物化学指标异常者，建议参照慢性乙型肝炎患者处理	2	C
11.3妊娠期因肝炎活动接受抗病毒治疗者，产后继续治疗，监测、停药标准参照慢性乙型肝炎患者	2	D
12.1慢性HBV感染孕妇所生婴儿在接受联合免疫后，可以母乳喂养	2	B
12.2产后继续应用TDF治疗者，可以母乳喂养	2	C
13.1慢性HBV感染孕妇所生婴儿应在出生12小时内尽早完成乙型肝炎疫苗和100 IU HBIG的联合免疫，并在1月龄和6月龄分别接种第2针和第3针疫苗	1	A
13.2所生早产儿或低出生体质量儿，若生命体征稳定则在出生12小时内尽早完成联合免疫，满1月龄后，再按0-1-6月程序接种3针疫苗；若生命体征不稳定，应在生命体征平稳后尽早接种第1针疫苗	1	A

第四节　证据质量和推荐强度分级案例分析

我们遴选了以上推荐意见当中的3条进行解读，分别是基于中等证据质量的强推荐（1B）、基于极低证据质量的弱推荐（2D）以及基于中等证据质量的弱推荐（2B）。

推荐意见2：HBV DNA > 2×10^5 IU/ml的孕妇，推荐口服抗病毒药物以阻断母婴传播（1B）；$10^4 \leqslant$ HBV DNA $\leqslant 2 \times 10^5$ IU/ml时，可与患者充分沟通后决定是否干预（2C）

（一）解释说明

母亲高病毒载量是HBV母婴传播的独立危险因素。在接受乙型肝炎病毒疫苗和乙型肝炎免疫球蛋白联合免疫的情况下，分娩前HBV DNA > 2×10^5 IU/ml时，母婴传播风险显著高于HBV DNA $\leqslant 2 \times 10^5$ IU/ml的孕妇，对于这部分人群，推荐孕期口服抗病毒药物阻断母婴传播。

当$10^4 \leqslant$ HBV DNA $\leqslant 2 \times 10^5$ IU/ml时，存在一定的传播风险，但缺乏成本-效益结果来支持抗病毒干预的绝对获益。有HBV感染家族史、一胎感染史者，存在再次感染风险及沉重家庭经济、社会心理负担，可与患者沟通后决定是否进行孕期抗病毒干预。

（二）证据

本指南系统评价（18篇，$n = 6027$）结果显示：慢性HBV感染孕妇分娩前HBV DNA < 10^4、$10^4 \sim 10^5$、$10^5 \sim 10^6$、$10^6 \sim 10^7$、$10^7 \sim 10^8$、$\geqslant 10^8$ IU/ml时，母婴传播率分别为0、0.88%、1.15%、4.81%、10.04%和18.8%，与病毒载量呈正相关。

（三）患者偏好与价值观

70.59%的孕妇（$10^4 \leqslant$ HBV DNA $\leqslant 2 \times 10^5$ IU/ml）愿意孕期接受抗病毒干预，接受调查的患者没有不愿意接受抗病毒干预的。

推荐意见11：妊娠期因肝炎活动接受抗病毒治疗者，产后继续治疗，监测、停药参照慢性乙型肝炎患者（2D）

（一）解释说明

排除其他可能导致肝功波动的因素后，提示处于肝炎活动期的孕妇，妊娠期进行抗病毒治疗以稳定病情。产后机体出现一系列变化，为防止停药导致严重肝炎活动发生，建议产后继续抗病毒治疗，并按照慢性乙型肝炎患者进行随访和检测，是否停药也参照慢性乙型肝炎患者标准。

（二）证据

妊娠期肝功能异常在临床上因不同孕期、肝功能异常程度、肝功能基础状况等非常复杂，产后母体各系统发生一系列变化。因伦理原因无随机对照临床试验提供依据，系统检索后仅有少数观察性队列研究，所以这一条推荐意见由指南专家组共识而成。

推荐意见12.1：慢性HBV感染孕妇所生婴儿在接受联合免疫后，可以母乳喂养（2B）

（一）解释说明

虽有研究在乳汁中检测到HBV，但消化道并不是HBV的传播途径。慢性HBV感染孕妇所生的婴儿在接受乙型肝炎病毒疫苗联合乙型肝炎免疫球蛋白免疫后，可接受母乳喂养。

（二）证据

本指南系统评价结果表明：慢性HBV感染孕妇所生婴幼儿接受联合免疫后，母乳喂养不增加婴幼儿HBV感染的风险（$RR = 0.73$，$P = 0.21$）。虽有研究表明，乳汁中病毒载量与母亲病毒载量正相关；但高病毒载量母亲母乳喂养并不增加婴幼儿HBV感染风险。鉴于母乳喂养获益明显，建议慢性HBV感染孕妇所生婴儿在接受联合免疫后母乳喂养。

（刘锦锋　陈耀龙　杜　亮）

参 考 文 献

［1］Indolfi G，Easterbrook P，Dusheiko G，et al. Hepatitis B virus infection in children and adolescents［J］. Lancet Gastroenterol Hepatol，2019，4（6）：466-476.

［2］Obayashi A，Okochi K，Mayumi M. Familial clustering of asymptomatic carriers of Australia antigen and patients with chronic liver disease or primary liver cancer［J］. Gastroenterology，1972，62（4）：618-625.

［3］Yang Y, Jin L, He YL, et al. Hepatitis B virus infection in clustering of infection in families with unfavorable prognoses in northwest China ［J］. Journal of Medical Virology, 2013, 85（11）: 1893-1899.

［4］National Clinical Guideline Centre（UK）. Hepatitis B（Chronic）: Diagnosis and Management of Chronic Hepatitis B in Children, Young People and Adults. London: National Institute for Health and Care Excellence（UK）; 2013.

［5］Sarin SK, Kumar M, Lau GK, et al. Asian-Pacific clinical practice guidelines on the management of hepatitis B: a 2015 update ［J］. Hepatology International, 2016, 10（1）: 1-98.

［6］European Association for the Study of the Liver. EASL 2017 Clinical Practice Guidelines on the management of hepatitis B virus infection ［J］. Journal of Hepatology, 2017, 67（2）: 370-398.

［7］Terrault NA, Lok ASF, McMahon BJ, et al. Update on prevention, diagnosis, and treatment of chronic hepatitis B: AASLD 2018 hepatitis B guidance ［J］. Hepatology, 2018, 67（4）: 1560-1599.

［8］中华医学会妇产科学分会产科学组. 乙型肝炎病毒母婴传播预防临床指南（第1版）［J］. 中华围产医学杂志, 2015, 18（5）: 321-325.

［9］中华医学会肝病学分会. 感染乙型肝炎病毒的育龄女性临床管理共识 ［J］. 中国病毒病杂志, 2018, 8（2）: 164-169.

［10］2017年《慢性HBV感染管理的临床实践指南》中乙型肝炎管理及抗病毒治疗更新 ［J］. 中国全科医学, 2017, 20（29）: 3674.

［11］World Health Organization. WHO handbook for guideline development, 2nd ed ［M］. Geneva, Switzerland: World Health Organization, 2014.

［12］蒋朱明, 詹思延, 贾晓巍, 等. 制订/修订《临床诊疗指南》的基本方法及程序 ［J］. 中华医学杂志, 2016, 96（4）: 250-253.

［13］Brouwers MC, Kho ME, Browman GP, et al. AGREE II: advancing guideline development, reporting, and evaluation in health care ［J］. Preventive Medicine, 2010, 51（5）: 421-424.

［14］Schunemann HJ, Wiercioch W, Etxeandia I, et al. Guidelines 2. 0: systematic development of a comprehensive checklist for a successful guideline enterprise ［J］. CMAJ: Canadian Medical Association jour-

nal = journal de l'Association medicale canadienne, 2014, 186 (3):
E123-E42.

[15] Chen YL, Yang KH, Marusic A, et al. A Reporting Tool for Practice Guidelines in Health Care: The RIGHT Statement [J]. Annals of Internal Medicine, 2017, 166 (2): 3-10.

[16] Guyatt G, Oxman AD, Akl EA, et al. GRADE guidelines: 1. Introduction-GRADE evidence profiles and summary of findings tables [J]. Journal of Clinical Epidemiology, 2011, 64 (4): 383-394.

第三十二章

GRADE 在《脑卒中肠内营养护理指南》中的应用

提要

　　《脑卒中肠内营养护理指南》由四川大学华西医院护理质量与安全循证研究中心发起组织和负责实施，兰州大学GRADE 中心/兰州大学循证医学中心提供方法学支持。方案设计遵循《世界卫生组织指南制定手册》和《指南2.0：为成功制订指南而系统研发的全面清单》，分级标准采用GRADE 系统，结合国内循证护理实践指南的构建方法，共形成 14 条推荐意见。本章将阐述该指南具体的制订方法与过程，并实例解读推荐意见内容和GRADE 分级情况。

第一节　指南制订的背景与目的

　　脑卒中高居我国死因顺位第一，现患人数约1300 万，因其"高发病率、高致残率、高病死率、高复发率"成为危及人类生命健康的世界级难题。卒中后患者由于应激高消耗、意识及吞咽功能障碍、胃肠功能紊乱等原因，营养不良发生率高达6.1%～62%。大量研究证实营养不良是脑卒中患者预后不良的独立危险因素，早期有效的肠内营养可以改善患者营养状况，降低并发症发生率，促进患者康复，是患者首选的营养支持方式。

　　临床实践指南是当前医疗实践中最常用的指导性文件，能帮助医务人员做出全面高效的决策，是降低医疗成本和患者负担，提高医疗服务整体水平的重要手段。然而迄今为止，我国仍缺乏相关的临床护理指南。《中国神经外科重症患者消化与营养管理专家共识》强调了神经外科重症患者早期肠内营养的重要性，但由于缺乏循证医学方法支持，对肠内营养的方式、途径、肠内营养制剂选用等方面未作针对性说明，尚无法满足临床护理需要。亟需制订高质量的肠内营养护理指南，适应标准化管理的需要，提高临床护理科学化水平。因此，项目组采用科学规范的指南制订方法学，以脑卒中为研究病种，制订《脑卒中肠内营养护理指南》，以期为不同医疗机构实施标准、一致的肠内营养护理提供可参照的标准，为规范肠内营养管理提供科学的依据和参考。

第二节 指南制订过程与方法

本指南由四川大学华西医院护理质量与安全循证研究中心发起组织和负责实施，兰州大学循证医学中心/兰州大学GRADE中心提供方法学支持。方案设计遵循《世界卫生组织指南制定手册》和《指南2.0：为成功制订指南而系统研发的全面清单》，分级标准采用GRADE系统，结合国内循证护理实践指南的构建方法，最终形成《脑卒中肠内营养护理指南》。

一、注册指南与撰写计划书

首先在国际实践指南注册平台注册该指南，指南注册号为IPGRP-2019CN042。注册后撰写指南计划书，指南计划书的撰写参考指南研究与评价工具AGREE Ⅱ和卫生保健实践指南的报告条目RIGHT，具体内容包括指南制订方法学、原则、目标人群、成立指南项目组、利益冲突、关键问题及结局指标、证据检索和合成、证据质量评价、推荐意见的形成、推荐意见的共识与审批、推荐意见的外审等。

二、成立指南项目组

经立项后正式启动制订流程，建立指南指导委员会，并设立共识专家组和指南秘书组。指南指导委员会与共识专家组由多学科专家组成，专业领域涵盖临床医学、护理学（包括临床护理、护理管理、护理研究等方向）、营养学与循证方法学。指南秘书组由四川大学华西医院具有循证实践背景和经验的护理人员组成，成员均为硕士研究生及以上学历，且全部接受过系统的循证医学或循证护理实践培训。

三、利益冲突声明与基金资助

本指南的指南项目组成员与指南证据合成与评价成员均填写了利益声明表，不存在与指南相关的利益冲突。本指南得到了四川大学华西医院临床研究孵化项目的立项支持。

四、遴选指南关键问题和结局指标

指南项目组通过检索神经系统疾病患者营养干预相关文献研究的临床问题和结局指标，并对神经专科医护人员、脑卒中患者、营养师等利益相关者实施访谈，根据文献回顾和访谈结果，整理归纳出脑卒中肠内营养过程中的临床问题和结局指标框架。通过德尔菲专家咨询进行评估计分，最终确定14个指南关键问题以及相应的关键结局指标，详见表32-1。

表32-1 脑卒中肠内营养护理指南关键问题（节选）

1.对于脑卒中患者，与不组建多学科团队相比，组建多学科团队能否改善患者的营养管理

P：脑卒中患者

I：多学科团队营养管理

C：非多学科团队营养管理

O：误吸发生率、肺部感染发生率、营养达标、营养状态

2.对于脑卒中患者的吞咽功能筛查评估，哪一种护理评估方法的准确性更高

P：脑卒中患者

I：急性卒中吞咽障碍筛查、多伦多床边吞咽筛选试验、耶鲁吞咽方案等

C：视频吞咽造影检查/纤维内镜评估

O：敏感度、特异度、检查费用、护理人员可操作性

3.对于脑卒中肠内营养患者，与不常规监测相比，常规监测胃残留量能否降低患者不良事件的发生

P：脑卒中肠内营养患者

I：常规监测胃残留量

C：不常规监测胃残留量

O：呕吐发生率、喂养不耐受的发生率、误吸发生率、肺部感染发生率、营养达标

4.对于脑卒中肠内营养需要胃残留量监测的患者，应选择超声监测法，还是注射器回抽法进行胃残留量监测

P：脑卒中肠内营养需要胃残留量监测的患者

I：超声监测法

C：注射器回抽

O：呕吐发生率、喂养不耐受发生率、营养达标、肺部感染发生率、误吸发生率

5.采用鼻胃管的脑卒中肠内营养重症患者，相比于间歇喂养，持续喂养能否降低患者不良事件的发生并改善患者的营养状态

P：鼻胃管喂养的脑卒中肠内营养患者

I：持续喂养方式

C：间歇喂养方式

O：肺部感染发生率、误吸发生率、喂养不耐受发生率、血糖水平、营养达标

五、证据检索

　　指南项目组采用主题词和自由词结合检索的形式，系统地检索了中国期刊全文数据库、中国万方数据库、中国生物医学文献服务系统、PubMed、Embase、Cochrane Library、Cumulation Index to Nursing and Allied Health Literature（CINAH）以及Joanna Briggs Institute（JBI）循证数据库，对检索的神

经系统疾病患者营养干预相关系统评价及原始研究（随机对照试验、队列研究、病例对照研究、横断面调查）进行纳入。以问题3"对于脑卒中肠内营养患者，与不常规监测相比，常规监测胃残留量能否降低患者不良事件的发生？"为例，检索词为"肠内营养""肠道喂养""鼻饲""管喂""残余量""残留量""剩余量""喂养不耐受""胃排空"和"residual gastric volume""gastric residual volume""gastric residual""GRV""stomach residual volume""gastric volume""gastrointestinal contents""gastric content""gastric juice""gastric aspirate""stomach contents""succus gastric""gastric fluid""Enteral Nutrition ""Enteral feeding""tube feeding"和"feeding tube"。检索时间限定为建库至2019年6月30日，未限定发表语言，并通过追溯纳入文献的参考文献进一步补充。将数据库命中的文献导入EndNote软件建立脑卒中肠内营养护理文献数据库，按照文献纳入和排除标准进行筛选，通过去除重复、阅读文献题目与摘要、必要时阅读全文，并根据关键问题的PICO提取相关资料和信息，最终纳入11篇RCT。

六、证据合成

指南项目组根据严格的GRADE方法学标准实施证据合成，对2年内发表的高质量系统评价，直接使用证据综合结果。如没有，基于所纳入的原始研究文献进行证据合成，制作并更新系统评价。对于质性研究或共识性意见，进行定性综合形成基于专家临床经验的推荐意见，即良好实践声明。以问题3为例，共计11篇RCT研究了脑卒中患者肠内营养时是否需要常规监测胃残留量。证据合成的结果提示，不常规监测胃残留量时呕吐发生率更高（8篇RCT）RR = 1.67 [95% CI（1.37, 2.04），$P < 0.05$]；不常规监测胃残留量时喂养不耐受发生率更低（4篇RCT）RR = 0.60 [95% CI（0.52, 0.69），$P < 0.05$]；

不常规监测胃残留量和常规监测胃残留量相比，肺部感染发生率差异无统计学意义（6篇RCT）RR＝1.13［95％CI（0.89，1.45），$P > 0.05$］；误吸发生率和营养达标尚没有证据回答。

七、证据质量评价

针对各个关键问题的证据体的情况采用GRADE方法进行证据质量分级，最终形成GRADE证据概要表和结果总结表。其中，使用Cochrane偏倚风险质量评价工具ROB、NOS、AHRQ评价标准分别对相应类型的原始研究进行方法学质量评价。每个问题的文献质量评价、证据质量分级与GRADE证据概要表的制作均由2名研究者独立完成，若存在分歧，则共同讨论解决或咨询第三方。

八、推荐意见形成

在患者偏好与价值观调查结果的基础上，根据已经制作的GRADE证据表和证据质量等级，形成初步的推荐意见。无直接证据支持的临床问题，草拟专家共识意见。

第三节　指南的推荐意见内容

指南项目组根据指南推荐意见草案设计共识问卷，共识问卷中陈述了每条推荐意见所基于的证据质量、患者偏好与价值观以及相关经济学分析数据。通过两轮德尔菲专家咨询与一轮专家共识会对推荐意见进行共识，最终批准了17条推荐意见，并根据反馈，合并形成了14条指南推荐意见，详见表32-2。

目前指南尚未完成，拟在指南初稿形成后，邀请10名以上来自脑卒中治疗、护理、营养管理以及循证医学领域的副高级及以上职称的专家对指南进行评审，并根据专家意见完善指南。

表32-2 《脑卒中肠内营养护理指南》推荐意见表（节选）

序号	推荐意见	推荐级别	证据质量
1	推荐组建多学科团队对脑卒中患者进行营养管理	强推荐	中级质量
2	对于脑卒中患者的吞咽功能筛查评估，推荐临床护士至少从精神状态、神经肌肉、饮水试验方面进行评估，或者直接采用巴恩斯犹太医院中风吞咽困难筛查工具	强推荐	高质量
3	推荐脑卒中肠内营养患者不进行常规胃残留量监测	强推荐	中级质量
4	推荐常规使用注射器回抽法对脑卒中肠内营养患者进行胃残留量监测	弱推荐	极低级质量
5	对于采用鼻胃管的脑卒中肠内营养患者，推荐选择持续喂养方式	强推荐	中级质量

第四节　证据质量和推荐强度分级案例分析

我们遴选了表32-2中的推荐意见3为例进行指南证据质量和推荐强度分级解读，该推荐意见是基于中等质量的强推荐（1B）。

推荐意见3：推荐脑卒中肠内营养患者不进行常规胃残留量监测（1B）

（一）解释说明

肠内营养可以为脑卒中患者补充营养物质，但患者常伴有胃肠蠕动减慢、胃排空延迟等症状，容易导致呕吐、腹胀和肺部感染。临床上常采用监测胃残余量评估患者胃肠动力与肠内营养并发症的发生风险，根据患者胃残留量决定肠内喂养的输入速度，但常规胃残留量监测的有效性和安全性受到质疑。不监测胃残留量与监测相比，其呕吐、腹胀发生率更高，但整体喂养不耐受情况发生率更低，而在肺部感染发生率、死亡率上差异无统计学意义。鉴于不常规监测可以有较好的成本效益，结合我国具体的临床情境，并且综合考量临床实践中的患者偏好与价值观。最终形成的推荐意见为"脑卒中肠内营养患者不进行常规胃残留量监测"。但对于某些特殊情况或者特殊患者，如误吸高风险患者、胃肠动力极其不佳的患者、有明显呕吐症状的患者、胃残留过多的患者等，肠内营养初期的短时间内建议进行胃残留量监测。综合考量GRADE系统分级与推荐原则，推荐级别为强推荐。

（二）证据

指南工作组制作了不监测胃残留量与监测对比的证据概要表，详见表32-2，低质量证据显示其呕吐发生率更高RR＝1.67［95% CI（1.37，2.04）］，腹胀发生率更高RR＝2.58［95% CI（1.83，3.64）］，中等质量证据显示整体喂养不耐受情况发生率更低RR＝0.60［95% CI（0.52，0.69）］，极低质量证据显示肺部感染发生率无差别RR＝1.13［95% CI（0.89，1.45）］，低质量证据显示死亡率无差别RR＝1.02［95% CI（0.84，1.23）］（表32-3）。

表32-3 脑卒中患者常规监测与不常规监测残留量的
GRADE证据概要表

研究数量	质量评价					结果总结				证据质量	重要性
	偏倚风险	不一致性	间接性	精确性	其他考虑因素	干预组	对照组	RR（95%CI）	与对照组相比的绝对效应（95%CI）		
吸吐发生率											
8个RCT	严重[a]	不严重	严重[b]	不严重	无	189/667（28.3%）	116/709（16.4%）	1.668（1.367, 2.035）	每1000例中增加109例（增加60例~增加169例）	低	关键
喂养不耐受发生率											
4个RCT	不严重	不严重	严重[b]	不严重	无	157/440（35.7%）	268/446（60.1%）	0.600（0.521, 0.692）	每1000例中减少240例（减少288例~减少185例）	中	关键
肺部感染发生率											
6个RCT	严重[a]	不严重	严重[b]	严重[c]	无	110/670（16.4%）	99/672（14.7%）	1.132（0.887, 1.445）	每1000例中增加19例（减少17例~增加66例）	极低	关键
误吸发生率－无证据											

续表

研究数量	质量评价						结果总结				证据质量	重要性
	偏倚风险	不一致性	间接性	精确性	其他考虑因素		干预组	对照组	RR（95%CI）	与对照组相比的绝对效应（95%CI）		
营养达标率												
无证据	—	—	—	—	—		—	—	—	—	—	关键
腹胀发生率												
4个RCT	严重 a	不严重	严重 b	不严重	无		84/212（39.6%）	33/217（15.2%）	2.581（1.829, 3.643）	每1 000例中增加240例（增加126例~增加402例）	低	重要
死亡率												
4个RCT	不严重	不严重	严重 b	严重 c	无		141/440（32.0%）	139/446（31.2%）	1.018（0.843, 1.230）	每1 000例中增加6例（减少49例~增加72例）	低	重要

注：干预组：不监测胃残留量，对照组：常规监测胃残留量；a 部分研究未随机分配或未使用盲法；b 患者为重症患者；c 置信区间跨越临床决策阈值；—：未报告。

（王聪 蒋艳 杜亮）

参 考 文 献

［1］陈忠兰，谷波，王聪，等．从循证医学到循证科学：护理的探索
　　［J］．中国循证医学杂志，2019，19（12）：1487-1491.

［2］Shekelle PG．Clinical practice guidelines：What's next? ［J］．The
　　Journal of American Medical Association，2018，320（8）：757-758.

［3］王云云，靳英辉，梅晓凤，等．2014年～2016年中国临床护理实践
　　指南的质量评价［J］．护理研究，2018，32（5）：665-673.

［4］Kiyoshi-Teo H，Cabana MD，Froelicher ES，et al．Adherence to in-
　　stitution-specific ventilator-associated pneumonia prevention guidelines
　　［J］．American journal of critical care：an official publication，Ameri-
　　can Association of Critical-Care Nurses，2014，23（3）：201-14.

［5］Anderson，Megan，Finch Guthrie，et al．Universal pressure ulcer
　　prevention bundle with WOC nurse support［J］．Journal of Wound
　　Ostomy & Continence Nursing，2015，42（3）：217-225.

［6］孙月，陈吉，布优祥，等．NGC收录护理临床实践指南方法学分析
　　［J］．护理学杂志，2018，33（14）：103-104＋108.

［7］靳英辉，王云云，曾铁英，等．护理临床实践指南制订关键环节的
　　解析与思考［J］．中国循证医学杂志，2019，019（4）：490-497.

［8］王波，詹思延．国外循证临床实践指南制定的方法与经验［J］．中
　　国循证心血管医学杂志，2013，5（4）：334-336.

［9］陈耀龙．GRADE在系统评价和实践指南中的应用［M］．兰州：兰
　　州大学出版社，2017

［10］Rosenfeld RM，Shiffman RN，Robertson P．Clinical Practice Guide-
　　line Development Manual，Third Edition：A Quality-Driven Approach
　　for Translating Evidence into Action［J］．Otolaryngology Head &
　　Neck Surgery，2013，148（1 Suppl）：S1-S55.

［11］晏利姣，高尚谦，韩柳，等．护理临床实践指南临床应用的方法学
　　研究［J］．中国循证医学杂志，2019，19（7）：863-870.

［12］Holger J．Schünemann，Wojtek Wiercioch，Itziar Etxeandia，et al.
　　指南2.0：为成功制定指南而系统研发的全面清单［J］．中国循证
　　医学杂志，2014，14（9）：1135-1149.

［13］Guyatt G，Oxman AD，Akl EA，et al．GRADE guidelines：1. In-

troduction—GRADE evidence profiles and summary of findings tables
[J]. Journal of Clinical Epidemiology, 2011, 64（4）: 383-394.

[14] 陈耀龙. 卫生保健实践指南的报告规范研究 [D]. 兰州: 兰州大学, 2015.

[15] 世界卫生组织. 世界卫生组织指南制定手册 [M]. 杨克虎, 译. 兰州大学出版社, 2013.

[16] 胡雁. 循证护理学 [M]. 北京: 人民卫生出版社, 2012.

第三十三章

GRADE在《美国胸科医师协会抗血栓防治指南》中的应用

提要

　　血栓栓塞性疾病已成为全球性的重大健康问题，为了协助制订合理的血栓性疾病临床诊疗管理方案，不少相关机构或小组都推出了临床实践指南。其中美国胸科医师学会的抗血栓指南制订相对较早，也是目前相对系统和权威的血栓防治指南之一。从1986年第一版以共识的形式发布，到2004年更新为第七版，并正式更名为循证指南，再到2016年更新至第十版，该指南历经30余年的发展。其方法学从最初的会议讨论为主，转变到完全基于GRADE系统；其制订团队逐渐发展为国际化多学科团队，特别是在证据的全面收集和评价综合方面；指南推荐意见越来越多地基于高质量的研究证据。2018年我国发表的血栓防治指南，在充分吸取国际指南优势的基础上，结合了本土临床证据和实践经验，在基于GRADE方法制订高质量循证指南的进程上迈出了重要一步。

第一节　抗血栓防治指南制订背景

　　血栓是指血凝块在动脉、静脉或毛细血管中形成，在循环系统中阻碍血液流动；若血块脱落，在血液流动的过程中部分或全部堵塞某些血管，引起相应组织和/或器官缺血、缺氧、坏死（动脉血栓）及淤血、水肿（静脉血栓）的病理过程，发生血栓栓塞。动脉血栓的形成主要由动脉粥样硬化和心房纤颤引起。静脉血栓栓塞症（Venous Thromboembolism，VTE）主要包括深静脉血栓形成（Deep Venous Thrombosis，DVT）和肺栓塞（Pulmonary Embolism，PE），其年发病率约为104～183/100 000人每年。无论是动脉血栓还是静脉血栓，其发生率都随年龄的增长而升高。研究显示VTE在老年人群中最为常见，其与年龄存在明显的相关性。

随着全球人口的老龄化、人们生活方式和生活习惯的改变，血栓栓塞性疾病越来越成为全球性的重大健康问题，引起了国际学术界和社会的广泛关注，血栓栓塞性疾病在世界范围内已成为导致全部人口死亡原因的第一位，其死亡率远超过感染性疾病和肿瘤。为了协助血栓性疾病的临床诊断和治疗管理方案的制订，不断有机构或小组推出相关的临床实践指南，仅2012～2016年就有22部指南发布，涵盖预防、诊断、治疗以及其他相关方面的管理，其中14部（64%）指南为更新版。美国胸科医师学会（American College of Chest Physicians，ACCP）的指南制订相对较早，其在1986年推出了第一版指南，每3～4年更新一次，最新版本为第十版（详见第二节），也是目前最新、最全面、最具权威性的血栓防治指南之一。在其更新发展的过程中，证据分级系统也与之同时进步，某种程度上来说，ACCP的抗血栓治疗（Antithrombotic Therapy，AT）指南是与证据评价和分级系统共同发展的，也见证了GRADE方法的从无到有，从粗略到详细的完善过程。所以在本章的第二、第三节中我们以ACCP的AT指南为例，解读GRADE在AT指南中的应用。

第二节　血栓防治指南的发展

19世纪80年代以前，几乎每个有心血管疾病的患者都会在某个时刻被推荐使用AT，但哪些患者确实需要治疗却成了医生们的头号难题，因为当时AT对很多种疾病的有效性都缺乏相关的证据，大多数推荐意见都是基于病例系列和单纯的临床判断。随着研究的进步，陆续有随机对照试验支持AT的效果，也逐渐确定了其在一些疾病领域（如VTE）的作用，但AT在很多常见病中证据仍然不足，对于一些重要的医学领域也明显缺乏合理的管理共识。为了解决上述问题，ACCP联合美国心肺血液研究所（National Heart，Lung，and Blood Institute，NHLBI）建立了一个特殊的工作组织（包括心血管专家、呼吸科专家、血液学专家、神经病学家、血管外科医生、胸外科医生和流行病学家）来评价抗凝药物和抗血小板药物的效果。该工作组于1984年首次会面，并在1985年的第一次AT大会召开时，制订了第一版抗血栓会议共识，于1986年正式发布。当时广泛应用的抗血栓药物只有肝素、华法林和阿司匹林，但由于证据的缺乏，这些药物的效果以及应该使用的剂量和周期都不确定。例如，在有充分的证据之前，即便已经知道华法林的确切效果，对长期华法林治疗安全性的担忧也会导致很多医生避免在临床上使用华法林。

从第一版AT共识发表，一直到1998年，期间ACCP又召开了4次共识大会，每次大会中都会对上一版会议共识进行更新。1985年到1998年期间的5次共识大会中，每次都将大卫·萨克特（David Sackett）提出的"证据原则（rule of evidence）"作为依据。在第一版（1986年）、第二版（1989年）和第三版（1992年）的共识中，证据质量的评价主要参考了基于研究方法严谨性的分级方法，将证据分为Ⅰ、Ⅱ、Ⅲ、Ⅳ、Ⅴ五个等级；推荐强度则根据证据支持情况被分为A、B、C三级，详见表33-1。1995年，证据原则新纳入了Meta分析，且引入了临床重要差异的概念，但证据和推荐等级没有变化。1998年经戈登·盖亚特（Gordon Guyatt）及其同事再次完善，该分级更加强调了临床重要差异，并引入了RR值。

表33-1　David Sackett提出的证据原则

证据级别	定　义	推荐强度	定　义
Ⅰ	有确定结果的大样本量RCT（Ⅰ、Ⅱ型错误都较低）	A	至少一项Ⅰ级试验支持
Ⅱ	结果不确定的小样本量RCT（Ⅰ、Ⅱ型错误都较高）	B	至少一项Ⅱ级试验支持
Ⅲ	非随机的同期对照试验	C	只有Ⅲ、Ⅳ、Ⅴ级证据支持
Ⅳ	非随机的历史对照试验		
Ⅴ	无对照的系列病例报道		

注：RCT（randomized control trial）：随机对照试验。

　　截至1998年，从第一版到第五版，历经13年的发展，AT共识已经得到了极大的改进。例如，专家团队方面，第五版共识已经开始组建一个国际性的多学科团队对证据进行全面检索，以支持推荐意见。推荐意见方面，在第一版指南中有72条推荐意见，但仅有17（24%）条为A级；随着越来越多设计良好的RCT出现，到1998年175条推荐意见中已经有91（44%）条为A级推荐。另一方面也正是AT共识发现的证据缺口促使了针对AT的RCT的发展。但还有很大一部分推荐意见仍然只有病例报告作为证据支撑。另外，共识指出其推荐意见只作为指导，但不能替代临床医生基于患者个体进行利弊平衡的决策。

　　2001年第六版共识（简称AT-6）发布，证据和推荐意见的分级系统得到了进一步完善。之前的版本主要基于研究的方法学质量和专家组对利弊的判断来做出A、B、C级推荐，AT-6中的推荐意见对"用"或"不用"一项治疗的判定更加清晰，明确地将其与研究的方法学质量区分开来。用（或不用）一项特定的治疗主要取决于对利弊（风险和/或成本）的平衡，如果利大于弊，则推荐，反之则不推荐；如果专家组非常确信利大于弊或弊大于利，则作出1级推荐，若确定性不高，则作出更弱的2级推荐。在研究的方法学质量方面分为A、B、C、C＋四个等级：A是基于结果一致的多个RCT；B是基于结果不一致或存在明显方法学缺陷的RCT；C是基于观察性研究或来自非直接人群的RCT，如果专家仍对这类RCT很有把握，或是观察性研究优势突出，则可判定为C＋。

2004年，AT-7发布。在此期间，大量新的证据被整合应用，指南也考虑了多个临床应用的抗血栓新药。同时，在专家组成方面减少了原版作者，以便新纳入女性作者和北美以外地区的专家，从而更好地反映指南专家构成的多样性，促进国际化应用与传播。同时，AT-7的整体方法学有了很大的改变，最明显的一点就是，指南题目从原来的会议共识意见变成了循证指南，反映了AT指南开始注重循证医学的方法。循证医学的方法不仅包括了对证据的重视，还考虑了其他势必会影响推荐意见的因素（如患者偏好与价值观）以及可能避免影响的因素（如利益冲突）。所以参与指南制订的专家必须进行利益冲突声明。同时，遵循循证医学的原则，指南制订专家们一开始便将每个问题解构成PICO格式，并确定了研究的纳入排除标准，系统检索、评价并总结证据，平衡了不同方案的利弊，考虑患者偏好与价值观。检索专家和指南制订专家一同完成了系统的证据检索和系统评价的制作。

2008年，AT-8指南发布。该版指南对静脉、动脉系统和心腔的血栓性疾病管理部分做了大幅更新。其他内容也有相应添加，如儿童、孕妇和需要做搭桥手术患者的血栓管理，肝素诱导的血小板减少症的处理等。该版的证据评价和推荐分级系统方面较之前版本有了变化，该系统类似于GRADE，在其他ACCP指南中也是用的这个系统。该系统中证据分为"高（A）、中（B）、低（C）"三级，推荐强度分为"强（1）、弱（2）"两级。在20多年的发展中，随着高质量证据的不断出现，AT-8指南中已经包含了182条（25%）的强推荐意见，详见表33-2。同时参与指南制订的专家人数和参与者的多样性也在不断进步，2008年专家组中还特地纳入了2名资源利用专家顾问和3名患者偏好与价值观专家顾问，详见表33-3。

表33-2　1986～2012年间AT指南推荐意数量

变　量	1986	1989	1992	1995	1998	2001	2004	2008	2012
推荐数量	73	129	142	201	217	260	562	741	796
1A推荐数量	16	31	31	34	49	50	123	182	32
1A推荐比例%	22	24	22	22	23	19	22	25	4

注：1A：基于高质量证据的强推荐。

表33-3　1986～2012年间AT指南专家构成

变　量	1986	1989	1992	1995	1998	2001	2004	2008	2012
专家数	32	20	52	70	80	85	91	102	123
美国	25	29	35	48	54	52	51	46	62
加拿大	5	7	14	15	18	22	21	20	34
欧洲	2	4	3	7	8	9	18	21	25
其他	0	0	0	0	0	2（墨西哥和澳大大利亚）	1（澳大利亚）	1（澳大利亚）	2（澳大利亚）；1（菲律宾）
资源利用顾问	0	0	0	0	0	0	0	2	1
患者偏好与价值观顾问	0	0	0	0	0	0	0	3	0

　　2012年，AT-9指南发布。AT-9中涉及的患者群体和临床疾病范围都更广，同时AT-9还纳入了3篇关于口服、肠外给药的抗凝血药和血小板激活药的文章，以及1篇关于新的抗血栓和溶栓药的文章。该版指南中也应用了GRADE方法处理证据，指导从证据到推荐的决策过程。2016年，指南工作组第9次对该指南进行了更新，发布了AT-10指南，主要基于AT-9更新了对12个主题的推荐意见，同时增加了3个新的主题，在纳入的54条推荐意见中，有20条推荐意见是强推荐，但没有一条

是基于高质量证据，这表明需要更多高质量证据以支持临床决策。

　　虽然AT指南已经有第十版，但AT-10主要是有针对性地进行更新，呈现的内容也主要是更新后的部分内容，而AT-9呈现的内容（特别是方法学部分）是当前最为全面的一版，故我们在第三节将会以AT-9为例解读GRADE在抗血栓指南中的应用，AT-9的整体方法学流程详见图33-1。

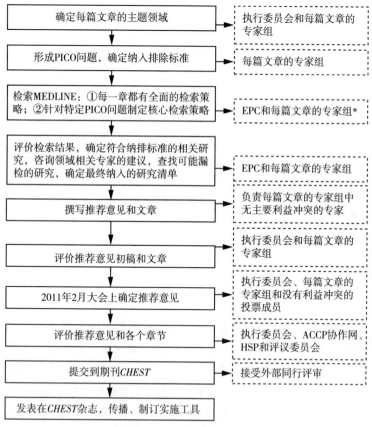

图33-1　AT-9指南制订流程

　　注：*EPC（Evidence-Based Practice Center）：循证实践中心；HSP（Health and Science Policy）：健康与科学政策委员会。

第三节　GRADE在抗血栓指南中的应用

一、对证据的考虑

在AT-9指南制订的过程中，执行委员会遴选了该过程中需要的方法学专家，大部分是基于专家们以往的指南制订经历，特别是对GRADE方法学的掌握情况进行遴选。其他主题专家成员（包括血栓专家）主要是通过多个医学协会发出通知，由执行委员会与执行编辑一起确定。所有专家都要进行利益冲突声明，当且仅当ACCP-HSP批准后才能正式参与指南制订。

AT-9指南中涉及的主题很多，每个主题都会有一个主题专家组，每个组都会负责一个相应主题推荐意见的所有工作，并撰写论文。除了上述的专家组成以外，每个主题专家组还会有1名一线临床医生参与，其主要工作是提供真实世界的重要临床问题，评价AT-9指南文稿以及推荐意见的实用性和可实施性。AT-9执行委员会每月至少会面一次，会上统一制订过程中使用的方法（如Meta分析方法、利益冲突声明、证据表总结的准备、论文的呈现风格），以确保不同的主题专家组在整个过程中都用同一套规范的方法，产出的论文和其他成果也能够保证思路和呈现形式的一致性。例如，如果合并结果中RR值的可信区间跨越了无效线，则应描述为"研究结果无法说明A药对于血栓是否有效"。

进行证据评价的第一步，便是确定PICO临床问题，血栓专家和执行委员会以及每个主题专家组的副主编主要负责确定问题范围，然后每个主题专家组的主题编辑和副主编解构具体的PICO问题。每个临床问题都会提供纳入排除标准，以指导后期进行证据检索与筛选。而对于每个问题的患者重要结局和替代结局，则由主题编辑和小组成员一同遴选，组间也尽量保持一致。

检索证据时，由方法学家和检索专家组成的团队对

MEDLINE、Cochrane Library、效果评价摘要数据库（Database of Abstracts of Reviews of Effects）等数据库进行检索，他们针对系统评价和原始研究做了两套检索策略，主要检索 AT-8 之后出现的新证据。证据筛选完成后，用 AMSTAR 对系统评价进行质量评价，现有的高质量系统评价就直接用于证据总结。对于纳入的单个 RCT，则结合 ROB 具体条目内容进行了方法学质量评价，详见表 33-4；对于观察性研究（如队列研究、病例对照研究或病例系列）的方法学质量则应用专门制订的标准进行评价，详见表 33-5。对于单个研究的结果总结，可提供数据补充，详见 33-6。

　　对于结局指标的证据体质量，各小组均应使用 ACCP 的 GRADE 改编版进行评价，与 GRADE 唯一的区别就是证据质量只有"高、中、低"三个级别，没有"极低"。小组成员在评价过程中发现，不同的结局指标证据质量会有差异，例如噻吩并吡啶对比华法林用于接受经皮冠状动脉介入治疗患者时，病死率的证据质量为中等，重大出血的证据质量为低。对于整条推荐意见所基于的证据体的质量，则依据 GRADE 方法学原则，确定该条推荐为所涉及的关键结局中证据质量最低的一个。证据表的呈现格式，通过对专家组成员进行正式调查，评价专家的偏好以及不同呈现形式的影响最终确定，详见表 33-7。

表 33-4　RCT 的偏倚风险评价

作者，年份	研究设计	随机和分配隐藏	盲法	分析	因获益早期终止
德库苏斯（Decousus）等人，2010	RCT	计算机产生随机序列，中央电话系统实现分配方案的隐藏	患者：可能有 护理人员：可能有 数据收集者：可能有 数据评价者：有 数据分析者：可能无	对有效性结局进行了意向性分析（Intention to Treat Analysis，ITT）对安全性结局进行了接受治疗分析（As-Treated analysis，AT）最初的有效性数据完整性为 98.7%	无

表33-5 观察性研究的方法学质量

作者，年份	干预/对照	研究设计	干预/对照环境相似	干预/对照时间相近	调整	有效的结局评估方法	失访	评论
卢贝诺（Lubenow）等人，2005	重组水蛭素：1剂0.4mg/kg；0.15mg/kg 对照：多种（达那肝素24例，苯丙香豆醇21例，其他30例）	队列－历史对照	非常相似	不相近	无	无	无	观察和对照病例都需要进行肝素引起的血小板减少（HIT）阳性检测

注：HIT（heparin-induced thrombocytopenia）：肝素诱导的血小板减少症。

表33-6 RCT的信息总结表

作者，年份	患者	干预	对照	结局	结果
德库苏斯（Decousus）等人，2010	≥18岁的急性症状性下肢浅静脉血栓（SVT）患者排除：症状持续＞3周；有DVT或PE；SVT后接受过硬化疗法；SVT距隐静脉关节＜3cm；过去3个月有SVT、过去6个月有DVT或PE；过去6个月接受过抗癌治疗；接受过抗血栓治疗＞48小时或非甾体类抗炎药＞72小时；结扎或裂开；3个月内进行重大手术；出血风险；未有效避孕的孕妇或妊娠期妇女	磺达肝癸钠：2.5mg静脉给药，1次/日，持续45日；对所有人用级加压弹力袜	45日安慰剂	主要结局：47天内有症状的事件：全因病死率，症状性DVT或PE，扩展至隐静脉关节，SVT复发次要结局：77天内有症状的事件：SVT手术安全性结局（47或77天）：－重大出血－轻微出血－动脉血栓事件	主要结局：13/1502 vs 88/1500；RR＝0.15［95% CI（0.08，0.26）］77天DVT和PE：4/1502 vs 22/1500；RR＝0.18；［95% CI（0.06，0.53）］所有其他有效性结局：P＜0.05；47天重大出血每组1例，RR＝1

注：DVT（deep venous thrombosis）：深静脉血栓形成；PE（pulmonary embolism）：肺栓塞；SVT（superficial vein thrombosis）：下肢浅静脉血栓。

表33-7 证据概要表：VTE长期治疗用低分子肝素（LMWH）而非维生素K拮抗剂（VKA）[a]

样本量（研究），中位随访时间	质量评价						结果总结				预期绝对效果[b]
	偏倚风险	不一致性	间接性	不精确性	发表偏倚	总体质量	研究事件发生率（%）		相对效果，RR（95% CI）	VKA风险	与LMWH的风险差异（95% CI）
							VKA	LMWH			
总体病死率（至关重要的结局）											
2496（7 RCT），6个月	严重[1]	不严重	不严重	严重[2]	无	中等	202/1, 231（16.4）	204/1265（16.1）	0.96 (0.81, 1.13)	164死亡/1000[c]	少7/1000（−31，21）
复发性症状性VTE（至关重要的结局）：DVT和肺栓塞PE											
2727（8 RCT），6个月	严重[3]	不严重	不严重	严重	无	中等	105/1, 349（7.8）	67/1378（4.9）	0.62 (0.46, 0.84)	无癌症 30VTE/1000[c]；非转移性癌症 80VTE/1000[c]；转移癌 200VTE/1000[c]	少11/1000（−5，−16）；少30/1000（−13，−43）；少76/1000（−32，−108）

续 表

样本量（研究），中位随访时间	质量评价						结果总结				
	偏倚风险	不一致性	间接性	不精确性	发表偏倚	总体质量	研究事件发生率（%）		相对效果，RR（95% CI）	VKA风险	与LMWH的风险差异[b]（95% CI）
							VKA	LMWH			
重大出血事件（至关重要的结局）											
2737（8 RCT），6个月	不严重[4]	不严重	严重[2]	不严重	无	中等	53/1351（3.9）	45/1386（3.2）	0.81（0.55，1.2）	无癌症 20出血/1000[d]	少4/1000（-9，4）
										转移癌 80出血/1000[d]	少15/1000（-36，16）
血栓后综合征（PTS）（重要的结局）：自我报告腿部症状											
100（1RCT），3个月	严重[2]	不严重	严重[5]	不严重	无	低	31/44（70.5）	34/56（60.7）	0.85（0.77，0.94）	200PTS/1000[e]	少30/1000（-12，46）

注：LMWH（low-molecular-weight heparin）：低分子肝素；PTS(post-thrombotic syndrome)：深静脉血栓形成后综合征；RCT（randomized control trial）：随机对照试验；VKA（vitamin K agonist）：维生素K受体激动剂；PE（pulmonary embolism）：肺栓塞；VTE（venous thrombo embolism）：静脉血栓栓塞症。
[a] 受限于LMWH方案：在治疗期中用了≥50%的紧急剂量；[b] 针对所有结局（除了PTS是2年以外）的时间同期都是6个月；[c] 对照研究发生率来自于普兰多尼（Prandoni）等人的队列研究；[d] 对照研究是来自普兰多尼（Prandoni）等人和贝丝（Beth）等人的队列研究；[e] 对照研究发生率来自于卡恩（Kahn）等人研究中纳入的观察性研究，所有患者都穿了压力袜。[1] 结局的结果来自于3个月及更长周期。
[1] 1项研究没有报告病死率；[2] CI涵盖了重要的利和弊；[3] 所有研究的利和弊均未实施干预；[4] 结局带有一定的主观性；[5] 结局带有一定主观性。

二、对利弊平衡的考虑

在AT-9指南中，每条推荐意见的形成都基于现有证据进行了利弊平衡。例如，对于接受抗凝治疗的SVT患者，在接受每天2.5mg的磺达肝癸钠和预防剂量的LMWH时，证据总结表中明确指出：针对重大出血事件方面，绝对效应的95%可信区间下限不足以明确利弊之间的平衡情况；在针对溶栓治疗是否应该作为上肢深静脉血栓（Upper Extremity Deep Venous Thrombosis，UEDVT）的起始治疗时，推荐意见的原理中指出所有溶栓治疗的利弊平衡均不确定，可单独使用抗凝治疗。

三、对经济学因素的考虑

在资源利用（成本）问题的考虑方面，AT-9直接采用了戈登·盖亚特（Gordon Guyatt）等人制订的原则。经济学评估主要针对推荐强度和方向可能会受资源利用影响的情况，如果有高质量成熟的经济学评估则可直接应用，其他情况下则不考虑。为了解决经济学效益问题，AT-9纳入了6名卫生经济学家兼临床医生，他们主要负责解决推荐意见形成过程中有关经济学因素考虑的问题。

在这个过程中，专家组成员会"就哪些推荐意见的方向和强度可能会被资源利用改变"咨询经济学顾问。确定这些推荐意见后，专家组先查找有无现有的高质量经济学分析，有则直接应用。当净成本或边际成本效果比很高，则考虑降低证据质量或改变推荐方向。如果没有现成的经济学评估，则由专业团队（俄勒冈健康与科学大学循证实践中心）来全面检索相关文献并进行评价。经济学分析可升高也可降低推荐强度。下面是成本效果足以影响推荐意见的情况。

（一）临床证据支持强推荐A优于B

1. 当高质量经济学证据显示A的每QALY人均GDP（接近150 000美元）小于B的3倍，强推荐支持A。

2. 当高质量经济学证据显示A的每QALY人均GDP（150 000 ～ 250 000美元）是B的3 ～ 5倍，弱推荐支持A。

3. 当高质量经济学证据显示A的每QALY人均GDP（250 000美元以上）高于B的5倍，弱推荐支持B。

（二）临床证据支持弱推荐A优于B

1. 当A的每QALY人均GDP（5000 ～ 10 000美元）相对于B节省了10% ～ 20%（包括所有后续费用，而非仅仅是干预的花费，且证据质量高），强推荐支持A。

2. 当B的花费略高于A（＜10%人均GDP），则仍然弱推荐A优于B。

3. 当A的每QALY人均GDP是B的0 ～ 5倍时，则仍然弱推荐A优于B。

4. 当A的每QALY人均GDP高于B的5倍，则弱推荐B。

另外，指南中还特别考虑了在中低收入国家的经济学成本问题。有时，尽管在高收入国家中实施某项干预看起来具有成本效益（如＜20 000美元每QALY），但同样的情况在贫困国家是不可行的。这些允许实施的阈值会根据资源配置决策者的不同而变化。为了促进使用已发表的成本效果分析，WHO通过选择符合成本效果的干预（CHOosing Interventions that are Cost-Effective，WHO-CHOICE）这一项目应用了宏观经济学和健康委员会推荐的标准。每QALY的花费小于某国家或地区人均收入则为非常符合的成本效果；每QALY的花费在某国家或地区人均收入的1 ～ 3倍仍然符合的成本效果；而超过3倍则不符合成本效果。为促进该过程的工作，WHO还制作了针对全球不同地区和国家的价值阈值表，详见表33-8，该表有助于将高收入国家的证据扩展用于中低收入国家，但仍然无法避免这些研究证据与低收入国家相关性低的问题。

表33-8 WHO不同区域成本效果阈值表

阈值	Afro D	Afro E	Amro A	Amro B	Amro D	Emro B	Emro D	Euro A	Euro B	Euro C	Searo B	Searo D	Wpro A	Wpro B
	不同区域成本效果阈值（2005国际$）													
人均GDP*	$1 695	$2 154	$39 950	$9 790	$4 608	$10 208	$2 769	$30 439	$7 945	$9 972	$4 959	$1 990	$30 708	$6 948
3x人均GDP*	$5 086	$6 461	$119 849	$29 371	$13 823	$30 624	$8 306	$91 318	$23 836	$29 915	$14 876	$5 971	$92 123	$20 845

注：＊＜人均GDP（非常符合成本效果Very cost-effective）；1～3倍人均GDP（符合成本效果）；＞3倍人均GDP（不符合成本效果）。
Afro-非洲区域办事处；Amro-东地中海区域办事处；Emro-东地中海区域办事处；Euro-欧洲区域办事处；Searo-东南亚区域办事处；Wpro-西太平洋区域办事处。

在具体推荐意见方面，如针对在家对比在医院开始 DVT 治疗这一问题中，多项卫生经济学评估研究评价了在家开始 DVT 治疗的成本，所有研究结果均显示在家治疗可以节约成本（人均 500 ~ 2500 美元）。但应注意这些经济学评估存在药厂资助的问题，其结果并不是来自对在家和在医院两种情况进行对比的试验。

四、对患者偏好与价值观的考虑

患者对于抗血栓治疗的利（血栓事件减少）弊（出血事件）平衡的偏好与价值观，理想情况下可根据平均水平（一般情况）来判定，但实际情况是对于同一个因素的患者偏好与价值观都会有很大的差异，而且差异越大，就越可能做出弱推荐。AT-9 中对患者偏好与价值观的考虑，主要是通过制作系统评价，全面检索评价了研究抗血栓治疗的偏好与价值观的相关文献。整体上来看，这一领域仍然还需要很多进一步的研究，但现有结果也已经给我们提供了很好的指导。

该系统评价中纳入了 48 篇相关文献，其中 16 篇关注心房颤动，5 篇关注静脉血栓栓塞，4 篇关注卒中或心肌梗死预防，6 篇关注急性卒中和心肌梗死的溶栓治疗，17 篇关注抗血栓治疗的负担。其得出的结论如下：①抗血栓治疗的患者偏好与价值观在不同个体之间差异很大；②不同研究之间存在难以解释的不一致性，这也使得平均的价值观水平很不确定；③虽然存在不一致性，我们也可以通过合理推断无害的抗血栓治疗非致死性卒中与胃肠道出血的比值范围（2∶1 到 3∶1），作为权衡脑卒中与出血平衡的合理方式；④对于心肌梗死和出血的相对次要性信息很少，但可以明确重大卒中事件远比心梗更重要，所以可以合理推断心梗和出血的利弊平衡比为 1∶1 到 2∶1；⑤对于重大出血和 DVT 的不重要性，患者偏好与价值观差异很大；⑥患者不愿意为了避免血栓形成后的综合征而接受小的死亡风险；⑦尽管很多患者会担心 VKA 治疗带来一定的副作用，但对于大多数患者，这种治疗对他们的生活质量并不会产生大的影响；⑧一旦开始接受华法林治疗，患者的厌恶情绪就会随时间而减少；⑨患者对注射治疗的耐受性很好；⑩患者对医用压力袜的耐受性很好，但他们还是更愿意选择注射治疗。

此外，为了确保每个主题专家组能够有效地进行患者偏好与价值观的决策，同时保证不同小组之间的一致性，在正式考虑该因素之前还对相关专家进行了价值观评价培训。每个小组的主编和副主编针对每个结局建立患者场景，然后用系统评价中的结果进行支持，专家组成员根据这些场景来评价每个结局指标，评分区间为0（死亡）到100（痊愈），评价结果的均数将指导完成血栓形成和出血事件之间的平衡，从而确定推荐强度。

在具体的推荐意见中，对于患者偏好与价值观的信息结合了上述专家评分的结果和系统评价中的研究结果。通常，人们会假设患者对非致死性血栓栓塞和重大出血时间的价值观一样。例如，对于VKA治疗（常导致出血和电话或门诊就诊）和长期LMWH治疗（每天皮下注射，注射部位会擦伤或产生结节），通常的做法就可能会误导专家，导致其对这两种干预的价值观评分结果相似。在最后的全体会议上就需要对这种情况再次回顾和评价，最终判断的结果是：患者一般会倾向于VKA治疗而非长期LMWH治疗。

五、从证据到推荐

在完成了证据质量的评价和总结，干预有利和不利结局的平衡，成本效果的分析和确定，患者偏好与价值观的调查和考虑之后，各主题专家组的主题编辑在专家成员的协助下撰写推荐意见的初稿。然后由无主要利益冲突的专家对初稿进行讨论，首次讨论一般会在文章层面就证据质量和推荐方向与强度达成共识。至少两名执行委员会的成员会详细评审文章初稿（包括推荐意见），同时也会准备撰写标准并反馈给每篇文章的作者进行修改。修改完毕后，所有的文章都会呈现给整个AT-9专家组。

对于难以达成共识的主题，各专家组相应负责的推荐意见会在专门的大会（2011年2月）中再次讨论，参会人员为各主编和副主编以及每组至少一位其他成员（非主编和副主编）。在此之前，所有成员还需要更新其利益冲突声明，同时ACCP会邀请一些相关临床机构代表作为观察者参与进来。在这次大会上，每篇文章都会派一名代表来汇报推荐意见形成过程中有争议的问题，然后在场专家和通过视频连接的专家进行讨论，并就推荐意见进行投票（仅允许无主要利益冲突的专家参与）。投票过程采用了GRADE网格，并要求有大于80%强推荐的支持率才能形成强推荐。

AT-9执行委员会成员通过会议讨论，协调并解决剩下的所有分歧，会议中相应的回复和决策都会由专人记录，同时也会保存音频文件。

六、国内抗血栓指南的制订

目前，国内现有的抗血栓指南分别主要针对颅内静脉系统血栓、急性缺血性脑卒中、静脉血栓（骨科）、冠状动脉旁路移植术围术期抗血小板治疗以及围手术期静脉血栓等。在2015年中华医学会全国血栓栓塞性疾病防治委员会与中国健康促进基金会血栓与血管专项基金管理委员会共同成立《中国血栓性疾病防治指南》专家委员会，由来自全国呼吸科、血管外科、心血管科、骨科、神经内科、肿瘤科、血液科、神经外科、心脏外科、妇产科、麻醉科、急诊科、老年医学科、肾内科、检验科、影像科、医务处、护理部、临床药学、医学信息、卫生统计和卫生经济学等20多个学科近80位专家组成。参考2014年《世界卫生组织指南制定手册》并采用GRADE方法进行证据质量评价和推荐强度分级，并于2018年发表。

《中国血栓性疾病防治指南》在充分吸取了国际指南优势，遵循严谨的制订流程并结合本土临床证据和实践经验基础上制订完成，成为我国基于GRADE方法制订循证指南的又一成功案例。

（张静怡　翟振国　王梦书）

参 考 文 献

[1] Heit JA, Mohr DN, et al. Epidemiology of venous thromboembolism [J]. Nature Reviews Cardiolgy, 2015, 12（8）: 464-474.

[2] 臧加成，马信龙，马剑雄，等. 不同部位骨折深静脉血栓发生率的流行病学研究 [J]. 中华骨科杂志，2016，36（9）: 540-545.

[3] American College of Chest Physicians. the National Heart, Lung and Blood Institute National Conference on Antithrombotic Therapy [J]. Chest, 1986, 89（Suppl 1）: 1S-106S.

[4] Dalen JE, Hirsh J. Introduction: antithrombotic therapy-the evolving consensus: 1985 to 1998 [J]. Chest Journal, 1998, 114（Suppl#5）: 439S-440S.

[5] Sackett DL. Rules of evidence and clinical recommendations on the use of antithrombotic agents [J]. Chest Journal, 1989, 95（Suppl#2）: 2S-4S.

[6] Cairns JA, Lewis HD, Meade TW, et al. Antithrombotic agents in coronary artery disease: Fourth ACCP Consensus Conference on Antithrombotic Therapy [J]. Chest, 1995, 108（Suppl 4）: 380S-400S.

[7] Hirsh J, Guyatt GH, Schünemann H. Sixth ACCP consensus conference on antithrombotic therapy [J]. Chest, 2001, 119: 1.

[8] Buller HR, Agnelli G, Hull RD, et al. The Seventh ACCP Conference on Antithrombotic and Thrombolytic Therapy. Antithrombotic Therapy for Venous Thromboembolic Disease [J]. Chest, 2004, 126（3）: 401S-428S.

[9] Geerts WH, Bergqvist D, Pineo GF, et al. Prevention of venous thromboembolism: American College of Chest Physicians ev-

idence-based clinical practice guidelines [J]. Chest, 2008, 133 (Suppl_6): 381S-453S.

[10] Douketis JD, Spyropoulos AC, Spencer FA, et al. Perioperative management of antithrombotic therapy: antithrombotic therapy and prevention of thrombosis: American College of Chest Physicians evidence-based clinical practice guidelines [J]. Chest, 2012, 141 (Suppl_2): e326S-e350S.

[11] Kearon C, Akl EA, Ornelas J, et al. Antithrombotic therapy for VTE disease: CHEST guideline and expert panel report [J]. Chest, 2016, 149 (2): 315-352.

[12] Decousus H, Prandoni P, Mismetti P, et al. CALISTO Study Group. Fondaparinux for the treatment of superficial-vein thrombosis in the legs [J]. The New England Journal of Medicine, 2010, 363 (13): 1222-1232.

[13] Lewis BE, Wallis DE, Berkowitz SD, et al. A rgatroban anticoagulant therapy in patients with heparin-induced thrombocytopenia [J]. Circulation, 2001, 103 (14): 1838-1843.

[14] Prandoni P, Lensing AW, Piccioli A, et al. Recurrent venous thromboembolism and bleeding complications during anticoagulant treatment in patients with cancer and venous thrombosis [J]. Blood, 2002, 100 (10): 3484-3488.

[15] Beyth RJ, Cohen AM, Landefeld CS. Long-term outcomes of deep-vein thrombosis [J]. Polish Archives of Internal Medicine, 1995, 155 (10): 1031-1037.

[16] Kahn SR, Ginsberg JS. Relationship between deep venous thrombosis and the postthrombotic syndrome [J]. Polish Archives of Internal Medicine, 2004, 164 (1): 17-26.

[17] Guyatt GH, Norris SL, Schulman S, et al. Methodology for the development of antithrombotic therapy and prevention of thrombosis guidelines: antithrombotic therapy and prevention of thrombosis, 9th ed: American College of Chest Physicians evidence-based clinical practice guidelines [J]. Chest, 2012, 141 (Suppl_2): 53S-70S.

[18] Samuel Shillcutt, Damian Walker, Catherine Goodman, et al. Cost

Effectiveness in Low- and Middle-Income Countries［J］. Pharma-coeconomics，2009，27（11）：903-917.

［19］宗欣，孙利华. 从多国视角看成本效果阈值的应用现状［J］. 中国药事，2011，025（008）：768-771.

［20］《中国血栓性疾病防治指南》专家委员会. 中国血栓性疾病防治指南［J］. 中华医学杂志，2018，98（36）：2861-2888.

第三十四章

GRADE 在《WHO 丙肝筛查、护理和治疗指南》中的应用

提要

　　WHO 指南是面向其 193 个成员国而制订的包含推荐意见的文件，制订过程采用了国际公认的方法和标准，所有指南都反映出 WHO 对"健康权"的核心价值观。在制订过程中，《WHO 指南制定手册》要求其指南参考 GRADE 方法来完成，本章主要介绍了 WHO 指南的制订方法和原则，以及 WHO 最新制订的从证据到推荐的框架（WHO-INTEGRATE），同时以《WHO 丙肝筛查、护理和治疗指南》为例，介绍 WHO 指南制订过程中应用 GRADE 方法的具体流程和步骤。主要涉及的环节有：①对指南 PICO 问题和重要结局指标的遴选和重要性排序；②邀请 GRADE 方法学家参与指南制订，确保合理应用 GRADE；③采用 GRADE 进行证据质量分级，基于系统评价证据形成推荐意见；④在从证据到推荐的过程中充分考虑和平衡证据质量、患者偏好与价值观、利弊平衡、资源影响、问题的优先级、公平性和人权、可接受性、可实施性等因素；⑤撰写推荐意见。

第一节　WHO 指南制订方法与流程概述

　　WHO 指南是指任何由 WHO 制订，包含了有关临床实践

或公共卫生政策推荐意见的指导性文件。WHO指南的目标用户包括公共卫生政策制定者、卫生规划管理者、卫生保健提供者、患者、照护者、公众和其他利益相关者。当成员国、WHO国家办事处、外部专家或其他利益相关者因以下方面存在不确定性而向WHO寻求指导时，WHO就会考虑制订指南，包括：新的公共卫生问题或紧急情况，出现新证据，缺乏有力证据或完全没有证据，或者资源可用性或对服务的使用发生变化。为确保制订出高质量的指南，WHO在指南制订方面采用了国际公认的方法和标准，且要求指南遵循以下原则：①指南涉及的领域和需要回答的问题存在不确定性；②指南应体现WHO对"健康权"的核心价值观；③制订推荐意见的过程应公开透明：用户可查看推荐意见的制订方法、原因、制订者和制订背景；④制订指南的过程涉及多种学科，包含所有相关的专业知识和观点（包括利益相关者的意见）；⑤制订指南的每一步都是为了最大程度地降低推荐意见中的偏倚风险；⑥推荐意见要基于对证据的系统评价，对干预潜在利弊的平衡，并明确考虑其他相关因素；⑦公开提供制订WHO指南采用的证据；⑧推荐意见可应用并适用于当地环境和背景；⑨指南应根据特定用户进行制订。

根据指南的目的、范围、制订者、新增内容以及制订的时间期限，WHO指南大体可分为标准指南、汇编指南、暂行指南和应对紧急情况或紧急需求而制订的指南，同时也还有一些其他不常用的指南类型，具体见表34-1。

表34-1　WHO指南类型

指南类型	目　　的	范　围	制订者	新增或现有推荐意见	制订周期
主要类型					
标准指南	针对特定主题提供推荐意见	针对性或全面性	WHO技术人员	通常是新制订的；如果予以适当评估和更新，可能包含现有推荐意见	6个月到2年
汇编指南	综合所有针对疾病或病况的现有指南	针对性	WHO技术人员	经过评估并确定为符合目前情况的现有推荐意见；可能包含一些新的推荐意见	1到2年
暂行指南	在出现新的干预或疾病，或新证据出现，或在数据可能不完整时提供指导	针对性	WHO技术人员	新增	6～9个月
应对紧急情况或紧急需求而制订的指南	短期内制订出指南，以应对紧急公共卫生需求	针对性	WHO技术人员	通常是新制订的；如果予以适当评估和更新，可能包含现有推荐意见	1～3个月
其他类型					

指南类型	目　的	范　围	制订者	新增或现有推荐意见	制订周期
与外部组织合作制订的指南	在与其他组织拥有共同利益的情况下，针对某特定主题提供推荐意见	针对性或全面性	WHO技术人员和外部组织工作人员	通常是新制订的；如果予以适当评估和更新，可能包含现有推荐意见	1～2年
由外部组织制订的指南	在外部组织制订的指南已经存在的情况下，针对某特定主题提供推荐意见	针对性或全面性	外部组织	现有推荐意见；可以进行更新	1～3个月
改编WHO现有的指南	针对实施当地的环境制订推荐意见	针对性或全面性	WHO成员国中的政策制定者和规划管理者	反映最初的指南内容	1～3个月

　　WHO指南的制订主要分为3个阶段，包括前期规划、中期制订和后期出版与更新。《世界卫生组织指南制定手册》要求其指南必须参考GRADE方法，即推荐意见基于严格的系统评价证据，并应用GRADE评估证据体质量，结合考虑其他因素完成从证据到推荐以及报告推荐意见的整个过程。WHO指南制订标准化流程见表34-2。

　　需要指出的是，出于各种原因，WHO可能会希望快速提出具有指导意义的推荐意见，即应对紧急情况或紧急需求而制订的指南，该类型的指南主要适用于以下情况：新药物的出现；基于现有技术的新信息可能改变现有的推荐意见；或者因为成员国或外部机构已经发出寻求指导的紧急要求。这些情形下发表的推荐意见也必须基于对证据的系统评价，并满足

WHO指南制订的所有标准，包括指南评审委员会在计划书和指南终稿阶段的评审，但为了能快速提供指导，可在评审、系统评价等方面合理加快进程。

表34-2　WHO指南制订流程

步　骤	阶段/主要参与者
第一阶段：规划阶段	
就某一主题请求提供指导	WHO成员国或国家办事处，公共或私人团体
确定是否需要制订指南	WHO技术部门
评审现有WHO指南和外部指南	
从WHO相关技术部门主管获得指南制订的批准	
与GRC秘书处和有指南制订经验的WHO工作人员讨论流程	
形成WHO指南指导委员会	
确定充足的资源	
决定指南制订时间	
起草指南范围	WHO指南指导委员会
开始准备计划书	
确定GDG的潜在成员及其主席	
获取利益声明，并处理GDG潜在成员的任何利益冲突	
构建PICO格式的关键问题	WHO指南指导委员会和GDG
确定结局指标的优先顺序	
确定计划书，并将其提交至GRC进行评审	WHO指南指导委员会
评审并批准计划书	GRC
第二阶段：制订阶段	
对每一关键问题的证据进行系统评价	系统评价小组
酌情运用GRADE评估每一重要结局指标的证据质量	

续　表

步　骤	阶段/主要参与者
组织GDG召开会议	WHO指南指导委员会
采用GRADE制订推荐意见	GDG
起草指南文件	WHO指南指导委员会
开展外部同行评审	外部评审小组
第三阶段：出版及更新	
确定指南文件	WHO指南指导委员会和编辑
完成副本和技术编辑	
提交指南定稿至GRC进行评审和批准	
评审并批准指南定稿	GRC
确定排版	WHO指南指导委员会和编辑
校对	
出版（酌情在线出版和印刷）	
传播、改编、实施、评估	WHO技术部门和项目经理
更新	WHO技术部门

第二节　GRADE在《WHO丙肝筛查、护理和治疗指南》中的应用

一、丙肝指南简介

　　《WHO丙肝筛查、护理和治疗指南》于2014年4月正式发布，并于2016年4月完成更新。该指南主要针对丙肝（Hepatitis C Virus，HCV）患者的筛查、护理和治疗制订了相关推荐意见，从2014年发布第1版到2016年期间，指南小组考虑到临床治疗中又出现了多种新的直接抗病毒药物，且部分也被加入了WHO基本药物目录，故对该指南进行更新，旨在

针对使用口服直接抗病毒药物（Direct-acting Antiviral，DAA）的 HCV 患者提供更新的推荐意见，而其他未更新的依旧沿用 2014 年版指南中的推荐意见。

2014 年和 2016 年的指南均严格参考了最新版《WHO 指南制定手册》中的流程。WHO 不同部门成员组成了指南指导委员会来监督整个指南制订过程，并基于指南计划书提出可能的推荐意见问题，同时用 PICO 格式进行呈现，详见表 34-3。另一方面，对于每个 PICO 问题的患者重要结局则由 GDG 通过多轮网络电话会议讨论并确定，同时依据结局指标的重要性对其进行排序。

表 34-3 《WHO 丙肝筛查、护理和治疗指南》的 PICO 问题举例

PICO	谁应该进行 HCV 筛查
人群：	有感染 HCV 的危险行为或危险因素暴露史的人
干预：	针对性 HCV 抗体检查，"针对性"是指基于个体是否为风险人群（如，药物注射者、HIV 患者）或通过提问引出是否有 HCV 风险行为的经历（可参考 CDC 文件）
对照：	症状性 HCV 抗体检查，"症状性"是指基于检查对象是否出现肝脏相关症状
结局：	转诊护理或接受 HCV 治疗的次数、HCV 转染例数、HCV 疾病进展（肝硬化、肝细胞癌、失代偿期肝硬化）、持续病毒学应答、生活质量、全因病死率
研究类型：	1994 年至今发表的试验性或观察性研究

二、丙肝指南对证据的考虑

WHO 推荐意见须基于当前最佳可得证据，应采用严格的系统评价作为证据支持。以指南中考虑的与干预、暴露或者其他方法相关的具体 PICO 为指导，要基于每个 PICO 问题及其检索结果确定直接应用现有系统评价、更新现有系统评价，还是制作新的系统评价。其关于证据检索、综合、评价与应用的流程见图 34-1。

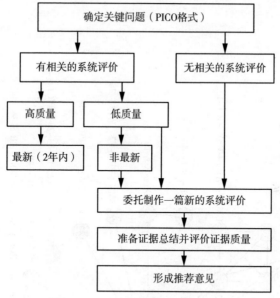

图34-1　WHO指南使用证据的过程

　　在2014版丙肝指南中，当确定PICO问题后，工作组将需要制作的系统评价和Meta分析委托给了伯内特研究所和英国格拉斯哥喀里多尼亚大学的专业团队。在2016年指南更新时，对于不需要更新的部分则直接采用2014版中已有的证据；对于需要更新的部分，证据小组发现目前缺少对两种目标药物之间进行直接比较的研究，所以又委托加拿大全球评估科学研究所制作了网状Meta分析，将直接证据与间接证据相结合，以充分利用现有证据来支持推荐意见的形成。

　　本指南委托制作的网状Meta分析主要关注了欧洲药品管理局和美国食品药品监督管理局批准的药物，详见图34-2。纳入的RCT使用Cochrane ROB评价工具评价偏倚风险，应用GRADE系统评价证据体的质量。

　　证据小组在完成证据评价后，制作了证据概要表，详见表34-4。

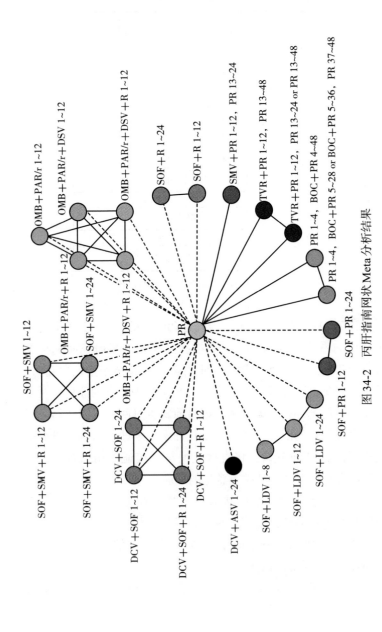

图 34-2 丙肝指南网状 Meta 分析结果

表34-4 证据概要表

作者：Edward Mills 和 Eric Druyts
日期：2015-08-20
问题：波普瑞韦（boceprevir）或特拉匹韦（telaprevir）方案是否优于含有DAAs的方案
对象：慢性HCV感染者

治疗1型和4型HCV的持续病毒学应答（Sustained Virologic Response, SVR）的相对效果

对照	患者数（臂数）	SVR合并百分比，%（95%CI）	SVR差异，%（95%CI）	NMA, RR（95%CI）	局限性	不一致性	间接性	不精确性	效应量大小	发表偏倚	GRADE
SMV + SOF vs	40 (4)	97.32 (90.35, 100.00)									
TVR + PR	641 (7)	76.47 (70.21, 82.74)	20.84 (11.47, 30.21)	1.24 (1.00, 1.54)	−1[a]	0	−1[b]	0	+1[d]	0	⊕⊕⊕◯
BOC + PR	901 (4)	66.43 (61.81, 71.05)	30.89 (22.53, 39.25)	1.23 (0.98, 1.59)	−1[a]	0	−1[b]	−1[c]	+1[d]	0	⊕⊕◯◯
SOF + LDV vs	1028 (8)	97.65 (96.03, 99.26)									
TVR + PR	641 (7)	76.47 (70.21, 82.74)	21.17 (14.70, 27.65)	1.27 (1.11, 1.58)	−1[a]	0	−1[b]	0	+1[d]	0	⊕⊕⊕◯

续　表

证据概要

BOC + PR	901（4）	66.43 （61.81，71.05）	31.22 （26.33，36.11）	1.27 （1.09，1.62）	−1[a]	0	−1[b]	0	+1[d]	0	⊕⊕⊕○
DCV + SOF vs	195（5）	98.35 （96.14，100.00）									
TVR + PR	641（7）	76.47 （70.21，82.74）	21.87 （15.23，28.52）	1.29 （1.12，1.60）	−1[a]	0	−1[b]	0	+1[d]	0	⊕⊕⊕○
BOC + PR	901（4）	66.43 （61.81，71.05）	31.92 （26.80，37.04）	1.28 （1.09，1.64）	−1[a]	0	−1[b]	0	+1[d]	0	⊕⊕⊕○
DCV + ASV vs	265（2）	83.07 （75.99，90.15）									
TVR + PR	641（7）	76.47 （70.21，82.74）	6.60 （−2.86，16.06）	1.12 （0.83，1.43）	−1[a]	0	−1[b]	−1[c]	0	0	⊕⊕○○
BOC + PR	901（4）	66.43 （61.81，71.05）	16.65 （8.19，25.10）	1.12 （0.82，1.46）	−1[a]	0	−1[b]	−1[c]	+1[d]	0	⊕⊕⊕○
OMB + PAR/r vs	1399（8）	96.99 （95.19，98.78）									

续 表

证据概要

TVR＋PR	641 (7)	76.47 (70.21, 82.74)	20.51 (13.99, 27.03)	1.26 (1.11, 1.57)	-1^a	0	-1^b	0	$+1^d$	0	⊕⊕⊕○
BOC＋PR	901 (4)	66.43 (61.81, 71.05)	30.56 (25.60, 35.51)	1.26 (1.09, 1.61)	-1^a	0	-1^b	0	$+1^d$	0	

注：GRADE证据等级：⊕○○○极低；⊕⊕○○低；⊕⊕⊕○中；⊕⊕⊕⊕高。

PR-聚乙二醇干扰素-病毒唑（peginterferon-ribavirin）；TVR-特拉匹韦（telaprevir）；BOC-波普瑞韦（boceprevir）；SMV-西咪匹韦（simeprevir）；SOF-索非布韦（sofosbuvir）；R-病毒唑（ribavirin）；LDV-雷迪帕韦（ledipasvir）；DCV-达卡他韦（daclatasvir）；ASV-阿那匹韦（asunaprevir）；OMB-奥比他韦（ombitasvir）；PAR-帕利普韦（paritaprevir）；r-利托那韦（ritonavir）。

降级原因：a 只有单臂的证据；b 间接证据；c 不精确降级；CI不包括最小重要差异（即，效果无统计学差异）或CI上限≥1.20且下限≤0.80；d 绝对效果差异≥10%时升级。

三、丙肝指南对利弊平衡的考虑

基于当前证据提供的关于某一干预利弊结局的信息，GDG在推荐意见形成过程中对每条推荐意见考虑了利弊。例如，针对筛查部分的一条推荐意见关注的主要内容是：针对高HCV血清阳性风险，或曾经有HCV风险暴露或行为史的人群，是否需要进行HCV血清学检查。

利弊平衡的情况如下：对高HCV血清阳性风险的人群提供HCV血清学检查，可提高HCV感染者检出率，从而让更多的感染者及时就诊并接受治疗，增加治疗成功的概率。此外，对HCV做出准确诊断，可避免共享注射用具等一些不良行为的发生，从而减少HCV的传染。而这一方案也会带来一些弊端，比如HCV感染者可能会因为被贴上疾病标签而受到歧视，甚至有可能失去工作和应得的福利。鉴于以上利弊关系，要确保检查的顺利进行，就要保证患者是志愿接受检查，同时对其信息进行保密。2014年，GDG成员指出，在低收入国家，通过筛选项目确定的HCV感染者，可能没有机会接受到护理和治疗。但考虑到患者的知情权，加上越来越多的人对自身健康的重视，GDG得出了提供HCV血清学检查的总体判断为利大于弊。

四、丙肝指南对经济学因素的考虑

HCV感染是一种严重的公共卫生问题，特别是在中低收入国家，而这些国家的患者对HCV治疗的可及性却很低，主要是因为药物价格、治疗的无效性和复杂性、卫生系统容量不足以及政策意愿不强烈等。新推出的高效非干扰素药物方案为HCV患者带来了新的机遇，与传统干扰素治疗方案相比，它的治疗周期更短，需要的专家监测也更少。

为了比较两种治疗方案在不同人群中的成本，WHO丙肝指南系统地考虑了推荐意见可能涉及的资源利用情况，并委托加拿大全球评估科学研究所制作了预算影响分析来支持推荐意见。

预算影响分析中评估了在巴西、蒙古和乌克兰的已确诊人群中进行HCV治疗的患者平均成本和总体成本。选择这些国家主要是因为他们能够代表并反映各种中等收入国家的流行病学和卫生系统情况。因为缺少HCV流行病学和医疗成本的数据，研究中没有纳入非洲国家。对于研究中涉及的国家，研究估算了总的HCV感染比例和HCV诊断比例；估算成本时考虑了不同的基因型，先前的治疗经历以及肝硬化的发生情况。根据不同国籍HCV基因型的分布，研究也对比了两种用药方案——所有患者都接受聚乙二醇干扰素或病毒唑治疗 vs 接受DAA药物组合（包括达卡他韦、雷迪帕韦、病毒唑和索非布韦）。研究对治疗和实验室监测成本都进行了估算，并通过非正式调查收集了药价信息。GDG利用这些信息，比较了实施推荐意见中的DAA治疗方案与干扰素方案的成本。

在具体的推荐意见中，指南提供了更为细节的资源和成本因素的考虑。例如在推荐意见"若HCV血清学检查结果是阳性，则进行HCV核苷酸检测（Nucleic Acid Testing，NAT）以确诊慢性HCV感染患者，同时也作为评估是否开始治疗的一部分"中，就指出NAT检测HCV RNA需要大量资源，成本很高，检测一次需要30美元到200美元不等。实施NAT的实验室设备也很昂贵，而且需要受过专业培训的技术专家来操作。在HCV病毒载量（HCV RNA定量）试验还需要应用即时NAT的基础设施，才能着手和监测HCV治疗。而实施该条推荐意见的增量成本则取决于额外的试剂费用和技术专家所用的时间，以及在正式治疗之前反复检测的相关费用。尽管前期检测可能会增加成本，但GDG小组认为实施该方案的净效益大于增量成本，也就是说NAT在有条件的国家（如已经开始实施治疗前NAT检测）是可以实现的。

五、丙肝指南对患者偏好与价值观的考虑

患者偏好与价值观是影响推荐意见强度和方向的重要因素之一，在HCV治疗中，患者对治疗效果、治疗周期和次数、

不良反应（如类流感症状、抑郁、贫血和脱发）的偏好会影响其治疗决策和对治疗的依从性。治疗HCV的方法有很多，这些疗法的SVR发生率相近，但治疗经历和不良事件发生却很不一样。随着新方案的出现，患者对选择和接受治疗方案的偏好与价值观是确定治疗的前提之一，也能促进推荐意见形成，提出以患者为中心的护理，并最终实现最佳治疗效果。

丙肝指南中评估了患者认为重要的治疗方案所具备的特征。其主要方法是通过检索MEDLINE和查看相关研究的参考文献列表，找出现有的调查研究并提取相关数据，进行整合评估。在所检索到的研究中，最常用的方法是进行调查，即向被调查者提供一系列不同层面的治疗问题以及不同治疗干预的组合，然后收集被调查者的偏好与价值观。而本指南采用了来自4项调查研究中的数据，它们都给被调查者呈现了各种假设的治疗场景，相应的组合元素见框34-1。

框34-1　患者偏好与价值观调查元素

治疗有效性：	● 出现SVR的可能性
治疗方法：	● 治疗类型（注射或口服）
	● 注射治疗的频率
	● 治疗的周期
	● 服用药片的粒数
治疗的不良反应：	● 严重性、发生频率和持续时间
	◆ 皮疹
	◆ 贫血
	◆ 流感样症状
	◆ 抑郁
	◆ 脱发
	◆ 离岗时间

4项调查研究的结果均显示，HCV感染者最看重的都是治疗有效性（治愈的可能性）。一项针对接受聚乙二醇干扰素联合病毒唑治疗的患者的研究显示，注射频率、流感样症状持续时间和治疗有效性都是患者偏好的独立预测因素，详见图34-3）。

在治疗有效性从40%增加到80%的过程中，患者对治疗的接受率增加了8.3倍，而注射频率、流感样症状持续时间的增加则会降低患者接受治疗的意愿（OR分别为0.19和0.15）。

2010年，另一项评价聚乙二醇干扰素联合病毒唑的研究中，有效性是最重要的偏好决定因素（权重为10）。其他因素按重要性排序依次为：抑郁（4.4）、流感样症状持续时间（3.7）、离岗时间（2.9）、脱发（1.3）、和注射设备类型（1.2），详见图34-4。

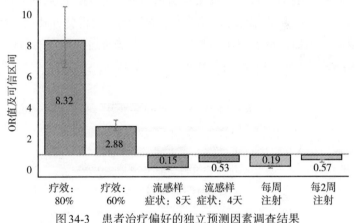

图34-3　患者治疗偏好的独立预测因素调查结果

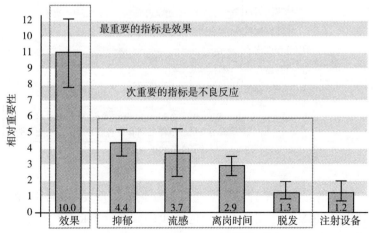

图34-4　各因素的重要性权重调查结果

2012年，考夫（Kauf）等人的研究评价了聚乙二醇干扰素联合病毒唑加上DAA的治疗特征，SVR发生的可能性是被调查者最关注的结局指标，其次是严重贫血风险、严重皮疹风险、治疗周期和DAA剂量。

2014年，玛札（Matza）等人的研究将关注点放在了确定与治疗负担和不良事件相关的因素上，旨在通过成本效用分析模型更好地呈现治疗差异。研究结果显示，治疗方案复杂性的上升和伴随不良事件的健康状况与负效用相关，详见图34-5。而这些治疗方案之间的差异并未显著影响效用得分，其重要性很低。例如，每天服用药片数量从1片增加到7片，效用评分仅降低了1%（从0.80降到0.79）。

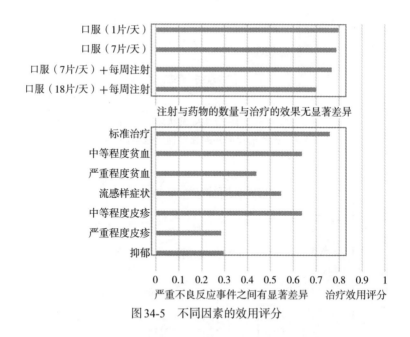

图34-5　不同因素的效用评分

总的来说，治疗效果是患者治疗偏好最重要的影响因素，其次是HCV治疗相关不良反应发生的频率。不良反应中最重要的是贫血、抑郁和流感样症状，这些也会影响治疗的依从性，而皮疹和脱发相对来说重要性更低。综合来看，用药周期短、注射或口服频率低且更为简单的治疗方案更易为患者接受，但其重要性仍不及有效性和不良反应。

GDG将以上患者偏好与价值观的信息应用到了形成推荐意见的过程中，并确定了优先方案和备选方案。两种方案的确定既考虑了有效性和安全性证据，也考虑了不同方案中的患者重要结局和偏好；GDG成员还评价了不同HCV治疗方案的可接受性，以协助确定方案的优先性。例如，包含聚乙二醇干扰素的治疗方案的可接受性为"低"，包含病毒唑的治疗方案的可接受性为"中等"。其他影响可接受性的因素还有：需要一天服用多次、药物相互作用（Drug-Drug Interaction，DDI）的发生频率和实验室监测。结果显示不需要使用干扰素和病毒唑、一天用药一次、DDI少的方案，可接受性为"高"（只有"高"和"中等"可接受性的治疗方案才能作为优选方案）。

在具体的推荐意见中，以是否实施HCV血清学检查为例：HCV在边缘化人群（如毒品注射人群）中的感染率更高，HCV血清学检查可促进相关的预防和治疗措施，从而减小健康差异。若筛选方案没有强制性，同时也考虑到了保密性、文化敏感性以及对卫生服务的可及性，GDG认为HCV血清学检查在相关人群中是可接受的。

六、从证据到推荐意见

2015年6月，GDG举行了面对面会议，呈现和回顾了系统评价和网状Meta分析的结果、证据概要表（表34-4）以及决策制订表，详见表34-4、表34-5，以确保各专家对评分标准的理解一致。决策表结合了对筛查、护理和治疗等方案有效性和安全性的证据及其质量，利弊平衡，相关方案的经济和资源成本，以及患者偏好与价值观。然后GDG基于对以上信息的考虑，形成了推荐意见，并将推荐方向确定为"推荐"和"不推荐"，推荐强度分为"强"和"弱"。结合所有GDG成员的

表34-5　波普瑞韦（boceprevir）或特拉匹韦方案治疗慢性HCV感染的决策表

问题：	波普瑞韦（boceprevir）或特拉匹韦（telaprevir）方案是否优于含有DAA的方案
问题：	慢性HCV感染的成人或儿童
干预：	聚乙二醇干扰素（PEG-IFN）和病毒唑＋波普瑞韦（或特拉匹韦）
对照：	所有口服DAA治疗，或PEG-IFN利病毒唑＋丙咪匹韦（或索非布韦）
结局：	SVR发生率，严重不良事件（SAE），全因死亡率，治疗相关的不良事件导致的治疗中断，资源利用，成本效果
背景：	波普瑞韦和特拉匹韦是第一代蛋白酶抑制剂，当与PEG-IFN/RBV一起使用时，相比单独PEG-IFN/RBV的SVR更高，但这些药物可能会引发更高的严重不良事件发生率。与新的DAAs方案相比，波普瑞韦和特拉匹韦的治疗方案的有效性更低，不良反应更频繁。因此，有必要评价这两种药物是否应该被继续推荐。这一个PICO问题的主要内容就是提出不推荐使用含波普瑞韦和特拉匹韦的治疗方案

标准		判断结果						研究证据
问题：		否	可能否	不确定	可能是	是	差异大	
	该问题是否为优先问题	☐	☐	☐	☐	☑	☐	病毒性肝炎是第7大致死性疾病，每年仅HCV就造成了700 000死亡，且该数据还在不断上升
	是否影响了大量的人	☐	☐	☐	☐	☑	☐	HCV影响了全球1.3～1.5亿人，近2600万～3000万都符合治疗标准
利弊平衡：	好的效果是否足够明显	☐	☐	☐	☑	☐	☐	一项针对PEG-IFN/RBV/RBV＋波普瑞韦或特拉匹韦 vs 所有口服DAA治疗1/4型HCV的系统评价显示：DAA的SVR效果更好，因不良反应中断治疗的人数更少（见下）
	不良效果是否足够小	☐	☐	☐	☑	☐	☐	
总体证据质量		无研究	极低	低	中	高		
		☐	☐	☐	☑	☐		

续　表

SVR合并结果	治疗方案	GT1/4初发	GT1/4再发	SAE合并结果	治疗方案	GT1/4初发	GT1/4再发
	TVR + PR	76.5	59.4		TVR + PR	7.1	10.2
	BOC + PR	66.4	63.1		BOC + PR	10.9	12.2
	SMV + PR	80.5	64.9		SMV + PR	4.9	4.7
	SOF + PR	90.2			SOF + PR	2.6	
	SOF + R	77.3	75.5		SOF + R	3.2	12.7
	SMV + SOF	97.3	94.0		SMV + SOF	2.2	0.8
	SOF + LDV	97.7	97.9		SOF + LDV	2.2	2.9
	DCV + SOF	98.4	98.1		DCV + SOF	0.9	3.2
	DCV + ASV	83.1	62.9		DCV + ASV	8.3	5.5
	OMB + PAR/r	97.0	97.3		OMB + PAR/r	2.2	2.7

续表

价值观/资源利用	条目	否	可能否	不确定	可能没有/可能是	没有/是	不知道 不利结局/差异大	主要结局的相对重要性
价值观	对利弊结局相对重要性的确定程度如何（是否存在重要不确定差异）	否 ☐	可能否 ☑	不确定 ☐	可能没有 ☐	没有 ☐	不知道 不利结局 ☐	结局：SVR，证据质量：中；严重不良反应，低；中断治疗，低；病死率，极低
	有利效果相对不利效果是否足够大	否 ☐	可能否 ☐	不确定 ☐	可能是 ☑	是 ☐	差异大 ☐	如上，基于系统评价和NMA的证据，PEG-IFN/RBV＋波普瑞韦或特拉韦的预期绝对效果会比DAA低0.8%～38.7%。而且干预组合并SAE为7.1%～12.2%，而DAA组为0.8%～8.3%。与DAA相比，干预组因不良反应而中断治疗发生率更高（分别为8.3%～13.6%和0～5.2%）
资源利用	需要的资源是否足够少	否 ☑	可能否 ☐	不确定 ☐	可能是 ☐	是 ☐	差异大 ☐	主要资源需求：HCV治疗复杂，需实验室检测和纤维化评估，并需要培训卫生保健者。因涉及注射和SAE的监测管理，PEG-IFN治疗需要更多的资源。波普瑞韦和特拉韦不良事件发生率更高，需要更多实验室和临床监测
	增量成本相对净效益是否足够小	否 ☐	可能否 ☐	不确定 ☑	可能是 ☐	是 ☐	差异大 ☐	波普瑞韦和特拉韦的成本相对DAA低一些，成本效果分析结果不一，但部分环境下波普瑞韦和特拉韦治疗的成本效果不及DAA方案，因为其且SVR发生率更低，需要更紧密的监测，从而带来相应的花费

续　表

公平性	对健康不公平性的影响是什么	增加 □	可能增加 □	不确定 ☑	可能减少 □	减少 □	差异大 □	未知 □
可接受性	主要利益相关者是否可接受该方案	否 □	可能否 □	不确定 ☑	可能是 □	是 □	差异大 □	未知 — 该方案避免了干扰素注射，且采用更安全的药物。主要利益相关者更可能接受。因为 DAA 会明显提高 SVR 的概率，目前也不存在意外结果或文化环境带来的使用障碍
可行性	该方案是否可行	否 □	可能否 □	不确定 ☑	可能是 ☑	是 □	差异大 □	未知 — 该方案可行。不使用波普端韦和特拉匹韦，消除了 PEG-IFN 注射，口服方案需要检测不良事件的次数更少，实施 DAA 方案可行性更高
结果平衡	大多数情况下不利结局明显大于有利结局 □	大多数情况下不利结局可能大于有利结局 □	利弊平衡很相近或不确定 ☑	大多数情况下有利结局可能大于不利结局 □	大多数情况下有利结局明显大于不利结局 □
推荐类型	推荐不使用 ☑	推荐考虑 — □仅在严格研究的环境下 □仅在有目标检测和评估时 □仅在特定环境下	推荐使用 □
推荐意见	不推荐使用含波普端韦或特拉匹韦的方案治疗慢性 HCV 感染。（强推荐，中等证据质量）

585

续　表

说明	证据显示含波普瑞韦或特拉匹韦的治疗方案降低了SVR的发生率，这在1和4型慢性HCV感染患者中尤为明显，但SAE以及药物相关不良事件引起的治疗中断的发生率存在一定的不确定性
实施考虑	不使用波普瑞韦或特拉匹韦方案可促进新药方案的实施，避免注射，降低监测频率
未来研究重点	病毒学反应的改善可能会引起相关的发病率和病死率，但目前没有直接相关的数据说明，因此无法确定长期效果

意见和问题，主席让所有成员确定是否同意推荐意见以达成共识；若没有分歧，则确定为最终推荐意见。

此次会后，又出现了影响推荐意见的新证据，包括对2型和3型HCV感染者相关治疗的数据。证据小组将这些数据又整合到了更新版的Meta分析中，并在2015年11月和12月的两轮网络会议中得到了评价。这两轮网络会议提出了一种针对2型HCV治疗的新方案，并修改了针对3型感染的治疗方案。新修改后的两条推荐意见则通过邮件被发送至各个GDG成员，征询其意见和同意，从而完成共识。最终所有成员都通过了推荐意见，相应的讨论结果也被总结在了决策表中，详见表34-5。

七、GRADE在WHO指南中应用的注意事项

GRADE方法的优势体现在使用了证据质量评价的结构化框架，应用了具体明确的方法学过程和透明的判断要求。虽然GRADE已被广泛应用于临床医学、公共卫生和卫生政策等领域，但目前仍有少数情况下还无法应用GRADE，例如，WHO指南关注更多的主题围绕公共卫生和环境健康，而如何使用GRADE回答与环境暴露和经济效益相关的卫生问题，仍是一个重要挑战。

第三节　WHO-INTEGRATE从证据到推荐框架

一、WHO-INTEGRATE制订背景

本书第八章详细介绍了GRADE EtD框架。然而对于WHO指南而言，GRADE EtD框架还存在诸多问题。第一，GRADE EtD框架基于实效性方法制订，缺乏具体的理论或概念基础，因此难以客观判断其纳入的标准是否齐全，构建方式是否合理。第二，虽然GRADE EtD框架与WHO的规范和价值标准

较为一致，但并没有充分考虑到影响健康的社会和经济学因素的核心作用，以及整体考虑社会部门和跨部门干预的意义。第三，GRADE EtD 对于复杂干预和/或干预实施的复杂体系相关决策可能并不完善和实用，特别是针对体系层面改革的干预。第四，GRADE EtD 的制订者主要是来自欧洲、加拿大、非洲的卫生保健决策者，其中大部分是有丰富临床经验和培训经历的医生。因此，GRADE EtD 框架恐难以完全适用于更广泛的公共卫生和卫生体系决策，特别是针对亚洲和拉丁美洲的中低收入国家。第五，GRADE EtD 框架与 WHO 指南制订流程的一致性尚存顾虑。虽然已经有 WHO 指南合理应用了 GRADE EtD，但大多数 WHO 指南工作组都只是宽泛地考虑了利弊平衡，然后对剩余的影响因素只是简单划勾，但却没有将这些影响因素贯彻到指南从头到尾的制订过程中。这一问题部分可归因于 GRADE EtD 当前的内容和结构可能无法满足对不同的影响因素进行深入和证据收集和评估，特别是对于利弊平衡以外的其他因素如何构建问题和收集证据。

鉴于上述问题，WHO 携手相关领域专家于 2018 年制订了 WHO-INTEGRATE（INTEGRATe Evidence）框架（1.0 版本）。制订方法包括三个主要阶段：分析 WHO 的标准和现有 EtD 标准制订框架；评价复杂性和不同层面的特征，访谈 WHO 指南制订者，以及对不同国家的 WHO 指南用户进行焦点小组讨论评价框架的价值；文献回顾和专家咨询促进框架的应用。

二、WHO-INTEGRATE 框架

通过回顾 WHO 章程、《WHO 指南制定手册》以及其他相关文件，工作组确定了六个主要概念，并通过进一步分类形成了四套原则和概念，包括人权原则、伦理原则、可持续性元素以及卫生系统目标与构建模块。图 34-6 呈现了工作组根据 WHO 规范和价值得出初步标准的流程。工作组最终完成包含 6 个标准的 WHO-INTEGRATE 框架：对健康获益和伤害的平

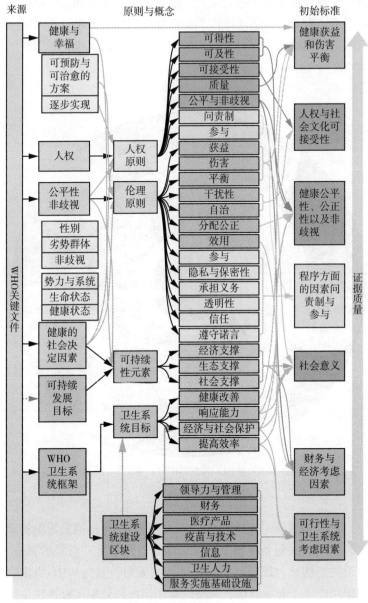

图 34-6　形成符合 WHO 原则和价值观形成初始标准的来源和概念

衡，人权和社会文化可接受性，健康公平、平等和非歧视，社
会因素，财政和经济考虑因素，以及可行性和卫生系统考虑因
素。而证据则是贯穿且适用于所有环节的总体因素，具体见图
34-7。

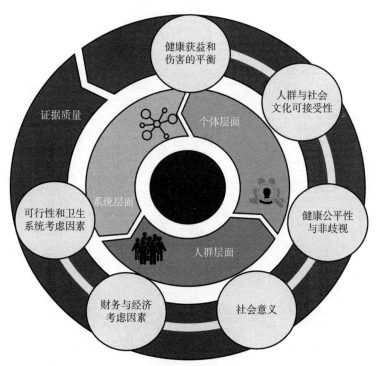

图 34-7　WHO-INTEGRATE 框架 1.0 版本

表 34-6 呈现了 WHO-INTEGRATE 框架 1.0 标准及简短的定
义，也列出了每条标准下的分标准，以及对推荐意见的意义。
值得注意的是，该框架 2019 年才正式发布，其在 WHO 指南中
的应用还处于起始阶段，未来的应用情况和效果还有待进一步
监测。

表34-6 WHO-INTEGRATE框架1.0: 标准及定义

[所有标准与每项卫生决策或指南制订流程涉及的干预都相关，则应该讨论哪些是最相关的，并明确如何收集相关证据来支持这些标准]

标准及其简短定义	子标准	对推荐意见的意义
健康获益和伤害的平衡 健康获益和伤害的平衡反映了一项干预对个人或人群健康影响的大小和类型。这一平衡需要考虑了患者对不同健康结局的价值观	◆ 对个体健康的效益或效果 ◆ 对群体健康的效益或效果或影响 ◆ 患者/获益者对健康结局的价值观 ◆ 干预措施的安全风险 ◆ 更广泛地有利和不利健康影响	干预的净健康获益越大，越可能形成支持该项干预的推荐意见
人权和社会文化可接受性 该标准包含两个独立的部分：1）干预是否符合世界人权标准和列入国际人权法且在健康权以外的其他权利；2）社会文化可接受性与干预的情感反应。它反映了干预期望或经验认知和情感了干预实施的程度与从干预获益的大小，以及其他利益相关群体认为干预合理的程度	◆ 遵循世界人权标准 ◆ 干预对于患者/获益者以及干预实施者的社会文化可接受度 ◆ 干预对所有社会大多数人群的社会文化可接受度 ◆ 干预对公众和其他社会文化利益相关群体的社会文化可接受度 ◆ 对利益相关者自治权的影响 ◆ 干预的侵扰性	所有推荐意见均应符合世界人权标准和原则。干预对所有或大多数人群的社会文化可接受度越高，越有可能形成支持该干预的推荐意见
健康公平、公正和无歧视 健康公平和公正反映了同心协力并持之以恒改善不同人群之以恒改善不同人群之间的个体健康，减少健康公平和公正分布因素决定因素分布的系统误差。公正与非歧视。公正原则（即确保个体或群体不会因性别、年龄、种族、文化或语言、性别取向或认同、残疾、教育、社会经济地位、出生地或其他任何个人特征遭遇歧视）相关	◆ 对健康公正和/或公平的影响 ◆ 干预获益与伤害的分布 ◆ 对干预的负担能力 ◆ 对干预的可及性 ◆ 疾病的严重程度和/或罕见性 ◆ 缺乏合适的替代方案	干预越有可能提高健康公平和/或公正，并减少对于任何群体的歧视，就越有可能形成支持该干预的推荐意见

续表

社会影响
社会影响考虑了卫生干预并非独立发生，它有可能加强阻得短期或长期内实现更广泛的社会、环境或经济目标。它也反映了多数管理、环境或其他群体水平的健康干预是直接针对系统层面而非个体层面的改变

◆ 社会影响
◆ 环境影响

干预带来的社会净获益越大，就越有可能形成支持干预的推荐意见

金融和经济考虑因素
财务和经济考虑因素承认了可利用的经济（预算）资源有限，同时也考虑到了干预对卫生系统、政府或整个社会个体的经济影响

◆ 金融影响
◆ 经济影响
◆ 成本效益比

一项干预在金融和经济方面越有优势，就越有可能形成支持该干预的推荐意见

可行性和卫生系统考虑因素
这一点明确了最合理且可行的干预会因环境（国家之间或国内不同地区）的变化而不同。故下列因素都应被纳入考虑：立法和遗产、卫生系统和现有项目的结构，以及人力资源和基础设施

◆ 立法
◆ 领导能力和管理
◆ 与卫生体系的互相作用及对卫生体系影响
◆ 对卫生劳动力和人力资源的需求、利用和影响
◆ 对基础设施和人力资源的需求、利用和影响

一项方案对所有或多数利益相关者来说越可行，就越有可能形成支持该方案的推荐意见；整体来看，对卫生体系的有利影响越多，就越有可能形成支持该方案的推荐意见

证据质量
证据质量也叫证据可信度或强度，反映了对可得证据能够充分支持推荐意见的信心程度。原则上讲，证据质量对所有WHO-INTEGRATE标准均适用。鉴于决策制定过程中涉及大量标准，证据的解读需要考虑从最广泛的层面判定并允许使用多种论证方法。此外，在没有更强的证据而存在不确定性时，进行决策常会涉及相关经验及利益相关者的经验和判断

基于WHO-INTEGRATE框架中各个标准推得出的证据质量越高，越有可能形成推荐意见

（王小琴　王梦书　王建成）

592

参 考 文 献

［1］World Health Organization. WHO handbook for guideline development ［M］. World Health Organization，2014.

［2］丁泓帆，杨楠，邓围，等. WHO指南制订的基本原则和方法［J］.中国循证医学杂志，2016，16（4）：471-477.

［3］World Health Organization. Guidelines for the screening，care and treatment of persons with hepatitis C infection ［M］. World Health Organization，2014.

［4］World Health Organization. Guidelines for the screening，care and treatment of persons with chronic hepatitis C infection ［M］. World Health Organization，2016.

［5］Guyatt G，Oxman AD，Akl EA，et al. GRADE guidelines：1. Introduction-GRADE evidence profiles and summary of findings tables ［J］. Journal of Clinical Epidemiology，2011，64（4）：383-394.

［6］Kerr C，Lloyd A，Ali S，et al. Impact of treatment attributes of peginterferon for hepatitis C on quality of life and treatment preference ［J］. Health Outcomes Research in Medicine，2012，3（3）：e153-167.

［7］Hauber AB，Mohamed AF，Beam C，et al. Patient preferences and assessment of likely adherence to hepatitis C virus treatment ［J］. Journal of Viral Hepatitis，2011，18（9）：619-627.

［8］Kauf TL，Mohamed AF，Hauber AB，et al. Patients' willingness to accept the risks and benefits of new treatments for chronic hepatitis C virus infection ［J］. The Patient：Patient-Centered Outcomes Research，2012，5（4）：265-278.

［9］Matza LS，Sapra SJ，Dillon JF，et al. Health state utilities associated with attributes of treatments for hepatitis C ［J］. The European Journal of Health Economics，2015，16（9）：1005-1018.

［10］Rehfuess EA，Stratil JM，Scheel IB，et al. The WHO-INTEGRATE evidence to decision framework version 1. 0：integrating WHO norms and values and a complexity perspective ［J］. BMJ global health，2019，4（Suppl 1）：e000844.

附 录

英文专业名词

英文名词	略语	汉语含义
Advisory Committee on Immunization Practices	ACIP	美国免疫接种咨询委员会
Agency for Health Care Policy and Research	AHCPR	美国卫生保健政策研究所
Agency for Healthcare Research and Quality	AHRQ	美国医疗保健研究与质量局
American Academy of Neurology	AAN	美国神经病学会
American College of Chest Physicians	ACCP	美国胸科医师学会
American College of Radiology	ACR	美国放射学会
American College of Rheumatology	ACR	美国风湿病学会
Animal Research: Reporting: In Vivo Experiments Guidelines	ARRIVE	动物实验研究报告指南
Appraisal of Guidelines for REsearch and Evaluation	AGREE	指南研究与评价工具
A MeaSorement Tool to Assess Systematic Reviews	AMSTAR	系统评价/Meta分析方法学质量评价工具
Baseline Observation Carried Forward	BOCF	基线观测值结转
Budget Impact Analysis	BIA	预算影响分析
CAse REport guidelines	CARE	病例报告的报告规范
Canadian Task Force on the Periodic Health Examination	CTFPHE	加拿大定期体检特别工作组

Centers for Disease Control and Prevention	CDC	美国疾病控制与预防中心
Checklist for the Reporting of Updated Guidelines	CheckUp	更新版指南报告清单
China Biology Medicine	CBM	中国生物医学文献数据库
China National Knowledge Infrastructure	CNKI	中国知网
Chinese Rheumatism Data Center	CRDC	国家风湿病数据中心
Clinical Practice Guideline	CPG	临床实践指南
Cochrane Database of Systematic Reviews	CDSR	Cochrane协作网系统评价数据库
Committee on Medical Aspects of Radiation in the Environment	COMARE	英国环境辐射医学委员会
Conference on Guideline Standardization	COGS	指南标准化会议
Confidence Interval	CI	可信区间
Confidence in the Evidence from Reviews of Qualitative research	CERQual	定性系统评价证据分级
Conflicts of Interest	COI	利益冲突
Consolidated Standards of Reporting Trials	CONSORT	临床试验报告的统一标准
Database of Abstracts of Reviews of Effects	DARE	疗效综述文摘库
Developing and Evaluating Communication Strategies to Support Informed Decisions and Practice Based on Evidence	DECIDE	制订和评估传播策略以支持知证决策和实践
Diagnostic Randomized Controlled Trial	D-RCT	诊断性随机对照试验
Diagnostic Test Accuracy	DTA	诊断准确性试验
dose-response gradient		剂量-效应关系
Enhancing the QUAlity and Transparency Of health Research	EQUATOR	提高卫生研究质量和透明度
European Academy of Neurology	EAN	欧洲神经病学学会

European League Against Rheumatism	EULAR	欧洲抗风湿病联盟
European Medicines Agency	EMA	欧洲药物管理局
Evidence-Based Medicine	EBM	循证医学
Evidence-Based Practice Center	EBPC	循证实践中心
Evidence-Based Public Health	EBPH	循证公共卫生
Evidence Body	EB	证据体
Evidence Profiles	EP	证据概要表
Evidence to Decision	EtD	从证据到决策
Evidence to Recommendation	EtR	从证据到推荐
False Positive	FP	假阳性
False Negative	FN	假阴性
Food and Drug Administration	FDA	美国食品药品监督管理局
Global Evidence Summit	GES	全球证据峰会
Good Practice Statement	GPS	良好实践声明
Grade Guidance Group	G3	GRADE指导小组
Grading of Recommendations Assessment, Development and Evaluation	GRADE	推荐分级的评估、制订与评价
Guideline Development Group	GDG	指南制订小组
Guideline Development Tool	GDT	实践指南开发工具
Guideline International Network	GIN	国际指南协作网
Guidelines Review Committee	GRC	指南评审委员会
Health and Science Policy	HSP	健康与科学政策委员会
Health Equity		健康公平性
Health Evidence Review Commission	HERC	健康证据审查委员会
Health Technology Assessment	HTA	卫生技术评估

Inconsistency		不一致性
Indirectness		间接性
Informative Missingness Odds Ratio	IMOR	缺失资料比值比
Institute for Clinical Systems Improvement	ICSI	美国临床体制改善研究所
Institute of Health Economics	IHE	卫生经济研究所
Institute of Medicine	IOM	美国国立医学研究院
Intention-to-treat Analysis	ITT	意向性分析
International Clinical Epidemiology Network	INCLEN	国际临床流行病学协作网
International Practice Guidelines Registry Platform	IPGRP	国际实践指南注册平台
International Network of Agencies for Health Technology Assessment	INAHTA	国际卫生技术评估机构协作网
International Society for Evidence-Based Health Care	ISEHC	国际循证卫生保健学会
Inter-Rater Reliability	IRR	评定者信度
imprecision		不精确性
Large Magnitude of Effect		大效应量
Last Observation Carried Forward	LOCF	末次观测值结转
Lay Health Worker	LHW	非专业卫生工作者
Mean Difference	MD	均数差
Methodological Index for Non-Randomized Studies	MINORS	非随机对照试验方法学评价指标
Missing At Random	MAR	随机缺失
Missing Completely At Random	MCAR	完全随机缺失
Not Missing At Random	NMAR	非随机缺失
National Guideline Clearinghouse	NGC	美国国立指南文库

597

National Health and Medical Research Council	NHMRC	澳大利亚国家健康医学研究委员会
National Heart，Lung and Blood Institute	NHLBI	美国心肺血液研究所
National Institute for health and Clinical Excellence	NICE	英国国家健康与临床优化究所
National Health Service Economic Evaluation Database	NHSEED	英国卫生局经济评价数据库
National Society of Genetic Counselors	NSGC	国际遗传咨询协会
Network Meta-Analysis	NMA	网状Meta分析
Newcastle-Ottawa Scale	NOS	NOS量表
Nursing-Clinical Practice Guideline	N-CPG	护理临床实践指南
Observational Study	OS	观察性研究
Odds Ratio	OR	比值比
Optimal Information Size	OIS	最优信息样本量
Oxford Center for Evidence-Based Medicine	OCEBM	英国牛津大学循证医学中心
Patients'Values and Preferences	V&P	患者偏好和价值观
Plausible Confounders or Biases		负偏倚
Preferred Reporting Items for Systematic Reviews and Meta Analyses	PRISMA	系统评价和Meta分析优先报告条目
International prospective register of systematic reviews	PROSPE-RO	国际化前瞻性系统评价注册平台
Pragmatic Approach		实效性方法
Publication Bias		发表偏倚
Public Health		公共卫生
Quality-Adjusted Life Year	QALY	质量调整生命年
Quality Assessment of Diagnostic Accuracy Studies	QUADAS	诊断准确性研究的质量评价工具

Quality of Evidence		证据质量
Randomized Controlled Trial	RCT	随机对照试验
rare disease		罕见病
Rare Diseases Clinical Research Network	RDCRN	罕见病临床研究网络
Receiving Operating Characteristics	ROC	受试者工作特性
Reporting Items for practice Guidelines in Healthcare	RIGHT	卫生保健实践指南的报告条目
Risk of Bias	ROB	偏倚风险
Risk Ratio	RR	相对风险度
Risk Of Bias In Non-Randomized Studies-of Interventions	ROBINS-I	非随机干预性研究偏倚评估工具
Scottish Intercollegiate Guideline Network	SIGN	苏格兰校际指南协作网
Standard Deviation	SD	标准差
Standard Protocol Items: Recommendations for Interventional Trials	SPIRIT	规范临床研究方案内容
Standardized Mean Difference	SMD	标准化均数差
Strength of Association		关联强度
Strengthening the Reporting of Observational Studies in Epidemiology	STROBE	加强流行病学中观察性研究报告质量
Summary of Findings	SoF	结果总结表
Systematic Review	SR	系统评价
The SYstematic Review Centre for Laboratory animal Experimentation	SYRCLE	动物实验系统评价研究中心
Therapeutic Drug Monitoring	TDM	治疗药物监测
Traditional Chinese Medicine	TCM	中医药
True Negative	TN	真阴性
True Positive	TP	真阳性
World Allergy Organization	WAO	世界过敏组织
World Health Organization	WHO	世界卫生组织